普通高等教育中医药类"十二五"规划教材
全国普通高等教育中医药类精编教材

中药炮制学

（第2版）

（供中药类专业用）

主　编	贾天柱
副主编	张振凌
	张学兰
	赵荣华
	李　飞

U0188502

上海科学技术出版社

图书在版编目(CIP)数据

中药炮制学 / 贾天柱主编. —2 版. —上海：上海科学技术出版社,2013.6(2022.6 重印)

普通高等教育中医药类"十二五"规划教材
全国普通高等教育中医药类精编教材
ISBN 978 - 7 - 5478 - 1610 - 3

Ⅰ. ①中…　Ⅱ. ①贾…　Ⅲ. ①中药炮制学—高等学校—教材　Ⅳ. ①R283

中国版本图书馆 CIP 数据核字(2012)第 309970 号

中药炮制学(第 2 版)
主编　贾天柱

上海世纪出版(集团)有限公司　出版、发行
上 海 科 学 技 术 出 版 社
(上海市闵行区号景路 159 弄 A 座 9F-10F)
邮政编码 201101　　www.sstp.cn
当纳利(上海)信息技术有限公司印刷
开本 787×1092　1/16　印张 22.75
字数 520 千字
2008 年 8 月第 1 版
2013 年 6 月第 2 版　2022 年 6 月第 11 次印刷
ISBN 978 - 7 - 5478 - 1610 - 3/R · 513
定价：35.00 元

普通高等教育中医药类"十二五"规划教材

全国普通高等教育中医药类精编教材

《中药炮制学》(第2版) 编委会名单

专家指导委员会名单

（以姓氏笔画为序）

前　言

医学乃性命之学,医学教材为医者入门行医之准绳。上海科学技术出版社于1964年受国家卫生部委托出版全国中医院校试用教材迄今,肩负了近半个世纪全国中医院校教材建设、出版的重任。中医前辈殚精竭虑编写的历版中医教材,培养造就了成千上万的中医卓越人才报效于中医事业,尤其是1985年出版的全国统编高等医学院校中医教材(五版教材),被誉为中医教材之经典而蜚声海内外。

进入21世纪,高等教育教材改革提倡一纲多本、形式多样,先后有多家出版社参与了中医教材建设,呈现百花齐放之势。2006年,上海科学技术出版社在全国高等中医药教学管理研究会和专家指导委员会精心指导下,在全国中医院校积极参与下,出版了供中医院校本科生使用的"全国普通高等教育中医药类精编教材"。"精编教材"综合、继承了历版教材之精华,遵循"三基"、"五性"和"三特定"教材编写原则,教材编写依据国家教育部新版教学大纲和国家中医药执业医师资格考试要求,突出"精炼、创新、适用"特点。在教材的组织策划、编写和出版过程中,上海科学技术出版社与作者一起秉承认真、严谨、务实的作风,反复论证,层层把关,使"精编教材"的内容编写、版式设计和质量控制等均达到了预期的要求,并获得中医院校师生的好评。

为了更好地贯彻落实《国家中长期教育改革和发展规划纲要(2010—2020)》,全面提升本科教材质量,充分发挥教材在提高人才培养质量中的基础性作用,2010年秋季,全国高等中医药教学管理研究会和上海科学技术出版社在上海召开了中医院校教材建设研讨会。在会上,院校领导和专家们就如何提高高等教育质量和人才培养质量发表了真知灼见,并就中医药教育和教材建设等议题进行了深入的探讨。根据会议提议,在"十二五"开局之年,上海科学技术出版社全面启动"全国普通高等教育中医药类精编教材"的修订和完善工作。"精编教材"修订和完善将根据《教育部关于"十二五"普通高等教育本科教材建设的若干意见》(教高〔2011〕5号)精神,实施教材精品战略,充分吸纳教材使用过程中的反馈意见,进一步完善教材的组织、编写和出版机制,有利于教材内容的更新、结构的完善和体系的创新,更切合中医院校的教学实践。

"教书育人，教材领先"。教材作为传道授业解惑之书，应使学生能诵而解，解而明，明而彰，然要做到这点实在不易。要提高教材质量，必须不断地对其锤炼和修订，诚恳希望广大中医院校的师生和读者在使用中进行检验，并提出宝贵意见，以使本套教材更加适合现代中医药教学的需要。

全国普通高等教育中医药类精编教材
编审委员会

2011 年 5 月

编写说明

精编《中药炮制学》第一版经过 4 年多使用，因为基于实践、大胆创新，成就了本书的特色，受到各大院校普遍欢迎，但也发现了一些问题。鉴于此，我们对其进行了全面修订。修订原则是：纠错拔高，删繁增新，精编精品。

首先，我们对书中的错漏之处进行了改正和补充，体现了近年最新研究成果，特别是纳入了2010 年版《中华人民共和国药典》（简称《药典》）的"质量要求"等内容，但对"生品性状"做了简化处理。对书中的概念进一步明确，删除了一些复词赘语，使概念和语言更加精炼。

其二，我们增加了"产地加工"一项，除了体现加工炮制特色外，更能促进产地加工与炮制一体化进程。

其三，对书中所引方剂进行了精选，重点在当用方剂，首选药典方，然后是部颁标准方。同时，首次将所引方剂的组成及出处附于书后，便于师生查阅。

其四，对于原版中的"处方应付"改为"处方用名"。经过实地调查发现，处方应付的出入很大，多数不够规范。因此，拟取消"处方应付"，实行"用什么开什么，开什么付什么"的原则。故只收载规范的处方用名。

其五，本书的"炮制工艺"以《药典》收载者为主；《药典》未收者，选自《全国中药炮制规范》（简称《规范》）；《规范》未收者亦标明各自出处。书中所给的最佳炮制工艺是专业研究成果，仅供参考。

为体现作者水平与责任，本版教材实行文末署名。

该书修订过程中继续得到了上海科学技术出版社的大力支持，得到了各编者单位的支持，更得到了浙江台州春江制药设备有限公司和安徽沪谯中药饮片厂的实际支持，在此表示真诚谢意！

对本书引用资料的作者表示谢意！对一直使用本书的教师和同学诚挚感谢！

尽管我们进行了精心修订，仍难免错漏，祈望各位同仁、各位师生不吝赐教，以便真正把精编教材做成精品教材，为中药炮制界奉献一本好书。

《中药炮制学》编委会

2013 年 3 月

目　录

总　　论

各　　论

总　论

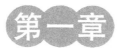

绪 论

绪论包括中药炮制学的基本概念与任务，中药炮制的起源与发展，中药炮制常用辅料，中药炮制的作用，中药炮制的分类。要求掌握中药炮制与中药炮制学的概念和任务，中药炮制的作用；熟悉中药炮制的发展概况，中药炮制的依据，中药炮制辅料；了解中药炮制的起源，中药炮制的分类。

中药有独特的理论体系和应用形式，分为中药材、中药饮片和中成药三种商品形式。但中药材并不能直接用于临床，必须经过炮制。以中药饮片组方配伍、辨证施治是中医临床用药的主要特色。中药炮制是一项传统的制药技术，是有别于天然药物的重要标志，是中药三大支柱的主体部分，已经成为国家首批非物质文化遗产，也是目前中医药现代化科学研究的重点。

中药炮制是按照中医药理论，根据中药材自身性质，以及调剂、制剂和临床应用的需要，所采取的一项独特的制药技术。炮制古称"炮炙"、"修治"、"修事"、"修制"等。

中药炮制学是专门研究中药炮制历史沿革、炮制理论与原理、制备工艺、质量标准及其发展方向的一门科学，是以中医基础理论、中药学、方剂学为基础，以化学、药理学、分子生物学等为手段的专业学科。中药炮制学的任务是：继承传统中药炮制的理论和方法；运用现代科学技术，研究炮制理论，解析炮制原理；规范、改进并创新炮制工艺；制订炮制品质量标准；寻找新的炮制辅料；研制新的炮制设备，进而丰富中药炮制理论，发展中药炮制技术，提高中药炮制品的质量，保证中医临床用药安全有效。

第一节 中药炮制的起源与发展

一、中药炮制的起源

中药炮制起源的具体年代已无从考证，可以说是随中药的发现和应用而产生的。其历史可追溯到原始社会，与火的发现和应用以及熟食的方法直接相关，故有药食同源之说。

在远古时代，人类以觅食野草、野果或动物等为生。在寻找食物的同时，发现有的动植物可导致呕吐、泄泻、昏迷，甚至死亡；有的可使疾病好转或痊愈。逐渐积累，便成了最初的中药知识。总结出有的草药能治病，有的则有毒。故有"神农尝百草之滋味，水泉之甘苦，令民之所避就，当此之时，一日而遇七十毒"之说。当发明了火以后，便产生了熟食的方法，脱离了茹毛饮血的时代。为了降低或消除中药的毒性，就将加工食物的方法用于有毒中药的加工处理上，于是便产生了最早的中药"炮炙"，当不局限于火的时候，则称为"炮制"。

正如《韩非子·五蠹篇》所说："上古之世……民食果蓏蚌蛤，腥臊恶臭，而伤害腹胃，民多疾病。有圣人作钻燧取火，以化腥臊，而民悦之，使王天下，号之曰燧人氏。"《礼纬·含文嘉》明确指出："燧人氏始钻木取火，炮生为熟，令人无腹疾，有异于禽兽。"提出了炮，也就是古代用火处理食物或中药的一种方法。炮有两个意思，一是古代的一种烹饪方法，二是焚烧。孔颖达疏："燔、炮、爇，皆是烧也。"据《说文解字》载："炮，毛炙肉也。"段注："毛炙肉，谓不去毛炙之也。"《礼记·内则》载："涂之以谨（瑾）涂，炮之。"郑玄注："炮者，以涂烧之为名也。"孙希旦集解："裹物而烧之谓之炮。"《诗经·小雅·瓠叶传》载："有兔斯守，炮之燔之。"苏轼《东坡集续集》三和桃花园诗曰："耘樵得甘芳，龁齧（henie）谢炮制。"

炙，即烤，也是古代一种烹饪方法。《说文解字》云："炙，炙肉也，从肉在火上。"《诗经·小雅·瓠叶传》载："炕火曰炙。"枚乘《菟园赋》："煎熬炮炙，极乐到暮。"《诗经·小雅·瓠叶传》载："有兔斯守，燔之炙之。"《雷公炮炙论》亦提出："直录炮、熬、煮、炙，列药制方。"

古人很早就掌握了造酒的方法，在殷墟出土的甲骨文上就有鬯其酒的记载，即一种芳香性药酒。早期人们把酒直接食用，后逐渐用于中药的炮制。

陶器的发明和应用也促进了中药炮制的发展。（图1-1）

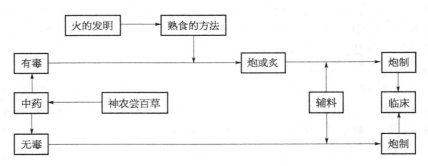

图1-1　中药炮制的起源示意图

二、 中药炮制发展概况

通过对古今中医药文献中炮制内容的整理，会发现中药炮制的发展历程在不同时期有不同特点。根据其特点可分为三个时期，即：春秋战国至宋代（公元前722—公元1279年）为中药炮制的起始形成时期；金元至清代（公元1280—1911年）是中药炮制理论形成与技术扩大应用时期；近现代（公元1912年至今）是中药炮制复兴与技术规范、原理探索时期。（表1-1）

（一）中药炮制的起始形成时期(春秋战国至宋代)

从春秋至宋代，中药炮制的基本方法已经形成。在汉以前，古文献中所记载的中药炮制内容都比较简单。《五十二病方》是我国最早有炮制内容记载的医药书，共记载了52个病名，283个方，247种中药，同时记载了很多炮制方法，如燔、削、段、炙、煏、熬、咀、蒸、酒渍等。其中以燔用得最多,如"止血出者,燔发,以安(按)其疕",为最早的血余炭。

《黄帝内经》记载了 13 个基本方剂,其中汤液醪醴为一种发酵的米酒,为第一代生物技术制品。《灵枢·寿夭刚柔》药熨方:"淳酒、蜀椒、干姜、桂心,凡四种,皆㕮咀,渍酒中。"《灵枢·邪客》治目不瞑的秫米半夏汤所用的"治半夏"就是一种炮制品。《素问·缪刺论》治疗尸厥"剃其左角之发方一寸,燔治"。《素问遗篇·刺法论》小金丹方:"辰砂二两,水磨雄黄一两,叶子雌黄一两,紫金半两,同入盒中,外固了,地一尺,筑地实,不用炉,不须药制。"其中的水磨雄黄即今之水飞。

汉代,我国第一部本草专著《神农本草经》记载了 13 种中药的 5 种炮制方法,如:蒸桑螵蛸,熬露蜂房,烧贝子,炼涅石,酒煮刺猬皮等。还出现了阿胶、鹿角胶;大豆黄卷就是最早的发芽法。书中对中药采收加工、炮制、干燥等都有提及,如:"药有……及有毒无毒,阴干,曝干,采造时月,生熟,土地所出,真伪新陈,并各有法。"对炮制减毒亦有论述:"凡此七情,合和视之……若有毒宜制,可用相畏相杀者,不尔勿合用也。"这应该是最早的炮制减毒理论。

至张仲景《金匮玉函经》对中药炮制已十分重视,在其"证治总例"中明确论述:"有须烧炼炮炙,生熟有定。"增加了破、擘、劈、洗、刮、炮、炒、煮、炙、汤洗、斩折、薄切、酒洗、酒浸、去皮、去毛、去心、去子、去瓤、去皮尖、去翅足、洗去腥、洗去咸、苦酒渍等方法。在《金匮要略方论》和《伤寒论》中又增加了剉、去节、去芦、汤泡、酥炙,王不留行等"烧灰存性,勿令太过",还记载了传统发酵法制备的曲和香豉。说明医圣张仲景已经创立了中药炮制的基本制法。

南北朝刘宋时代,雷敩集前人炮制经验之大成,撰成我国第一部炮制专著《雷公炮炙论》。书中记述了中药的各种炮制方法,如拣、去甲土、去粗皮、去节并沫、揩、拭、刷、刮、削、剥等净制操作;切、锉、擘、捶、舂、捣、研、杵、磨、水飞等切制操作;拭干、阴干、风干、晒干、焙干、炙干等干燥方法;煎、炼、炒、熬、炙、焙、炮、煅等火制法;蒸、煮、浸等水火共制法;苦酒浸、蜜涂炙、同糯米炒、酥炒、麻油煮、糯泔浸、药汁制等法。广泛地应用辅料炮制中药,而且有时,有量。该书对炮制的作用也作了较多的介绍,如"……用此沸了水飞过白垩,免结涩人肠也。"该书对后世中药炮制的发展有较大的影响,其中许多炮制方法具有科学道理。如大黄用蒸来缓和其泻下作用。莨菪、吴茱萸等含有生物碱,用醋制可以使生物碱成盐,而增大在水中的溶解度。对挥发性中药茵陈,指出"勿令犯火",即防止高温处理。对某些含鞣质中药,如白芍等需用竹刀刮去皮,知母、没食子勿令犯铁器,至今仍有指导意义。

梁代陶弘景的《本草经集注》基本沿用前法,但对㕮咀有新的解释:"旧方皆云㕮咀,谓秤毕捣之如大豆,又使吹去细末,此于事殊不允。药有易碎难碎,多末少末,秤两则不复均,今皆细切之。"在总体上对中药入药需炮制做了进一步要求,如:"凡汤中用完物皆擘破";"细核物亦打破";"诸虫先微炙";"诸石皆细捣";"胶,炙令通体沸起燥,乃可捣"等;犀角、羚羊角"刮截做屑";杜仲、厚朴等"皆削去虚软甲错";干地黄"得清酒良"。

唐代,中华民族的经济与文化都达到世界领先水平,而中医药也有快速发展。中药炮制在张仲景时期已经有了雏形。至此又有了较大的发展,除了沿用秦汉之法外,又有了新的进步。如孙思邈的《备急千金要方》单列合和篇,提出:"诸经方用药,所有熬炼节度,皆脚注之,今方则不然,于此篇具条之,更不烦方下别注。"类似于现今药典的炮制通则,无疑是一个很大的发展。虽然在《肘后备急方》记载了青竹沥,但在《备急千金要方》中却记载了其制法"取淡竹断两头节,火烧中央,器盛两头得汁"。

《新修本草》除沿用前法外,还对炮制作用有论述,如枇杷叶:"用枇杷叶须以布拭去毛,毛射人肺令咳不已。"对槟榔的产地加工"槟榔生者极大,停数日便烂,今人此来者皆先灰汁煮熟,仍火蒸使干,始堪停久"。规定了中药炮制用酒和醋均为米酒、米醋,不愧称为第一部药典。在《备急千金翼方》中则具体记述了造干黄精法、造干地黄法、造熟干地黄法等。

《仙授理伤续断秘方》出现了自然铜"煅醋淬七次别研"是谓煅淬法的初始。还提出了天南星姜汁浸一宿焙、何首乌黑豆酒煮七次等法。

宋代医药著作颇丰,继续沿用唐代的写法,在王怀隐《太平圣惠方》仍单列"论合和篇",指出:"凡合和汤药,务必精专,甄别新陈,辨明州土,修治合度,分量无差,用得其宜,病无不愈……炮炙失其体性,筛罗粗恶,分剂差殊,虽有疗疾之名,永无必愈之效。"说明了中药炮制的重要性。还记载了巴豆:去皮心膜,以湿纸三重裹,于糖灰火内煨令熟,取出,细研压去油。应该是制霜的开始。

《经史证类备用本草》为唐慎微编撰,是继《新修本草》后又一部主流本草,但在中药炮制方面主要是引用内容,没有多少新意。该书的最大贡献是很好地保留了《雷公炮炙论》的内容,现今重辑的《雷公炮炙论》多遵此书。寇宗奭《本草衍义》中记载硇砂:"用之须水飞过,入瓷器中,于重汤中煮其器,使自干杀其毒。"太医院巨著《圣济总录》也记载了很多炮制内容,但多为沿用法。太平惠民和剂局编撰的《太平惠民和剂局方》由陈师文主笔,被称为第一部方典。书中亦专列"论合和法",有"论炮炙三品药石类例",列举185种中药的炮制方法和要求,类似于现在的全国炮制规范。增加羊脂制仙灵脾,蒲黄"破血消肿即生使,补血、止血即炒用",强调"凡有修合,依法炮制,分两无亏,胜也"。

总之,至宋末,中药炮制技术及其各种工艺和适用品种已初具规模。

(二) 中药炮制理论形成与技术扩大应用时期(金元至清)

金元至清代,中医药事业迅速发展,涌现出各有专长的金元四大家;明代本草学上的宏篇巨著《本草纲目》流传百世,还出现了第二部炮制专著《炮炙大法》;清代第三部炮制专著《修事指南》问世。这个时期的炮制技术主要是沿用宋以前之法,而对中药炮制理论却有精辟的论述,形成了传统中药炮制的辅料作用论、生熟各宜论和制药论。

首先是元代王好古在《汤液本草》中引李东垣"用药心法"有:"黄芩、黄连、黄柏、知母,病在头面及手梢皮肤者,须用酒炒之,借酒力以上腾也。咽之下、脐之上,须酒洗之,在下生用。大凡生升熟降,大黄须煨,恐寒则损胃气。至于川乌、附子须炮以制毒也。"

葛可久在《十药神书》中首先提出炭药止血的理论:"大抵血热则行,血冷则凝……见黑则止。"著名的"十灰散"就是该书的方剂之一。

陈嘉谟在其所著的《本草蒙筌》"制造资水火"中指出:"凡药制造,贵在适中,不及则功效难求,太过则气味反失……酒制升提,姜制发散……"这就是著名的陈嘉谟炮制理论,第一次系统总结了辅料炮制的作用,现称为"辅料作用论"。

张仲岩所著的《修事指南》收录232种中药的炮制工艺,所收各种炮制方法基本遵雷公法和濒湖法,但在辅料炮制作用上有所发展。提出:"吴茱萸汁制抑苦寒而扶胃气,猪胆汁制泻胆火而达木郁……"进一步充实了陈嘉谟的"辅料作用论"。

傅仁宇《审视瑶函·用药生熟各宜论》:"盖生者性悍而味重,其性也刚,其攻也急;熟者性柔而味轻,其性也柔,其攻也缓。"

徐灵胎《医学源流论·制药论》:"或以相资为制,或以相反为制,或以相畏为制,或以相恶为制,或以相喜为制。"(以上三论详见第二章)

李梴《医学入门》也提出："芫花本利水,无醋不能通。绿豆本解毒,带壳不见功。草果消膨效,连壳反胀胸。黑丑生利水,远志苗毒逢。蒲黄生通血,熟补血运通……"

李时珍的《本草纲目》中,有330味药记有"修治"专目。除收载雷公等炮制工艺外,自己的经验则以"濒湖曰"叙述。还有很多中药,如木香、高良姜、茺蔚子、枫香脂、樟脑等的炮制方法则是李时珍个人的经验记载。黄连的炮制论述:"治本脏之火,则生用之;治肝胆之实火,则以猪胆汁浸炒;治肝胆之虚火,则以醋浸炒……"对前代有问题的方法,李时珍也加以指正。例如,砒石条,"医家皆言生砒经见火则毒甚,而雷氏(雷敩)治法用火煅,今所用多是飞炼者,盖皆欲求速效,不惜其毒也"。全书记载炮制方法近二十类,有水制、火制、水火共制、加辅料制、制霜、制曲等法。

龚廷贤在《寿世保元》中述及炮制理论问题时曾说:"炒以缓其性,泡以剖其毒,浸能滋阴,炼可助阳,但制有太过不及之弊。"

李中梓的《本草通玄》除了对辅料炮制作用有类似陈嘉谟的论述外,还强调了工艺要求,如:"煅则通红,炮则烟起,炒则黄而不焦,烘则燥而不黄。"

缪希雍、庄敛之合著的《炮炙大法》收载了439种中药的炮制方法,用简明的笔法叙述各药出处、采集时间、优劣鉴别、炮制辅料、操作方法及贮藏,是中药炮制的第二次系统总结,并有所发展。正如作者所说"自为阐发,以益前人所未逮"。将前人的炮制方法归纳为:"按雷公炮炙法有十七:曰炮、曰爁、曰煿、曰炙、曰煨、曰炒、曰煅、曰炼、曰制、曰度、曰飞、曰伏、曰镑、曰摋、曰曝、曰曝、曰露是也,用者宜如法,各尽其宜。"这就是被后世尊为有名的"雷公炮炙十七法"。但这十七法并没有完全包括《雷公炮炙论》的炮制方法,而有的方法在该书中并没有收载,如爁、煿、煨、度、伏、镑、摋、露,实是一种托名之风。

赵学敏的《本草纲目拾遗》记载了900余种中药,240余种有炮制方法,其中近70种是炭药。并在张仲景"烧灰存性"的基础上明确提出"炒炭存性"的要求。把炭药的炮制与应用推向一个新的阶段。

金元明清时期,医药学家在前人对炮制作用解释的基础上,总结概括,形成并发展了中药炮制理论,推动了中药炮制的进一步发展。

(三)中药炮制技术提高与原理解析时期(近现代)

民国时期,政府废止中医药,中药炮制也基本处于停滞状态。中华人民共和国成立以后,随着各行各业的发展,中药炮制也有了长足的进步。主要体现在文献整理、工艺及质量标准规范化研究、共性技术研究、相关设备研究及炮制原理探索方面。

1949年以后,开始对各地炮制工艺和经验进行了系统整理,初步理清了时用的炮制工艺,给出了炮制的火候、颜色及辅料用量等。1963年由中国中医研究院(现中国中医科学院)中药研究所和中国生物制品检定所共同编写了《中药炮炙经验集成》,也是后来研究中药炮制工艺和编写教材的依据;在炮制工艺方面,多遵古法。接着对散的中药炮制传统文献进行整理,先是参考了167部古代医药著作,从中收集整理了炮制的内容,形成了《历代中药炮制资料辑要》。1986年经王孝涛等重新整理,按单味药的炮制排序,正式出版为《历代中药炮制法汇典》,成为中药炮制工艺和文献研究的主要依据。

从1963年版《中华人民共和国药典》就开始收载中药炮制内容,并制定了"中药炮制通则"。各省市出版了具有自己特色的《中药炮制规范》。1988年卫生部组织编写了《全国中药炮制规范》,目前由国家药典委员会在组织研究与重新编写,将颁布执行。2010版《中华人民共和国药典》在炮制方面有显著变化,增加了822种饮片的质量标准。在"炮制通则"中规定:"饮片是供中医临床调剂及中成药生产的配方原料。"在"制剂通则"中也都是取饮片作为原料,而不是药材。在"凡例"中也明确了"饮片系指药材经过炮制后可直接用于中医临床或制剂生产使用的处方药品"。

随着中医药事业的发展,中药饮片的需求量日益增大,中药炮制的手工操作已经不能适应,故相继出现了洗药机、切药机、炒药机等。目前正在向这些设备的智能化、无污染的方向发展。

中药炮制学已经成为中医药院校的主要专业课。1979 年首次编写出全国高等医药院校《中药炮制学》统编教材,以后不断更新,充实内容,提高了水平。近年陆续出版了很多中药炮制学教材和炮制专著,其中以《中药炮制学辞典》贡献较大。

在科研方面,国家从"七五"至"十一五"投入很大财力进行"中药炮制工艺和质量标准规范化研究"和"中药炮制共性技术与相关设备研究",相继对近百余种中药的炮制工艺、质量标准及其炮制原理进行了较为深入的研究,其中以马钱子、斑蝥、半夏、白术等研究较为深入。目前的研究重点已经转入中药炮制科学内涵的揭示和炮制设备研究,形成炮制工艺规范化及原理探索时期。

相信在不久的将来,中药炮制一定会出现工艺规范、标准完善、原理清晰、设备先进的新局面。

表1-1　历代中药炮制沿革简表

时期	朝代	著作	作者	历代主要新增炮制方法
中药炮制的起始形成时期	春秋	五十二病方		熬、煎、水煮、燔、咀、捣、舂、蒸、炙、渍、涂、暴、烹、冶、段、毁、剡、去皮、淬、磨、削、筑、炊、煴、阴干、析、炮、细切、煮胶、俏等
		黄帝内经		治、水磨、㕮咀、酒渍、斩碎、煅等
	汉	神农本草经		烧、炼、蒸、熬、酒煮、作大豆黄卷等
		金匮玉函经	张仲景	炒、洗、酒洗、酒浸、苦酒渍、去毛、去子、去心、去核、去瓤、碎、劈、擘、复制法、洗去腥、去皮尖等
		金匮要略方论	张仲景	剉、去节、去芦、去汗、研、煨、碓炼、绵裹、浸令芽出、香豉,首次提出"烧灰存性"
	晋	肘后备急方	葛洪	蜜煎、醋渍、捣汁、烧末、烧令烟尽、熬令汁尽、醋浸、去头、蜜涂炙、刮青,提出生姜汁可解半夏毒、大豆汁解附子毒
	宋(刘)	雷公炮炙论(第一部炮制专书)	雷敩	米泔水浸、黄精自然汁浸、百部草根自然汁浸、小芽苷自然汁浸、生羊血浸、甘草汤浸、竹沥浸、牛乳浸、牛乳拌蒸、蜜水拌蒸、腊水蒸、羊脂炒、酒拌蒸、姜汁蒸、醋磨、醋煮、浆水煮、酥炒、酥炙、童便制、麦麸制、糯米炒、木末制、去油
	梁	本草经集注	陶弘景	挞去皮、剥去皮、刮去毛、槌去心、剔取叶及嫩茎、去大枝、削去虚软甲错
	唐	备急千金要方	孙思邈	诸石要"漂"、油煎(水银)、干馏法、九蒸九暴(乌麻)
		千金翼方	孙思邈	米下蒸(胡粉)、去头脑(虎杖)、醋拌蒸(豆)、黄精要采用重蒸法、反复蒸曝造熟地黄、干地黄法等
		新修本草	苏敬	九蒸九曝,惟米酒、米醋入药
		食疗本草	孟诜	蜜煮、猪脂涂、醋淬法
		仙授理伤续断秘方	蔺道人	去苗、去壳、去白、去土、去汁、去芦叉、去叉枝、去丝嘴、面裹煨、湿纸裹煨、石灰炒、醋炙、花叶纸滤
	宋	太平圣惠方	王怀隐	去根节、去须、去刺、麦麸煨、烧炭、猪肉裹炙、蔓荆子水蒸(黄精)、饭上蒸(干茄子根)、乳香炒、纸裹去油
		博济方	王衮	去茎干、醋炒、火燎去毛、煨、镑等法
		小儿药证直诀	钱乙	牛胆酿南星、铅同水银熬、萝卜制雄黄
		经史证类备用本草	唐慎微	去鳞甲(肉苁蓉)、除绵丝(僵蚕)、泥煨、淡竹筒煨、烟熏(乌梅)、牛乳煮(不灰木)、制铅丹、铅霜、铁华粉
		圣济总录	太医院	去梗、去蒂、去蕈、煅炭、炙燥、酥炒、猪胆炒、盐炒、黑豆拌蒸、韭汁煮、薄荷汁浸、皂荚汁煎、雪水煮、黑豆水蒸、鸡子清涂炙
		太平惠民和剂局方	陈师文	蛤粉炒、麻油炒、大豆汁洗

（续表）

时 期	朝代	著 作	作者	历代主要新增炮制方法
炮制理论形成时期	元	汤液本草	王好古	酒洗、酒炒、酒蒸，提出酒制作用
		十药神书	葛可久	提出炭药止血理论
	明	本草蒙筌	陈嘉谟	陈壁土炒、菟丝子制饼、蒺藜子炒去刺，提出辅料炮制作用论
		医学入门	李梴	吴茱萸炒、猪脂炒、面炒、蚌粉炒、豆腐煮、童便淬、黄连水淬、去虫末、去虫、造半夏曲、神曲
		本草纲目	李时珍	酒淬、桑灰汤浸、斋水煮、草灰炒
		寿世保元	龚廷贤	去朽、切丝、烙去毛、去足尾、硝煅、童便炒、葱盐炒、鸡腹中煮、牛膝拌蒸、牡丹皮制、麻黄水煮、笋上炙
		炮炙大法（第二部炮制专书）	缪希雍、庄敛之	枸杞子汤浸、苍术汤泡、血卤作水浸，提出著名的雷公炮炙十七法
		本草通玄 审视瑶函	李中梓 傅仁宇	芝麻拌蒸、麻油浸、糯米粉炒（阿胶珠）、糖拌炒 煨、艾熏、黄连水飞，提出用药生熟各宜论
	清	修事指南（第三部炮制专书）	张仲岩	基本遵雷公法，提出辅料炮制作用论
		医学源流论	徐灵胎	提出著名的制药论
		本草纲目拾遗	赵学敏	童便和黄泥泡、水润打扁切片、卤水制、隔水煮、三黄汤煮、黄芪煎汁炒，在张仲景"烧灰存性"的基础上明确提出"炒炭存性"的要求
炮制工艺规范化及炮制原理探索时期	1912年至今	中药炮炙经验集成	中国中医研究院中药研究所等	炮制工艺基本遵古法；给出中药炮制辅料用量等，形成基本炮制工艺
		中华人民共和国药典	药典委员会	《中华人民共和国药典》、《全国中药炮制规范》等初步规范了炮制工艺；国家"八五"至"十一五"课题和国家自然基金等课题研究，进一步规范了炮制工艺，提高了标准，推出了新设备，同时探索了炮制原理
		全国中药炮制规范	国家药政管理局	

（贾天柱）

<h1>第二节　中药炮制的分类方法</h1>

　　中药的应用具有较长的历史，人们在漫长应用过程中逐步积累了较为丰富的中药炮制方法。梁代的医药学家陶弘景首次对炮制方法进行了总结，在他的《本草经集注》序中把炮制方法与药用部位结合起来进行记述，这就是中药炮制分类的初始。其后的分类多见于医药典籍的著作中。

　　中药炮制的分类，应反映中药炮制专业技术内在联系的特点，既要体现对传统炮制方法的继承，又要有利于用现代科学方法进行归纳和研究。因此，要求分类必须具有系统性、完整性和科学性，便于学习、掌握中药炮制的内容，有助于教学、科研和指导生产。

一、三类分类法

　　三类分类法分古代及近代两种。古代的三类分类法是由陈嘉谟提出的。他在《本草蒙筌》中说："凡药制造，贵在适中……火制四：有煅，有炮，有炙，有炒之不同；水制三：或渍，或泡，或洗之弗等；水火共制者：若蒸，若煮而有二焉，余外制虽多端，总不离此二者。"即以火制、水制、水火共制法对中药炮制进行分类,后人尊为三类分类法。此种分类法基本能反映出炮制的特色,但对净制、软化、切制,以及非水火制等法,均未能涵盖。

近代依据中药炮制的工艺分为净制、切制、炮炙三大类,是谓新三类分类法。《中华人民共和国药典》一部附录收载"药材炮制通则"就是采用这种分类方法。其中净制包括挑选、水选、风选、筛选、除去非药用部位等;切制的软化方法有喷淋、抢水洗、浸泡、润、漂、蒸等,软化适宜再切制成一定形状的片、段、块等;炮炙包括炒、炙、煅、蒸、煮、燀、制霜、发芽、发酵等。

二、 五类分类法

由于火制、水制、水火共制尚不能包括中药炮制的全部内容,后人在三类分类法的基础上增加了修制和其他制法,归纳为五类分类法,即:修制、水制、火制、水火共制、其他制法。修制包括净制和切制,其他制法包括水飞、制霜、提净等。这样就基本概括了所有的炮制内容,不但能比较系统地反映中药加工炮制工艺,而且能够有效地指导生产实际。

三、 工艺与辅料相结合的分类法

工艺与辅料相结合的分类方法是在三类、五类分类法的基础上发展起来的。其继承了净制、切制和其他制法的基本内容。由于炮炙项目的内容太庞杂,有必要进一步分门别类。其一是突出辅料对中药所起的作用,以辅料为纲,以工艺为目的分类法,如分为酒制法、醋制法、蜜制法、盐制法、姜制法、药汁制法等。在酒制法中再分为酒炙、酒蒸、酒煮、酒炖等,此种分类法在工艺操作上会有一定的重复。其二是突出炮制工艺的作用,以工艺为纲,以辅料为目的分类法,如分为炒、炙、煅、蒸、煮、燀等。在炙法中再分为酒炙法、醋炙法、姜炙法、蜜炙法等。这种分类方法能较好地体现中药炮制工艺的系统性、条理性,吸收了工艺法的长处,采纳了辅料分类的优点,既能体现整个炮制工艺程序,又便于叙述辅料对中药所起的作用,是中药炮制中共性和个性的融合,便于掌握,一般多为教材所采用。

四、 药用部位或中药属性分类法

很多中药书籍及炮制专著是按药用部位分类的,如《全国中药炮制规范》及各省市制订的炮制规范,大多是按药用部位进行分类的,即:根及根茎类,果实、种子类,全草类,叶类,花类,皮类,藤木类,动物类,矿物类等。在各种中药项下再分述各种炮制方法。此种分类方法的优点便于具体中药的查阅,但不体现炮制工艺的系统性。

按中药来源属性分类是古代本草及炮制专著常采用的一种分类方法,将中药来源归属于金、石、土、草、木、水、火、果等。如《本草纲目》等本草书籍均采用此类分类法。《雷公炮炙论》、《炮炙大法》亦是按玉石、草木、兽禽虫、果菜米等属性分类,仍不体现中药炮制的特色。

第三节　中药炮制常用辅料

中药炮制辅料是指在炮制品制备过程中能发挥辅助作用的物质。它对被炮制品可产生一定的影响,或增强疗效,或降低毒性,或减轻副作用,或调整药性,或影响理化性质等。由于辅料品种及其性能和作用不同,在炮制时所起的作用也各不相同。应用辅料炮制中药,是我国传统制药技术的一大特色。

关于各种辅料的性质与作用,详见各章。

一、 辅料的种类

目前常用的中药炮制辅料分为两大类,即:液体辅料和固体辅料。

1. **液体辅料** 常规液体辅料:酒、醋、蜂蜜、食盐水等。

药汁液体辅料:甘草汁、吴茱萸汁、黑豆汁、姜汁、黄精汁等。

特殊液体辅料:米泔水、胆汁、麻油、酥油、羊脂油、鳖血等。

2. **固体辅料** 矿物类固体辅料:白矾、滑石粉、河砂、石灰、黄土等。

食物类固体辅料:稻米、豆腐、萝卜、麦麸等。

动物类固体辅料:蛤粉等。

二、 辅料的作用

中药经辅料炮制后可以达到增强疗效,降低毒、副作用,改变或缓和药性,引药归经,矫味矫臭等作用。

三、 辅料的要求

在应用辅料炮制中药的过程中,辅料的种类、质量和用量均可影响到饮片质量和临床疗效。因此,中药炮制辅料必须无毒副作用,不能与被炮制品起毒性反应,要达到卫生标准,可促进有毒成分降低、有效成分增加。

所以对于炮制辅料,不仅需按现行标准要求用量比例,还应明确规定辅料质量、浓度、所含成分等,避免因辅料影响到饮片质量。应该开展中药炮制辅料的质量标准研究。

四、 当前辅料存在的问题

目前,中药炮制辅料存在的问题为:① 没有统一的国家标准,基本上是采用食品、饮品及调味剂的标准。② 没有专门的中药辅料加工单位及生产厂家。③ 没有炮制辅料用量检测标准,炮制时用没用辅料,用多少,均没有检测标准。④ 全国各地中药饮片加工炮制过程中所用辅料也各不相同。因此,炮制辅料的标准研究应引起国家有关部门的重视,尽快建立中药炮制常用辅料标准。

五、 中药炮制辅料的发展趋向

中药炮制辅料目前还很难满足现代中药炮制的需要,因此,寻找并研制新辅料则是刻不容缓的工作。新辅料应该是无毒副作用,无烟尘,无杂质,用量小,符合国家药品及卫生标准。其根本是促进有毒成分转化为无毒成分或有效成分,同时可使有效成分增加。

总之,新的炮制辅料应该能很好地发挥减毒增效的作用。

第四节 中药炮制的依据

中药炮制是中医药学的一大特色,伴随着中药的应用而产生。由于遵循不同,经验不同,全国的中药炮制标准不甚统一。中华人民共和国成立以后,各地对散在本地区的具有悠久历史的炮制经验进行了整理,并在此基础上制定出各省市中药炮制规范,同时国家药典也收载了炮制内容,制定了"中药炮制通则"。随着中药炮制标准的不断完善,逐步形成了今天的国家、部局及省三级中药炮制标准。

2001年12月1日施行的修订后的《中华人民共和国药品管理法》第二章《药品生产企业管理》中第十条明确规定:"中药饮片必须按照国家药品标准炮制;国家药品标准没有规定的,必须按照省、自治区、直辖市人民政府药品监督管理部门制定的炮制规范炮制。省、自治区、直辖市人民政府药品监督管理部门制定的炮制规范应报国务院药品监督管理部门备案。"这便是现代中药炮制所必须遵守的法规。

一、 国家标准

国家标准即指《中华人民共和国药典》(以下简称《药典》)。《药典》自1963年版一部开始就一直收载中药及中药炮制品,正文中规定了特殊的或单列的中药炮制的工艺流程、成品性状、用法、用量等。2010年版《药典》23味中药的25个炮制品单列质量标准,附有2种及2种以上炮制品的中药159种,总共收载饮片达822种。其他共性炮制技术则按附录的"中药炮制通则"来操作,通则规定了各种炮制方法的含义,具有共性的操作方法及质量要求。所以,《药典》是中药炮制品生产部门的首要依据。

二、 部(局)级标准

部(局)级标准是指由国家药品监督管理局和卫生部、国家中医药管理局等部门组织制定的相关标准。1994年国家中医药管理局颁发了关于"中药饮片质量标准通则(试行)"的通知,规定了饮片的净度、片型及粉碎粒度、水分标准,以及饮片色泽要求等,是属于部级的质量标准。

《全国中药炮制规范》(以下简称《规范》)由卫生部药政局委托中国中医研究院(现中国中医科学院)中药研究所牵头,并组织有关单位及人员编写而成,于1988年出版,作为部级中药饮片炮制标准(暂行)。该书主要精选全国各省(市)、自治区现行实用的炮制品及其最合适的炮制工艺以及相适应的质量要求,尽力做到理论上有根据,实践上行得通,每一炮制品力求统一工艺。附录中收录了"中药炮制通则"及"全国中药炮制法概况表"等。在《药典》不包括的内容外,部(局)级标准是中药炮制品生产部门的主要依据。

三、 省级标准

省级标准是指由各省、直辖市编写的体现本地区特色的《中药炮制规范》。在部(局)标准不能包括的内容,可执行各省、直辖市《中药炮制规范》。地方标准是个过渡标准,在工艺和质量标准还不成熟的情况下,为了保留地方特色,暂收入地方《中药炮制规范》。目前中药炮制还存在严重的各地各法、一药多法的现象,需要逐渐统一到《药典》的标准。

（姜　丽）

第二章

中药传统炮制理论

中药传统炮制理论包括中药制药论、中药生熟论、辅料作用论和药性变化论。要求掌握中药制药论的内容及其含义，掌握药性变化论的主要内容；熟悉辅料作用论的内容及其含义；了解中药生熟论中的内容及其举例。

中药传统炮制理论是中医药学理论体系的重要组成部分，是从长期用药实践中总结出的理论，用以指导中药炮制的生产和临床应用。

第一节　中药制药论

《神农本草经》记载："若有毒宜制，可用相畏相杀者，不尔，勿合用也。"首次提出了按七情合和的理论，引用相畏相杀的配伍规律来限制中药的毒性，从而初步保证了用药安全。

清代徐灵胎在《医学源流论》中则明确提出中药制药理论："凡物气厚力大者，无有不偏；偏则有利必有害。欲取其利，而去其害，则用法以制之，则药性之偏者醇矣。其制之义又各不同，或以相反为制，或以相资为制，或以相恶为制，或以相畏为制，或以相喜为制。而制法又复不同，或制其形，或制其性，或制其味，或制其质……"亦称为传统的制药原则，该原则既依附于中药七情，又不完全等同。

相反为制：是指用药性相对立的辅料或中药来炮制，以制约中药的偏性或改变药性。如用辛热升提的酒来炮制苦寒沉降的大黄，能够缓和苦寒之性，使药性转降为升。用辛热的吴茱萸炮制苦寒的黄连，可制其大寒之性。用咸寒润燥的盐水炮制温燥的益智仁，可缓和其温燥之性。不同于七情的相反。

相资为制：是指用药性相似的辅料或中药来炮制，以增强药效，相当于中药配伍中的相须、相使。如用咸寒的盐水炮制苦寒的知母、黄柏，可增强滋阴降火作用。用辛热的酒来炮制辛热的仙茅，可增强温肾助阳作用。百合蜜炙可增强其润肺止咳的功效。

相恶为制："相恶者夺我之能也"。本意是指两药配伍，一种中药能降低另一种中药的功效,一般属于配伍禁忌。实际利用这种原则来炮制的也甚少,只是其延伸应用。即用某种辅料或中药来炮制,以减弱某些中药的副作用。如枳实破气作用过强,可用麸炒的方法来缓和。苍术之燥性,可用米泔水制来缓和。木香辛散理气之性较强,一般忌加热,但当用于实肠止泻时,必加热煨制,以缓和辛散之性,增强止泻之功。

相畏为制:是指用某种辅料或中药来炮制,以制约另一种中药的毒副作用,相当于中药配伍中的相畏、相杀。如用生姜来炮制半夏、南星,可降低半夏、南星的毒性。另外一些辅料,古代医药著作在论述配伍问题时虽未言及,但在炮制有毒中药时常用到它们,因此,也应列为相畏为制的内容。如用白矾、石灰、皂荚制半夏、南星;蜂蜜、童便、黑大豆、甘草、豆腐制川乌等。

相喜为制:是指利用五味入五脏的关系,亦即五脏与五味之相喜来炮制。酸先入肝经,因此,入肝经药多用醋制以增效。如醋炙柴胡、醋炙延胡索等。咸归肾,入肾经药多以盐制。如盐炙菟丝子、盐炙杜仲等。从而达到既能够引药入经,又能增强药物疗效的目的。

制其形:是指通过炮制改变中药材的外观形态。中药材形态各异,体积较大,不利于调剂和制剂,所以,在配方前都要加工炮制成饮片。药用部位功效不同的要分开,去除残茎、须根等亦属制其形。穿山甲、阿胶的炮制也是改变了外形。种子类中药材炒后改变外形的如:王不留行炒爆花。

制其性:是指通过炮制缓和或改变中药的性能。通过炮制,或抑制中药过偏之性,免伤正气;或增强中药的寒热温凉之性,或改变中药的升降浮沉等性质等。详见药性变化论。

制其味:是指通过炮制调整中药的五味。根据临床用药要求,用不同的方法炮制,特别是用辅料炮制,可以改变中药固有的味,使某些味得以增强或减弱,达到“制其太过,扶其不足”的目的;或通过炮制来矫正中药本身的不良气味,增加某种香味,使患者易于接受。

制其质:是指通过炮制改变中药的质地。许多中药质地坚硬,改变中药的质地,有利于最大限度发挥疗效。如王不留行炒至爆花,穿山甲砂炒至膨胀鼓起,龟甲、鳖甲砂炒至酥脆,矿物药煅或淬等,均有利于粉碎及煎出有效成分。

第二节　中药生熟论

中药生熟概念的提出始见于《神农本草经》,在“序例”中就有“药酸咸甘苦辛五味,又有寒热温凉四气及有毒无毒,阴干暴干,采造时月,生熟,土地所出,真伪陈新,并各有法”的陈述。汉代张仲景在《金匮玉函经》卷一“证治总例”中也明确指出:“有须烧炼炮炙,生熟有定。”总结出中药有生用、熟用之分。

明代傅仁宇在《审视瑶函》中明确提出用药生熟各宜论:“药之生熟,补泻在焉。剂之补泻,利害存焉。盖生者性悍而味重,其攻也急,其性也刚,主乎泻。熟者性淳而味轻,其攻也缓,其性也柔,主乎补。补泻一差,毫厘千里,则药之利人害人判然明矣……殊不知补汤宜用熟,泻药不嫌生。”“补药之用制熟者,欲得其醇厚,所以成其资助之功。泻药制熟者,欲去其悍烈,所以成其攻伐之力。用生用熟,各有所宜,实取其补泻得中,毋损正气耳。”形成了中药生熟理论。

1. **生泻熟补**　有些中药生品具有泻下作用,经过炮制后泻下作用缓和,能够产生滋补的功效。其中"泻"包括两种情况,即降泻和清泻。降泻是指直接的泻下作用;而清泻主要是指能够降低机体功能的作用。生品降泻炮制后滋补:何首乌,生用能通便解疮毒,制熟则补肝肾、益精血、乌须发;桑螵蛸蒸熟后可消除其致泻的副作用,增强补肾助阳、固精缩尿的功能。生品清泻炮制后滋补:生地黄清热凉血而主泻,熟地黄滋阴补血而主补。泻是由于其性寒凉,补则由于其温性,同时因为蒸后苷类水解,糖类增加等。如甘草"生则泻火,炙则温中";蜂蜜亦有同样说法,传统认为是生则性凉,故能泻火;熟则性温,故能补中。

2. **生峻熟缓**　有些中药生品作用猛烈,制熟后大为缓和。如大黄,生品攻下作用很强,走而不守,直达下焦,有推墙倒壁之功;制成熟大黄,泻下作用明显缓和,也不伤胃。主要是由于泻下主要成分蒽醌苷类成分水解成苷元所致。又如枳实,生用破气作用较强,麸炒后,可缓和其峻烈之性,免伤正气,所谓"麦麸皮制抑酷性勿伤上膈"。另外如牵牛子、芫花、甘遂、商陆等,生品药性峻烈,制熟后都得到缓和。主要是因其泻下的苷类有不同程度的水解,而使泻下作用缓和。

3. **生毒熟减**　有些中药生品毒性很强,如乌头、巴豆、马钱子、斑蝥等,必须用各种方法处理以制其毒。如乌头可用清水煮或蒸来降毒,主要原因是乌头碱受热水解。马钱子以油炸或砂烫,使其士的宁及马钱子碱开环氧化,形成异士的宁的氮氧化物及异马钱子碱的氮氧化物。这样一生一熟,药材可由大毒减为低毒乃至无毒,保证了临床用药的安全有效。

4. **生效熟增**　中药制熟后会明显增强疗效。如蜜炙黄芪、甘草依靠蜂蜜的滋补作用能增强补中益气的作用。一些止咳平喘药,如紫菀、枇杷叶、款冬花等,蜜炙后皆能增强润肺止咳作用。醋炙延胡索可增强止痛作用,主要是使延胡索中的生物碱生成盐,增大溶解度而增强疗效。酒炙牛膝可增强活血通络的功能。盐炙巴戟天可增强补肾阳强筋骨的作用。

5. **生行熟止**　所谓生行熟止,是指有些药生品具行血、活血的作用,制熟后则止血。如蒲黄"行血生用,止血炒黑"。牡丹皮生用活血去瘀,制炭后止血。卷柏"生用破血,炙用止血"。

6. **生打熟补**　生三七有散瘀止血、消肿定痛之效,常用于跌打损伤,有止血而不留瘀的特点;熟三七则有补气补血之功,故有"生打熟补"之说。

中药之生熟,虽一字之差,却效异千里,不可滥制,不可妄用。药家制药必定生熟,医家处方必斟生熟。中药生熟的根本是化学成分发生了变化,而导致药理作用的不同,搞清中药生熟的变化机制,有助于说明炮制原理。

第三节　辅料作用论

历代医药学家不仅用辅料炮制中药,还重视辅料对中药药性及临床应用的影响,不断创造中药炮制新方法、新理论,并用以指导中药炮制品的临床应用,形成了中药炮制学中最为重要的辅料作用论。

一、历代医药学家总结的辅料作用

元代张元素在《珍珠囊》一书中,认为黄芩、黄连、黄柏、知母等苦寒药可用酒炒,借酒力以上腾,作用于头面及手梢皮肤。元代王好古在《汤液本草》一书中,归纳出"去湿以生姜"、"去膈上痰以蜜"等认识,对辅料炮制的作用提出了明确的看法。

明代陈嘉谟在《本草蒙筌》的"制造资水火"中提出:"酒制升提,姜制发散,入盐走肾脏仍仗软坚,用醋注肝经且资住痛,童便制除劣性降下,米泔制去燥性和中,乳制滋润回枯助生阴血,蜜制甘缓难化增益元阳,陈壁土制窃真气骤补中焦,麦麸皮制抑酷性勿伤上膈,乌豆汤、甘草汤渍曝并解毒致令平和,羊酥油、猪脂油涂烧,咸渗骨容易脆断……"首次系统概括了辅料炮制中药的主要作用。

明代李梴在《医学入门》中,把一些中药的炮制作用总结为:"芫花本利水,无醋不能通。""蒲黄生通血,熟补血运通。""诸石火煅红,用醋能为末。""凡药入肺蜜制,入脾姜制,入肾用盐,入肝用醋,入心用童便;凡药用火炮、汤泡、煨炒者,制其毒也。"

明代李中梓撰《本草通玄》也有类似的论述:"酒制升提,盐制润下,姜取温散,醋取收敛,便制减其温,蜜制润其燥,壁土取其归中,麦麸资其谷气,酥炙者易脆,去瓢者宽中,抽心者除烦。"

明代李时珍的《本草纲目》对中药不同炮制品的临证应用,强调用不同辅料炮制,如黄连:"治本脏之火则生用之,治肝胆之实火则以猪胆汁浸炒,治肝胆之虚火则以醋浸炒,治上焦之火则以酒炒,治中焦之火则以姜汁炒,治气分湿热之火则以茱萸汤浸炒,治血分块中伏火则以干漆末调水炒,治食积之火则以黄土研细调水和炒。诸法不独为之引导,盖辛热能制其寒,咸寒能制其燥性,在用者详酌之。"

清代张仲岩在《修事指南》中又补充论述到:"吴萸汁制抑苦寒而扶胃气,猪胆汁制泻胆火而达木郁,牛胆汁去燥烈而清润,秋石制抑阳养阴,枸杞汤制抑阴而养阳。"

二、 辅料炮制中药的主要作用

1. **酒制升提** 指中药用酒炮制可引药上行,作用于头面部。

2. **姜制发散** 指中药用姜汁炮制可取其温经发散之功,增强中药疗效。

3. **入盐走肾脏仍仗软坚** 指中药用盐水炮制可引药入肾经,更好地发挥其软坚散结的作用。

4. **用醋注肝经且资住痛** 指中药用醋炮制可以引药入肝经且有协同疏肝止痛的功效。"芫花本利水,无醋不能通",是指芫花利水必须用醋炮制降低毒性,增强疗效。

5. **童便制除劣性降下** 指中药用童便炮制可除去中药的毒副作用,引药下行以滋阴降火。

6. **米泔制去燥性和中** 指中药用米泔水炮制,可除去其温燥之性而增强健脾和胃之功。

7. **乳制滋润回枯助生阴血** 指中药用乳汁炮制可使其补血润燥之功增强,使血亏所致的形体羸瘦、燥渴枯涸之症得以恢复。

8. **蜜制甘缓难化增益元阳** 指中药用蜂蜜炮制可借蜂蜜之味甘难溶之性,赋中药以缓急止痛之功,并能增强补中益气及补肾益元之效。

9. **陈壁土制窃真气骤补中焦真气** 所谓真气是"得太阳频照之功,引真火发生之气"(《得配》);中药用日久之东壁土来炮制,可借真火发生之气,迅速达到补益中焦脾胃之功效。

10. **麦麸皮制抑酷性勿伤上膈** 上膈,即膈上,宗气所存之地。指中药用麸皮制可以缓和中药的燥烈之性,而免伤宗气。

11. **乌豆汤、甘草汤渍曝并解毒致令平和** 指中药用黑豆汤、甘草汤浸渍,然后日晒,可减缓其毒副作用。

12. **羊酥油、猪脂油涂烧咸渗骨容易脆断** 指中药用羊酥油、猪脂油涂烧,容易渗入骨内,易于粉碎。

第四节 药性变化论

药性是指各种中药本身所具有的性质和作用,是中药独特理论体系的重要标志,是我国历代医家在长期医疗实践中,以阴阳、脏腑、经络等学说为依据,根据中药的各种性质及所表现出来的治疗作用,对中药性质与功能的高度概括。

药性的基本内容包括四气五味、升降浮沉、归经、有毒无毒等。中药经过炮制,药性的几个方面都可能发生变化,从而导致功效、用途发生相应的改变,以满足临床上治疗不同病症的需要。其药性之变化主要是通过反制、从制等制则来实现,一般"制寒以热,制热以寒,制升以降,制降以升"是谓反制,即逆其药性而制。反之则谓从制,即顺其药性而制。从而达到"生寒熟温"、"生热熟凉"、"生升熟降"、"生降熟升";"寒者益寒"、"热者益热"、"升者益升"、"降者益降"等不同目的(图2-1)。

一、 四气五味的变化

中药的性味多过于偏胜或偏弱,临床上常嫌其太过或不足,解决的办法就是通过炮制来"损其有余,扶其不足",从而达到调整药性和治疗作用的目的,更好地适应临床需要。中药经过炮制,使四气五味的变化大致有三种情况。

1. **缓和中药性味** 太寒伤阳,太热伤阴,过酸损齿伤筋,过苦伤胃耗液,过甘生湿助满,过辛损津耗气,过咸易助痰湿。针对药性过于偏胜的中药,我们要通过炮制设法缓和其性味,以制其太过。如黄连苦寒,有伤中之弊,可用辛热的吴茱萸进行炮制,缓和其苦寒之性,使其寒而不滞;栀子苦寒之性甚强,经过辛温的姜汁制后,能降低苦寒之性,以免伤中;即所谓"以热制寒"。补骨脂辛热而燥,易于伤阴,用咸寒润燥的盐水来炮制,可以缓和辛燥之性,即所谓"以寒制热"。苦味药以蜜制,则缓和苦味。

此外,有的中药虽然性味并不过于偏胜,但根据临床需要,有时也要使某种性味减弱。如生姜辛微温,具有发汗解表、温中止呕的作用;煨制后辛味极弱,无发散之性,长于逐寒暖胃,用于胃寒呕吐。

以上用"以热制寒"及"以寒制热"来缓和药性的制法又称为反制,即用药性相反的辅料或中药进行炮制,实质是逆其药性而制。

2. **增强中药性味** 一种情况是中药药性比较缓和,临床上嫌其药效不强,或取效太慢,需通过炮制来增强药性,从而增强中药的作用。如泽泻性味甘寒,利水泻热,用咸寒的盐水炮制后增强泻热利尿的作用;当归性味辛温,用辛热的酒炮制能增强活血通经的作用。

另一种情况是有些中药药性已经很强,但临床用于某些重症、实症时,仍嫌其药力不够,需通过炮制增强其性味,进一步增强药力。如黄连尽管寒性偏盛,当临床上遇有大热之症,仍有嫌其寒性不足之时,需用苦寒的胆汁来炮制,更增强黄连苦寒之性,增强了其清热泻火之力,此谓"寒者益寒";仙茅本身是热性,温肾助阳,但用于肾阳虚寒时,嫌其温热不足,故用黄酒以制之,则可增强补肾温阳之功,此谓"热者益热"。

以上用"寒者益寒"及"热者益热"来增强药性的制法又称为从制,即用药性相近的辅料或中药进行炮制,实质是顺其药性而制。

用蜜制多增强甘味,醋制多增强酸味,酒制多增强辛味,盐制多增强咸味。

3. **改变中药性味**　有些中药经过炮制能够使原有性味发生明显的改变,产生新的功用,扩大了用途。如生地甘寒,具有清热凉血、养阴生津作用;制成熟地后,则转为甘温之品,具有滋阴补血的功效。即生者性寒,主清;熟者性温,主补。谓之"生寒熟温"。天南星辛温,善于燥湿化痰、祛风止痉;加胆汁制成胆南星后,则性味转为苦凉,具有清热化痰、熄风定惊的功效。谓之"生温熟凉"。

改变中药寒凉或温热之性的制法亦属反制范畴。

二、 升降浮沉的变化

升降浮沉是指中药对人体作用的不同趋向性,也是中医临床用药应当遵循的规律之一。中药的升降浮沉与四气五味有关。王好古云:"夫气者天也,温热天之阳,寒凉天之阴,阳则升,阴则降;味者地也,辛甘淡地之阳,酸苦咸地之阴,阳则浮,阴则沉。"李时珍曰:"酸咸无升,辛甘无降,寒无浮,热无沉。"一般而言,凡性温热、味辛甘的药,属阳,作用升浮;性寒凉、味酸苦咸的药,属阴,作用沉降。中药经炮制后,可以改变其作用趋向。

1. **生升熟降**　生升熟降是中药的一大特性。如莱菔子"生用能升,熟用能降",可谓是生升熟降的典型。柴胡,生品能升举阳气,醋制后则能疏肝解郁止痛,鳖血柴胡更能抑制升浮之性,而增强退虚热的作用。又如香附"生则上行胸膈,外达肌肤,熟则下走肝肾,外彻腰足"。再如砂仁行气开胃、化湿醒脾,为升散之品,作用于中焦;经盐炙后,可以下行温肾,治小便频数,作用于下焦。即"升者引以咸寒,则沉而直达下焦"。

2. **生降熟升**　《本草纲目》云:"沉者引之以酒,则浮而上至巅顶。"如黄柏原系清下焦湿热之药,经酒制后作用向上,兼能清上焦之热。大黄攻下导滞,典型的下焦药,然酒炒可引药上行,清头目之热。下焦之药用酒制后引药上行,清上焦热,是谓生降熟升。

3. **升者益升**　炮制可以改变升降作用,亦可增强其升降作用。如原本作用于上焦心肺的黄连、黄芩以酒制后,增强上行趋势,善清头目之热,此谓之升者益升。又如川芎,上行头目,下行血海,酒制后增强上行活血行气止痛的作用。

4. **降者益降**　原本沉降之品的黄柏、杜仲等,用盐制后引药入肾经,更好地发挥滋阴降火、补肾助阳的作用,可谓之降者益降也。

三、 归经的变化

归经是指中药对机体某部分的选择性作用,即某药对某些脏腑或经络起作用或作用明显,而对其他脏腑或经络无作用或作用不明显。中药归经理论的形成是在中医基本理论指导下,以脏腑经络学说为基础,以中药所治疗的具体病证为依据,经过长期临床实践总结出来的用药理论。

中药经炮制后可以改变或加强某药入某经的作用。如生姜发表散寒入肺经;制成煨姜后暖脾止泻而入脾胃经;晒成干姜则回阳救逆而入心经;制成炮姜则温经止血专入脾经。

很多中药同时归几经,可以治疗几个脏腑或经络的疾病。临床上为了使中药更准确地针对主证,作用于主脏,发挥其疗效,常通过炮制来达到目的。中药经炮制后,作用重点可以发生变化,对其中某一脏腑或经络的作用增强,而对其他脏腑或经络的作用相应地减弱,使其功效更加专一。中药炮制很多都是以归经理论作指导的,特别是某些辅料对中药归经有明显的影响。如醋制入肝经,蜜制入脾经,盐制入肾经等。益智仁入脾、肾经,具有温脾止泻、摄涎固唾、敛精缩尿的功效,盐制后则主入肾经,专用于固精缩尿。知母入肺、胃、肾经,具有清肺、凉胃、泻肾火的作用,盐制后主要作用于肾经,可增强滋阴降火的功效。青皮入肝、胆、胃经,用醋炒后,可增强对肝经的作用。生地可入心经,以清营凉血为长,制成熟地后则主入肾经,以养血滋阴、填精益髓见长。

四、 毒性的变化

历代本草书籍中,常在每一味中药的性味之下,标明其"有毒"、"无毒",或"小毒"、"大毒"。有毒、无毒也是中药性能的重要标志之一。

在古代医药文献中,早期的"毒药"通常是中药的总称,把中药的偏性看作是中药的毒性,利用"毒"来纠正脏腑的偏胜偏衰。后世医药著作中所称的"毒"则是具有一定毒性和副作用的中药,用之不当,可出现不良反应或导致中毒,与现代"毒"的概念是一致的。

中药通过炮制,可以达到降毒或去毒的目的。有些中药生品毒性极大,如乌头、巴豆、马钱子、斑蝥等,须炮以制毒。去毒常用的炮制方法有净制、水泡漂、水飞、加热、加辅料处理、去油制霜等。如蕲蛇去头,朱砂、雄黄水飞,川乌、草乌煮制,甘遂、芫花醋制等,均可去毒。

降毒或去毒途径通常包括使毒性成分减少、利用辅料解毒、使毒性成分发生转变等。如巴豆制霜后减毒是由于去掉了大毒的巴豆油和毒蛋白;半夏与白矾、生姜共煮,都可降低毒性,其减毒可能是由于辅料白矾中的铝离子与半夏的某种成分螯合所致;采用低浓度的碱来炮制斑蝥,使斑蝥素直接生成斑蝥酸钠而达到减毒作用。

炮制有毒中药时一定要注意去毒与存效并重,不可偏废,并且应根据中药的性质和毒性表现,选用恰当的炮制方法,才能收到良好的效果。否则,顾此失彼,可能造成毒去效失,甚至效失毒存的结果,达不到炮制目的。

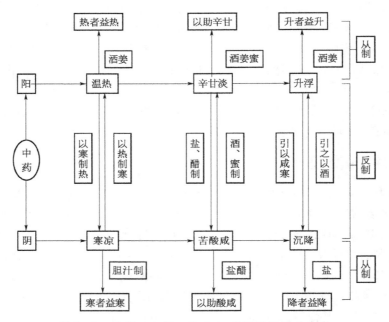

图 2-1 炮制对中药四气五味、升降浮沉影响图解

(贾天柱　葛会奇)

第三章

炮制对中药的影响

炮制对中药的影响包括炮制对中药化学成分、药理作用、制剂和临床疗效的影响。要求掌握炮制对生物碱类、苷类、挥发油等成分的影响；熟悉炮制对药理作用及临床疗效的影响；了解炮制在保证制剂安全、有效和稳定方面的重要性。

第一节　炮制对中药化学成分的影响

中药所含化学成分是中药赖以治病的物质基础。来源于天然的中药化学成分组成复杂，采用不同方法和加入不同辅料炮制，对各种成分的影响不同。炮制前后化学成分的变化必然引起中药药效或毒性的变化。因此，研究炮制过程对中药化学成分的影响，比较炮制前后化学成分的改变，对于探讨炮制原理、规范炮制工艺、制订饮片质量标准等方面具有重要意义。

一、炮制对含生物碱类中药的影响

生物碱是一类含氮的有机化合物，多为环状结构，具碱性。植物以及动物来源的中药多含有生物碱。生物碱通常具有明显的生理活性，在植物体内，生物碱一般与有机酸结合成盐，少数生物碱呈游离状态存在，如咖啡碱与秋水仙碱等；游离生物碱一般不溶或难溶于水，易溶于乙醇、氯仿等有机溶剂，可溶于酸水。大多数生物碱盐类则可溶于水，不溶或难溶于苯、氯仿等有机溶媒。

生物碱在植物体内分布不均匀。如黄柏中小檗碱多集中在韧皮部，而栓皮中不含小檗碱，因此黄柏净制需要刮去粗栓皮。同一植物不同药用部位所含生物碱类成分及其生物活性也有不同，如莲子心主含莲心碱和异莲心碱，而莲子肉中则含量甚微，莲子肉补脾养心、涩肠固精，莲子心清心火，故分别入药。在净选加工时应选取生物碱含量高的药用部位入药，以确保疗效可靠。

有些分子量小的生物碱、季铵类生物碱和含极性基团较多的游离状态的生物碱可溶于水。

如槟榔中的槟榔碱,是驱虫活性成分,但易溶于水且能随水蒸气蒸发,所以传统水浸泡软化法可造成槟榔碱大量流失。故提倡常温减压法软化或直接打碎成粗颗粒,可避免槟榔碱的损失。另外,一些季铵类生物碱如小檗碱、益母草碱甲等及某些含氮氧化物的生物碱如氧化苦参碱也都能溶于水。因此,在水处理软化药材时,应坚持少泡多润的原则,尽量减少生物碱的损失,以免影响疗效。

生物碱具有不同的耐热性,各种热处理方法可使中药生物碱发生水解、分解等变化,影响有效成分的含量和临床疗效。如石榴皮、龙胆草、山豆根等中药所含生物碱遇热活性降低,而生物碱又是其有效物质,故以生用为宜,尽量不进行加热处理。

若生物碱类成分为毒性成分,宜采用加热方法改变生物碱的结构,达到减毒、增效的目的。如乌头中的乌头碱,马钱子中的士的宁和马钱子碱在加热条件下均发生了结构变化,使毒性降低,保证临床用药安全有效。

酒、醋、胆汁等辅料炮制可提高中药所含生物碱类成分的溶出度。辅料酒具有稀醇性质,游离生物碱及其盐类都可溶于醇,所以,酒制可提高生物碱的溶出率。如黄连酒炙后生物碱总量高于生黄连。辅料醋能与游离生物碱结合成盐,增加生物碱在水中的溶解度,提高疗效。如延胡索经醋制后,具有明显止痛作用的延胡索乙素与乙酸结合成乙酸盐,增加了在水中的溶解度,可增强其止痛效果。另外,生物碱在植物体中常与植物体中的有机酸、无机酸结合成盐,如鞣酸盐、草酸盐等复盐,这类复盐往往是不溶于水的。若加入乙酸后,以乙酸取代上述复盐中的酸类,而形成可溶于水的乙酸盐复盐,从而增加了其在水中的溶解度。因此含生物碱类成分的中药常采用酒、醋等辅料炮制以利于有效成分的溶出,增强疗效。

二、 炮制对含苷类中药的影响

苷类在自然界中分布极广,尤其在果实、树皮和根部最多,在某些海洋动物中也存在。苷类是糖或糖的衍生物与另一非糖物质(苷元)通过糖的半缩醛或半缩酮羟基与苷元脱水形成的一类化合物。几乎所有的天然产物如黄酮类、蒽醌类、苯丙素类、萜类、生物碱类等均可与糖或糖的衍生物形成苷,因此苷的溶解性常无明显的规律,一般易溶于水或乙醇中,有些苷也易溶于氯仿和乙酸乙酯,但难溶于乙醚和苯。苷的溶解度受分子中糖基的数目和苷元所含极性基团的数量的影响。

由于多数苷易溶于水,如大黄、甘草、黄芩、秦皮等药材都含有苷类成分,在水处理过程中易溶于水中,或发生水解而减少。因此中药切制前用水软化时要尽量少泡多润。

苷类成分在植物体内常和水解酶共存,在一定温度和湿度条件下可被相应的酶所分解,从而使有效成分减少,影响疗效。如苦杏仁、黄芩等含苷类成分的中药,采收后若长期放置,或炮制方法不当,与苷类成分共存的酶便可分解苦杏仁苷、黄芩苷,使其疗效降低。花类中药中的花色苷也可因酶的分解作用而变色脱瓣。所以含苷类成分的中药常用炒、蒸、烘、焯或曝晒的方法破坏或抑制酶的活性,起到杀酶保苷的作用。

某些含苷类成分的中药经加热处理后,其苷类成分会发生分解,或产生新疗效或降低毒性及副作用。如地黄蒸成熟地黄,环烯醚萜苷类成分水解,清热凉血作用降低,滋阴补血作用增强。何首乌含有结合性蒽醌苷类成分,蒸炖炮制后含量降低,消除制首乌滑肠的副作用。

苷类成分在酸性条件下容易水解,不但降低了苷的含量,也增加了成分的复杂性。因此,苷类成分为中药的有效成分时,一般少用或不用醋炮制。但若为毒性成分,则用醋炮制。如商陆中皂苷、皂苷元均有致泻作用，皂苷是毒性成分，商陆醋炙、醋煮后其皂苷及苷元含量均降低，毒性及泻下作用缓和。

酒、蜜等作为常用炮制辅料，可提高某些苷类成分的溶出率，增强疗效。如酒炙黄芩、蜜炙远志等。

三、 炮制对含挥发油类中药的影响

挥发油又称精油，是一类具有芳香气味的油状液体的总称。挥发油常温下能挥发而不留任何油迹，可随水蒸气蒸馏。挥发油大多数比水轻，不溶于水，而溶于多种有机溶剂及脂肪油中，在高浓度的乙醇中能全部溶解。挥发油在植物组织中多呈油滴状存在，也有些与树脂、黏液质共同存在。还有少数以苷的形式存在。挥发油与空气及光线接触，常会逐渐氧化变质，失去原有的香味，并能形成树脂样物质。

中药中所含游离状态的挥发油是其有效成分时，水处理时应采用抢水洗或喷淋法软化后及时切制和低温干燥。含游离状态挥发油的薄荷、荆芥等宜在采收后或喷润后迅速加工切制，不宜带水堆积久放，以免发酵变质，影响质量。

很早以前，人们就知道在很多植物中含有挥发性的香气物质，并指出要尽量少加热或不加热，也不宜在日光下曝晒。如《雷公炮炙论》中就对茵陈等注明"勿令犯火"。《本草纲目》在木香条下云："凡入理气药，不见火。若实大肠，宜面煨熟用。"芳香类药材如薄荷、防风、白芷、藿香、川芎等均不宜加热处理，干燥时温度一般控制在 40～60℃，或阴干，以免挥发油损失，对加热处理尤须注意。

也有些中药需要通过炮制以减少或除去挥发油，以缓和毒副作用或改变药性，满足临床医疗的需要。如麻黄经蜜炙后，具发汗作用的挥发油可减少1/2以上，缓和其发汗作用。

炮制不仅可使挥发油含量发生变化，也能使其组分改变或者产生新的成分，挥发油颜色加深，折光率增大，改变原有的药理作用。如荆芥炒炭后，从荆芥炭所含挥发油中检出 9 种生荆芥中所没有的成分，并且具有止血作用。肉豆蔻经煨制后，可使挥发油中甲基丁香酚和异甲基丁香酚增加，增强对家兔离体肠管收缩的抑制，而发挥实肠止泻的作用。

四、 炮制对含鞣质类中药的影响

鞣质又称单宁或鞣酸，是一类结构比较复杂的酚酸类化合物，70％以上的中草药中含有鞣质类化合物。鞣质存在于植物的皮、木、叶、根、果实等部位，树皮中尤为常见，某些虫瘿中含量特别多，如五倍子所含鞣质的量可高达 70％以上。鞣质存在于细胞的液泡中，不与原生质接触，大多呈游离状态存在，部分与其他物质（如生物碱类）结合而存在。鞣质具有收敛、止血、止泻、抑菌、抗病毒等作用，还可用作生物碱及某些重金属中毒时的解毒剂。目前认为鞣质具有强还原性，可清除生物体内的超氧自由基，延缓衰老。

鞣质含有多元酚羟基和羧基，极性较强，所以易溶于水，尤其易溶于热水。因而以鞣质为主要药效成分的中药，如地榆、虎杖、大黄、丁香、石榴皮等，用水软化处理时要格外注意，少泡多润，减少损失。

鞣质为强的还原剂，如暴露于日光和空气中则易被氧化，颜色加深。槟榔、白芍等切片时长时间露置空气中表面色泽会泛红，原因在于这些中药所含的鞣质被氧化所致。应注意鞣质在碱性溶液中变色更快。

鞣质遇铁能发生化学反应,生成墨绿色的鞣酸铁盐沉淀,因而在炮制含鞣质类成分的中药时,有用竹刀切、钢刀切、木盆中洗的要求,煎药时要用砂锅,目的是为了避免鞣质与铁等金属元素的反应。

鞣质能耐高温,经高温处理,一般变化不大。如大黄经酒蒸、炒炭后,蒽醌苷的含量明显减少,但鞣质的含量变化不大。经高温或长时间加热处理也会导致鞣质含量降低,如狗脊的砂烫品、单蒸品、酒炙品、盐炙品中鞣质含量都较生狗脊降低。因此若以鞣质为有效成分时,注意加热对鞣质的影响。

五、 炮制对含有机酸类中药的影响

有机酸是具羧基的化合物,包括脂肪族、芳香族和萜类有机酸(不包括氨基酸)。广泛存在于植物体的细胞液,尤以果实中为多见。特别是未成熟的肉质果实内,通常果实愈接近成熟,其有机酸含量愈少。药材中常见的有机酸有甲酸、乙酸、琥珀酸、苹果酸、酒石酸、柠檬酸、草酸、原儿茶酸、没食子酸等。有机酸对人体营养及生理活动都有重要作用。有机酸多溶于水、乙醇和甲醇,难溶于有机溶剂;有些芳香酸类可溶于有机溶剂,难溶于水。

低分子有机酸大多能溶于水,炮制过程中用水处理时宜采用少泡多润的方法,以防止有机酸的流失。如地龙中的丁二酸是其平喘的有效成分,清洗时要特别注意"抢水洗"。但植物如含有较多可溶性的草酸盐,往往有毒,如酢浆草,动物食后可致虚弱,甚至死亡,则可通过水处理将其除去。

有机酸除少数以游离状态存在外,一般都与钾、钠、钙等结合成盐,有些与生物碱类结合成盐。脂肪酸多与甘油结合成酯或与高级醇结合成蜡。有的有机酸是挥发油与树脂的组成成分。这类结合型有机酸较难溶于水,常需醋制使其有机酸游离出来发挥疗效。如乌梅经醋蒸后,可使其所含的柠檬酸钾中的柠檬酸游离出来。

有机酸含量较高时对口腔、胃黏膜刺激性较大,炮制加热处理降低含量,以适应临床需要。如山楂采用炒黄、炒焦法炮制后,部分有机酸被破坏,酸性降低,减少了对胃肠道的刺激。有的中药经加热后,有机酸会发生质的变化,如咖啡经炒后,绿原酸被破坏,从而生成咖啡酸和奎宁酸,同时酒石酸、柠檬酸、苹果酸、草酸减少,而生成挥发性的乙酸、丙酸、丁酸、缬草酸。

有机酸对金属有一定的腐蚀性,易使金属器具生锈,药材变色变味,炮制含有机酸的中药时应避免和金属容器直接接触,应选择惰性材料。

六、 炮制对含油脂类中药的影响

油脂是脂肪油和脂肪的总称,其主要成分为长链脂肪酸的甘油酯,大多存在于植物的种子中,通常具有润肠通便或致泻等作用。

含油脂类中药常采用去油制霜的方法进行炮制,可除去部分油脂类成分,以缓和滑肠致泻作用或降低毒副作用。如瓜蒌仁去油制霜以去除令人恶心、呕吐之弊,更适应于脾胃虚弱患者。巴豆油既是有效成分,又是有毒成分,去油制霜后缓和峻泻作用并降低毒性。压霜前可适当进行加热处理,因加热能使固体状态的油脂呈现液体状态而易于将油脂压榨出来,或易被纸吸收,同时可破坏毒蛋白,因此,巴豆制霜通常要求加热后去油制霜。

油脂类成分在空气中久放或处于湿热条件下均易发生氧化,油脂氧化后可产生过氧化物、酮酸、醛等,使油脂具特殊的臭气和苦味,这种现象称为泛油或走油。酸败后的油脂不能再供药用。因此,含油脂类成分的中药宜低温冷藏,以防走油酸败,如苦杏仁等。另外,大枫子油具有抑菌作用,薏苡仁油脂中的薏苡仁酯有驱蛔虫与抗癌等活性,也应特别注意贮藏保管。

七、 炮制对含树脂类中药的影响

树脂是一类复杂的化合物,大多是由萜类化合物在植物体内经氧化、聚合作用而成,通常存在于植物组织的树脂道中。树脂可分为油树脂、胶树脂、油胶树脂等。树脂多有一定的生理活性,树脂一般不溶于水,而溶于乙醇、乙醚等有机溶剂。

炮制含树脂类中药时,可用辅料酒、醋处理,以提高树脂类成分的溶解度,增强疗效。如五味子的补益成分为一种树脂类物质,经酒制后可提高疗效。乳香、没药经醋制,能增强活血、止痛、消肿的作用。

加热炮制可增强某些含树脂类中药的疗效,如藤黄经高温处理后,抑菌作用增强。但有的树脂如果加热不当反而影响疗效,如乳香、没药中的树脂如炒制时温度过高,可促使树脂变性,反而影响疗效。

有时通过加热炮制可以破坏部分树脂,以适应医疗需要。如牵牛子树脂具有泻下去积作用,经炒制后部分树脂被破坏,泻下作用得以缓和。

八、 炮制对含蛋白质、氨基酸类中药的影响

蛋白质是一类由 20 个以上氨基酸通过肽键结合而成的大分子化合物,蛋白质水解可产生多种氨基酸,所有的酶也都属于蛋白质。

蛋白质是一类大分子的胶体物质,多数可溶于水,生成胶体溶液,一般煮沸后由于蛋白质凝固,不再溶于水。氨基酸大多是无色的结晶体,易溶于水。故蛋白质、氨基酸成分为药效成分的中药水处理时应避免蛋白质、氨基酸成分的损失,以免影响疗效。

蛋白质能与许多蛋白质沉淀剂,如鞣酸、重金属盐等产生沉淀,故一般不宜和含鞣质类中药一起加工炮制。酸碱度对蛋白质和氨基酸的稳定性、活性影响较大,加工炮制时应注意蛋白质沉淀剂和酸碱度对蛋白质和氨基酸的影响。

加热可使蛋白质凝固变性,且大多数氨基酸遇热不稳定。因此某些富含蛋白质、氨基酸类成分的药材以生用为宜。如雷丸、天花粉、蜂毒、蛇毒、蜂王浆等宜生用。一些含有毒性蛋白质的中药可通过加热处理,使毒性蛋白变性而降低或消除毒性,如苍耳子、巴豆、白扁豆、蓖麻子等通过加热炮制后可达到降低毒性的目的。

蛋白质加热处理以后,往往还能产生一些新的物质,而有一定的治疗作用。如鸡蛋黄、黑大豆等经过干馏处理,能得到含氮的吡啶类、卟啉类衍生物而具有解毒、镇痉、止痒、抑菌、抗过敏等作用。

蛋白质加热可生成氨基酸,利于人体的吸收而发挥生理活性。如阿胶蛤粉烫珠时,肽键断裂,从而使氨基酸含量提高。但温度过高对氨基酸也有一定破坏作用。

氨基酸还能在少量水分存在的条件下与单糖产生化学反应,生成具有特异香味的环状化合物。如缬氨酸和糖经加热可发生梅拉德反应,产生强烈的面包香味。所以麦芽、稻芽等发芽炒制后变香而具健脾消食作用。

九、 炮制对含糖类中药的影响

糖类成分又称碳水化合物,对于植物体具有重要意义。它常常占构成植物干重的 80%～90%,在植物体内存在种类很多,分为单糖、寡糖和多糖。

单糖及小分子寡糖易溶于水,在热水中溶解度更大。作为动植物的支持组织的多糖如纤维素、甲壳质等不溶于水,作为动植物的贮存养料的多糖可溶于热水成胶体溶液,能经酶催化水解释放出单糖。因此,在切制含糖类成分的中药时,一般应尽量少用水处理,必须用水浸泡时要少泡多润,尤其要避免与水共热的处理。

炮制对中药多糖含量有不同的影响,应根据中药所含多糖类成分的作用,合理选择炮制方法以达到综合利用的目的。如黄芪、当归酒制后多糖含量有不同程度的升高,从而增强了中药补益作用。

糖与苷元可结合成苷,故一些含糖苷类中药在加热处理后,可分解出糖。如何首乌制后水溶性总糖含量升高,其中单糖、低聚糖、多糖均有所增加,以多糖含量增加为主,糖类成分的增加与制何首乌补益作用具有相关性。生地制成熟地后甜度增加,也与糖类成分的变化有关。

十、 炮制对含无机化合物类中药的影响

无机成分大量存在于矿物、动植物化石和甲壳类中药中,在植物药中也含有较多的无机盐类,如钠、钾、钙、镁等。大多与组织细胞中的有机酸结合成盐而存在,多为结晶。

炮制过程中水处理方法对无机化合物的留存有影响。若中药中含有水溶性无机盐类成分,水处理时易引起流失而降低疗效。如夏枯草中含有大量钾盐,经长时间水处理,会大大降低其降压、利尿作用。但也可以根据某些无机化合物能溶于水的性质来降低中药的毒副作用。如一些含汞或砷的有毒中药,采用水飞法操作后,可除去有毒的无机物,又能得到极细粉便于临床调剂使用。如朱砂(辰砂、丹砂)主要成分为硫化汞(HgS),还含有游离汞和可溶性汞盐,毒性极大,用水飞法可使其溶于水而减毒。雄黄主要成分为三硫化二砷,常含有砷的氧化物(As_2O_3),水飞后能减少水溶性砷的氧化物以降低毒性。

矿物类中药通常采用煅烧或煅烧醋淬的方法进行炮制,除改变其物理性状,使之易于粉碎外,也有利于有效成分的溶出,还有利于中药在胃肠道的吸收,增强药效,如磁石、自然铜等,磁石主要成分为 Fe_3O_4、Fe_2O_3 等,在水中溶解度极小,经火煅醋淬后生成可溶性的乙酸铁,易被机体吸收,而发挥疗效。加热炮制过程还可改变某些矿物类中药的化学成分,产生新的治疗作用。如炉甘石原来的主要成分为碳酸锌($ZnCO_3$),煅后分解为氧化锌(ZnO),具有解毒、明目退翳、收湿止痒、敛疮作用。有的中药所含无机成分在加热后可转为有毒物质,如雄黄(As_2S_2)经加热煅烧后可生成剧毒的 As_2O_3,故有"雄黄见火毒如砒"之说,应严格避免。

炮制可以改变中药中微量元素的含量,从而改变其临床疗效。如大黄、荆芥、白术、地榆、黄连、泽泻、竹茹、川乌等中药经炮制后,温性中药的微量元素含量多下降,寒凉中药的微量元素含量多增高。地榆炭中铝、铁、硅、铜、锰、锌等 19 种微量元素均高于地榆。辅料的应用常常使某些微量元素含量增加,以改变药性,增强某方面的疗效。如黄连酒制、姜制和吴茱萸制后,钾、钙、镁元素均高于生品黄连,说明酒制可增强微量元素的溶出。土炒党参中的铁、锂、钙远远大于生品及其他炮制品,锌、锰、硅元素也较生品及其他炮制品高。

第二节 | 炮制对中药药理作用的影响

炮制在改变化学成分的基础上,也使中药药理作用发生改变,从而提高临床疗效,降低毒性。应用现代药理学方法以及基因组学、蛋白组学和代谢组学等现代系统生物学理论和技术,对中药生品和炮制品进行药理学对比研究,观察其药理作用和毒性的差异;从分子水平上研究解决化学成分与药理作用的相关性等,进而阐明中药炮制在增效、减毒方面的机制。这也是目前现代中药研究中需要解决的关键问题。

一、炮制对中药毒理的影响

1. **对中药急性毒性的影响** 毒性中药未经炮制和临床使用不当都易引起不良反应,甚至中毒死亡。附子中乌头类生物碱的毒性主要体现为神经和心脏毒性,突出表现为不同形式的心律失常,并引起呼吸抑制,导致休克甚至死亡。采用代谢组学技术研究附子及其主要毒性生物碱对大鼠体内代谢谱的影响,发现生附子煎液的高、中、低剂量组呈现剂量毒性效应关系;黑附片的毒性较弱,表明附子炮制后毒性减低。甘遂的急性毒性研究表明:甘遂生品小鼠灌胃半数致死量为 32 g/kg 左右,醋炙品及甘草水炙品半数致死量分别为 103、160 g/kg 左右,炮制后毒性显著下降。藜芦炮制方法可采用净制、醋炙、米泔水炙等,其炮制方法不同,毒性大小也有差异。藜芦生品、醋炙品和藜芦米泔水炙品的水提物分别灌胃给药,小鼠急性毒性试验表明,给药后 10 min 高剂量组开始有小鼠死亡,主要集中在 30～60 min。中毒反应主要表现为受试小鼠颤抖,抽搐,强直性抽搐。尸检肉眼下未发现主要脏器有明显病变。藜芦生品水提物灌胃小鼠的 LD_{50} 为 4.2 g/kg;醋炙品水提物灌胃小鼠的 LD_{50} 为 3.2 g/kg;米泔水炙品水提物灌胃小鼠的 LD_{50} 为 5.3 g/kg。急性毒性实验结果表明,藜芦米泔水炙品毒性最小,藜芦醋炙品反而毒性最大。

2. **对中药长期毒性的影响** 观察大鼠长期(3 个月)灌胃制川乌后对脏器指数变化的毒理影响,表明制川乌能增加肺指数,说明肺脏水肿、炎症等有病理变化;增加肾上腺指数,有使血糖升高等肾上腺素样作用;增加胸腺指数,使胸腺增重可能有增加机体免疫力的作用。观测大鼠长期口服制川乌后 11 项血生化指标的变化来评价和比较其安全性,发现制川乌会损伤肝脏,与对照组比较丙氨酸氨基转移酶含量明显升高;使白蛋白含量单项减低;能使血糖升高,临床上应考虑服药期间血糖变化带来的影响。

目前有研究报道,甘遂长期毒性研究的结果,采用家兔耳静脉连续给甘遂注射液 7 日后,发现心、肝、肾有一定中毒性的组织学改变。家兔腹腔内 1 次给药,第 4 日处死剖检,未见病灶性出血和坏死。

3. **对中药刺激性的影响** 半夏的毒性主要表现为对口腔、咽喉、胃肠道等黏膜的刺激性,引起肿胀麻木、呕吐、腹泻等症状。半夏各炮制品的小鼠急性毒性试验表明,生半夏毒性明显,而姜汁煮半夏、姜矾半夏、矾半夏均未见明显毒性。家兔眼结膜及小鼠腹腔刺激性实验表明,生半夏刺激性最强,刺激性程度依次为:生半夏＞姜浸半夏＞姜矾半夏＞矾半夏＞姜汁煮半夏,说明半夏各炮制品均能降低其刺激口腔、咽喉、胃肠道等引起的刺痛、肿胀、呕吐、腹泻等症状。目前成分研究表明半夏中由蛋白结合草酸钙形成的特殊针晶是半夏的主要刺激性、毒性成分,半夏毒针晶的浓度与家兔眼结膜的刺激性呈现出确切的量效关系。半夏的草酸钙针晶两头尖锐,可刺破黏膜使结合在针晶上的蛋白进入细胞产生化学刺激。在炮制辅料中,白矾和石灰具有破坏生半夏刺激性毒性成分的作用,8%的明矾水和pH＞12的碱性溶液对生半夏中特殊针样晶形的草酸钙针晶具有腐蚀、溶解作用,使其锋利细长的针尖锈蚀、脱落、溶解,晶形结构破坏,含量下降,从而失去刺激性的作用。半夏用辅料浸泡时若增加温度可加速草酸钙含量的下降和针晶的腐蚀溶解。半夏炮制时辅料的应用可显著降低或消除其刺激性、毒性,达到炮制解毒的目的。

4. 对中药特殊毒性的影响　通过大黄中蒽醌单体的体外试验发现,大黄素等对近曲肾小管上皮细胞(HK-2)毒性大小顺序为:大黄素甲醚＞大黄酸＞大黄素＞芦荟大黄素＞大黄酚;对于肝癌HepG2细胞的毒性大小顺序为:大黄酸＞大黄素＞芦荟大黄素＞大黄酚和大黄素甲醚。有试验还表明大黄素具有弱的致突变性,是间接遗传毒性物质。因此,大黄可能具有一定的促癌作用。由于大黄素是大黄中含量最高的蒽醌单体,因此大黄素可能是大黄主要的毒性作用物质之一。而大黄经蒸、炖等方法炮制后其结合型和游离型蒽醌均减少,由此推测大黄炮制后毒性降低可能和蒽醌类成分的减少有一定相关性。通过鼠伤寒沙门菌体外回复突变试验和彗星实验对生大黄及不同炮制方式炮制后的大黄的遗传毒性进行研究后,发现生大黄具有一定的遗传毒性,清蒸和醋蒸后的大黄对伤寒沙门菌TA97、TA102的致突变性较生大黄有明显降低,彗星实验表明清蒸和醋蒸后的大黄对小鼠股骨骨髓细胞DNA的损伤较生大黄有明显降低,说明清蒸和醋蒸两种炮制方式可以有效降低大黄的遗传毒性,而清炒、醋炒减毒效果不明显。

甘遂特殊毒性研究表明,甘遂注射液致突变试验为阴性结果,其中包括小鼠骨髓细胞染色体畸变分析和基因突变试验;用甘遂注射液引产后对小鼠再次受孕率无影响,在5.1 mg/kg剂量下均有明显胚胎毒性,但对存活胎仔无致畸作用;生甘遂有促肿瘤生长作用,而炮制品醋甘遂的促肿瘤作用明显减弱。

二、 炮制对中药药效的影响

对于一般中药来说,中药炮制可改变药性,从而改变药物体内作用趋势或部位及功能主治,这是中药炮制的主要目的之一。目前关于中药炮制的实验研究,正在从只注重化学成分变化为主的炮制研究,逐步发展为注重药理作用的炮制研究,从选用一种药效指标的研究,逐步向多项药效作用指标的研究。

炮制能增强药物对心血管的作用效力。如附子,被誉为回阳救逆第一要药,通过对比不同蒸煮时间对附子强心作用及心脏毒性的影响,发现附子随蒸煮时间的延长,毒性减小,强心作用增强,振幅增加率增加,经过8、10、12小时炮制的附子样品与生附子对照,对离体蛙心有显著的强心作用。

炮制还增强中药的降血脂及抗动脉粥样硬化作用。如制何首乌醇提取物灌胃给药,6周内可显著降低老年鹌鹑的血浆三酰甘油和游离胆固醇水平,抑制血浆总胆固醇和胆固醇酯的升高。制何首乌的水提取物可明显提高小鼠血清高密度脂蛋白胆固醇含量,降低总胆固醇水平,结合高密度脂蛋白胆固醇与总胆固醇比值显著升高,提示何首乌可提高机体运转和清除胆固醇的能力,降低血脂水平,延缓动脉粥样硬化的发展。

地黄寡糖具有增强机体造血功能,熟地黄中寡糖和单糖含量增加,单糖含量熟地黄比干地黄高2倍以上。寡糖和单糖含量的增加可能与熟地黄的补益作用密切相关。因此,熟地黄"温补"、"大补血衰,滋培肾水,填骨髓,益真阴……诸经之阴血虚者非熟地不可"是有科学道理的。

研究证明生、炒决明子均有显著的保肝作用,能降低血清谷丙转氨酶和谷草转氨酶水平,炒决明子保肝作用强于生决明子;生、炒决明子均能增强正常和便秘小鼠的小肠推进作用,改善便秘小鼠的粪便性状,缩短便秘小鼠的排便潜伏期,增加排便数目,两者比较作用相当。因此,生、炒决明子均有保肝和润肠通便作用。但在保肝降酶方面,炒决明子强于生决明子;在润肠通便方面,生决明子和炒决明子作用相当。

现代研究证明,经蒸制的女贞子,可使实验小鼠的免疫器官如脾脏、胸腺、肾上腺、胸腔淋巴结等重量增加,并可明显对抗泼尼松的免疫抑制作用,可使单向免疫扩散沉淀环直径增加;可纠正泼尼松龙所致白细胞下降现象,提高空斑形成细胞溶血能力;显著提高小鼠对静脉注射炭粒的廓清指数,增强单核吞噬细胞系统的活性。而生女贞子的这些药理作用或无,或不明显。表明蒸制直接影响女贞子的药理作用。

研究发现山药麸炒前后多糖成分均能显著抑制模型小鼠的胃排空率及肠推进率,麸炒品有优于生品的趋势,同时胸腺指数及脾脏指数均有一定增加,麸炒品优于生品。麸炒山药中的多糖能增加碳粒廓清指数K,增强单核巨噬细胞的吞噬功能及提高溶血素水平,其作用较生品山药更强。表明麸炒山药较生品具有更强的增强细胞免疫和体液免疫的作用,对脾虚小鼠有一定补脾健胃作用,与麸炒山药临床用于补益方剂用法相符合。

当归含兴奋子宫和抑制子宫两种成分:抑制成分主要为精油,兴奋成分为水溶性或醇溶性的非挥发性物质。当归精油抑制子宫平滑肌的有效成分可能是藁本内酯。当归精油能抑制离体兔、大鼠、犬子宫平滑肌的自主收缩,能对抗乙酰胆碱引起的兴奋,也能部分地对抗肾上腺素引起的收缩。当归水煎液对离体小鼠子宫有兴奋作用,这与当归对子宫组胺受体的兴奋作用有关,但与子宫肌上前列腺素合成酶无关。

第三节　炮制对中药制剂的影响

中药饮片是中药调剂和制剂的基本原料。选用不同炮制品遣药组方,可以提高中药制剂的有效性、安全性和稳定性。中药炮制作为传统制药工艺,是中药制剂生产中的一个组成部分,是否炮制和炮制质量如何直接影响着中药制剂的质量和疗效。

一、炮制确保中药制剂的安全性

中药品种繁多,其中很多疗效高的药物,往往存在毒性大的缺点,因此,中药制剂中所选用的毒性中药一定要经炮制后才能应用。如小金丸,由麝香、制草乌、乳香(制)、没药

(制)、木鳖子(去壳去油)、五灵脂(醋炒)、当归(酒炒)等 10 味药组成,具有散结消肿、化瘀止痛作用。临床上用于痰气凝滞所致的瘰疬、瘿瘤、乳岩、乳癖等,为有名的痈疡方。方中 6 味中药都需要用炮制品,其中草乌需水浸泡后加水煮制,使毒性大的双酯型生物碱转化成毒性小的单酯型和胺醇型生物碱。木鳖子去油制霜后降低了毒性。乳香、没药醋炙可消除其辛烈气味,缓和对胃的刺激性,避免了服用后引起呕吐的副作用,并使质地变酥脆,便于粉碎后制剂,小金丸疗效可靠,但药力峻猛,其中草乌、木鳖子均有毒性,故宜依法炮制后入药。

又如清宁丸中,大黄与黄酒拌润后长时间炖至辅料被吸尽为止,缓和大黄峻猛的泻下效力,减轻引起腹痛的副作用,同时还增强了活血祛瘀的作用。再如含马钱子的中药制剂痹祺胶囊、舒筋丸、九分散等都要用制马钱子粉入药,以保证制剂的安全性。

二、 炮制保证中药制剂的有效性

大多数中药都需要将其制成片、丝、段、块等类型的饮片或粉碎成一定粒度,以适应调剂和制剂的不同要求。中药不同规格影响其内含成分的溶出量,从而影响汤剂疗效的发挥。如牛膝切成 1、2、5、9、15 mm 5 种规格后,以切成 1~2 mm 的薄片的牛膝水溶性浸出物含量最高。比较黄芪 6 种炮制品中黄芪甲苷的含量,酒炙、蜜炙、炒制、盐麸制等均高于生品,说明炮制提高了黄芪甲苷含量。

浸膏片、胶囊剂、滴丸等,需要提取中药中的有效部位或有效成分,若药材太厚太大会影响有效成分的溶出和提取率,若太小或太碎煎煮时易糊化,同时会带来滤过困难。因此,临床上和制药厂一般均以饮片或粗颗粒形式的中药投料,目的在于提高有效部位或有效成分的提取率,保证中成药的有效性,同时又降低了临床服药剂量。

质地致密和坚硬的中药经炮制加热处理后,便于粉碎以符合制剂的要求。如活血通络胶囊中的水蛭,用滑石粉炒至鼓起,便于粉碎。

中药经过炮制后药性改变,可提高制剂的有效性。如二妙丸由苍术(炒)、黄柏(炒)组成,黄柏为盐水炒炙,盐炙后入肾以软坚,增强泻相火之功。苍术麸炒缓和其燥性,气变芳香。两药配伍,阴阳相济,性味协同,佐以炮制,相得益彰。又如何首乌有生用与熟用之别,生何首乌具有解毒、消痈、润肠通便作用;蒸制后才具有补肝肾、益精血、乌须发、强筋骨功能,故首乌丸和七宝美髯丹都要求用制首乌,以发挥何首乌的补益作用,以符合临床应用要求。

三、 炮制保证中药制剂的稳定性

中药经过炮制加工制成饮片后,可保证方中各药比例准确。如中药炮制后可准确选择药用部位,去除非药用部位和杂质,以保证临床用药剂量准确有效。如杜仲、厚朴、黄柏等皮类中药要求去粗皮,巴戟天、远志等要求去木心,因粗皮和木心等药效成分含量低或不含药效成分,若不除去,则会影响剂量,影响成品制剂的稳定性,而降低临床疗效。

中药炮制加工后可保证制剂中药效成分的稳定。如含苦杏仁的制剂,应选用制后的苦杏仁,以保证苦杏仁中的苦杏仁苷不被酶解。同样黄芩采用蒸法或沸水煮法可破坏酶保存黄芩苷和汉黄芩苷等苷类药效成分。

(窦志英)

第四节 炮制对中药临床疗效的影响

中医药长期的临床实践,体现了中医用药的两大特点,即依法炮制和复方配伍。金代刘完素曰:"物各有性,制而用之,变而通之,施以品剂,其功其能穷哉。"中药炮制是中医长期临床用药经验的总结。清代《修事指南》所载"炮制不明,药性不确,则汤方无准,而病症不验也",强调了炮制与药性、与临床疗效的密切关系,说明炮制对于中医临床疗效的重要作用。

一、 中药炮制是中医临床用药特点

1. **中药源自天然的特性所决定** 自然界的植物、动物、矿物是中药的主要来源,不能直接入药,必须经过炮制,制成饮片方可入药。

中医药理论认为药以治病,因毒为能,所谓毒者,以气味之有偏也。偏则利害相随,不能完全适应疾病治疗的要求,甚至产生毒性或刺激性,这就需要通过炮制来调整药性,降低毒性,使其升降有序,补泻分明,发挥最佳药效,起到治疗作用,而不对人体产生新的伤害。

中药成分复杂,常常是一药多效,但中医治病往往又不是要利用药物的所有作用,而是根据病情有所选择,需要通过炮制对药物原有的性能予以取舍,权衡损益,使某些作用突出,某些作用减弱,避免不利因素,力求符合疾病的实际治疗要求。如用何首乌补肝肾、益精血时,就需将生首乌制成熟首乌,以免因滑肠伤及脾胃,导致未补其虚,先伤其正。

2. **中医天人合一辨证施治的特点所决定** 中医非常重视人体本身的统一性和完整性,从诊断到治疗整个过程中,都要考虑人体阴阳的盛衰,气血及脏腑的寒热虚实,疾病的发生、发展和相互传导。如伤寒病开始是感受寒邪,容易损阳,也易伤中,所以立方用药都要注意保存阳气和顾护脾胃。张仲景白虎汤中石膏、知母泄热清火,用甘草之目的就是为了顾护脾胃,防止石膏、知母大寒伤中,故原方要求用长于补脾益气的蜜炙甘草而不用生品。

中医治病注意患者的个体差异以及同一患者疾病不同阶段用药的差异。如对于同是外感风寒、头痛身痛、脉数无汗的风寒表实证,处方以麻黄汤。但对于风寒感冒初期宜用生麻黄,因为麻黄生用辛散发汗解表力强;而对于表证已解咳喘未愈宜用炙麻黄,因为麻黄蜜炙解表发汗缓和,止咳平喘作用增强。而对于老人、幼儿及体虚患者风寒感冒,则宜用麻黄绒。若患者为表证已解,而喘咳未愈的体虚患者还可以选用蜜炙麻黄绒。

中医还非常重视气候、环境及生活起居对人体的影响。气候、环境不同,对用药要求也不同。为了适应气候、环境的差异,就需要通过炮制来调整中药的性能。如外感风寒,冬秋季宜用生麻黄,春夏季宜用麻黄绒。要注意不同地区的人,要求药力猛弱不同,所以苍术、枳壳、枳实等北方常用麸炒,南方则多用米泔水炙。

由此可知,中药材必须经过加工炮制,才能更好地用于临床,才能体现饮片入药、复方配伍的特点。

二、 炮制提高中医方药的临床适用性和针对性

1. 扩大中医用药的选择范围　中药炮制尚有闷煅、发芽、发酵、制霜、水飞等方法,可以制备新的饮片,产生新的药理活性,满足临床用药需要。如大麦发芽制成大麦芽,产生消食健脾疗效,进一步通过炒法炮制成为炒麦芽、焦麦芽,分别用于回乳四物汤和治食积泄泻的三仙散。

干姜、炮姜均为姜的炮制品。就温中散寒的作用而言,干姜性燥,作用较猛,力速,适于脾胃寒邪偏盛或夹湿邪者;炮姜则作用缓和持久。四逆汤中用干姜,取其能守能走,力猛而速,功专温脾阳而散里寒。生化汤中则选用炮姜,取其既无辛散耗气、燥湿伤阴之弊,又善于温中止痛。由此可见,中药炮制能从不同途径改变药效,以增加中医临床选择用药的适应范围。

2. 提高中医方药的针对性　中药加入辅料炮制,增强对病变部位的作用,突出方药对主脏主腑的治疗作用,又不至于影响其他无关的脏腑。如缩泉丸的主要功效是温肾缩尿,常用于下元虚冷、小便频数及小儿遗尿。方中的益智仁主入脾经,兼入肾经,盐炙后则主入肾经,为方中君药,具有温肾纳气、固涩小便的作用;山药主入脾经,兼入肺、肾经;乌药主入肾经,兼入脾、肺、膀胱经。三药合用,温肾祛寒,健脾运湿,使全方作用侧重于肾,兼能顾脾。肾气足,则膀胱固,同时健后天之脾又可益先天之肾。

3. 调整方剂适应证　组成方剂的药物不变,仅通过选择炮制加工成不同饮片规格,也会使方剂的功用发生一定的变化,改变部分适应证。如常用的补血基础方四物汤,临床对于血虚而兼血热者,可将生地易熟地;对于血虚而兼瘀者,除了加重当归、川芎的用量外,还可用酒炙品,以增强方剂补血活血作用。

三、 炮制保证中医方药临床应用安全有效

中药炮制是将中药材制成生熟饮片的技术,分为净制、切制和炮炙三大工序。炮炙又分为加热、加辅料,以及发芽、发酵、制霜等不同炮制方法。炮制的每一种技术都与中医方药临床疗效密切相关。

1. 净制去杂,保证方剂用药准确和安全　由于原药材常常混有一些杂质或非药用部分,需要净制,去除掺杂的泥土、霉烂品等杂质。分离非药用部位,以保证临床处方用药准确。如关黄柏的粗皮(栓皮),为非药用部分,而且占比例较大,若不除去,则势必使该药在方中实际比例大为缩小,不能很好发挥全方作用。如二妙散,具有清热燥湿的功效,是治疗湿热下注的基础方。方中黄柏若为关黄柏,不除去粗皮,就等于减少了黄柏的实际用量。这样,全方燥湿之力虽然甚强,但清热之力不足,不但收不到预期效果,还恐有湿热未去,热邪反增,先有化燥伤阴之虞。

有的原药材中还可能混有外形相似的其他有毒中药,如八角茴香中混入莽草,若不拣出,轻则中毒,重则造成死亡。另外一种原药材的不同部位作用不同,如麻黄,茎具有发汗作用,而根具有敛汗作用。若一并入药,则难于达到治疗目的,甚至造成医疗事故。因此所有的中药材都必须经过净制去杂,才能保证方剂用药准确和安全。

2. 切制饮片,利于调剂和制剂,提高方药疗效　一部分中药材体积较大,无法直接调剂,更不能保证煎出效果,必须按药材的质地不同,采取"质坚宜薄"、"质松宜厚"的原则进行切制,以利于煎出中药的有效成分,并避免药材细粉在煎煮过程中出现糊化、黏锅等现象,显示出饮

片"细而不粉"、"煎而不煳"的特色及利于提取的优点。饮片切制是提高方剂汤药煎药质量和成药提取效果的关键措施之一。

3. 加热炮制,缓性减毒,保证方药安全有效 加热是中药炮制的重要手段,其中炒制和煅制应用最广泛。中药经过炒制,可以产生焦香气,有启脾开胃的作用,如炒麦芽、炒谷芽等;种子和细小果实类中药炒后不但有香气,而且有利于溶媒渗入中药的内部,提高煎出效果;苦寒中药炒后苦寒之性缓和,免伤脾阳,如炒栀子;温燥药或作用较猛的药经炒后可缓和烈性,如麸炒苍术、枳实;有异味的中药炒后可矫臭矫味,利于服用,如麸炒僵蚕;毒剧中药经高温炮制,可降低毒性,如砂烫或油炸马钱子。

三子养亲汤的功效是降气平喘、化痰消食,主治气实而喘、痰盛懒食。方中紫苏子炒后辛散之性减弱,而温肺降气作用增强,降气化痰、温肺平喘之功明显;白芥子炒后过于辛散耗气的作用有所缓和,温肺化痰作用增强;莱菔子炒后由升转降,功效由涌吐风痰而变为降气化痰,消食除胀。故三子养亲汤中的紫苏子、白芥子、莱菔子均需炒黄,力求方药均与病证相符,全方降气平喘、化痰消食作用增强。

煅制常用于处理矿物药、动物甲壳及化石类中药,或者需要制炭的植物药。矿物药或动物甲壳类中药,煅后不但能使质地酥脆,利于煎熬和粉碎,而且作用也会发生变化。如白矾煅后燥湿、收敛作用增强。自然铜煅后入药,具散瘀止痛之效并可提高煎出效果。

4. 水火共制,改缓药性,降毒增效 地黄长时间加热蒸炖,改苦寒药性为甘温,滋阴补血,适用于六味地黄汤等方剂的用药需要。川乌、草乌加热煮制后,其毒性显著降低,方能安全用于小活络丸等方剂中。苦杏仁焯制可除去非药用部位,便于有效成分煎出,提高药效;又可破坏酶,保存苷。

5. 辅料炮制,趋利避害,提高方药疗效 辅料具有缓和药性、降低毒性的作用,与中药炮制产生协同作用。中药加入辅料用不同方法炮制,可借助辅料发挥协同、调节作用,使固有性能有所损益,以尽量符合临床治疗的要求。

蜜制能增强止咳药或补气药的作用。如蜜炙甘草能增强其补中益气的功能;蜜炙枇杷叶能增强润肺止咳化痰的作用。姜制可增强化痰止呕的作用,如姜半夏、姜竹茹等。酒制升提药力,缓和苦寒药性,并可增强活血化瘀之效,如大黄。

药汁制可发挥辅料与主药的综合疗效,如吴茱萸辛热,以气胜,黄连苦寒,以味胜,用吴茱萸制黄连,一冷一热,阴阳相济,无偏胜之害,故萸黄连长于泻肝火以和胃气。

中药通过不同的方法和不同的辅料炮制后,可以从不同的途径,以不同的方式,趋利避害。组成方剂的中药通过恰当的炮制,可以提高方药疗效。如小柴胡汤中用生柴胡,取其和解退热之力胜;而在柴胡疏肝散中,则用醋炙柴胡,升散之力减弱,疏肝止痛之力增强,因此可以分别提高各方的作用。

总之,中药通过净制、切制、加热、加辅料等方法炮制加工,去除杂质,保证净度;利于调剂,便于煎出;引药归经,调整药性;降低毒性,纠正偏性;趋利避害,增强疗效;制备新饮片,满足临床应用,保证中医临床安全有效。因而,炮制与中药临床疗效关系密切,中药材必须经过炮制以后才能用于汤剂和成药调剂配方。只有高质量的饮片和准确的应用才能保证中医临床的安全有效。炮制不仅是中医临床用药的特点,还是保证中医临床用药安全的措施,是提高中药临床疗效的重要手段。

（张振凌）

第五节 中药炮制的作用

中药来源于自然界的植物、动物、矿物，这些天然中药，或质地坚硬、粗大，或含有杂质、泥沙，或含有毒性成分等，所以都要经过加工炮制后才能应用。中药炮制的作用是多方面的，往往一种中药可以有多种炮制方法，一种炮制方法兼有几方面的作用，这些既有主次之分，又彼此密切联系。一般认为中药炮制的作用有以下几方面。

一、 提高中药净度，确保用药质量

中药在采收、运输、保管等过程中，常混有沙土、杂质、霉烂品及非药用部位，因此，必须加以净制，通过清洗，挑选以及分离非药用部位，使其达到一定的净度，确保临床用药的卫生、安全有效和剂量准确。如根类中药不仅要洗净泥土沙石，还要根据需要去除芦头、粗根皮或木心；有些果实类中药要去核、去毛或去瓤；动物类中药要去头尾、皮骨、残肉等。

二、 降低或消除中药的毒性或副作用

有的中药虽有较好的疗效，但因毒性或副作用太大，临床应用不安全，则须通过炮制降低其毒性或副作用。历代对有毒中药的炮制都很重视，通过净制，加热或用加辅料等方法去除其毒性。如砂烫马钱子，水浸、漂、蒸、煮草乌，以降低其毒性。但是要注意去毒与存效并重，选用恰当的炮制方法，保证临床用药的安全有效。

炮制也可除去或降低副作用。汉代张仲景提出，麻黄"生令人烦，汗出不可止"。说明麻黄生用有"烦"和"出汗多"的副作用，用时"皆先煮数沸"，则可降低其副作用。常山生用令人吐，炒黄或酒炙后可减轻恶心呕吐的副作用。

三、 改变或缓和中药的性味

四气五味是中药的基本性能之一，是中药在临床配伍应用的主要依据。因此，中药性味的偏胜或偏衰，都会对临床的应用产生一定的影响。如太热、太寒会伤及阴阳，为了适应不同病情和患者体质的需要，一方面可通过配伍的方法，另一方面可用炮制的方法来影响中药的性和味。

炮制对中药性味的影响是多方面的。一可通过炮制纠正中药性味偏胜偏衰的情况；二是通过炮制增强中药的温热及寒凉之性，辛酸咸之味；三是通过炮制可以改变中药的苦寒或温热之性味，扩大了用药的范围。

四、 改变或增强中药的作用趋向

中药的作用趋向以升降浮沉来表示。中药的性味、质地都可影响其升降浮沉。除此之外，炮制也可以改变或增强中药的作用趋向，所谓"生者引之以咸寒，则沉而直达下焦；沉者引之以酒，则浮而上至巅顶"；"生升熟降"；"酒制升提，姜制发散"。如黄柏禀性至阴，气薄味厚，主降，

上清丸中黄柏经酒制后,转降为升;盐制后引药入肾,增强滋肾阴、泻相火的作用。

五、 改变或增强中药的作用部位

一种中药往往归入数经,在临床上常嫌其作用分散,通过炮制进行适当调整,使其作用专一,特别是辅料的应用对归经产生很大的影响。前人从实践中总结出一些规律性的认识:"盐制入肾","醋制入肝"等。如柴胡,入心包络、肝、三焦、胆经,经醋制后,作用专于肝经,使其更有效地治疗肝经的疾病。

六、 增强中药疗效,扩大用药范围

中药除了通过配伍来提高疗效外,炮制是达到这一目的的又一有效途径和手段。中药所含的活性物质,通过适当地炮制处理,可以提高其溶出率,并使溶出物易于吸收,从而增强疗效。明代《医宗粹言》写道:"决明子、萝卜子、芥子、苏子、韭子、青葙子,凡药用子者俱要炒过,入煎方得味出。"这便是现代"逢子必炒"的根据和用意。因为种子被有硬壳,不易煎出有效成分,炒后表皮爆裂,有效成分便于煎出。款冬花、紫菀等化痰止咳药经蜜炙后,增强了润肺止咳作用,则是蜂蜜甘缓益脾,润肺止咳,作为辅料应用后与中药有协同作用而增强疗效。

例如半夏经炮制后可以变成4个炮制品,黄连经炮制后也可以变成4个炮制品,扩大了其临床应用范围与应用价值,这就是中药炮制的奥妙之处。

七、 利于调剂、制剂与服用

植物根及根茎类、藤木类、果实类经炮制后加工成一定规格的饮片,如切成片、丝、段、块等,便于调剂时分剂量和配方。矿物类、贝壳类及动物骨甲类中药,如自然铜、磁石、赭石、牡蛎、石决明、穿山甲等,这类中药质地坚硬,难于粉碎,不便制剂和调剂,而且在短时间内也不易煎出有效成分,因此必须经过炮制,采用煅、煅淬、砂烫等炮制方法使质地变为酥脆,易于粉碎,而且使有效成分易于煎出。动物类或其他有特异臭味的中药,往往为患者所厌恶,难以口服或服后出现恶心、呕吐、心烦等不良反应。为了利于服用,常将此类中药采用漂洗、酒制、醋制、蜜制、麸炒等方法处理,能起到矫臭矫味的效果。如酒制乌梢蛇、紫河车,麸炒僵蚕、椿根皮,醋制乳香、没药,长流水漂洗人中白等。

八、 利于贮藏,保存药效

中药在加工炮制过程中都经过干燥处理,使中药含水量降低,避免霉烂变质,有利于贮存。某些昆虫类、动物类中药经过加热处理,如蒸、炒等能杀死虫卵,防止孵化,便于贮存,如桑螵蛸等。植物种子类中药经过加热处理,如蒸、炒、燀等,能终止种子发芽,便于贮存而不变质,如苏子、莱菔子等。某些含苷类中药经加热处理破坏酶的活性,避免有效成分被酶解损失,以利久贮,如黄芩、杏仁等。

(窦志英)

第四章

中药饮片厂的设计与生产管理

中药饮片厂的设计与生产管理包括中药饮片厂的设计、中药饮片的生产与管理以及中药饮片工业的改革方向。要求熟悉中药饮片生产与质量管理的内容；了解中药饮片厂设计的要求和饮片工业的改革方向。

中药加工炮制伴随中药的发现和应用而发展。至清代,突出显示中医中药紧密联系特色的中药行、号、堂、店的出现,催生了前店后厂的作坊式饮片生产行业。中华人民共和国成立后,国家及各省市中药材公司均建立了附属中药饮片加工厂,随着切药机、炒药机、洗药机等设备的研制和应用,基本解决了饮片规模化生产与传统炮制器具生产能力低下的矛盾。改革开放给中药饮片工业的发展带来机遇,中药饮片生产企业实施 GMP 认证和饮片必须有固定包装的要求,中药炮制自动化设备和生产线的研制及应用,使生产过程从人工控制向机械自动控制转变,进一步推动中药饮片生产向着药材来源基地化、炮制工艺规范化、炮制机械自动化、生产过程可控化、检测手段科学化、饮片质量标准化、包装计量规格化、生产经营规模化的方向发展。

第一节 ┃ 中药饮片厂的设计

目前,中药饮片主要由中药饮片厂或者中成药厂的炮制车间、中医院炮制室生产供应。在国家政策允许范围和有关部门批准的前提下,建立中药饮片厂、饮片生产车间、炮制室或对原有的厂、车间进行扩建,或进行扩产技术改造,需要多方面的工程技术人员协作完成,应委托具有医药工程设计资格的单位进行设计。作为中药专业人员应负责提供饮片生产的工艺、技术、设备等方面的相关要求。并针对中药饮片种类繁多,加工、炮制方法有较大差异等特点,根据投资金额、销售供应等具体情况,结合自身要求与当地条件,确定生产规模、主流品种,采用先进的工艺与机器,设计出合理、可行的饮片生产厂。

一、 设计的根据

我国药品管理法规定中药饮片是药品,因此中药饮片工厂设计的根据是国家的有关法规及各种规范。要符合《药品生产质量管理规范》即我国药品生产的 GMP(Good Manufacturing Practice),以及《中药饮片 GMP 认证检查项目》的基本要求。同时还要参照《危险化学品安全管理条例》电力设计安全规程,工业企业照明设计规范,工业企业采光设计规范,洁净厂房设计规范,室内外给排水规范,工业"三废"排放试行标准,污水综合排放标准,安装、施工验收规范,试车、竣工验收规范以及工厂防火规定等。

二、 厂区的选择和要求

根据 GMP 要求,"中药饮片厂必须有整洁的生产环境;厂区的地面、路面及运输等不应对药品的生产造成污染;生产、行政、生活和辅助区的总体布局应合理,不得互相妨碍"。中药饮片厂厂址选择的基本要求是自然条件好,有发展余地,便于合理安排,交通条件便利。厂房应建在周围环境安静、空气清洁的场所。无空气、土壤和水污染源,无污物堆放或生活垃圾堆放。通讯便利,有良好的水、电供给,厂址的自然地形有利于厂房和管线的布置、交通联系和场地排水。应避开地震多发区、洪涝区、石矿区、机场、电台、名胜、文物区。

厂区区域划分是以主体车间为中心,分别对生产、公用系统、生产辅助、管理及生活设施划分布局。生产、行政、生活和辅助区的总体布局应合理,各区域之间应分开,不得互相妨碍。生产区一般建造在厂区的最里面,其他区域建在厂区的外部。厂区的地面、路面及运输等不应对药品的生产造成污染,地面、道路平整、畅通,无积水。空地应做上水泥地面和绿化,选择不产生花粉、绒毛等绿化植物,做到无露土,减少厂区内灰尘飞扬。

三、 炮制工艺设计

中药饮片厂的工艺设计对饮片厂设计起主导作用。在结合当地条件,确定生产规模、主流品种的基础上,顺应时代的发展,结合国内外科学技术发展、机械装备及中药饮片生产新工艺情况,一方面尽量采用先进的生产工艺。但同时还要照顾到中药材种类繁多,来源于不同的植物、动物及矿物,其形态、物化性质差异很大,生产工艺及设备必须与之相适应。

中药材的软化,要求被软化药材达到便于切制,同时又要尽可能地保留有效成分,传统有抢水淋洗、水池浸泡、闷润等工艺,分别适用于全草类、根茎类等植物药材。目前根据"药透水尽"要求研制的有加压、减压以及回转式全浸润润药及气相置换式润药等新的工艺和设备,切药机也有多种型号和规格,各有特色及适应范围,并不存在某一种工艺可以包罗一切,并达到最佳效果的要求,因而正确的选择方法应该是"因药制宜"。既照顾到主流品种,又要考虑其他品种。在可能的情况下,将来源不同,但形状相近,炮制工艺要求基本相同的药物分门别类。如山药、白芍、牛膝等均属长条根类,多切片;肉桂、厚朴等均属粗大的皮类,多切丝;川芎、三棱等属团块状根茎类,不易软化,需时较长;薄荷、紫苏等全草类多切段,这类药材易软化并且干燥要求温度不宜过高。然后分别设计净制、软化、切制、干燥、包装的具体生产工艺步骤和要求。并且在合理的条件下,尽量采用先进的工艺。

中药的炮炙生产,方法很多,要根据所加工的主要品种、所用的炮炙方法,尽可能地采用控温、控时以及加压等自动化生产工艺条件。

四、 车间厂房的布局和要求

一般按净选、清洗、软化、切制、蒸煮、干燥、炒制、炙制、过筛、包装等工艺流程进行布局,车间厂房应按生产工艺流程及所要求的空气洁净级别进行合理布局。同一车间厂房内以及相邻厂房之间的生产操作不得相互妨碍。每个车间或操作间有足够的生产操作、物料存放、设备维修保养、容器工具清洗及存放的面积和空间。厂房有防止昆虫和其他动物进入的设施。地面、墙壁、天棚等内表面平整，易于清洁，不易产生脱落物，不易滋生霉菌。中药材的蒸、炒、炙、煅等炮制操作应有良好的通风、除烟、除尘、降温设施。筛选、切片、粉碎等操作应有效的除尘、排风措施。原药仓库尽量靠近净选车间，饮片包装车间要靠近成品仓库，以缩短物料、中间产品、成品在生产过程中的运输距离，提高工作效率。整个车间要人、物分流。

毒性饮片生产要设专用仓库及生产线，不得与其他中药饮片的生产相混合。直接口服中药饮片的粉碎、过筛、内包装等应在洁净厂房内生产，其净化空调系统应保证相应的温度、湿度和洁净度要求。洁净厂房与非洁净厂房之间应设置缓冲室，在洁净厂房和缓冲室中安装净化、消毒设备。

五、 炮制设备的选择与配置

与中药材、中药饮片直接接触的设备、工具、容器表面应容易清洗、消毒、不易产生脱落物。不与中药材、中药饮片发生化学反应，不吸附中药材、中药饮片。设备所用的润滑剂、冷却剂等不能对中药饮片或容器造成污染。

根据目前的生产情况，中药饮片厂需配备净选、软化、切制、干燥、蒸煮、炒制、煅制等设备。在选购设备时，要购买定型产品，其性能、规格、型号、技术参数等符合生产的需要。在可能的情况下，应根据不同形状的中药材，如长条根类、皮类、团块根茎类、全草类等的加工炮制生产工艺不同设计多条生产线，选购配套设备。

各个车间配置的主要设备：① 净选车间：挑选台以及挑选机和输送设备、风选机、筛药机、磁选机、洗药池、洗药机等。② 软化车间：水洗设备如洗药机、润药池，润药设备如真空气相置换式润药机、加压或减压软化设备等。③ 切制车间：剁刀式切药机、转盘式切药机、旋料式切片机、直线往复式切药机以及磨刀机等。④ 蒸煮车间：蒸煮罐、煮药箱等。⑤ 炒炙车间：炒药机、炙药机等。⑥ 煅制车间：煅药炉等。⑦ 干燥车间：选配热风循环烘干箱、网带式烘干机等。⑧ 包装间：分装台、药品包装机、封口机、打包机等。

六、 技术力量要求

中药饮片生产企业应建立与中药饮片生产质量体系相适应的组织机构。中药饮片生产企业主管生产管理和质量管理的企业及部门负责人，应具有中医药或相关专业大专以上学历，并具有 3 年以上实际工作经验，关键岗位应由具有研究生学历人员负责。从事中药材、中药饮片质量检验的人员应具有中药鉴定与分析的基础理论知识和实际操作技能，掌握相关质量标准的要求；中药材炮制操作人员应具备中药化学的基础知识，并经过相应的培训。从事毒性药材、麻醉药材等有特殊要求的中药饮片生产操作人员，应经相关专业的技术培训，并熟知劳动保护等有关要求。中药材、中药饮片仓储管理人员应熟知中药贮藏保管的知识，要经过相关专业知识培训，掌握中药材贮存养护等技能。

七、 安全卫生和环境保护工程设计

新建、改建或扩建中药饮片或药厂饮片炮制车间工程项目都必须遵守国家的环境保护法规,切实执行环境评价报告制度和"三同时"制度(环保设施与主体工程同时设计、同时施工、同时投产)。对噪声的防治及污染物的处理和综合利用要有明确的设计方案。应设置专门的"三废"排放设备,凡涉及劳动者的健康和饮片厂安全的,尤其是防火防爆问题,必须严格按照有关的规范和法规进行安排。

中药饮片生产与其他行业相比,科技含量、劳动附加值、利润等方面尚存在差距。因此要防止盲目建设。更不能先征地盖厂,购设备,再定产品,这样的设计使生产的工艺流程不能合理布局,设备与设施不能充分利用,极易造成浪费与经济损失。

第二节　中药饮片生产和质量管理

目前中药饮片厂是生产销售中药饮片的主渠道,涉及中药饮片生产的全过程,以净制、切制、炒制、蒸煮、煅制为主,产品种类多,需要不同规格的包装;中成药厂炮制车间生产品种相对单一,工艺较为固定;中医院炮制室多以炒、炙临时制备为主。三者生产目的和主流品种各不相同,其生产管理也略有区别。本节主要介绍中药饮片厂的生产和质量管理要求。

中药饮片企业的管理是对饮片企业生产经营活动进行计划、指挥、协调和控制等一系列管理活动的总称。主要包括目标管理、人事管理、生产管理、质量管理、设备设施管理等内容。

一、目标管理

饮片企业的目标管理是根据饮片生产企业的经营机制、生产规模等实际情况,制定一定时期的总目标,并分级落实到各部门和人员,确定各部门及个人目标,以及为实现目标而展开的一系列组织、激励和控制等活动的科学管理方法。其基本思想是"企业的经营目的和任务必须转化为目标",是作为饮片企业负责人必须要考虑和完成的工作,要确定合适的经济社会效益目标,完善组织机构,明确岗位责任制和监督考核奖罚管理办法。现国内多数企业采用三级目标管理制进行管理,分为厂级管理、部门管理、小组管理,把目标管理进行细化和量化,以便于管理和考核,具有较强的实际操作性、可控制性和公平公正性。

二、人事管理

中药饮片企业的人事管理即对技术人员的培训、科技人员的合理使用、职工工作质量及素质提高等方面的管理。根据饮片生产企业的机制、规模和实际情况,设立相应组织管理机构,配备相应技术和管理人员,明确主要职能。对不同岗位、不同层次的人员进行聘用、培训、考核,建立长效的培训制度和培训档案,提高各类人员的素质和技术水平。企业负责人和各级管理人员应定期接受药品管理法规培训。企业应有人员的学习和外出交流制度,建立员工的健康档案,并定期进行健康检查,根据不同岗位要求和员工的健康状况进行岗位人员调整。

三、生产管理

中药饮片企业的生产管理应按照相关规定的要求,严格把关。目前的企业多是根据市场需要,以销定产,切忌盲目生产,造成产品堆积浪费。作为中药专业技术人员,还应特别注意掌握以下几个方面。

1. 生产工艺流程　以图解形式表示中药饮片工艺流程称为工艺流程图。以框图或以设备外形简图表示饮片生产单元加工过程,以箭头表示物料和载能介质流向,并以文字说明生产方法和工艺技术方案。要求制定中药净制和切制、炮炙等工序的工艺流程以及所炮制生产主要产品的工艺流程。

中药饮片炮制的一般工艺流程如图4-1。

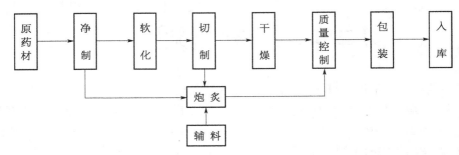

图4-1　饮片生产的一般工艺流程

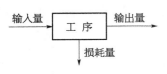

图4-2　物料衡算示意图

2. 物料衡算　依据质量守恒定律,进入与离开某一过程的物料质量之差,等于该过程中累积的物料质量。对于连续操作的过程,若各物理量不随时间改变,即为稳定操作状态时,过程中不应有物料的积累。物料衡算的方程为:进控制体的量等于出控制体的量。

中药炮制生产中物料平衡是指经过某道工序后输入量等于输出量加上本道工序的损耗。各道工序损耗以总量的百分比(%)计。损耗的大小与中药材原料进货情况如原料干净程度,含杂质多少有关,也与炮制方法以及设备、操作情况有关。中药炮制某道工序的损耗量常凭经验确定,也称为定额损耗。

物料平衡公式:

$$\frac{输出量 + 损耗量}{输入量} = \frac{(合格品 + 不合格品) + 输入量 \times 定额损耗率}{输入量}\%$$

物料平衡主要用于检验岗位的系统误差,也是保证生产出合格产品的重要参数。多是一个百分数范围,在95%～105%之间。

例如:某饮片厂,切药岗位日加工软化药材8 500 kg,本岗位的定额损耗率为0.5%,实际最终生产出合格饮片8 432 kg、不合格饮片42.5 kg,其本岗位的物料平衡计算结果为100.2%。

3. 生产工艺规程　生产工艺规程是规定生产一定数量成品所需起始原料、辅料和包装材料的数量,以及工艺、加工说明、生产过程中控制、注意事项等的一个或一套文件。中药饮片生产工艺规程包括名称、规格、工艺流程,炮制具体操作和技术参数、物料、中间产品、成品的质量标准及贮存注意事项、物料平衡的计算方法、包装规格等要求,还包括生产周期、岗位定额损耗、工艺查证等规定。一般由生产部门组织编写,质量管理部门审核,主管生产的企业负责人批准。

4. 岗位操作法与标准操作规程 岗位操作法是为生产过程中所有操作而制定的具体规定;标准操作规程(SOP)是岗位操作法的基本单元,是对具体操作的指令,两者没有严格界限,趋向于一致。饮片生产应包括挑选、清洗、软化、切制、干燥、筛选、炒炙、蒸煮等工序的岗位操作法和切药机、炒药机等各种主要设备的标准操作规程以及清洁操作规程。

5. 验证 验证是对工艺规程、生产过程、设备、物料、活动或系统确实能达到预期结果的有文件证明的一系列活动。一般验证文件分为图表、管理标准、工作标准和记录凭证四个方面,如工艺验证、设备仪器验证等。要求成立验证小组,确定验证方案,按验证方案实施验证。做好验证记录,写出验证报告、批准执行等文件。工艺验证的范围包括软化、切制、炮炙、干燥等关键工序。软化、切制、炮炙、干燥的设备也需要验证。

6. 批号及批生产记录 用一组数字或字母加数字作为识别标记为批号。以同一批中药材在同一连续生产周期生产一定数量的相对均质的饮片为一个生产批号。批号由6位阿拉伯数字组成,前两位代表年,中间两位代表月,最后两位代表日或者生产的流水号。中药饮片的批号一般由生产管理人员按照下达生产指令的日期确定的。在批生产记录、中间体容器或包装、成品的包装上应标明批号。因故返工的中药饮片,返工后原批号不变,一般只在原批号后加一个代号"R"以示区别。

批生产记录是指一个批次的待包装品或成品的所有生产记录。主要有生产指令、领料单、各工序的生产记录和清场记录、偏差处理记录、检验记录、中药饮片放行审核记录等组成。由生产操作人员、管理人员填写,由质量管理部门负责人或质量管理员审核。保存3年以上。

7. 物料管理 指物料采购、入库验收、储存、发放、使用过程的质量管理。

8. 毒剧药饮片炮制生产管理 毒性药材、麻醉药材生产专用设备不得生产其他药材,毒性药材、麻醉药材也不得在其他生产线上生产。生产后的毒性、麻醉中药饮片在外包装上必须有明显的专用标志。

9. 直接口服饮片生产管理 需按照中成药口服制剂做微生物检查,其粉碎、过筛、内包装等工序应在30万级的洁净区(室)内生产,在洁净区(室)内需要对尘粒及微生物含量进行控制。

10. 废水、废气、粉尘等的管理 中药材在淘洗、浸泡、漂洗、蒸、炖、煮等炮制过程和设备、容器、场地的清洗过程中均会产生大量的废水。废水处理常用的方法有废水的预处理、活性污泥法和生物膜法。

蒸煮炒炙过程中容易产生废气,要经过处理后方能排出室外。风选、筛选、煅炒等炮制过程中容易产生粉尘。炒药机、煅药机、风选机要启动随机吸尘装置。在净选工作台、切药机、筛药机等设备上安装吸尘罩。

四、质量管理

主管生产和质量管理的企业负责人应对药品生产管理规范的实施和产品质量负责。企业应建立质量保证体系,设置专门的质量监督管理机构,直属总经理领导,对总经理负责,独立地开展工作。质量管理部下设 QA(监控)和 QC(检验)两个系统,行使质量保证和质量控制责任。质量检验是检查物料和生产的结果是否符合规定,质量监控主要检查中药饮片生产的全部过程是否符合规定。质量检验人员(QC)和质量监控人员(QA)有着明确的分工,不能互相兼职。

质量管理部门应对毒性药材等有特殊要求的药材炮制全过程进行有效监督。质量管理文件中应有中药材、辅料、包装材料、中间产品、中药饮片的质量标准及其检验操作规程。

质量管理部应建立完整的取样、留样观察、检查核对、检验仪器的校验、检验操作程序;标准品、标准溶液、培养基的配制、贮存和发放工作程序。通过对产品质量稳定性考察,制定产品贮存周期;会同物料部门对原辅料、包装材料的供应商进行考察、评估和审计;会同营销部门,建立用户投诉、不良反应投诉、调查处理制度,并组织实施药品 GMP 定期自查的工作制度。会同生产部制定验证计划及具体的验证方案,对生产设备、生产工艺、岗位及设备清洁等进行验证,针对更换原料产地、改变炮制方法、改变辅料等需要重新验证。

饮片生产企业应配备与中药饮片生产规模、种类、质量检验要求相适应的仪器设备以及理化检验室、标本室、留样观察室等功能实验室。配备质量检验和专职的质量管理人员,监督、管理本企业从物料的购进、生产过程到贮存、销售等环节的质量。参与生产工艺的制定和下发,负责对供应商、物料的审核。对生产过程中的质量监控,对合格饮片的放行,对不合格饮片的处理等。

五、 设备设施管理

中药饮片炮制设备要经过严格的选购、验收、安装调试、验证。每台仪器设备都应制定标准操作规程,有统一编制的进厂编号,要对设备操作人员进行培训,并考核合格。要有专人负责设备的保养与维修,并定期进行检修。岗位操作人员能够严格按操作规程操作,按照清洁规程清洁设备,填写设备清洁记录,悬挂设备状态标志牌。设备的状态根据性能状况分为:完好、待维修、维修中;根据清洁(消毒)状况分为已清洁(消毒)、待清洁(消毒);根据使用状况分为运行(使用)、待运行(使用)、闲置、停用。每一种状态标志用不同的颜色加以区分。设备员还需按照设备维修保养规程对设备进行定期检查维修保养,并记录存档,确保设备正常运行。

第三节　中药饮片工业的改革方向

中药饮片工业是中药生产三大支柱行业之一。中药饮片的生产与供应直接影响中药行业的稳定,其产品质量更能影响中药汤剂和成药的质量,进而影响中医药的临床疗效。中药饮片工业由于历史和现实的原因,存在生产条件差,设备落后,手工操作、经验判断为主,生产品种多、效益低等情况。因此,针对中药的特点,积极进行中药饮片工业的改革,提升中药饮片工业现代化水平,势在必行。目前应按照有关要求,积极进行中药饮片企业 GMP 认证。已经通过 GMP 认证的饮片企业还应继续向药材来源基地化、饮片生产现代化和质量标准化的方向发展。

一、药材来源基地化

生产中药饮片的直接原料是中药材,中药材的来源、采集、产地加工、商品规格甚至种植面积、自然灾害等均影响其价格和质量,因此,中药饮片企业直接把厂区建在道地药材产区,或在产地建立药材 GAP 种植基地,直接与药农建立购销合同,既可稳定药材来源,又能降低生产成本。

在研究药材采集、加工、炮制原理的基础上,逐步实现药材产地加工与炮制一体化。尤其是草本类药材可以趁鲜切制,既可减少重复软化、干燥的工序,又可节省时间,降低成本,还能提高饮片质量。

二、生产经营规模化

目前通过 GMP 认证的饮片生产已超过 1 000 家,因此适度控制中药饮片生产企业的数量,支持企业生产规模化,做到主打产品明确,销售渠道稳定,既有大进大出的产量,又有满足应用的品种,才能形成饮片质量生产的优势,保证应有的经济效益。

三、饮片生产现代化

1. **炮制工艺规范化**　中药品种繁杂,各地各法,一药多法的现象仍旧存在。由于历史条件的限制,炮制工艺多属于手工作坊式生产,很难适应当今工业化生产的需要。同时严格、科学的炮制工艺是确保饮片质量的前提条件,因此,在搞清炮制原理的基础上,运用现代技术、方法和理论,改进并规范炮制工艺,给出规范的工艺参数,是饮片生产现代化的关键。

2. **设备自动化和连续化**　建立不同学科之间的联合,尤其是炮制学与机械工程、控制工程等学科的联合,解决炮制工程理论问题以及传统中药炮制技术的工业化应用技术问题。大力发展饮片炮制机械,使机械的种类与功能符合炮制工艺,机械的性能满足炮制技术要求,实现饮片生产自动化。要进一步发展自动化、可控化中药炮制机械,根据药材形态和炮制工艺分类,研究设计自动化炮制生产线,实现饮片工业的现代化。

3. **生产管理信息化**　根据炮制原理及炮制共性技术,运用中药炮制自动化机械和在线控制设备,积累相应的实验数据,将中药炮制的经验性描述转化为炮制过程的各个工艺参数,并验证优化参数,形成各个炮制品的标准工艺规程,建立中药炮制工程计算机信息化管理系统,最终实现中药饮片的自动化生产及炮制过程智能控制。

4. **饮片包装系列化**　对于不同用途、不同销售渠道、不同运输方式以及不同保存时间的中药饮片,采用不同的包装规格和包装材料,适应临床应用、调剂和生产的需要,延长中药饮片的存放时间,保证中药饮片质量的稳定性。

四、饮片质量标准化和检测现代化

进行饮片质量标准的研究,即在确保炮制工艺和饮片的质量标准统一的前提下,应用现代科学手段逐步以客观化的指标与感观控制的经验性指标相结合,建立起更为合理的质控标准,实现检测技术的现代化,确保临床用药安全有效。

(张振凌)

第五章

中药炮制品的质量
要求与贮藏保管

本章包括中药炮制品的质量要求和贮藏保管方法。要求熟悉中药炮制品质量的具体要求、影响因素和贮藏保管方法；了解新技术在中药炮制品贮藏保管中的应用。

　　中药炮制品的质量主要取决于中药炮制加工过程和炮制品的贮藏保管。尽管炮制工艺合理，但是操作方法掌握不当，也达不到相应的炮制标准或质量要求；或者尽管炮制工艺掌握得好，质量要求也达到了，但贮藏不当，也会影响中药炮制品的质量和疗效，甚至成为废品。中药炮制是一个系统工程，每个环节都必须严格遵守操作规程，才能确保中药炮制品的质量。

第一节　中药炮制品的质量要求

　　中药炮制的主要目的是减毒、增效，因此，中药炮制品的质量直接影响中医临床用药的安全、有效。控制中药炮制品的质量，应从原药材开始，包括产地、采收加工、炮制工艺、贮藏方法和时间等，都是影响炮制品质量的重要因素。

　　中药炮制品的质量包括外观和内在质量检测两方面。外观主要包括饮片的净度、形、色、气味和包装等；内在质量检测主要包括饮片的水分、灰分、浸出物、有效成分、有毒成分、有害物质、卫生学检查等。无论是外观还是内在质量检测，都由传统方法向现代方法过渡。

一、净度

　　净度是指中药炮制品的纯净程度，可以用炮制品含杂质及非药用部位的限度来表示。中药炮制品的净度要求是：不应该含有灰屑、泥沙、杂物、霉烂品、虫蛀品及非药用部位等。非药用部位主要是果实种子类药材的皮壳及核，根茎类药材的芦头，皮类药材的栓皮，动物类药材的头、足、翅,矿物类药材的夹杂物等。国家中医药管理局关于《中药饮片质量标准通则(试行)》的通知中均有规定:果实种子类、全草类、树脂类含药屑、杂质不得超过3%;根类、根茎类、叶类、花类、藤木类、皮类、动物类、矿物类及菌藻类等含药屑、杂质不得超过2%;炒制品中的炒黄品、米炒品等含药屑、杂质不得超过1%;炒焦品、麸炒品等含药屑、杂质不得超过2%;炒炭品、土炒品等含药屑、杂质不得超过3%;炙品中酒炙品、醋炙品、盐炙品、姜炙品、米泔炙品等含药屑、杂质不得超过1%;药汁煮品、豆腐煮品、煅制品等含药屑、杂质不得超过2%;发酵制品、发芽制品等含药屑、杂质不得超过1%;煨制品含药屑、杂质不得超过3%。

检查方法:取定量样品,拣出杂质,草类、细小种子类过三号筛,其他类过二号筛。药屑、杂质合并称量计算。

二、片型及破碎度

1. **片型**　片型是饮片的外观形状,有顶头片、顺片、斜片等,其规格有极薄片、薄片、厚片、丝、块和段。无论哪种片型都要符合《药典》一部及《规范》的规定。切制后的饮片应均匀、整齐,色泽鲜明,表面光洁,无污染,无泛油,无整体,无枝梗,无连刀、掉边、翘边等。《中药饮片质量标准通则(试行)》规定:异形片不得超过10%;极薄片不得超过该片标准厚度0.5 mm;薄片、厚片、丝、块不得超过该片标准厚度1 mm;段不得超过该标准厚度2 mm。

2. **破碎度**　有的中药不宜切成饮片,或临床上的特殊需要,或为了更好地保留有效成分,经净制处理后,用手工或机器直接破碎成不同规格的颗粒,颗粒的大小就是破碎度。

三、色泽

中药及其炮制品均具固有的颜色光泽,若加工不当,或贮藏不当均可引起颜色光泽的变化,从而影响饮片的质量。饮片分为生饮片和熟饮片,其颜色光泽也不同。生饮片,如花类的红花、款冬花、菊花,叶类的侧柏叶、荷叶、大青叶等一旦颜色褪去,说明是日晒或暴露过久,或贮藏过久,其药效自然会降低。有些药材经切制后表面有菊花心、车轮纹等,利于鉴别,如黄芪、清风藤等。有些熟饮片是炮制后比原来颜色加深,有的是改变了原来的颜色,如熟地黄,则以乌黑光亮者为佳;蜜炙甘草则变为老黄色;炭药则均变为黑色或黑褐色。药材软化切制的过程也会影响饮片的色泽,如黄芩冷浸后变绿,蒸则保持原色;槟榔、白芍软化切制后如暴晒会使鞣质氧化聚合而变为红色,即所谓槟榔、芍药泛红。所以从饮片的色泽可以明显看出其质量的好坏,必须密切注意。《中药饮片质量标准通则(试行)》要求各炮制品的色泽除应符合该品种的标准外,还规定:炒黄品、麸炒品、土炒品、蜜炙品、酒炙品、醋炙品、盐炙品、油炙品、姜汁炙品、米泔水炙品、烫制品等含生片、煳片不得超过2%;炒焦品含生片、煳片不得超过3%;炒炭品含生片和完全炭化者不得超过5%;蒸制品应色泽黑润,内无生心,含未蒸透者不得超过3%;煮制品含未煮透者不得超过2%;有毒药材应煮透;煨制品含未煨透者及煳片不得超过5%;煅制品含未煅透及灰化者不得超过3%。

四、气味

中药及其炮制品均具固有的气味。一些芳香类中药有浓烈的香气,如含挥发油成分的藿香、薄荷、当归等,所以对含挥发油类成分的气味芳香的中药多数生用,即使在干燥或贮藏过程中也要密切观察挥发油的存逸。

　　有些中药需加液体辅料炙,炙后除具有原来中药的气味外,还应具有辅料的气味。如酒炙、醋炙、盐炙、蜜炙、姜炙等炮制品。对加液体辅料炮制的炮制品要特别注意贮藏保管,以确保其气味不散失。

五、 水　分

　　水分是控制中药及其炮制品质量的一个基本指标。饮片的水分主要是炮制过程中残存的和贮藏过程中吸收的。

　　中药炮制品中含水过多容易造成发霉变质、虫蛀等,严重者可使有效成分分解,从而降低疗效。同时由于含水量过多也减少了配方的实际用量;含水量过少也会影响饮片的质量,如胶类饮片,含水量少时可造成干裂而成碎块。所以,控制炮制品中的水分,对于保证炮制品的质量和贮藏保管都有重要意义。按炮制方法及各中药的具体性状,一般炮制品的水分含量宜控制在 7%～13%。各类炮制品的含水量《中药饮片质量标准通则(试行)》中规定:蜜炙品不得超过 15%;酒炙品、醋炙品、盐炙品、姜汁炙品、米泔水炙品、蒸制品、煮制品、发芽制品、发酵制品均不得超过 13%;烫制后醋淬制品不得超过 10%。

六、 灰　分

　　灰分是将炮制品在高温下灼烧、灰化,所剩残留物的重量。将干净而又无任何杂质的合格炮制品高温灼烧,所得之灰分称为“生理灰分”。如果在总灰分中加入稀盐酸滤过,将残渣再灼烧,所得之灰分为“酸不溶性灰分”。两者都是控制饮片的基本指标。因为饮片质量稳定时这两者都在一定范围之内。在检测炮制品的质量,特别是纯净度方面,灰分是极其有用的指标。

　　一般情况下中药炮制品的灰分是合格的,而灰分不合格时多数是混入泥沙等杂质。如炮制时处理不当,砂烫、滑石粉烫、蛤粉烫和土炒等制法中辅料去除不净时,灰分自然超标。另外在运输和贮藏过程中有泥沙等混入,也会造成灰分超标。因此,灰分的测定是控制炮制品纯净度的有效方法。

七、 浸 出 物

　　浸出物是中药炮制品用不同溶媒浸提,所得的干膏重量。炮制品加入溶剂,经过浸润、渗透-解吸、溶解-扩散、置换等作用,使大部分物质都被提取出来。以此也可以衡量炮制品的质量,尤其是对于那些有效成分尚不完全清楚或没有准确定量方法的炮制品,是非常有用的指标。

　　根据炮制品中主要成分的性质和特点,可选用不同的溶媒。一般最常用的溶媒是水和乙醇,所以也称水溶性浸出物和醇溶性浸出物。

八、 有 效 成 分

　　中药有很好的治疗作用,主要是因其具有相应的有效成分。如黄连中有抗菌消炎作用的小檗碱;苦杏仁中有止咳平喘作用的苦杏仁苷;藤黄中有抗肿瘤作用的藤黄酸、新藤黄酸;地黄中有降血糖、利尿作用的梓醇;槐花中有止血作用的槲皮素、鞣质等。值得注意的是,大多数中药经炮制加工后其有效成分的含量有变化,如肉豆蔻煨制后具止泻作用的甲基丁香酚和异甲基丁香酚含量增加;延胡索中具止痛作用的延胡索生物碱甲素、乙素、丑素难溶于水,用米醋炮制后酸碱中和生成盐易溶出而疗效增强;含苷类中药加热炮制以达到"杀酶保苷"的作用;荆芥炒炭后产生新的成分而具止血作用。因此,测定中药炮制品有效成分及有效成分群的含量,是控制中药炮制品质量的首选方法。

研究中药炮制后有效成分发生量变、质变的规律,有利于揭示炮制减毒增效的科学内涵,解释炮制原理。随着国家对中药炮制研究的重视及中药饮片 GMP 标准的实施,将会有更多的中药炮制品有效成分含量标准出台。这对保证中医临床用药安全有效和中医药走向世界都有非常重要的意义。

九、 有毒成分

部分中药既含有效成分,也含有毒成分。中药炮制最理想的目标是使有效成分含量增加,有毒成分含量降低,即减毒增效。对于中药的有毒成分,一方面通过炮制降低其含量,另一方面可通过炮制将其转化为无毒的有效成分或毒性较低、临床用药安全的成分,如马钱子中的士的宁和马钱子碱毒性很强,通过炮制两种成分均发生异构化、生成氮氧化物后毒性大大降低,而疗效不减;又如川乌、草乌、附子等含双酯型乌头碱毒性很强,通过炮制脱酯后毒性大幅度下降。毒剧中药必须经过炮制才能用于临床,而且是在规定地点炮制。为保证饮片的质量,应该实行中药饮片批准文号管理,标明有效成分、有毒成分的含量及其他常数。《药典》2010 年版规定:制川乌含双酯型生物碱以乌头碱($C_{34}H_{47}NO_{11}$)、次乌头碱($C_{33}H_{45}NO_{10}$)及新乌头碱($C_{33}H_{45}NO_{11}$)的总量计不得过 0.040%,含苯甲酰乌头原碱($C_{32}H_{45}NO_{10}$)、苯甲酰次乌头原碱($C_{31}H_{43}NO_9$)、苯甲酰新乌头原碱($C_{31}H_{43}NO_{10}$)的总量应为 0.070%～0.15%;马钱子含士的宁($C_{21}H_{22}N_2O_2$)应为 1.20%～2.20%,马钱子碱($C_{23}H_{26}N_2O_4$)不得少于 0.80%;其炮制品马钱子粉含士的宁($C_{21}H_{22}N_2O_2$)应为 0.78%～0.82%,马钱子碱($C_{23}H_{26}N_2O_4$)不得少于 0.50%;巴豆的炮制品巴豆霜含脂肪油应为 18.0%～20.0%,含巴豆苷($C_{10}H_{13}N_5O_5$)不得少于 0.80%等。

十、 有害物质

中药炮制品中的有害物质主要是指重金属、砷盐及残留的农药。这些有害物质的存在是影响中药材、饮片及中成药质量的重要因素,并直接影响中药的出口。通过炮制使饮片中的重金属、砷盐含量及农药残留量降低,显然具有非常重要的意义。根据《药典》和中华人民共和国对外贸易经济合作部的《药用植物及制剂进出口绿色行业标准》中对药用植物原料、饮片、提取物及其制剂等规定了重金属及砷盐的限量:重金属总量≤20.0 mg/kg,铅(Pb)≤5.0 mg/kg,镉(Cd)≤0.3 mg/kg,汞(Hg)≤0.2 mg/kg,铜(Cu)≤20.0 mg/kg,砷(As)≤2.0 mg/kg,六六六(BHC)≤0.1 mg/kg,滴滴涕(DDT)≤0.1 mg/kg,五氯硝基苯(PCNB)≤0.1 mg/kg,艾氏剂(Aldrin)≤0.02 mg/kg。如 2005 年版《药典》首次规定了西洋参、白芍、甘草、丹参、金银花、黄芪等品种中铅(Pb)≤5.0 mg/kg,镉(Cd)≤0.3 mg/kg,汞(Hg)≤0.2 mg/kg,铜(Cu)≤20.0 mg/kg,砷(As)≤2.0 mg/kg。

十一、 微生物

中药饮片及其制剂均会受到杂菌的污染,因此为了保证其质量要检查细菌、霉菌及活螨等。主要有细菌总数、霉菌总数及活螨等,还应检查大肠埃希菌、沙门菌等。

十二、包装

中药饮片包装的目的是保护饮片不受污染,便于运输和贮藏,并有美观之意。因此,中药饮片应选用在贮藏和运输期间能保证其质量的包装材料和容器。目前发展迅速的无菌包装、真空包装等都可以达到上述目的,并且能防止微生物的侵害,又可避免环境温度、湿度的影响。包装必须印有或者贴有标签,注明品名、规格、产地、生产企业、产品批号、生产日期,如果是实施批准文号管理的中药饮片还必须注明批准文号。所以,检查中药饮片的包装也是保证其质量的关键环节。

第二节 中药炮制品的贮藏保管

贮藏保管是确保中药炮制品质量的重要一环,如明代陈嘉谟在《本草蒙筌》中就有这样的论述:"凡药贮藏,宜常提防,阴干、曝干、烘干,未尽去湿,则蛀蚀霉垢朽烂不免为殃……见雨久者火频烘,遇晴明向日旋曝。粗糙旋架上,细腻贮坛中。"由此可见,中药炮制品的贮藏保管与养护更是保证饮片质量的关键因素。

一、中药炮制品贮藏的发展

中药炮制品的贮藏历史悠久,始于春秋战国时期。从春秋战国到清代以前,贮藏方法主要有通风、晾晒、烘烤、吸湿防潮、对抗、密封等法。近代出现了化学熏蒸法,如硫黄、氯化苦、磷化铝等。现代开始用气调养护、机械吸湿、冷藏、真空、辐射等方法。

二、中药炮制品贮藏中的变异现象

1. **发霉** 是指饮片受潮后,在适宜的温度下造成霉菌的滋生和繁殖,从而布满菌丝的现象。通常情况下,霉菌的分泌物会溶蚀饮片的组织内部,使饮片腐烂变质,有效成分破坏。

发霉是饮片贮藏过程中的常见现象,尤其是在高温、潮湿的环境中,加上饮片本身含有的水分及脂肪、蛋白质、淀粉等营养物质,使其更易发霉,所以饮片的贮藏环境必须严加控制。

2. **虫蛀** 是指饮片被仓虫啮蚀的现象,是中药贮藏过程中危害最严重的变异现象。害虫将饮片蛀蚀成洞孔,严重时可被蛀空而成粉末,使有效成分损失殆尽。另外害虫蛀蚀饮片时产生的分泌物、排泄物、发育阶段的残体及死亡体均可污染饮片,影响质量,须严加防范。

3. **变色** 是指饮片失去固有颜色或变为其他颜色的现象。颜色的变化既可造成外观的混乱,也可造成中药饮片质量下降。由于保管不当,常使某些饮片的颜色由浅变深,如白芷、泽泻、天花粉、山药等;或由深变浅,如黄芪、黄柏等;或由鲜艳变黯淡,如花类的金银花、菊花、红花、腊梅花等,叶类的大青叶、荷叶、人参叶等。

4. **变味** 中药炮制品的味,分为内在和外在之味。内在的味是通过品尝,由味觉感知;外在的味则是挥发性气味,由嗅觉感知,都与中药本身性质和有效成分相关。

内在的味常有变浓、变淡或失去,或变苦、变涩、变酸、哈喇等现象,多是由于泛油、泛糖、发霉、虫蛀等造成的。

外在的味主要是气味散失,多数是含挥发油类饮片,因贮藏不当,或风吹日晒,或贮藏温度过高,使挥发性成分逸出而造成气味变淡,进而失去,如荆芥、薄荷、香薷、白芷、冰片、当归等。

5. **风化**　是指某些含有结晶水的矿物类中药炮制品,经风吹日晒或过分干燥而逐渐失去结晶水成为粉末的现象。由此也影响到饮片的质量,如芒硝极易风化失水,成为风化硝。

6. **潮解**　是指某些盐类固体中药炮制品容易吸收潮湿空气中的水分,使其表面慢慢溶化成液体状态的现象,如咸秋石、硇砂、大青盐、芒硝等。

7. **粘连**　是指某些熔点比较低的固体树脂类或动物胶类中药炮制品,受潮、受热后容易粘结成块的现象。如乳香、没药、阿魏、芦荟、儿茶、阿胶、鹿角胶、龟板胶等。

8. **挥发**　某些含挥发油的中药炮制品,因受空气和温度的影响,或贮藏日久,使挥发油散失,失去油润,产生干枯或破裂的现象。如肉桂、沉香、厚朴等。

9. **腐烂**　是指某些鲜活中药,因受温度、空气及微生物的影响,引起发热,使微生物的繁殖和活动增加,导致酸败、臭腐的现象。如鲜生地、鲜生姜、鲜芦根、鲜石斛、鲜茅根、鲜菖蒲等。

10. **自燃**　又称冲烧,质地轻薄松散或种子类饮片,如红花、艾叶、甘松、柏子仁等,由于本身干燥不适度,或在包装码垛前吸潮,在紧实状态中细菌代谢产生的热量不能散发,当温度积聚到 67℃以上时,热量便能从中心一下冲出垛外,轻者起烟,重者起火。

11. **泛油**　又称走油。是指含有挥发油、脂肪油的中药饮片,在一定温度、湿度的情况下,造成油脂外溢,质地返软、发黏、颜色变深,并发出油败气味的现象。如苦杏仁、桃仁、柏子仁、郁李仁、炒莱菔子、炒酸枣仁等。出现泛油,说明中药饮片的成分已经发生了变化,一般不宜再作药用。

含糖类饮片也同样可出现类似泛油的现象,而称为"泛糖"。如天冬、麦冬、玉竹、牛膝、黄精、白术等。

三、 中药炮制品变异的原因

中药饮片在贮藏过程中发生变异的主要原因有两个方面:一是中药饮片固有的性质,为内部因素;二是饮片贮藏保管的外部条件,为外部因素。而影响饮片变异的原因主要是外部因素,包括环境因素、生物因素、时间因素等。

(一) 环境因素

1. **日光**　光是一种电磁波,根据其波长又分为紫外光、可见光和红外光等。影响饮片质量的主要是可见光,也就是日光。饮片经日光照射可发生光化反应,可使颜色渐褪或变色,使具香气中药的气味散失,使中药的氧化变质加快,如含油脂类饮片的酸败等均与光照有关。

2. **空气**　饮片除非是真空包装,否则都要与空气接触。空气中以氮气为主,其次是氧气,其他气体比例很小。空气中的氧和臭氧对饮片的质变起着重要作用,例如含挥发油、脂肪油、糖类成分的中药在空气中可发生氧化、分解,出现酸败、泛油、泛糖、发霉、虫蛀、变色、变味等异常现象。

3. **温度**　温度是中药饮片发生变异的关键因素之一。一般中药饮片在 15～20℃时是比较稳定的,随着温度的升高,物理、化学及生物变化均可加速。春夏之季,万物复苏,微生物也迅速繁殖,所以最易发生霉腐、虫蛀,必须勤加注意。同时,因为温度的升高,也可导致氧化、水解等反应的发生,可造成挥发油的逸失、氧化分解,以及脂肪油的氧化、酸败等。树脂类和动物胶类药材也容易发生粘连。温度过高还可造成某些药材的干裂。因此,控制好饮片仓库的温度,才能保证饮片的质量。

4. **湿度** 空气中的湿度是随季节和晴雨、冷暖而改变的,也是影响饮片质量的一个重要因素。湿度过高既可引起物理、化学变化,也可导致微生物的滋生及仓虫的繁殖,会对炮制品质量造成严重危害。一般饮片的绝对含水量应控制在 7％～13％ 之间,相对湿度应在 60％～70％ 之间。因为相对湿度高于 80％ 最利于微生物和仓虫的繁殖,可出现发霉、虫蛀、泛油、泛糖、变味、潮解、冲烧等质变现象。而相对湿度低于 60％ 时,饮片的含水量会逐渐下降,可造成某些饮片风化失水,干硬、干裂等。

以上环境因素都是相互影响,相互依存共同发生的,应该全面顾及,严加注意。

(二) 生物因素

生物因素主要包括微生物、仓虫、仓鼠以及鸟类、蛇类等,其中最主要的是微生物和仓虫。由于温度、湿度的影响,使微生物繁殖增加,可造成发霉、腐烂、发酵、酸败、泛油、泛糖等变异现象。仓虫是造成虫蛀的根本原因,如果没有适宜的温度和湿度,仓虫是不能滋生的。仓鼠就更为严重,它可以破坏建筑结构和包装,可盗走中药饮片,可传染病毒和致病菌,其排泄物还可污染中药饮片。

(三) 时间因素

时间因素是指中药贮藏时间的长短对中药饮片质量的影响。尽管有的饮片强调长期贮藏,陈久者良,但毕竟是少数。绝大多数中药都会因长期贮藏而出现化学或物理上的陈化变异,造成有效成分的氧化分解而使含量降低,从而降低了疗效。为了保证中药质量,必须遵循先进先出的原则。

四、 贮藏保管方法

中药饮片的贮藏保管是一门综合性学科,需要很多相关的知识和技术。当我们掌握了中药及其饮片的变异现象和原因后,贮藏方法也就更明确了。在不同的时期,有不同的贮藏方法。

(一) 传统贮藏保管方法

传统贮藏保管方法主要有通风、晾晒、吸湿、密封、对抗等。传统方法既简单又实用,成本低,因此,迄今为止仍是广泛应用、最基本的贮藏方法。

1. **通风法** 首先在保证库房及其周围环境清洁卫生、避免污染的情况下要经常通风,通风的目的是把库房的潮湿空气换出去,保持库房适宜的空气环境。

2. **晾晒法** 随时观察库房的潮湿程度,如有受潮现象,及时晾晒,所谓"遇晴明向日旋曝",但也要根据饮片性质而定。

3. **吸湿法** 传统的吸湿方法是在库房内撒一层生石灰、木炭或草木灰等吸收水分,但此法在现今的库房中已很少用了。小包装中常用氯化钙或硅胶等作为吸湿剂。

4. **密封法** 是隔绝空气、湿气的一种贮藏方法。如细贵药人参、鹿茸、冰片、熊胆、牛黄、猴枣等可用适当容器单独密封。同时还可以加入干燥剂,防霉、防蛀效果更好。大量贮藏可建密封库、密封室。

密闭贮藏只是不让尘土和异物进入,并不能隔绝空气。只适用于不易发霉和泛油的一般炮制品。

密封的现代技术已经发展到真空密封,将中药饮片放入合适的容器,抽真空后密封。

5. **对抗法** 是将两种或两种以上的中药饮片放在一起保存,以防止虫蛀或霉变的一种贮藏方法。如丹皮与富含粉性的泽泻、山药、白术、天花粉等同贮;花椒与动物类中药蕲蛇、白花蛇、蛤蚧、全蝎、海马等同贮;人参与细辛同贮;明矾与柏子仁同贮;冰片与灯心草同贮;土鳖虫与大蒜同贮;吴茱萸与荜澄茄同贮;胶类(鹿角胶,阿胶等)与滑石粉或米糠同贮可防止粘连;荜澄茄、丁香等与人参、党参、三七等同贮。

另外乙醇或白酒是良好的杀菌剂,将易生虫、发霉的中药饮片与乙醇或白酒一起密封保存,也是一种很好的贮藏方法。该法的关键是密封不透气,否则就没有意义了。多数中药饮片都适用此法,如动物类的蕲蛇、乌梢蛇、地龙、蛤蚧等,种子类的柏子仁、郁李仁、酸枣仁等,含糖多的中药、贵重中药均可用此法贮藏。

(二)现代贮藏保管方法

1. **气调养护法** 气调养护是 20 世纪 80 年代兴起的一种新技术,是调节贮藏室内不同气体的比例来影响微生物和仓虫的新陈代谢,以达到养护目的的贮藏方法。其原理简单,就是降氧充氮,或降氧充二氧化碳。氧气是微生物和仓虫生存的必需条件,而氮气为惰性气体,无毒,无臭;二氧化碳也使仓虫和微生物无法生长。通过降氧充氮或二氧化碳达到杀虫防霉的作用。该法的特点是:费用低,不污染环境和炮制品,劳动强度小,质量好,易管理。同时对于保持中药饮片的色泽也是非常有效的方法。

2. **气幕防潮法** 气幕又称气帘或气闸,是装在库房门上,配合自动门以防止库内冷空气排出库外、库外潮热空气侵入库内的装置,从而达到防潮的目的。有关实验结果表明,采用本法,即使在梅雨季节,库内相对湿度和温度也相当稳定。

3. **低温冷藏法** 利用机械制冷设备降温,抑制微生物和仓虫的滋生和繁殖,从而达到防蛀、防霉的目的。

4. **机械吸湿法** 利用空气除湿机吸收空气中的水分,降低库房的相对湿度,也可达到防蛀、防霉的效果。该法费用较低,不污染中药饮片,是一种较好的除湿方法。

5. **无菌包装法** 先将中药饮片灭菌,然后装入一个霉菌、杂菌无法生长的容器内,避免了再次污染的机会。在常温下,不需添加任何防腐剂或采用冷冻设施,在规定时间内不会发生霉变。一般中药饮片经灭菌后均有二次污染的可能,得不到预期的防霉效果。而将灭菌与无菌包装结合起来就可防止二次污染。进行无菌包装时要具备三个基本条件:一是包装环境无菌;二是贮藏物无菌;三是包装容器无菌。无菌包装过程中,对产品及容器的灭菌很重要,目前的无菌包装材料多采用聚乙烯。聚乙烯不适用于蒸汽灭菌,最宜采用环氧乙烷混合气体灭菌法。无菌包装是中药饮片较宜采用的贮藏保管方法。

6. **环氧乙烷防霉法** 环氧乙烷是一种气体灭菌杀虫剂。其作用机制是与细菌蛋白分子中氨基、羟基、酚羟基或巯基中的活泼氢原子起加成反应生成羟乙基衍生物,使细菌代谢受阻而产生不可逆的杀灭作用。其特点是有较强的扩散性和穿透力,对各种细菌、霉菌及昆虫、虫卵均有十分理想的杀灭作用。缺点是残留量大,故通风时间要长;此外就是易燃。为了克服易燃的缺点,用环氧乙烷与氟利昂按一定比例配合,更安全有效。

7. **埃-京氏杀虫法** 为一种杀灭中药饮片害虫的新方法。是应用 CO_2 进行加压一定时间,接着迅速降压,使动物器官对加压后迅速降压罕能耐受的特性,有效地把害虫杀死。实验结果表明,害虫的死亡率与压力、作用时间成正比。不同种害虫其耐受性也不同,一般应用场

40～50 bar(1 bar＝1.020 kg/cm³)的压力,10～20 分钟,接着迅速降压,就可有效地把害虫杀死。

8. ^{60}Co－γ射线辐射法　^{60}Co 放射出的 γ 射线有很强的穿透力和杀菌能力,因此是目前较理想的灭菌方法。但需专门设施,不是任何仓库都能用的。该法已成为中药材、饮片和中成药灭菌最实用的方法。

五、 贮藏保管的注意事项

中药饮片的贮藏保管是一项极其重要的任务,首先要有高度的责任心,其次是运用先进技术,进行科学贮藏与管理。

要随时注意季节和贮藏时间的变化,保证先进先出。要勤检查、勤通风、勤倒垛。

（陈　红）

各 论

第六章

净　制

净制是中药炮制的第一道工序。根据其目的,可将其分为去除杂质、除去非药用部位与分离药用部位等。要求掌握净制作用、净制分类;熟悉常用中药的净制方法和质量要求;了解净制含义及研究进展。

净制是指去除杂质和非药用部位以及分离药用部位的操作过程。又称净选、治削。净制后的中药材不能直接用于临床的称为"净药材",能直接用于临床的则为"饮片"。凡供切制使用的中药材,均应使用净药材。早在汉代,张仲景在《金匮玉函经》中明确指出:"或须皮去肉,或去皮须肉,或须根去茎,又须花须实,依方拣采、治削,极令净洁。"在《伤寒论》《金匮要略》等著作中,明确净制要求的中药近30种,其方法有去皮、去心、去核、去毛、去节、去瓤、去芦头、去足翅、洗等。有的还进一步说明了净制的目的,如水蛭"洗去腥",海藻"洗去咸",石韦"手扑速吹去毛尽,曝令燥,复扑之,不尽令人淋"等,表明当时已十分重视中药的净制。

中药净制具有以下作用:

1. **大小分档,便于切制和炮炙**　对于同种药材,不同个体在大小、粗细和长短方面均存在差别。净制时将外形悬殊的中药分开,以便分别软化和炮炙,一方面利于控制软化的程度,便于切制;另一方面,在炮炙时利于控制火候,以保证饮片的质量。

2. **除去杂质,便于临床调配和制剂**　中药在采集、加工、运输、贮存中常混入泥砂、异物及虫蛀霉变等变异的中药,需通过净制清除。如当归、川芎等根和根茎类药材,常附有泥砂,净制时须用清水洗净,提高中药净度标准,便于应用。

3. **分离药用部位,保证用药剂量准确**　如厚朴、诃子等需将质次效差的粗皮、核等除去。黄连、荆芥等药材须将残根等非药用部位除去。麻黄、莲子、紫苏等药材须将不同的药用部位进行分离,然后分别入药,以保证临床疗效。

4. **降低或消除中药的毒性或副作用**　如巴戟天木心中有毒元素铅的含量较高,净制时须将木心除去。蕲蛇头部毒腺中含有大量出血性和溶血性毒性成分,应除去头部。枇杷叶的绒毛具有刺激性,能导致咳嗽等副作用,需刷去毛等,以保证临床用药的安全有效。

净制的方法主要有:挑选、筛选、风选、水选,摘、揉、擦、撞、燎、砻、拭、刷、刮、碾、捣、研、颠簸、剪切、敲、挖、剥、轧、水飞等。根据其目的,可将净制分为去除杂质、除去非药用部位与分离药用部位等。

第一节 去除杂质及非药用部位

一、去除杂质

依照《药典》2010 年版一部附录 IX A"杂质检查法"项下规定,杂质包括下列各类物质:来源与规定相同,但其性状或部位与规定不符的物质;来源与规定不同的物质以及无机杂质,如砂石、泥块、尘土等。在实际操作中,去除杂质的同时也常进行大小分档、去除非药用部位和分离药用部位。根据操作方法的不同,分为挑选、筛选、风选和水选等。

(一)挑选

用手工方法去除混在药材中的杂质、霉变品和非药用部位,或将药材按大小、粗细等进行分档,以便使其洁净和利于进一步加工处理。操作时可将药材摊于长竹匾内或桌面上,除去肉眼可见的,手工可以去除的杂质,如核、柄、梗、骨、壳及虫蛀品、霉变品等或分离不同的药用部位。如种子类、矿物类常含有木屑、砂石;叶类常夹有枯枝、腐叶及杂草。

(二)筛选

根据药材和杂质体积大小的不同,选用适宜的筛和罗,筛除药材中夹杂的泥沙、灰屑等杂质;或依次用不同孔径的筛,对药材进行大小分档;或筛除药材炮制时所用的固体辅料。筛选的方法有手工筛和机器筛,手工筛多用竹筛、罗筛、套筛等;机器筛目前有振荡式筛药机、旋转式筛药机、滚筒式草叶筛等。常用的筛选机械有 SXZ 型往复式振动筛选机、SXR 型柔性支撑斜面筛选机、XZS 型旋振圆盘筛等。

(三)风选

根据药材和杂质比重的不同,利用风力,将药材中的杂质和叶、果柄、花梗、干瘪之物等非药用部位除去。主要用于种子类药材中杂质的去除,如苏子、车前子、莱菔子、葶苈子、青葙子、吴茱萸、浮小麦等。一般用簸箕或风车通过扬簸或鼓风,使药材与杂质分离。目前大生产中采用风选机,主要由电磁调速电机、风扇叶轮、分级室、电气控制箱组成。工作原理:当物料进入流料口时,在倾斜气流的作用下,使比重较大的砂石经自动分级后沉到流料口的后段斜面上,比重较小的中药材处于前段斜面上,比重更轻的草、叶等则浮到前方。为此达到使中药材与砂石、草、叶等分离的目的。风选时可以根据物料不同性质调整风速。常用的设备有 FWBL 型卧式风选机、FLBL 型立式风选机(彩图 1)。

(四)水选

采用水洗或浸漂的方法,将药材中的杂质和非药用部位除去。如山茱萸、乌梅、川贝母、海藻、昆布、牡蛎、海螵蛸、瓦楞子、盐附子等,均需洗或漂去附着的泥砂、盐分或不洁之物;质地较轻的药材,如红娘子、蝉蜕、蛇蜕等,操作时需将药材置水中搅拌,使药材中的杂质漂浮于水面或沉于水中除去;酸枣仁等药材,可利用果仁与核壳的比重不同,用浸漂法除去核壳。水选洗漂时应注意尽量减少药材在水中的浸泡时间,以免药效损失,并及时干燥,防止霉变。但某些动物类药材如龟甲、鳖甲等为了去除残肉筋膜,一些有毒的药材如川乌、草乌、半夏、天南星等为了减毒,均需浸漂较长的时间。常用的水洗机械有 XY(T)系列循环水洗药机。

洗法是最常用的净制方法,其适宜范围广。通过挑选、筛选、风选均不能除去的杂质可采用此法。实际应用中,以上方法多配合使用,以除去不同性质的杂质。如挑去大的杂质,筛去浮土,水洗去泥土,风吹去杂草等。

此外,由于药材在采收、储运、加工过程中可能混入铁质杂物,如钉子、铁丝、铁屑等,若不除去进入到后续的工序中会引起设备事故;若在一些硫化物类矿物药材,如雄黄(主含硫化砷)、朱砂(主含硫化汞)中混入铁质杂质,还会与其中的硫反应还原出有毒的游离状的砷或汞,影响临床用药的安全性。因此,近年来研制出磁选机,利用药材与杂质的非磁性和磁性的特性,通过强磁性材料吸附磁性物质的方法分离药材与杂质。常用的磁选机械为 XCD－300 型带式磁选机和 XCB－300 型棒式磁选机。

二、 去除非药用部位

非药用部位是指中药材中有效成分含量较低、生物活性和药理作用较弱,或者含有一定刺激性、毒性成分的部位。通过净选加工处理,去除非药用部位,可以提高药材中有效成分的相对含量,增强生物活性,降低毒性和刺激性。

(一) 去根、去茎、去地上部分

1. **去残根** 用茎、地上部分或根茎的药材须除去非药用部位的残根,一般指除去主根、支根、须根等非药用部位。以茎入药的,如石斛、麻黄等;以地上部分入药的,如荆芥、大蓟、广藿香、薄荷、马齿苋、马鞭草、泽兰、茵陈、益母草、瞿麦、萹蓄等;以根茎入药的,如黄连、干姜、升麻、芦根、藕节、重楼、香附等。

一般采用剪切、挑选、火燎、撞、砻等法。

2. **去残茎、去地上部分** 用根、根茎的药材须除去非药用部位的残茎、地上部分,如当归、白芍、白芷、地榆、党参、前胡、百部、木香、黄芩、威灵仙、续断、防风、秦艽、广豆根、柴胡、银柴胡、麻黄根、金荞麦、射干、细辛等均需除去残茎、地上部分及须根等。另外,某些以草质茎、地上部分、全草入药的药材,应将其中的木质茎、老茎、粗茎除去,如麻黄、薄荷、茵陈、颠茄草等。

一般采用剪切、搓揉、风选、挑选等法。

现代研究认为,柴胡的根具有解热、镇痛、镇静、抗炎等作用,其活性成分为皂苷;茎、叶不含皂苷,无此作用,因此,柴胡只以根入药是合理的。

(二) 去枝梗

指除去某些茎、叶、花、果实类药材中夹杂的老茎枝、叶柄、花蒂、果柄等非药用部位,以使药材纯净,用量准确。如桂枝、钩藤、桑寄生、槲寄生、西河柳、桑枝中常混有老的茎枝;桑叶、侧柏叶、荷叶、辛夷、密蒙花、旋覆花、款冬花、槐花、五味子、花椒、连翘、槐角、夏枯草、女贞子、淫羊藿、栀子等混有叶柄、花柄、果柄等。

通常采用挑选、筛选、风选、剪切、摘等方法加以去除。

(三) 去皮壳

指去除皮类药材的栓皮,根、根茎、块茎或鳞茎类药材的外皮,茎木类药材的粗皮,果实、种子类药材的果皮或种皮等非药用部位。中药修治去皮之术始于汉代,《玉函》指出:附子、大黄用时"皆去黑皮"。梁代《本草经集注》指出:皮类药材"皆削去上虚软甲错处,取里有味者秤之"。清代《修事指南》谓："去皮免损气。"现代认为去皮壳的目的主要在于纯净药材,使用量准确,便于切片,利于有效成分煎出等。

一般采用刮除、捣、敲、擦、碾、砻、剥、燀、撞等方法去皮壳。根据中药类别的不同,可分别采取适宜的方法:

1. **树皮类** 树皮类中药外表面有粗糙的栓皮,有的还附有苔藓、泥砂及其他不洁之物。栓皮干枯且有效成分含量甚微,若不去除则影响调配剂量;某些有毒的皮类药材,如苦楝皮、雷公藤等红黄色外皮还会引起中毒。因此,杜仲、黄柏、厚朴、肉桂、苦楝皮、桑白皮、椿皮等皮类中药,加工时须刮净栓皮。

研究发现:厚朴的粗皮占全重的15.47%,而有效成分厚朴酚、和厚朴酚、β-桉叶醇的含量内皮远远高于粗皮。故厚朴粗皮确为非药用部位,除去粗皮是有科学性的。

2. **根或根茎类** 一般多在产地趁鲜去根皮,如白芍、知母、小秦艽、南沙参、桔梗等。若不趁鲜及时去皮,干后则不易刮除。三棱、大黄、山药、千年健、黄精、川贝母、天南星、天花粉、木香、甘遂、平贝母、白及、白附子、半夏、竹节参、防己、红景天、泽泻、穿山龙、珠子参、粉葛、浙贝母、黄芩等均需刮净或撞去外皮。天冬、北沙参、明党参等置沸水中煮或蒸后,趁热除去外皮。

3. **茎木类** 一般多在产地趁鲜去除粗皮、边材或不含树脂的部分,如川木通、苏木、沉香、降香等。

4. **果实类** 如草果、益智、使君子、鸦胆子、巴豆等,可砸破皮壳,去壳取仁;豆蔻、砂仁等,则采用剥除外壳取仁的方法。

5. **种子类** 去皮壳的方法因中药的不同而异,如大风子、木鳖子、白果、芡实、核桃仁、娑罗子、蓖麻子、郁李仁等,需去壳取仁;薏苡仁、柏子仁等,常用碾、擦法去皮;苦杏仁、桃仁等,可用燀法去皮;榧子,需将种子表面的肉质假种皮除去。

(四) 去毛刺

"毛刺"是指生于药材表面或内部的绒毛、鳞片、硬刺、根类药材的须根以及动物类药材的茸毛等,因其既影响药材的净度,又有刺激咽喉等副作用,故须除去。如唐《新修本草》载:"枇杷叶凡用须火炙,以布拭去毛,不尔射人肺,令咳不已。"

一般采用刷除、砂烫、筛选、挑选、燎、碾、撞、挖等方法去毛刺。根据不同的中药,可分别采取下列方法:

1. **根茎类** 如狗脊、骨碎补、香附、知母等表面生有鳞叶或绒毛,可先用砂烫法将毛烫焦,再撞净、筛除;也可用火燎法去除。

2. **叶类** 如枇杷叶、石韦等,其下表面密被绒毛,少量者,可在产地采摘后趁鲜用棕刷刷去绒毛;大量加工,可用机器刷。

3. **果实、种子类** 如金樱子,内部生有淡黄色绒毛,一般在产地趁鲜纵剖二瓣,用工具挖净毛、核;或者将干燥后的金樱子略浸、润透,纵切二瓣,除去毛、核,干燥。其外表面的毛刺可用碾法或撞法除去。苍耳子全体有钩刺,可用清炒法炮制,炒至表面呈焦黄色、刺焦时,碾去刺,筛净。马钱子表面密被灰棕或灰绿色绢状绒毛,可用砂烫法将毛烫焦,再撞净、筛除焦毛。

4. **动物类** 如鹿茸,加工时先用火燎去茸毛,注意不能将鹿茸燎焦,再用刀具等利刃将其表面刮净。刺猬皮表面密生硬刺,并具茸毛,需用滑石粉烫或砂烫方法,将硬刺烫至焦黄色、卷曲易断,茸毛被烫焦,然后过筛除净。

(五) 去心

"心",一般指根类药材的木质部或种子的胚根、胚芽及幼叶。早在汉代《伤寒论》中就有关于麦冬、天冬去心的记载。《修事指南》谓:"去心者免烦。"但长期临床实践发现,患者在服用诸如麦冬、天冬等带木质心的中药后,并不感到烦闷。因此,在实际操作中,麦冬、天冬加工不必去心。

远志传统加工方法要抽去木心,取根皮入药。对远志中主要化学成分皂苷的含量测定结果表明:远志皮部含 12.1%,远志心含 0.482%,是木心的 25 倍,而且木心重量占药材全重近40%,可见将木心作为非药用部位去除是有一定道理的。但近年药理研究发现,带心远志的溶血作用和毒性均小于远志皮,而镇静作用则强于远志皮,祛痰作用也未明显减弱,加之抽取木心较为麻烦,所以,自《药典》1990 年版起,规定远志以根入药而不再去心。目前,等级较高的远志筒主要用于出口。

需要去心的药材有:巴戟天、五加皮、白鲜皮、地骨皮、牡丹皮、香加皮等。其中,巴戟天按蒸法蒸透后,趁热抽去木心;其余根皮类药材,通常在产地趁鲜用木槌敲击,使皮与木质部分离,剥取根皮,去除木心。

(六) 去核

有些果实类药材,常用其果肉或假种皮,其中的核(或种子)属于非药用部位,或者核与果肉(或假种皮)的作用不同,故须除去或分别入药。关于去核的目的,《雷公炮炙论》载:"使山茱萸,须去内核,核能滑精。"《修事指南》概括为"去核者免滑"。

一般采用风选、筛选、挑选、浸润、挤压、剥离、切挖等方法去核。

山茱萸、金樱子、诃子、乌梅、山楂、龙眼肉等中药,由于有效成分主要分布在果肉(或假种皮)部分,核不仅有效成分含量较低,而且在药材中占的比例又很大,故须去核(或种子)取肉(或假种皮)。如诃子的核占果实总重的 50% 以上,但鞣质仅含 4.0%,而果肉中鞣质的含量为26.1%。表明诃子核为非药用部位,去核是必要的。

(七) 去瓤

有些果实类中药,须去瓤用于临床。中药去瓤始于汉代,《玉函》中有"枳实去瓤炒"的记载。《本草蒙筌》曰:"有剜去瓤免胀。"现代认为去瓤的主要目的在于:去除药材中的质次部位以纯净药材,使用量准确,便于贮存,免除胀气等副作用。

需去瓤的药材有:枳壳、化橘红、瓜蒌皮、青皮等。

现代研究表明,去瓤生枳壳片含挥发油 0.91%,连瓤枳壳片含挥发油 0.47%,证明枳壳的挥发油大多存在于果皮,瓤作为非药用部位除去是有一定道理的。

(八) 去芦

"芦"又称芦头。一般指根类中药的根头及根顶端带有的根茎、残茎、叶基等部位。

古代医药学家认为"芦"为非药用部位,应去除。《证类本草》中"人参"项下有"采根用时,去其芦头,不去者吐人,慎之"的记载。元代吴绶云"人弱者以参芦可代瓜蒂也",将参芦列为涌吐药来使用。《修事指南》谓"去芦者免吐"。

现代研究发现:人参根和人参芦有效成分相近,但人参皂苷的成分结构有差异,参芦中人参总皂苷含量比人参高 2~3 倍;挥发油是人参含量的 60 倍;无机元素的含量人参芦也比人参高。目前的实验研究和临床实践均表明人参芦无催吐作用。对小鼠游泳能力、常压耐缺氧、耐高温、耐低温、自主活动、抗利尿、抗惊厥及急性毒性方面,两者也无明显差异。鉴于人参芦头中所含的三醇型苷较人参高,有明显的溶血作用,制备注射剂时人参应去芦使用,其他用途可不去芦使用。

对桔梗的现代研究表明,主根和芦头中所含化学成分基本一致,且芦头中皂苷含量比根多20％～30％。因此,人参、桔梗、党参、前胡、防风、独活等传统要求去芦使用的中药,《药典》已不再规定去芦头。目前认为需要去芦的中药有:川牛膝、牛膝、西洋参、地黄、仙茅、红芪、黄芪、苦参、山药、续断、紫菀、玄参、赤勺等。

一般采用洗润、切除、剪除、风选、挑选等方法。

(九)去头、鳞、足、翅

一些动物类或昆虫类中药,需要去头、鳞或去足、翅后使用。其目的是除去非药用部位或有毒部位。如乌梢蛇、蕲蛇等去头及鳞片;蛤蚧除去头、足及鳞片;斑蝥、红娘子、青娘子等去头、足、翅;蜈蚣去头、足。

去头、鳞,一般采用浸润切除、蒸制剥除等方法;去头、足、翅,一般采用掰除、挑选等方法。

(十)去残肉、筋膜、骨塞

某些动物类中药,需要去残肉、筋膜、骨塞后使用,以纯净药材。如龟甲、鳖甲、珍珠母、牡蛎蛤壳等,均需除去残肉、筋膜;牛黄,去除外部薄膜;紫河车,去净羊膜、脐带及血液;水牛角,除去角塞等。

传统方法一般采用刀刮、水煮、浸漂(如石灰、碱面浸漂龟甲,每100 kg龟甲,用石灰20 kg,碱面2.5 kg)等。现代可用胰脏净制法和酵母菌净制法,以龟甲为例说明如下:

1. **胰脏净制法**　加工方法:取新鲜或冰冻的猪胰脏,除去外层脂肪和结缔组织,称量后绞碎,加水少许搅匀,用纱布过滤,取滤液配制成约0.5％的溶液,备用。将龟甲加入该溶液中,用碳酸钠(Na_2CO_3)调节pH值至8.0～8.4,水浴加热至40℃,每隔3小时搅拌1次,经12～16小时,残皮和残肉能全部脱落,捞起龟甲,洗净晒干,至无臭味即得。

加工原理:胰脏分泌胰酶(胰蛋白酶、糜蛋白酶、胰淀粉酶和胰脂肪酶),其中的蛋白酶在适宜条件下(温度40℃,pH值8.0～8.4,糜蛋白酶要求pH值为8.0,胰蛋白酶要求pH值为8.4),可对不同形式的肽链产生水解作用,使蛋白质水解成氨基酸和多肽。而龟甲的残肉、残皮含有丰富的蛋白质,可被胰酶水解而除去。

优、缺点:胰脏易得,设备简单,操作方便,成本低,时间短,产品无残肉,色泽好,但其质量可能会受到影响。

2. **酵母菌净制法**　加工方法:取龟甲0.5 kg,用冷水浸泡2日,弃去浸泡液,加卡氏罐酵母菌300 ml,加水淹过龟甲1/3～1/6体积,盖严。2日后溶液上面起一层白膜,7日后将药材捞出,用水冲洗4～6次,晒干,至无臭味即得。

优点:该法与传统净制法相比,时间可缩短5～6倍,设备简单,去腐干净,对胶类有效成分不会造成损失,出胶率高,适应大量生产。

第二节　分离不同的药用部位

有些同一来源的中药,因入药部位或等级规格不同而具有不同的药效,因而必须经过净制处理,使之分别入药并发挥其各自特殊的临床疗效。其原因大多是由于不同的药用部位所含的有效成分不同,分别具有不同的药理作用与临床功效,即具有两个或两个以上的药用部位。故必须将不同的药用部位加以分离,然后分别进行切制、炮炙,并作为不同的中药来使用,以免相互之间产生影响。

一、 地上部分与根的分离

麻黄、麻黄根分别以原植物的不同部位——草质茎(地上部分)、根与根茎(地下部分)入药,作用截然不同。麻黄味辛、微苦而性温,是辛温解表药,能发汗,平喘,利水;麻黄根味甘性平,是敛汗固表药,以止汗为长,主治体虚自汗、盗汗等。现代研究也证实这两种中药的药理作用正好相反:麻黄具有发汗和升压作用;麻黄根有止汗和降压作用。另有研究发现,麻黄茎中含多种生物碱,以麻黄碱和伪麻黄碱为主。其中麻黄碱有类似肾上腺素样作用,能增加汗腺分泌;伪麻黄碱有升压作用。麻黄根含多种不同类型生物碱和黄酮,主要为大环精胺生物碱(ephedradine)A、B、C、D,药理实验证明该类成分具有降压作用。因此,麻黄地上部分和地下部分应分别入药具有科学依据,可采用剪、切的方法加以分离。

何首乌、首乌藤分别以蓼科植物何首乌的块根、藤茎入药。何首乌生用解毒、消痈、润肠通便,制用补肝肾、益精血、乌须发、强筋骨。首乌藤具有养血安神、祛风通络的作用。二者须在产地采集时加以分离。

天花粉、瓜蒌分别以葫芦科植物栝楼或双边栝楼的根、果实入药。天花粉具有清热生津、消肿排脓的功能;瓜蒌具有清热涤痰、宽胸散结、润燥滑肠的功能。二者应分别采收入药。

二、 叶、花、果实与茎枝的分离

唇形科植物紫苏有三个不同药用部位,功效差异明显。其叶入药称为紫苏叶,具有解表散寒、行气和胃的功能;其果实入药称为紫苏子,能降气消痰、平喘、润肠;其茎入药称为紫苏梗,具有理气宽中、止痛、安胎作用。净制时应将这三个药用部位加以分离,不可混用。

金银花、忍冬藤分别以忍冬科植物忍冬的花蕾、茎枝入药,均有清热解毒作用,但前者兼可凉散风热,后者还能疏风通络。故应将二者分离后分别入药。

马兜铃以马兜铃科植物北马兜铃或马兜铃的果实入药,性味苦寒,具有清肺降气、止咳平喘的功能,主治肺热咳喘、咳血、失音、痔瘘肿痛等症;马兜铃的茎叶入药称为天仙藤,性味苦温,具有行气化湿、活血止痛的功能,主治胃痛、疝气痛、妊娠水肿、产后血气腹痛、风湿疼痛等症。故应将马兜铃的茎叶和果实分别入药。

三、 种子与果皮、种仁与种皮、胚与子叶的分离

(一) 种子与果皮的分离

槟榔、大腹皮均来源于棕榈科植物槟榔的果实。槟榔以种子入药,味苦、辛,性温,有杀虫消积、降气、行水、截疟的功效,用于虫积腹痛、疟疾等证;大腹皮以果皮入药,味辛,性微温,能下气宽中、行水消肿,主治湿阻气滞、水肿胀满、小便不利。二者在性味、功能与主治方面有所不同,故须将果实煮后干燥,纵剖两瓣,再进行剥离。

橘红、橘核均来源于芸香科植物橘及其栽培变种的果实。橘红以外层果皮入药,味辛、苦,性温,归肺、脾经,有散寒、燥湿、利气、消痰之功,主治风寒咳嗽、喉痒痰多、呕恶痞闷等证;橘核

以种子入药,味苦,性平,归肝、肾经,具理气、散结、止痛之效,用于小肠疝气、睾丸肿痛、乳痈肿痛。二者在性味归经、功能与主治方面相去甚远,故须在果实成熟后,先用刀削下外果皮,再收集种子,使二者得以分离。

花椒与椒目均来源于芸香科植物青椒或花椒,花椒为其果皮入药,椒目为其种子入药。花椒味辛,性温,有小毒,有温中止痛、杀虫止痒的功效,用于脘腹寒痛、寒湿泄泻、心腹冷痛、虫积腹痛或吐蛔,疥疮、湿疹或皮肤瘙痒等症;椒目味苦性寒,亦有小毒,能利水,定痰喘,主治水肿胀满、痰饮喘逆。两药性味功效相去甚远,需剥开果皮,去除种子,分别药用。

(二) 种仁与种皮的分离

白扁豆、扁豆衣分别为豆科植物扁豆的种子、种皮。二者均有健脾化湿、和中消暑的功效。但扁豆衣气味俱弱,故健脾作用较弱,偏于祛暑化湿。通过焯制,可将二者分离。

(三) 胚与子叶的分离

睡莲科植物莲,全植物各部分均可入药:地下根茎入药称为藕,性味甘寒,具有清热凉血散瘀的功效,主治热病烦渴、吐血、衄血、热淋等;根茎的节部入药称为藕节,性味甘涩而平,能止血散瘀,主治各种出血证;莲的叶入药称为荷叶,性味苦涩而平,能清暑利湿,升发清阳,止血,主治暑湿泄泻、水气浮肿、吐血、衄血、崩漏、便血、产后血晕等;成熟的花托称为莲房,性味苦涩而温,具有散瘀、止血、去湿的功能,主治血崩、月经过多、瘀血腹痛、血痢、皮肤湿疮等;从莲房中取出果实,除去果壳,用种子入药称莲子。而莲子若进一步分离又可分为莲子肉、莲子心两种中药。莲子肉味甘、涩,具有补脾止泻、益肾涩精、养心安神之功效,用于脾虚久泻、遗精带下、心悸失眠;莲子心以幼叶及胚根入药,味苦,性寒,具有清心安神、交通心肾、涩精止血之功效,用于热入心包、神昏谵语、心肾不交、失眠遗精、血热吐血。上述莲的各部分性味、功能与主治不同,故须分别入药。莲子肉与心的分离方法是将莲子略浸,润透,剖开,取出莲子心,分别干燥。

(张朔生)

第七章

切　　制

导学

> 本章包括饮片切制的作用、药材软化、饮片类型及选择原则、饮片切制方法、干燥和包装等。要求掌握饮片切制作用、饮片软化、切制方法、干燥要点；熟悉饮片类型的选择原则和包装要点；了解手工切制和机械切制及其有关机械工作原理、操作方法。

　　将净制过的中药材软化，并制成一定规格的片、丝、段、块的过程，称为切制。中药材经切制后称为"饮片"。

　　中药饮片是在中医药理论指导下，将中药材净制、切制或炮炙成一定规格，供中医临床调剂及中成药生产的配方原料。狭义的饮片是指切制成一定形状的、专供汤剂用的配方原料。

　　切制历史悠久，古称"㕮咀"，指以口咬碎。《五十二病方》中载有"细切"、"削"、"剡"等，即指切制。张仲景在《伤寒论》中也记载有：附子破、生姜切等。到南宋时期饮片切制日臻完善，南宋末年的周密在《武林旧事》中，曾记载杭州已有制售"生药饮片，熟药圆散"的作坊了，此时在汤剂中多以"粗末"、"咀片"为主。而中药切制的饮片形式出现于明代中期陶华的《伤寒六书》制药法中，明确记载有："一川大黄，须锦纹者，佳。剉成饮片，用酒搅匀，曝干，以备后用。"清代吴仪洛在《本草从新》一书中的柴胡项下，提出"药肆中俱切为饮片"。此后，饮片制备一直广泛应用。

一、切制的作用

　　1. **便于有效成分煎出**　由于饮片与溶媒的接触面增大，可提高有效成分的煎出率，并可避免药材细粉在煎煮过程中出现粘锅、糊化等现象，显示出饮片"细而不粉"的特色。

　　2. **利于炮炙**　药材切制成饮片后，便于炮炙时控制火候，使药物受热均匀。还有利于各种辅料的均匀接触和吸收，提高炮炙效果。

　　3. **利于调配和制剂**　药材切制成饮片后，体积适中，方便配方。在制备液体剂型时，药材切制后能增加浸出效果；制备固体剂型时，由于切制品便于粉碎，从而使处方中的药物比例相对稳定。

　　4. **便于鉴别**　对性状相似的药材，切制成一定规格的片型，显露其组织结构的特征，有利于区别不同药材，防止混淆。

二、切制的途径

目前,饮片切制可分为趁鲜切制、软化切制和炮炙后切制等途径。

1. **趁鲜切制**　某些植物药材,按传统方法干燥后,难以软化,需在产地采收、洗净,干燥至一定程度后,直接切制成饮片再干燥;如乌药、茯苓、地榆、功劳木、皂角刺、鸡血藤、浙贝母、绵萆薢、葛根等。近年来,还有一些草本类以及挥发性较强的药材也在产地趁鲜切制成饮片,可以省去再次浸润软化干燥的过程,减少有效成分的损失,提高饮片质量,同时节省人力、物力。

2. **软化切制**　大多数植物药在采收后需先经过产地加工,制成不同商品规格的药材,进入市场流通,由饮片生产企业将干燥的中药材进行软化,再切成一定规格的饮片,干燥后包装。如白芍、甘草、黄芪等。

3. **炮炙后切制**　部分毒剧药材生品不能直接入药,必须经过蒸煮等复杂的过程炮制以后方能保证内服用药安全。例如天南星、半夏、白附子、川乌、草乌等,经炮制符合要求后再切片干燥。

第一节　软　化

干燥的药材欲切成饮片前所采取的不同程度的水处理过程,称为软化。通过软化主要使药材吸收一定量的水分,使药材质地由硬变软,利于药材切制,更可减少破碎,保持片型整齐、美观。明代《本草蒙筌》载:“诸药剉时,须要得法,或微水渗,或略火烘。湿者候干,坚者待润,才无碎末,片片薄匀,状与花瓣相侔,合成方剂起眼,仍忌剉多留久,恐走气味不灵,旋剉应人,速能求效。”凡以水处理软化的药材,须先经过净制除去非药用部分和泥土杂质,然后大小分档,并根据药材的种类和质地、季节温度等情况,灵活选用软化方法,并要严格控制水量、温度和时间,使其软化适中。每次软化药材要适量,以当日能够切完为度,防止过夜变质。

(一) 常温常压软化

利用冷水在室温自然状态下软化药材的操作工艺,称之为常温常压软化。即把净制去杂后的药材经过淋、洗、浸、泡后配合润法,使药材外部的水分徐徐渗透到组织内部,达到内外湿度一致,方可切制。药材软化得当,既保证质量,又可减少有效成分损耗,故有“七分润工,三分切工”之说。

1. **淋润软化**　将洁净的原药材散开竖放,用水自上而下均匀喷淋,根据药材质地,一般喷2~4次后,适当润制,使水分渗入药材组织内部,至内外湿度一致,软硬适宜时即可切制,称为淋润法。亦称喷淋法。本法多适用于气味芳香、质地疏松的全草类、叶类、果皮类和有效成分易随水流失的药材如薄荷、荆芥、佩兰、香薷、枇杷叶、陈皮等。

注意事项:① 淋润法处理药材应注意防止堆积过密,返热烂叶,每次软化药材量,以当日切完为度,切后应及时干燥。② 若用淋法处理后仍不能软化的部分,可选用其他方法再进行处理。

2. **洗润软化**　洗润软化是将药材快速用水洗净后,及时取出,稍润至潮软状态时,即进行切片的方法。由于药材与水接触时间短,故又称抢水洗或淘洗法。此法多用于质地松软、吸水性较强、水分易渗入及有效成分易溶于水的药材,如冬瓜皮、瓜蒌皮、桑白皮等。大多数药材洗一次即可,但有些药材附着多量泥沙或其他杂质,则需用水洗数遍,以洁净为度。每次用水量不宜太多,如蒲公英、地丁等。洗的次数稍多的药材宜摊晾,候软硬适宜才能切制。

在大生产中多采用洗药机清洗药材,其设计准则是在确保药材被洗净的前提下,以少用水、循环快速洗效果好。目前洗药机主要有循环水洗药机和干式表皮清洗机等。

循环水洗药机(彩图2)是在现有洗药设备的基础上,结合先进的喷淋技术设计的新产品,本机采用整体旋转式,进料口、出料口、筒体全部采用不锈钢制成,并配有高压水泵喷淋装置,可选用自来水进行直接冲洗,物料由内螺旋导向板向前推进,实行连续清洗,自动出料,对特殊品种可反复倒顺精洗,直到洗净为止。其特点是:装置了高压水和喷淋水双喷淋系统,以便适应不同清洗难度药材的洗净要求;设计了双水箱、泥沙二次过滤、水位和水混浊度观察镜、高压水泵等装置,具有漂洗、喷淋洗或高压水冲洗等功能,水可循环使用,适用于直径在 3 mm 以上根茎类、皮类、种子类、果实类、藤木类、贝壳类、矿物类的清洗。

干式表皮清洗机主要是利用物料的自重摩擦等原理,采用不用水的方式除去其附着在表面的杂物。但该设备只能清洗,不能软化。

注意事项:① 洗润在保证药材洁净和易于切制的前提下,要求操作迅速,尽量缩短洗涤时间,避免药材"伤水"和有效成分流失。② 表面泥土较重的药材,取一定量洗毕的样品置清水中淘洗,洗涤水中不应有明显沉积物。

3. 泡润软化　泡润软化是先将药材洗净,置适宜容器内,再注入清水至淹没药材,上压重物,浸泡至五至七成透时,取出,淋去多余的水,再行堆润使水分渗入内部,至内外湿度一致、软硬适宜时,即可切片的方法。视药材的质地、大小和季节、水温等灵活掌握,中间一般不换水,但夏季注意防腐。关键是药透水尽、少泡多润。此法一般适用于个体粗大、质地坚硬,水分较难渗入且有效成分难溶或不溶于水的根类或藤木类等药材,如萆薢、天花粉、苏木、姜黄、三棱等。

注意事项:① 浸泡用水:浸润软化中药材的用水,每一批次浸泡后应更换,不可反复使用。更换品种时必须排尽旧水,清洗容器后再可使用。浸泡药材时的用水量必须保持浸没药面以上,并常观察,及时补充水量,但也不可加水太多,避免用水量太多损失有效成分。② 浸泡的温度与时间:药材软化时浸润的温度与时间是密切相关的。温度高时,分子活动加快,浸泡时间可以短一些;温度低时浸泡的时间就要长一些。③ 操作时注意药材体积、质地、季节等因素的影响:一般体积粗大、质地坚实的药材,冬春季节气温较低时,浸泡时间宜长些;体积细小、质轻者,夏秋季节气温较高时,浸泡时间宜短些。④ 一些质轻药材遇水漂浮,如枳壳、青皮,应上压重物,使其泡入水中。⑤ 有毒中药材必须用单独容器浸泡,浸泡时应保证用水量足,浸泡时间要按规定进行,还必须要加强安全性的管理。必须在指定企业生产。

4. 漂润软化　漂润法是将药材用多量水,多次漂洗后并适当闷润,使药材达到软化的方法。操作时,将药材放入大量的清水中,每日换水 2~3 次。漂去盐分或异味,使药材达到内外湿度一致,利于切制。适用于盐醃制过的药材及具腥臭异味的药材,如肉苁蓉、昆布、海藻、紫河车等。

漂的时间、次数、水量,可根据药材的质地、季节、水温而灵活掌握,要避免有效成分流失。

（二）常温减压软化

常温常压软化的时间长、效率低，所以人们开始利用减压软化，先排除药材内外的空气，则可加速水分的渗透，从而大大提高了软化的效率，更保证了饮片的质量。目前有 HQG－2 型回转式全浸润罐，即属减压润药设备。

该机由浸润罐、水计量系统、真空系统、加压系统及控制系统等组成。将药材置浸润罐内，抽真空达－0.7 MPa，静置 30 分钟后，开启进水阀门，按药材品种及重量加入一定量的水，按每隔 1～5 分钟旋转一周，一般旋转 3～5 周，再加压 0.4 MPa，并将主机定到自动状态，约 50 分钟后出料。

该法要注意减压、加压的压力和时间，以及自动旋转闷润的时间；药材量与加水量的比例需先进行试验，找出适当比例才能达到药透水尽、软化适宜的要求。

（三）加温减压软化

将净药材洗涤后，采用减压设备，通过抽气和通入热蒸气的方法，使药材在负压情况下，吸收热蒸气，加速药材软化。此法能显著缩短软化时间，且药材含水量低，便于干燥，适用于遇热成分稳定的药材。目前国内中药饮片生产企业主要采用立式真空加温润药机，收到了较好的效果。

操作方法：药材经洗药机洗净后，自动投入圆柱形筒内，待水沥干后，密封上下两端筒盖，然后打开真空泵，使筒内真空度上升到 83.7kPa 时（即不到一个大气压），约 4 分钟后，开始放入蒸汽，这时筒内真空度逐步下降，温度逐步上升到规定的范围（可自行调节），此时真空泵自动关闭，保温 15～20 分钟后，关闭蒸汽（时间可根据药材性能掌握），然后由输送带将药材运到切药机上切片，每筒药材 15 分钟即可切完。

目前，尚有真空气相置换润药机用于药材软化。工作原理是根据气体具有极强穿透性的特点，将处于高真空下的药材通入低压水蒸气，使药材在低含水量的情况下，快速、均匀软化。该设备具有有效容积率高、软化效率高、软化效果好、药材浸润后含水量低、能避免有效成分流失的优点。

药材软化是切制的关键，软化的好坏直接关系到饮片的质量，无论选择哪种方法，都要坚持药透水尽、少泡多润的原则。

（四）特殊软化

有些药材不宜用常温常压水软化，需采用特殊软化法。主要有湿热软化、干热软化等。

1. 湿热软化　本法实际是一种炮炙方法的综合利用，是采用水火共制法，经蒸、煮、等处理，既进行了炮炙，又使之软化，进行切制的方法。适用于部分质体坚硬，水分不易渗入，但水处理会造成有效成分流失的药材。如黄芩要蒸润后趁热切片，使其断面呈现黄色，若用冷水浸润后切片，断面则变为绿色，药材就发生了质变，使疗效降低或丧失。木瓜蒸后呈棕红色，趁热切片；天麻蒸切显得色泽美观，无翘片，碎片，损耗量小，既能达到润软的目的，又保存了药效。还有川乌、半夏等，亦属此类。

鹿茸刮去茸毛，加酒稍润，置高压锅排气孔上靠蒸汽软化，趁热切片，边蒸边切，既利于切片，又保证质量。

2. 干热软化　干热软化是将药材置烘箱内加热，利用其内存的水分及其自身性质，使之回软的方法。如：胶类常用烘烤法。有些地区红参、天麻也用此法。

(五) 中药材软化程度的检查方法

中药材在软化过程中,要抽样检查其软化程度是否符合切制要求,传统习惯称看水性、看水头。现将常用检查法简介如下:

1. **弯曲法** 长条状药材软化至握于手中,大拇指向外推,其余四指向内缩,药材略弯曲,而不易折断,即为合格,如白芍、山药、木通、木香等。

2. **指掐法** 团块状药材软化至手指甲能掐入表面为宜,如白术、白芷、天花粉、泽泻等。

3. **穿刺法** 粗大块状药材软化至以铁扦能刺穿而无硬心感为宜,如大黄、虎杖等。

4. **手捏法** 不规则的根与根茎类的药材软化至用手捏粗的一端,感觉其较柔软为宜。如当归、独活等。部分块根、果实、菌类药材,如延胡索、枳实、雷丸等,润至手握无吱吱响声或无坚硬感时为宜。

第二节 饮片类型及选择原则

一、 中药饮片类型

中药饮片类型规格丰富多样,一般取决于药材的特点、质地、形态和各种不同的需要,如炮制、鉴别、用药要求的不同。药材的自然状况,对于决定饮片类型具有重要意义,因为它直接关系到饮片切制的操作和临床疗效。中药是特殊商品,在保证饮片内在质量的同时,也要注重外在质量;饮片的厚薄、长短及粒度的大小、粗细与煎出物都有着密切的联系。中药饮片类型主要依据其切制方法、厚度、形状划分。

(一) 按饮片切制厚度划分

1. **极薄片** 厚度在 0.5 mm 以下。木质类及动物骨、角质类药材,根据需要,入药时,可分别制成极薄片。如羚羊角、鹿角、松节、苏木、降香等。

2. **薄片** 厚度 1～2 mm。适宜质地致密坚实、切薄片不易破碎的药材。如土茯苓、川木通、射干、白芍、槟榔、当归、天麻、三棱等。

3. **厚片** 厚度 2～4 mm。适宜质地松泡、淀粉性强、切薄片易破碎的药材。如茯苓、山药、葛根、防己、天花粉、泽泻等。

4. **丝** 包括细丝和宽丝;适宜皮类、叶类和较薄果皮类药材。细丝宽 2～3 mm,一般多为皮类药材;如黄柏、厚朴、桑白皮、青皮、合欢皮、陈皮等;宽丝宽 5～10 mm,如较大的叶类药材,荷叶、枇杷叶、淫羊藿等。

5. **段** 包括短段和长段,短段 5～10 mm,长段 10～15 mm。长段又称节,短段又称咀。主要为全草类药材,如荆芥、麻黄、薄荷、益母草、香薷、青蒿等;此外形态细长、成分易溶出的根类以及茎木类药材也常切成段,如党参、北沙参、怀牛膝、芦根、桑寄生、忍冬藤等。

6. **块** 指近方形或不规则的块状饮片,边长 8～12 mm。有些药材煎熬时,易糊化,需切成不等的块状,如葛根、茯苓、何首乌、商陆等。

(二) 按切制方法划分

1. **顶刀片** 又称顶头片、圆片、横片,将根茎药切面与切药刀成垂直方向所切出的横片,如白芍、乌药等。

2. **顺刀片** 将药材长轴与切药刀成平行方向所切出的片,如白术、川乌等。

3. **直片** 先将药材腰断,然后再纵切成的片,厚度 2~4 mm,适于形状肥大、组织致密、色泽鲜艳和需突出其鉴别特征的药材。如大黄、天花粉、何首乌、防己等。

4. **斜片** 将药材与刀成一定角度切制的片型,厚度 2~4 mm,适于长条形而纤维性强或组织致密的药材,如黄芪、甘草等。片型小的称瓜子片,如桂枝、桑枝等;片型稍大者称柳叶片,如甘草、黄芪等;片型较大的者称马蹄片,如鸡血藤、山药等。

(三) 按切成饮片的形状划分

为了突出药材及饮片的固有特征,在切制过程中,遵循切制的法度,掌握好恰当的切面,使饮片形如其物,并具有一种特殊形状,从而提高饮片的切制质量和商品质量,又称特型饮片。

1. **蝴蝶片** 适用于不规则块根或菌类药材,如白术、川芎等饮片。川芎药材呈不规则结节状拳形团块,节盘突出,茎常数个丛生(近似并排分枝),中间高,两边低,顶(底)端有类圆形凹陷的茎(根)痕。以拳形正面为切面,纵切,厚约 0.2 cm,饮片与蝴蝶相似而得名。

2. **凤眼片(鸡眼片)** 指细条圆筒状皮类药材的横切薄片,中间有圆孔,形似鸡眼,如丹皮、枳壳等饮片。

3. **燕窝片** 软化的某些药材以小刀逢中顺切一定深度去掉木心,将其内部向外翻转,形似燕窝,如天冬、麦冬等。

4. **盘香片** 指卷筒形皮类药材的横切丝片,呈圆形盘状似蚊香,如厚朴。

5. **肾形片** 扁圆球形药材直切成 1 mm 厚的片型,形似肾脏,如浙贝母。

6. **铜钱片** 泽泻药材的形状有圆形、椭圆形和倒卵形,在切制过程中,根据泽泻的形状特征,只能横切,所有饮片呈一圆形,厚约 0.4 cm,形似于我国清末以来所铸造的各种新式铜币——铜圆(钱)而得名。

7. **鬼脸片** 为升麻的斜片,其片面色灰黑蓝草绿,边缘微黑色,内有青绿空洞及网状花纹,纹内呈交叉的青绿黄色形似鬼脸。

8. **纽襻片** 枳壳药材"为半圆球形,翻口似盆状"。将净药材抢水洗,润软后翻口对齐折拢,置特制的压架中,数个相叠,数叠一架,悬挂于通风干燥处,每日加压挤紧(以防饮片干后翻口处张开),干透后拆开压架,枳壳形似钟面。将枳壳再均匀喷洒清水润软后,依钟壁纵切,厚约 0.2 cm,饮片形似我国传统服装的布纽扣而得名。

9. **阴阳片** 将药材切制成具两种不同颜色表面的饮片,如黄柏阴阳片、黄芪阴阳片。

10. **双飞片** 软化后的桔梗药材,以小刀逢中顺切一定深度,将其内部向外翻转并砸扁平,称为桔梗双飞片。

11. **骨牌片** 杜仲、黄柏等长方形片状药材,先切成长段,再纵切成的片。

二、 饮片类型的选择原则

(1) 质地致密、坚实者,宜切薄片。如乌药、槟榔、白芍等。

(2) 质地松泡、粉性大者,宜切厚片。如山药、天花粉、茯苓、甘草、南沙参等。

(3) 为了突出鉴别特征,或为了饮片外形的美观,或为了方便切制操作,视不同情况,选择直片、斜片及特型饮片等。如大黄、何首乌、山药、黄芪、桂枝、桑枝、川芎、升麻等。

(4) 凡药材形态细长,内含成分又易煎出的,可切成一定长度的段。如木贼、荆芥、薄荷、麻黄、益母草等。

(5) 皮类药材和宽大的叶类药材,可切成一定宽度的丝。如陈皮、黄柏、荷叶、枇杷叶等。

(6) 为了方便对药材进行炮炙(如酒蒸),切制时,可选择一定规格的块或片。如大黄、何首乌等。

其他不宜切制者,一般应捣碎或碾碎使用。

第三节 切 制 方 法

根据饮片类型和加工量的不同,目前有手工切制和机器切制。机器切制多适用于中药饮片厂、药材产地加工厂;手工切制可灵活加工各种规格、形状的饮片,有"薄如纸,吹得起,断面齐,造型美"的评价,更有"白芍不见边,木通飞上天,陈皮一条线,枳壳赛纽襻"的美誉。既能达到饮片切制目的,也是饮片行业技术水平的体现。

一、 手工切制

手工切制适用于特别讲究外形的饮片规格以及太软、太黏及粉质药材和贵重药材。优点是操作方便,灵活,不受药材形状的限制,切制的片型美观、齐整、规格齐全,损耗率低,弥补了机器切制的不足。但是生产效率低,劳动强度大,因此已经少用。

1. **切药刀(铡刀)** 由铡刀、刀床(又名刀桥)、刀鼻(又名象鼻或刀脑)、压板、刀案等组成。刀口有两种,一为平面口,一为单楔型口。平面口刀宜切薄片及体质疏松的厚片;单楔型口刀宜切坚实药厚片、薄片及茎类小段。刀与刀床应相联,保持一线口。切薄片时,刀应与刀床靠紧。切厚片可稍靠松。一般情况下,应配备两把铡刀,切把子药或个子药,宜用大叶刀(新刀)、单楔型口刀;切薄片药时,用平面口刀(半旧刀)。

全草、细长的根和根茎、藤木、皮、叶类药材整理成把后切制,称为把活,多用压药板送药;不规则团块、颗粒状药材,如地黄、槟榔等则要单个切制,称为个活;如槟榔,可用特殊的工具如蟹爪钳夹紧送药。某些贵重药材,如鹿茸,可借用鹿茸加工壶,即通过加工壶口较为集中的蒸汽蒸软鹿茸,使之软化后,再进行手工切制。

切制时坐姿要端正,鼻尖对准刀柄,刀柄对准衣扣,保持三点对一线,脚踏紧坐凳,才不至于拉斜刀口切出败片。药把整理完备后,左手要握紧铁钳或竹把子夹紧药材,送药过桥要均匀,徐徐平推,右手下刀敏捷,紧握刀柄着力适当,将刀一起一落,起落均匀,既不落空又不打顿,两手灵活协作,逐渐加快速度,如此才能得心应手地切出所需厚薄一致的合格饮片。

2. **片刀(类似菜刀)** 多用于切厚片、直片、斜片等,如浙贝母、白术、甘草、黄芪、苍术等。

饮片能否保证其质量,与药工切制关系十分密切。因此,必须掌握一刀、二药、三手段的基本要领。首先切药刀的操作规程和使用技巧就必须要求做到认真掌握和领会。磨刀也是关键,先要着力,动作应为前三后四带中间,使刀口落实磨面,应边磨边检查刀刃锋利程度,磨出青锋口为止,俗称见青。

在切药过程中,应备水刷、油刷各一把,经常保持刀的光洁润滑,转动灵活自如,所切饮片才能达到厚薄均匀,平整美观。

切药刀要会保养,刀在切药过程中,质地坚硬而未润透心的药材,不宜强切,免伤刀口。切制时常以水揩去刀口黏腻物,保持刀口光滑,刀鼻与刀孔结合处,应涂少量的机油,减少摩擦声。药材切完后,将铡刀取下揩净黏腻物及水分,涂上植物油,并以油纸包好悬挂僻静地方,用时再安装。

二、 机器切制

目前,全国各地生产的切药机种类较多,基本特点是生产能力大,速度快,节约时间,减轻劳动强度,提高生产效率。但一些特殊的片型、出口和贵重饮片(西洋参)等,不宜采用机械切制,否则败片率较高。现将几种主要的切药机简介如下:

1. **铡刀式切药机**　采用偏心轮,使刀片高速往复运动,所以,速度快,力量大,为最常用的切制设备。适用于长条形药材的切制。如根、根茎类,全草类药材,但不适合颗粒状药材的切制(彩图 3)。

2. **直线往复式系列切药机**　采用"切刀垫板"式切制原理,用特制的输送带和压料组件将物料按设定的距离作步进移动,直线运动的切刀在输送带上切断药材。适用于加工中药材精制饮片、颗粒饮片和片、段、条等一般饮片(彩图 4)。

3. **转盘式切片机**　这种机器的主要特点是刀片在旋转,可以进行颗粒类药材的切制。操作时,将待切制药材装入固定器内,铺平、压紧,以保持推进速度一致,切片均匀。全草类药材不宜用此设备切制(彩图 5)。

4. **旋料式切片机**　采用全新的"动料定刀"式切制原理,工作原理是药材从高速旋转的转盘中心孔投入,在离心力的作用下滑向外圈内壁作匀速圆周运动,当药材经过装在切向的固定刀片时,被切成片状,被切下的片顺着刀刃口的切向飞入出料口。采用固定刀片切制旋转物料的方式,适合根茎类、果实类药材的切片和精制饮片加工(彩图 6)。

5. **多功能切药机**　这种切药机主要是特点是药材切制过程为填入式、无机械输送;根据药材形状直径选择不同的进药口,多用于块状和颗粒药材加工切制为圆片、直片以及多种规格的斜片。该机器由于体积小重量轻,操作维修方便,但效率低。

三、 其他切制与加工

有些药材不易软化切制,可根据不同情况选择适宜工具或采用其他方法进行加工处理,使之大小适宜,便于调剂和制剂。

1. **镑**　镑片所用的工具是镑刀。操作时,将软化的药材用钳子夹住,另一只手持镑刀一端,来回推拉,镑成极薄的饮片。此法适用于质地坚硬的动物骨、角类药材,如羚羊角、水牛角等。

2. **刨**　操作时,将刨刀固定在案上,推动药材即得刨片;亦可将药材固定,推动刨刀制薄片。适用于木质或坚硬粗大的藤木类饮片制备。如檀香、松节、苏木等。

3. **劈**　本法是利用斧类工具将动物骨骼类或木质类药材劈成块或厚片。如降香、松节等。

4. **锉**　有些药材,习惯上用其粉末。但由于用量小,一般不事先准备,而是随处方加工,如水牛角、羚羊角等。调配时,用钢锉将其锉为末,或再加工继续研细用。

5. **碾捣**　某些药材由于质地特殊或形体较小,不便于切制,整体应用会影响有效成分的煎出,影响疗效;因此不论生熟,均碾碎或捣碎后入药,以便调配和制剂,使其充分发挥疗效。采用碾碎或捣碎的药材,大致分为矿物类、贝壳类、果实种子类及部分根及根茎类,如自然铜、穿山甲、栀子、三七等。常用的工具有铁或铜制的冲钵、碾槽,石制的臼,瓷制的研钵等。

6. **制绒**　某些纤维性和体轻泡的药材经捶打,推碾成绒絮状,可以缓和药性或便于应用。如麻黄碾成绒,则发汗作用更为缓和,适用于老年、儿童和体弱者服用。另外,艾叶制绒,便于配制灸法所用的艾条或艾柱。

7. **揉搓**　对于质地松软而呈丝条状的药材,须揉搓成团,便于调配和煎熬,如竹茹、谷精草等。另如荷叶、桑叶须揉搓成小碎块,便于调剂和制剂。

8. **拌衣**　将净药材表面用水湿润,使辅料黏于药材上,以增加中药疗效,便于临床应用。主要有朱砂拌和青黛拌。将净药材湿润后,加入定量的朱砂或青黛细粉拌匀后晾干。如朱砂拌茯苓、远志,可增强宁心安神的作用。青黛拌灯心草则有清热凉肝的作用。

第四节　干　　燥

中药材切成饮片后,为保存药效,便于贮存,必须及时干燥,否则影响质量。切制后的饮片若干燥不及时或干燥方法选用不当可导致饮片失去原药材气味,使饮片变色或走味。若是干燥不透或干燥后未放凉或贮存处潮湿,可导致药材或饮片表面长出菌丝而发霉。由于各种饮片性质不同,干燥方法不尽相同,主要分为自然干燥和人工干燥。干燥方法是否得当是保证饮片质量的关键。

一、自然干燥

系指把切制好的饮片利用自然条件去掉其中水分的方法,主要包括晒干法和阴干法。即在大气中借太阳的辐射热或自然界的风力,使物料中的水分气化蒸发而达到除去水分的目的。不需人工加热和排出干燥介质,不需要特殊设备,简便易行、成本低。一般饮片均可应用"自然干燥"。但易受自然气候条件的制约,而且干燥的时间较长、劳动强度大、效率低,其过程和干燥程度都较难控制,同时饮片亦不够卫生。使用该法要注意 GMP 要求饮片不得落地。

1. **晒干法**　把切制后的饮片置于日光下曝晒干燥。优点是简便易行,不使用能源;缺点是占用空间大,易受季节气候影响。

2. **阴干法**　将饮片置于阴凉通风处缓缓干燥。尤其适用于芳香性饮片(荆芥、薄荷等)、色泽鲜艳或日照易变色的饮片(白芍、槟榔等),以及含黏液质较多的饮片(天冬、玄参、玉竹等)。

二、人工干燥

人工干燥是利用一定的干燥设备,对切制后的饮片进行干燥。本法的优点是:可以克服自然干燥法对天气的依赖,并减少微生物、雨淋等因素对饮片质量的影响。可缩短干燥时间,降低劳动强度,提高生产效率,但成本较高。近年来,全国各地在生产实践中,设计并制造出各种干燥设备,如直火热风式、蒸汽式、电热式、远红外线式、微波式,使其干燥能力有了较大的提高。

人工干燥的温度,应视药材性质而灵活掌握。一般饮片以不超过80℃为宜。含芳香挥发性成分的饮片以不超过60℃为宜。已干燥的饮片需放凉后再贮存,否则,余热会使饮片回潮,易于发生霉变。干燥后的饮片含水量应控制在7%～13%为宜。

1. **翻板式干燥机**　其工作原理是饮片经上料输送带送入干燥室内,由若干翻板构成的帘式输送带往复传动,热风炉或蒸汽换热器产生的干净热空气经送风器分配给烘箱内的多层翻板,自上而下运动,经热空气对物料的对流传导和辐射传导,达到物料干燥之目的,干燥后饮片沿出料口经振动输送带进入立式送料器,上输入出料斗,下承包装袋收药。见图7-1。

此种设备干燥结构简单,易于安装,干燥饮片受热均匀,干燥效果好,适宜大量生产。

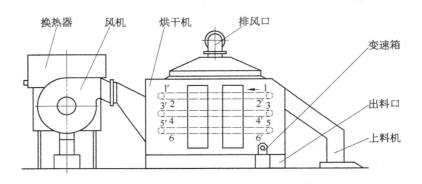

图7-1　翻板式干燥机示意图

2. **热风式干燥机**　其工作原理是燃烧室内以煤作热源,热风从热风管内输入室内。由于鼓风机作用,使热风对流,达到温度均匀。操作时,待干燥之饮片从进料口送入,饮片干燥后,停止鼓风,在出料口收集干燥饮片。干燥温度一般在80～120℃,干燥饮片时控制在80℃左右,并应视药材质地和性质而定。此种干燥设备,结构简单,易于安装,适宜大量生产。见图7-2。

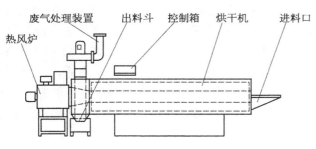

图7-2　热风式干燥机示意图

3. **红外线辐射干燥设备**　工作原理是利用远红外线辐射饮片,使分子运动加剧而内部发热,温度升高,使内部水分的热扩散和湿扩散梯度方向一致,都是由内向外,与表面水蒸气共同处在向外扩散的最佳状态;从而加速了干燥过程,缩短了干燥时间;还具有较高的杀菌、杀虫及灭卵能力,节省能源,造价低,便于自动化生产,减轻劳动强度,饮片质量好。

此种设备能较好地保留中药挥发性成分,可用于芳香性中药材和饮片的干燥与灭菌。见图7-3。

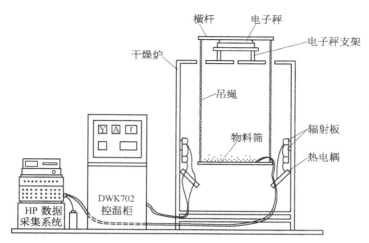

图 7-3　远红外辐射装置示意图

4. 微波干燥技术　微波是指介于高频与远红外线之间的电磁波,波长为 0.001～1 m,频率为 300～300 000 MHz。微波干燥技术是用微波照射待干燥的中药饮片,电磁场方向和大小随时间作周期性变化使中药饮片内极性水分子随着交变的高频电场变化,使分子产生剧烈的转动,发生摩擦转化为热能,使饮片整体均匀升温达到干燥的目的。微波干燥优点是:微波的穿透能力比远红外线大得多,速度快,时间短,加热均匀,产品质量好,热效率高等,微波干燥不受燃料废气污染的影响,且能杀灭微生物,具有消毒防腐的作用。

此外还有传送带式干燥器、太阳能干燥器等,可根据企业规模选择不同的干燥设备。

第五节　影响饮片切制的主要因素

在饮片切制过程中,只有认真按照炮制工艺操作,才能保证饮片质量。若在软化、切制、干燥等工序上操作不规范,都会影响饮片的外观及内在质量,易产生不合格的饮片。

一、常见的不合格饮片

(一) 败片

中药饮片切制过程中所有不符合切制规格、片型标准的饮片,都称为败片。主要包括有连刀片、掉边与炸心片、皱纹片和翘片等。

1. 连刀片(拖胡须)　指药材未完全切断而相互牵连的饮片。饮片拖较长的边缘称拖胡须片;挂短的须边称挂须片;连续几片未切断形似蜈蚣状称蜈蚣片。如桑白皮、黄芪、厚朴、麻黄等。

2. 掉边(脱皮)与炸心　前者为药材切断后,饮片的外层与内层相脱离,形成只有片心而无外皮的饮片,也称脱皮片;如郁金、桂枝等。后者为药材切制时,药材的内外组织脱离,其髓芯随刀具向下用力而破碎只有外圈的饮片;如白芍、泽泻等。

3. **皱纹片(鱼鳞片)** 是饮片切面不光滑粗糙,形成鱼鳞似小斑痕的饮片。如三棱、莪术等。

4. **翘片** 饮片边缘卷曲而不平整的饮片。如槟榔、白芍、木通等。

(二) 变色与走味

变色是指饮片切制干燥后失去了原药材的色泽;走味是指药材软化时浸泡时间过长,切制后干燥不及时或干燥方法选用不当而导致饮片失去了原药材的气味。如槟榔、白芍、大黄、薄荷、荆芥、藿香、香薷、黄连等。

二、 导致切片不合格的主要因素

1. **软化不当** 系药材软化时,浸泡或闷润不当,若外部含水量过多,在饮片切制时,易形成连刀片;若药材内部达软化要求,而药材表面较干,在饮片切制时,易形成掉边(脱皮);若药材软化时,未润透,在饮片切制时,易形成炸心。另外,若药材软化时,水性不及,在饮片切制时,易形成皱纹片。药材软化时,若内部含水分太过,可导致药材伤水,在饮片切制后,难于干燥,并易形成翘片,尤其薄片或极薄片极易出现此现象。

2. **刀不快、技不精** 在饮片切制过程中,若刀具不锋利或切制技术不娴熟,易形成连刀片。若刀具不锋利或刀与刀床不吻合,也易形成皱纹片。

3. **干燥方法不正确或贮存不当** 切制后干燥不及时或干燥方法选用不当而导致饮片失去了原药材气味,易形成饮片走味。或干燥不透或干燥后未放凉或贮存处潮湿,易导致饮片表面发霉。若干燥温度或贮存环境温度过高,也易形成油片。

第六节 包　　装

中药饮片的包装是保证中药饮片质量及其使用安全的一个重要环节,是根据其性质,采用先进技术,将干燥的中药饮片包裹、封藏在适当的包装材料或容器内的过程。可进行必要的装潢,印刷适当的标记和标志。中药饮片包装后可利于贮存和流通,防止污染,保证质量。

中药饮片的包装可概括为两个方面:一是指包装中药饮片所用的材料、容器及辅助物;二是指包装中药饮片时的操作过程,包括包装方法和包装技术。

一、 中药饮片包装材料的要求

中药饮片包装材料应无毒,性质稳定,不与被包装的中药饮片发生反应,不改变中药饮片的气和味;应能够保护所包装的中药饮片;运输过程不易破损,结实耐用;应能达到密闭、密封的不同要求。应有大小、重量等不同规格的包装材料。

二、 中药饮片包装材料的选择原则

1. **对等性原则** 在选择中药材包装时,既要考虑能保证中药的质量,也应考虑中药饮片的品性或相应的价值,所选用的包装材料应与之对等。

2. **适应性原则**　要求中药饮片包装材料的选用应与流通条件如气候、运输方式、流通对象与流通周期等相适应。

3. **协调性原则**　协调性原则是指中药饮片包装应与该包装所承担的功能相协调。

4. **美学性原则**　美学性原则要求所选择的中药饮片包装材料要注意颜色、挺度、外形、种类等,应美观,符合美学要求。如精品中药饮片包装。

5. **包装材料与中药饮片相容性原则**　在选择包装材料时,应选用对中药饮片无影响、对人体无伤害的中药饮片包装材料。

6. **无污染原则**　中药饮片包装材料要有利于环保,有利于节约资源。

三、 中药饮片包装器材

不同种类的中药饮片具有不同的特性,有的须防潮,有的须防压,有的须防冻,有的须避光,因此,对包装材料的要求也各有不同。常用的中药饮片包装器材有硬性包装器材、半硬性包装器材、软性包装器材。硬性包装器材大多为木材、金属、玻璃、陶瓷等材料制成,质地坚实、耐压性能好,可以阻抗外界湿度、阳光等的影响,适宜包装易吸湿、挥发、质脆、易虫蛀、贵重、毒麻中药饮片。传统较常用的木质器材有木箱、木桶等,金属器材有铁桶、铁罐、马口铁盒、铝合金盒等,陶瓷器材有瓶、缸、罐等以及玻璃器材。半硬性包装器材主要有纸箱(盒)等,有一定的耐压性能,成本低,适用于体积大、耐压性差或新鲜药材。软性包装器材主要有布袋、编织袋、塑料袋、纸袋等。此类包装机械防护性能差,但成本低,多用于耐压的中药材包装,布袋、塑料袋等还可用作内包装。

四、 中药饮片包装前的质量要求

中药饮片包装前,应检查中药饮片的净度、水分含量是否符合规定要求,将中药饮片分成不同的规格、等级,便于按质论价。检查中药饮片内在质量,主要包括:灰分与酸不溶性灰分、浸出物(或标准提取物)、指标性成分或有效成分含量。农药残留、重金属限度及微生物限度检查等,应符合国家标准。

五、 中药饮片包装方法

中药饮片种类繁多,价值相差悬殊,产区分布广泛,使用的包装也多种多样。目前,我国对同一种中药饮片尚无统一的包装标准。因此,规范中药饮片的包装,显得非常迫切和必要。近年来,随着包装技术的进步,中药饮片的包装有了很大的改进。由于中药饮片品种繁多,性能各不相同,商品规格复杂,对包装使用的材料和种类、包装的强度、结构形式和包装方法亦应因药而异。一般而言,中药饮片包装可采用如下方法:

(1) 对于根、根茎类,种子、果实类,花类,动物类中药饮片,全部用小包装加大包装的方法。小包装用无毒聚乙烯塑料透明袋,一般每袋装 0.5、1.5、2 kg,放入饮片检验合格证后封口,转入大包装(可用大铁盒或硬纸箱)中。大、小包装外面都注明饮片品名、规格、数量、生产批号、厂名。

(2) 对于全草类和叶类中药饮片,可用无毒聚丙烯塑料编织袋包装,固定装量为 10～15 kg 一件。封口时同样要放入检验合格证,并在外面印上饮片的品名、数量、规格、生产批号和厂名。

（3）对于矿物类和外形带钩刺中药饮片宜用双层或多层无毒聚丙烯塑料编织袋包装，以防泄漏。

（4）对于贵细中药饮片，应使用内包装和特制的包装箱作外包装进行双重包装，以免在贮运过程中因装卸碰撞等引起外包装破损后贵细药材遭受损失和污染。在外包装上不宜标明品名，以防被盗。精品包装规格一般较小，宜用小玻璃瓶、小纸盒分装到一日量或一次量的最小包装，并贴上完整的使用说明标签。在小包装外再进行精美的外包装。

（5）对于毒性、麻醉性中药饮片，应按不同性质使用相应的包装材料，采用特殊包装，有明显的规定标记，加封，以引起贮运各个环节工作人员的注意。

（6）对于易霉变、易泛油、易虫蛀中药饮片，随着包装技术的进步，可采用真空包装；对于花类药材如金银花、菊花等以及色泽、成分不稳定，易氧化药材亦可采用充气（充入惰性气体如氮气、二氧化碳）包装。

另外，近几年，国家正在开展小包装中药饮片推广使用的研究与探讨。中药小包装饮片是指将加工炮制合格的饮片，根据临床常用剂量，用一定的包装材料封装，由配方药师直接调配，无需称量的一种饮片。这种饮片一方面改变了传统的中药调配方式，具有计量准确、配方效率高的特点；另一方面又使患者能对所配中药一目了然，保护了消费者的利益。对药房而言，小包装饮片干净卫生，粉尘少，质量有保证，配方准确性也高。

随着中药饮片在国际市场需求的不断扩大，中药饮片包装还可开拓包装的 ENA 条形码（国际物品编码协会制定的世界通用条码），赋以饮片名、炮制工艺、来源区别（如同药名的不同品种、野生或人工栽培等）以及商品等级与包装单重，通过光电读码便于配方、计价等自动化管理。现代包装，可为中药饮片更好地走向世界创造有利条件。

（金传山）

第八章 炒 制

导学

炒制包括单炒和加辅料炒。要求掌握单炒和加辅料炒的炮制工艺、炮制作用及注意事项，掌握重点中药的炮制工艺要点和炮制作用；熟悉一般中药的炮制规格和炮制作用，熟悉重点中药饮片的质量要求及炮制研究概况；了解单炒和加辅料炒的含义。

将净制或切制过的饮片，加辅料或不加辅料，置预热容器内，用适当的火力连续加热，并不断翻动或转动至规定程度的操作过程，称为炒制。

炒制从汉代开始就广泛应用，是目前最古老、最基本的炮制方法。古代文献中的熘、熬，即今之炒制。

根据炒制的操作及加辅料与否，分为单炒和固体辅料炒。单炒根据加热程度不同分为炒黄、炒焦。加辅料炒根据所加辅料的不同分为麦麸炒、米炒、土炒、砂炒、蛤粉炒和滑石粉炒等。

炒制品的质量优劣，与火力和火候的控制密切相关。火力是指火的大小（强弱）或温度的高低，一般分为文火、中火、武火及文武火。炒制时需根据炒制方法，中药质地、体积大小、厚薄等选用适当的火力。一般炒黄多用文火，炒焦多用中火，炒炭多用武火。加辅料炒多用中火或武火。火候是指中药炮制的程度，一般根据中药饮片内外特征的变化以及某些辅助的方法判断其是否达到了所规定的炒制程度，传统称为"看火候"。

炒制分为手工炒制和机器炒制。手工炒制适用于小量生产，操作工艺一般分为预热、投药、翻炒、出锅、摊晾五个步骤。

机器炒制常用平锅式炒药机和滚筒式炒药机。平锅式炒药机适用于种子类中药的炒制和部分固体辅料炒制。滚筒式炒药机是目前炒药机的主流机型，适用于单炒、固体辅料炒和炙法等（彩图7）。

第一节 单 炒

不加任何辅料的炒制称为单炒，原称清炒。按炒制程度分为炒黄、炒焦两种炮制工艺。

炒 黄

将净制或切制过的饮片,置预热容器内,用文火或中火连续加热,并不断翻动或转动,至饮片表面呈黄色或较原色加深,或发泡鼓起,或爆裂,并逸出固有气味的操作过程,称为炒黄。多适用于果实种子类中药的炮制。

(一) 炒黄工艺

手工炒制先用适宜的火力将炒制容器预热后,投入大小分档的饮片,迅速拌炒至所需程度,取出,摊凉,除净碎屑,检验合格后,包装贮藏。

机器炒制应根据炒药机的类型、中药饮片的物理参数(水分、形状、密度、传热性等)、加入物料的量、炒制季节以及炒制的质量要求等因素,确定炒制温度、炒制时间、投药数量和转速等工艺参数后,进行规范化生产。

炒黄是一个工艺和程度的界定,有些药表面炒制前后均不见黄色,所以炒制程度很难判定。根据经验,给出简易判定方法。

(1) 对比看:炒制时,以生饮片为对照,密切观察炒制品颜色的变化,表面变黄或加深,微挂火色即可。

(2) 听爆声:种子类中药炒制时会发出爆鸣声,当爆鸣声由密集转弱时,即可。

(3) 闻香气:很多中药炒制时逸出其固有气味,若嗅到香气或特殊的气味由浓减弱,即可。

(4) 看断面:当上述方法仍不能判断炒制程度时,可结合看炒制品的断面来判定。当断面呈淡黄色时,即达到标准。这是判定炒黄标准中最关键的一条。若外表颜色加深,断面颜色一点没变,有可能是温度太高,导致外焦内生。综合运用以上四条,可准确判定炒黄的程度。

(二) 炒黄的作用

(1) 易于饮片的粉碎和有效成分的煎出,增强疗效:如王不留行、决明子等。

(2) 降低毒性或副作用:如苍耳子、白果等。

(3) 缓和或改变药性:如牵牛子、葶苈子、牛蒡子、莱菔子等。

(4) 杀酶保苷:如槐米、芥子等。

(5) 矫臭矫味,利于服用:如九香虫等。

(6) 利于调剂、制剂:具有硬刺等非药用部位的药,炒制后易于去除。如苍耳子、蒺藜等。

(三) 注意事项

(1) 饮片大小分档,炒制容器要预热。

(2) 根据炒制要求,选择适当火力。

(3) 翻动要均匀,出锅要及时、迅速。

芥 子

【来源】 本品为十字花科植物白芥 *Sinapis alba* L. 或芥 *Brassica juncea* (L.) Czern. et Coss. 的干燥成熟种子。

【处方用名】 芥子,炒芥子。

【炮制沿革】 唐代有蒸熟捣(《千金》)、微熬(《外台》)。宋代提出微炒(《圣惠方》)。明代要求微炒研碎(《入门》)。清代出现微焙(《本草汇》)。《药典》载有芥子和炒芥子。

炮制作用论述："炒缓,生则力猛。"(《辨义》)"煎汤不可过熟,熟则力减。"(《辑要》)

【产地加工】 夏末秋初果实成熟时割取植株,晒干,打下种子。除去杂质。

【炮制工艺】

1. 芥子 取原药材,除去杂质。用时捣碎。

2. 炒芥子 取净芥子,用文火加热,炒至表面深黄色,爆鸣声减弱,内里浅黄色,有香辣气时,取出,放凉。用时捣碎。

【炮制作用】 芥子味辛,性温。归肺经,具有温肺豁痰利气、散结通络止痛的功效。

生芥子辛散力强,善于通络止痛。用于胸闷胁痛、关节疼痛、痈肿疮毒。如治痰涎水饮的控涎丸(《药典》)。

炒芥子缓和辛散走窜之性,避免耗气伤阴;鼓起爆裂,质变酥脆,利于粉碎和有效成分煎出;杀酶保苷,利于保存药效。炒芥子善于顺气豁痰,多用于痰多咳嗽。如治小儿风寒感冒、咳嗽痰多的小儿至宝丸(《药典》)。

【质量要求】

1. 芥子 呈球形。表面呈灰白色至淡黄色(白芥子)或黄色至棕黄色(黄芥子)。气微,味辛辣。水分不得过 14.0%;总灰分不得过 6.0%;水溶性浸出物不得少于 12.0%;含芥子碱不得少于 0.50%。

2. 炒芥子 形如芥子,表面淡黄色至深黄色(炒白芥子)或深黄色(炒黄芥子),断面浅黄色,有香辣气。水分不得过 8.0%;总灰分和水溶性浸出物同芥子;含芥子碱不得少于 0.40%。

【研究述要】 芥子中所含的芥子苷,在芥子酶的作用下,分解成异硫氰酸丙烯酯(黑芥子油)及异硫氰酸对羟基苄酯(芥子油),发挥生物活性。过量芥子油有较强的辛辣味及刺激作用,可使皮肤和黏膜发生水肿、起泡、溃破和感染,甚至引起强烈的胃肠道刺激。通过加热炮制,可破坏芥子酶,防止芥子苷在内服前被酶解,确保芥子苷内服后在胃肠道中缓慢水解,释放出芥子油而发挥治疗作用。

研究表明,水煎液中芥子苷含量顺序为:炒芥子粗粉>生芥子粗粉>炒芥子>生芥子,故芥子入煎剂以炒制捣碎为宜。

以芥子苷含量为指标,比较清炒法、电热恒温烘法和远红外烘烤法炮制白芥子,结果表明:远红外烘烤法制得的炒芥子色泽均匀,芥子苷含量高,工艺易于控制。

莲 子

【来源】 本品为睡莲科植物莲 *Nelumbo nucifera* Gaertn. 的干燥成熟种子。

【处方用名】 莲子,莲子肉,炒莲子,炒莲子肉,炒莲肉。

【炮制沿革】 唐代有蒸(《食疗》)、干捣破之(《新修》)。宋代有去皮心(《三因》)、麸炒香(《总录》)。明代有酒煮(《普济方》)。清代有酒浸(《本草述》)。《药典》载有莲子;《规范》载有炒莲子。

炮制作用论述："补脾固精气,炒熟用良。"(《正义》)"熟用补中和胃。"(《汇纂》)

【产地加工】 秋季果实成熟时采割莲房,取出果实,去果皮,干燥。

【炮制工艺】

1. 莲子肉 取原药材,除去杂质,用温水略浸,捞出润软,剥开去心,干燥。

2. 炒莲子肉　取净莲子肉,用文火加热,炒至表面深黄色,有香气逸出,取出,放凉。

【炮制作用】　莲子肉味甘、涩,性平,归脾、肾、心经,具补脾止泻、益肾涩精、养心安神的功效。

莲子肉常用于心神不交,睡眠不宁。如治脾胃虚弱、气喘咳嗽的参苓白术散(《药典》)。

炒莲子肉气味甘香,用于脾虚泄泻、肾虚遗精、妇女带下。如治腹胀便溏的启脾丸(《药典》)。

【质量要求】

1. 莲子肉　略呈椭圆形或类球形。表面浅黄棕色至红棕色。质硬,种皮薄,不易剥离。气微,味甘、微涩。水分不得过14.0%;总灰分不得过5.0%。

2. 炒莲子肉　形如莲子肉。外表深黄色,略有焦斑;内表面微黄色。

花　　椒

【来源】　本品为芸香科植物青椒 *Zanthoxylum schinifolium* Sieb. et Zucc. 或花椒 *Zanthoxylum bungeanum* Maxim. 的干燥成熟果皮。

【处方用名】　花椒,青椒,蜀椒,川椒,炒花椒,炒川椒。

【炮制沿革】　汉代有炒去汗(《金匮》)。晋代有熬令黄(《肘后方》)。南北朝提出去目酒蒸(《雷公》)。唐代有醋浸(《心鉴》)。明代有酒、醋、童便和米泔制(《普济方》)。清代有面炒制(《食物》)。《药典》载有花椒和炒花椒。

炮制作用论述:"凡用椒,皆火微熬之,令汗出,谓之汗椒,令有势力……"(《证类》)"炒熟,熨冷湿诸痛。"(《得配》)

【产地加工】　秋季采收成熟果实,晒干,除去种子及杂质。

【炮制工艺】

1. 花椒　取原药材,除去果柄及杂质,筛出种子。

2. 炒花椒　取净花椒,用文火炒至色泽加深,显油亮光泽,有香气逸出时,取出,放凉。

【炮制作用】　花椒味辛,性温,有小毒。归脾、胃、肾经。具有温中止痛、杀虫止痒的功效。

生花椒辛热之性甚强,外用杀虫止痒力胜,用于疥疮、湿疹或皮肤瘙痒等症。如治风湿毒虫所致鹅掌风、脚湿气等的癣湿药水(《药典》)。

炒花椒可降低毒性,缓和辛散作用,长于温中散寒、驱虫止痛。用于脘腹寒痛、寒湿泄泻、虫积腹痛或吐蛔。如治经行腹痛、赤白带下的二益丸(《部颁标准》)。

【质量要求】

1. 花椒　青椒外表面灰绿色或暗绿色,散有多数油点和细密的网状隆起皱纹。气香,味微甜而辛。花椒外表面紫红色或棕红色,散有多数疣状突起的油点,对光观察半透明。香气浓,味麻辣而持久。

2. 炒花椒　形如花椒,表面颜色加深,具油亮光泽,香气浓郁。

白　　果

【来源】　本品为银杏科植物银杏 *Ginkgo biloba* L. 的干燥成熟种子。

【处方用名】　白果,白果仁,炒白果,炒白果仁,熟白果。

【炮制沿革】　明代有炒黄(《回春》)、去壳切碎炒(《景岳》)、米蒸(《滇南》)。清代有煮(《拾遗》)、油制(《丛话》)。《药典》载有白果和炒白果。

【产地加工】　秋季种子成熟时采收,去种皮,洗净,稍蒸或略煮后,烘干。

【炮制工艺】

1. 白果仁　取原药材,除去杂质,去壳取仁。

2. 炒白果仁　取净白果仁,用文火加热,炒至深黄色,并有香气逸出时,取出,放凉。用时捣碎。

【炮制作用】　白果味甘、苦、涩,性平,有毒,归肺、肾经,具有敛肺定喘、止带缩尿的功效。

白果仁有毒,内服用量宜小。能降浊痰,消毒杀虫。常用于疥癣,阴虱。如治感冒咳嗽、小儿百日咳、支气管炎的清肺止咳散(《部颁标准》)。

炒白果仁降低毒性,收敛作用增强,具有平喘、缩尿止带等功效。用于气逆喘咳、带下等。

【质量要求】

1. 白果仁　略呈椭圆形,一端稍尖,另一端钝,表面黄白色或淡棕黄色,平滑。一端淡棕色,另一端金黄色。横断面外层黄色,胶质样,内层淡黄色或淡绿色,粉性,中间有空隙。气微,味甘,微苦。

2. 炒白果仁　形如白果仁,表面黄色或深黄色,稍有焦斑,气香。

【研究述要】　白果仁含有白果二酚等有毒成分,能刺激胃肠黏膜,导致神经性中毒;严重者抑制心跳呼吸中枢,表现为中毒性脑炎,可引起死亡。儿童食用白果中毒,年龄越小死亡率越高。生白果的毒性大于熟白果。

决　明　子

【来源】　本品为豆科植物决明 *Cassia obtusifolia* L. 或小决明 *Cassia tora* L. 的干燥成熟种子。

【处方用名】　决明子,草决明,炒决明,炒决明子。

【炮制沿革】　梁代有火炙(《集注》)。唐代有醋渍(《千金翼》)。宋代有微炒(《圣惠方》)。清代有酒煮(《握灵》)。《药典》载有决明子和炒决明子。

炮制作用论述:"补肝明目决明子……酒煮曝干为末。"(《握灵》)

【产地加工】　秋季采收成熟果实,晒干,打下种子,去杂。

【炮制工艺】

1. 决明子　取原药材,除去杂质,洗净,干燥。

2. 炒决明子　取净决明子,中火加热,炒至爆裂声减弱,表面颜色加深,断面浅黄色,有香气时,取出,放凉。用时捣碎。

【炮制作用】　决明子味甘、苦、咸,性微寒,归肝、大肠经。具有清热明目、润肠通便的功能。

生决明子长于清肝热、润肠燥,用于目赤肿痛、大便秘结。如治肝阳上亢的清脑降压片(《药典》)。

炒决明子缓和寒泻之性;鼓起爆裂,质变酥脆,利于粉碎和有效成分的煎出。具有平肝养肾的功效。用于头痛、头晕、青盲内障。如治头痛眩晕的山菊降压片(《药典》)。

【质量要求】

1. 决明子　略呈菱方形或短圆柱形,表面绿棕色或暗棕色,平滑有光泽。质坚硬。气微,味微苦。小决明呈短圆柱形。水分不得过 15.0%；总灰分不得过 5.0%；大黄酚不得少于 0.20%，橙黄决明素不得少于 0.080%。

2. 炒决明子　形如决明子，表面颜色加深，断面浅黄色。微有香气。水分不得过 12.0%；总灰分不得过 6.0%；大黄酚和橙黄决明素含量要求同决明子。

【研究述要】　研究表明，决明子炒后泻下成分结合型蒽醌被大量破坏。炒决明子饮片煎液游离蒽醌含量高于生决明子，随炒制温度升高，炒制时间延长，保肝作用和通便作用减弱。决明子炒后水溶性浸出物增加，炒后粉碎能明显增加微量元素的溶出。在适宜的条件下炒决明子饮片既保留了保肝作用，又减弱了通便作用，达到缓和寒泻之性，增强疗效的目的。

莱　菔　子

【来源】　本品为十字花科植物萝卜 *Raphanus sativus* L. 的干燥成熟种子。

【处方用名】　莱菔子，炒莱菔子。

【炮制沿革】　宋代有微炒、炒微黄（《圣惠方》），巴豆同炒（《总微》）。元代有焙（《活幼》）、蒸（《丹溪》）。明代有生姜炒（《禁方》）。《药典》载有莱菔子和炒莱菔子。

炮制作用论述："生研堪吐风痰，醋润能消肿毒。"（《必读》）"生能升，熟能降。"（《纲目》）"生用则能升能散，善吐胸膈风痰，炒熟则性降，气降则痰消，一切咳嗽因痰者皆用之。"（《便读》）

【产地加工】　夏季果实成熟时采割植株，搓出种子，去杂，晒干。

【炮制工艺】

1. 莱菔子　取原药材，除去杂质，用时捣碎。

2. 炒莱菔子　取净莱菔子，用文火加热，炒至微鼓起，爆裂声减弱，颜色加深，断面深黄色，并有香气逸出时，取出放凉。用时捣碎。

【炮制作用】　莱菔子味甘、辛，性平，归肺、脾、胃经。消食除胀，降气化痰。

生莱菔子性主升散，长于涌吐风痰，用于食积气滞、嗳气吞酸、痰壅咳嗽。以本品为末，温水调服，能宣吐风痰。如治肝胃不和，两胁胀满、呃逆呕吐、大便失调的舒肝和胃丸（《药典》）。

炒莱菔子性主降，长于消食除胀、降气化痰。炒后鼓起爆裂，质变酥脆，利于粉碎和煎出有效成分，且味香易服。多用于食积腹胀、气喘咳嗽。如治食积不化的保和丸（《药典》）；治气喘咳嗽的小儿咳喘颗粒（《药典》）。

【质量要求】

1. 莱菔子　呈卵圆形或椭圆形，稍扁。表面黄棕色、红棕色或灰褐色。气微，味淡、微苦辛。水分不得过 8.0%；总灰分不得过 6.0%；酸不溶灰分不得过 2.0%；醇溶性浸出物不得少于 10.0%；含芥子碱不得少于 0.40%。

2. 炒莱菔子　形如莱菔子，表面微鼓起，色泽加深，质酥脆，断面深黄色，气微香。水分、总灰分、酸不溶灰分、醇溶性浸出物、含芥子碱含量要求同莱菔子。

【研究述要】　研究表明，活性成分莱菔素的含量以生莱菔子饮片最高，烘品次之，清炒品最少。因该成分对葡萄球菌、大肠杆菌、链球菌、肺炎球菌等均有抑制作用，认为临床上以莱菔子治疗肺炎、气管炎、支气管炎、痢疾等细菌性疾病时，应选用生饮片。

药理研究表明，炒莱菔子饮片能增强离体兔回肠节律性收缩和抑制小鼠胃排空率，对抗肾上腺素对离体兔回肠节律性收缩，其作用强度优于生品。故临床用炒莱菔子饮片消食除胀是有道理的。

　　各种莱菔子饮片单方使用,只有生品有镇咳作用;在三子养亲汤中,生、炒莱菔子饮片均有良好的镇咳效果,祛痰作用炒莱菔子饮片优于生品。说明莱菔子饮片在复方中,能更好地显示出综合调节的优势,提示把饮片纳入复方中进行药效学研究,更接近于中医用药的实际,更有利于体现不同饮片的作用。

　　中医认为大剂量的消导剂,有破气之弊。最大耐受量试验显示:炒莱菔子饮片组小鼠大便稀薄,体毛较脏,且死亡较多。提示生莱菔子炒后使小鼠胃肠运动增强,产生较强的泻下作用,使莱菔子炒后消导作用增强;炒过品组无泻下现象,小鼠死亡数较少。提示:莱菔子饮片炮制太过在提高其安全性的同时,降低了其药效,体现了遵循"不及则功效难求,太过则气味反失"炮制原则的正确性。

蔓　荆　子

　　【来源】　本品为马鞭草科植物单叶蔓荆 *Vitex trifolia* L. var. *simplicifolia* Cham. 或蔓荆 *Vitex trifolia* L. 的干燥成熟果实。

　　【处方用名】　蔓荆子,炒蔓荆子。

　　【炮制沿革】　南北朝有酒蒸(《雷公》)。宋代有炒熟、单蒸、酒煮等(《圣惠方》)。元代有炒黑(《丹溪》)。明代有酒炒(《粹言》)。《药典》载有蔓荆子和炒蔓荆子。

　　炮制作用论述:"破,以酒炒过入煎,今人往往不研不炒而用之,多见不效。"(《粹言》)"凡使,用酒浸蒸一伏时,取出,焙干用。"(《局方》)

　　【产地加工】　秋季果实成熟时采收,去杂,晒干。

　　【炮制工艺】

　　1. 蔓荆子　取原药材,除去杂质,筛去灰屑。用时捣碎。

　　2. 炒蔓荆子　取净蔓荆子,用中火加热,炒至表面颜色加深,蒂下白膜(宿萼)呈深黄色,并有香气逸出时,取出,搓去白膜,筛净。用时捣碎。

　　【炮制作用】　蔓荆子味辛、苦,性微寒,归膀胱、肝、胃经,具有疏散风热、清利头目的功能。

　　生蔓荆子疏散风热,清利头目。常用于风热头痛、目赤肿痛、视物昏暗、湿痹拘挛、鼻塞。如治肝风夹瘀的天菊脑安胶囊(《药典》)。

　　炒蔓荆子缓和辛散之性;质变酥脆,利于粉碎和煎出有效成分。长于升清阳之气、祛风止痛,用于耳目失聪、风湿痹痛、偏正头痛。如治外感风邪引起偏正头痛的芎菊上清丸(《药典》)。

　　【质量要求】

　　1. 蔓荆子　呈球形,表面灰黑或黑褐色,被灰白色粉霜状茸毛。气特异而芳香,味淡、微辛。水分不得过 14.0%;总灰分不得过 7.0%;醇溶性浸出物不得少于 8.0%;含蔓荆子黄素不得少于 0.03%。

　　2. 炒蔓荆子　形如蔓荆子,表面黑色或黑褐色,无白膜。水分不得过 7.0%;总灰分、醇溶性浸出物、蔓荆子黄素含量要求同生蔓荆子。

　　【研究述要】　蔓荆子生品、生碎品、炒黄品及炒黄碎品的水浸出物含量分别为 6.72%、7.29%、10.71%、12.23%,表明蔓荆子炒黄捣碎能提高煎出效果。蔓荆子饮片挥发油含量是:生品>微炒品>炒焦品>炒炭品。

　　蔓荆子镇痛作用主要有效成分为总黄酮和挥发油,且总黄酮镇痛作用最优;镇痛效果炒品优于生品,且炒焦品＞微炒品＞炒炭品＞生品;蔓荆子果实有镇痛作用,宿萼无镇痛作用。

牛 蒡 子

【来源】 本品为菊科植物牛蒡 *Arctium lappa* L. 的干燥成熟果实。

【处方用名】 牛蒡子,大力子,炒牛蒡子,炒大力子。

【炮制沿革】 南北朝有酒蒸(《雷公》)。唐代有炒(《食疗》)。宋代有纸煨(《博济》)。金元有烧存性(《儒门》)、炒黑(《丹溪》)。明代有水煮炒香(《准绳》)、酒炒(《必读》)等。《药典》载有牛蒡子和炒牛蒡子。

炮制作用论述:"痰厥头痛,牛蒡子炒。"(《握灵》)

【产地加工】 秋季果实成熟时采收果序,打下果实,去杂,干燥。

【炮制工艺】

1. 牛蒡子 取原药材,筛去灰屑及杂质。用时捣碎。

2. 炒牛蒡子 取净牛蒡子,用文火加热,炒至略鼓起,微有香气,断面浅黄色,取出。用时捣碎。

【炮制作用】 牛蒡子味辛、苦,性寒,归肺、胃经,具有疏散风热、宣肺透疹、解毒利咽的功效。

生牛蒡子长于疏散风热、解毒散结,用于风热初起、疟腮肿痛、痈毒疮疡。如治外感风热、温病初起,发热恶寒、高热口渴的银翘伤风胶囊(《药典》)。

炒牛蒡子缓和寒滑之性,以免伤中;可杀酶保苷,保存药效;质变酥脆,利于粉碎和煎出有效成分;气变芳香,宣散作用增强。长于解毒透疹、利咽散结、化痰止咳。如治风热感冒的银翘解毒丸(《药典》)。

【质量要求】

1. 牛蒡子 为长倒卵形,略扁,微弯曲。表面灰褐色,断面白色。味苦微辛而稍麻舌。水分不得过 9.0%;总灰分不得过 7.0%;含牛蒡苷不得少于 5.0%。

2. 炒牛蒡子 形如牛蒡子,微鼓起,表面颜色加深,无光泽,断面淡黄色,微有香气。水分不得过 7.0%;总灰分、牛蒡苷含量要求同牛蒡子。

【研究述要】 研究表明,牛蒡子炒制后牛蒡苷含量顺序为:生品＞微炒品＞炒黄品＞炒焦品。炒后脂肪油含量降低,既抑制了滑利之性,又缓和药性,便于临床应用。

牵 牛 子

【来源】 本品为旋花科植物裂叶牵牛 *Pharbitis nil* (L.) Choisy 或圆叶牵牛 *Pharbitis purpurea* (L.) Voigt 的干燥成熟种子。

【处方用名】 牵牛子,炒牵牛子。

【炮制沿革】 南北朝有酒蒸(《雷公》)。唐代有熬(《外台》)、炒熟(《理伤》)。宋代有生姜汁酒制(《圣惠方》)、麸炒(《博济》)、童便制(《证类》)、盐制(《总录》)、醋制等(《普济方》)。清代有半生半炒取头末等(《幼幼》)。《药典》载有牵牛子和炒牵牛子。

炮制作用论述:"微炒捣取头末有力。"(《粹言》)"碾取头末,去皮麸用,亦有半生半熟用者,皮能滞气,勿得误用。"(《通玄》)

【产地加工】 秋末果实成熟、果壳未开裂时采割植株,晒干,打下种子,去杂。

【炮制工艺】

1. **牵牛子** 取原药材,除去杂质,用时捣碎。

2. **炒牵牛子** 取净牵牛子,用中火加热,炒至稍鼓起,爆裂声减弱,表面颜色加深,断面浅黄色,取出。用时捣碎。

【炮制作用】 牵牛子味苦,性寒,有毒,归肺、肾、大肠经。具有逐水通便、消痰涤饮、杀虫攻积的功效。

生牵牛子偏于逐水消肿、杀虫,用于水肿胀满、二便不通、虫积腹痛。如用于一切气食痰水,停积不化,胸脘饱闷、腹胀疼痛的四消丸(《部颁标准》)。

炒牵牛子降低毒性,缓和药性,质地疏松,利于粉碎和煎出有效成分。以消食导滞见长,多用于食积不化、气逆痰壅。如治小儿停乳停食、腹胀便秘、痰盛喘咳的一捻金(《药典》)。

【质量要求】

1. **牵牛子** 形似橘瓣状,表面灰黑或淡黄白色。质硬。气微,味辛、苦,有麻感。水分不得过 10.0%;总灰分不得过 5.0%;醇溶性浸出物不得少于 15.0%。

2. **炒牵牛子** 形如牵牛子,表面黑褐色或黄棕色,稍鼓起,断面浅黄色,微具香气。水分不得过 8.0%;总灰分不得过 5.0%;醇溶性浸出物不得少于 12.0%。

葶 苈 子

【来源】 本品为十字花科植物播娘蒿 *Descurainia sophia* (L.) Webb. ex Prantl. 或独行菜 *Lepidium apetalum* Willd. 的干燥成熟种子。

【处方用名】 葶苈子,炒葶苈子。

【炮制沿革】 汉代有熬(《玉函》)。南北朝增加米炒(《雷公》)。唐代有隔纸炒(《外台》)。明代有酒浸炒、制霜(《普济方》),蒸(《入门》)。清代有醋炒(《串雅补》)。《药典》载有葶苈子和炒葶苈子。

炮制作用论述:"微炒过,方入药用。"(《局方》)"不炒则不香,不能散,故必炒用。"(《问答》)

【产地加工】 夏季果实成熟时采割植株,晒干,搓出种子,去杂。

【炮制工艺】

1. **葶苈子** 取原药材,除去杂质,筛去灰屑。用时捣碎。

2. **炒葶苈子** 取净葶苈子,用文火加热,炒至微鼓起,爆裂声减弱,并有香气逸出时,取出,放凉。用时捣碎。

【炮制作用】 葶苈子味苦、辛,性大寒,归肺、膀胱经,具有泻肺平喘、利水消肿的功能。

生葶苈子力速而作用较猛,降泻肺气作用较强,长于利水消肿,宜于实证。如治痰喘气逆、喘息不得眠的止嗽化痰丸(《药典》)。

炒葶苈子,缓和药性,免伤肺气;外壳破裂,易于煎出药效;杀酶保苷,利于保存药效。用于实中挟虚的患者。如治外感风热所致的咳嗽、咯痰等症的百咳静糖浆(《药典》)。

【质量要求】

1. **葶苈子** 为长圆形略扁或扁卵形,表面棕红色或棕黄色,微有光泽。气微,味微辛、苦,水分不得过 9.0%;总灰分不得过 8.0%;酸不溶灰分不得过 3.0%;南葶苈子含槲皮素-3-O-β-D-葡萄糖-7-O-β-D-龙胆双糖苷不得少于 0.075%。

2. **炒葶苈子** 形如葶苈子,微鼓起,表面棕黄色。有香气,无黏性。水分不得过 5.0%;总灰分不得过 8.0%;酸不溶灰分不得过 3.0%;炒南葶苈子含槲皮素-3-O-β-D-葡萄糖-7-O-β-D-龙胆双糖苷不得少于 0.080%。

【研究述要】 葶苈子炒后止咳有效成分芥子苷的含量较生品明显提高。炒品是生品的 1.77 倍,水煎液芥子苷的含量炒品是生品的 2.73 倍。葶苈子中芥子酶能分解芥子苷生成芥子油,炒后杀酶保苷,提高煎出率,减少了有刺激性的芥子油的含量。

使 君 子

【来源】 本品为使君子科植物使君子 *Quisqualis indica* L. 的干燥成熟果实。

【处方用名】 使君子,使君子仁,炒使君子,炒使君子仁。

【炮制沿革】 宋代有去壳炒(《总微》)、烧存性(《普本》)、面煨(《博济》)、蒸三度(《史载》)。明代有炒熟(《婴童》)、煮制去油(《瑶函》)。《药典》载有使君子和炒使君子。

炮制作用论述:"慢火煨香熟用。"(《粹言》)

【产地加工】 秋季果皮变紫黑时采收,去杂,干燥。

【炮制工艺】

1. **使君子** 取原药材,除去残留果柄及杂质。用时捣碎。

2. **使君子仁** 取净使君子,除去外壳及霉败的果实。用时捣碎。

3. **炒使君子仁** 取净使君子仁,用文火加热,炒至表面颜色加深,断面淡黄色,有香气时,取出。用时捣碎。

【炮制作用】 使君子味甘,性温,归脾、胃经。具有杀虫消积的功能。

生使君子仁杀虫力强,用于蛔虫病、蛲虫病。如治脾胃虚弱所致疳积的化积口服液(《药典》)。

炒使君子仁味香易服,并缓和使膈肌痉挛的副作用,长于健脾消积,亦能杀虫。多用于小儿疳疾及蛔虫腹痛。如治小儿疳积,虫积腹痛的使君子丸(《部颁标准》)。

【质量要求】

1. **使君子** 为椭圆形或卵圆形,表面黑褐色至紫黑色。质坚硬。含胡芦巴碱不得少于 0.20%。

2. **使君子仁** 长椭圆形或纺锤形,表面棕褐色或黑褐色,有多数纵皱纹。气微香,味微甜。含胡芦巴碱同使君子。

3. **炒使君子仁** 形如使君子仁,表面颜色加深,断面浅黄色。气香。含胡芦巴碱同使君子。

【研究述要】 使君子驱虫的有效部位为水溶性成分,其中使君子酸甲为驱虫的有效成分之一。比较水溶性浸出物和煎剂中使君子酸甲的含量,结果表明,水溶性浸出物,种仁和果实经加热炒制、微波制、烘烤后均有下降。烘制温度在 120℃ 以上,水浸出物含量迅速降低。水浸出物中使君子酸甲的含量,种仁是果壳的 7.07 倍,是果实的 1.59 倍。种仁炒后香气宜人,单味嚼食或入丸散剂选用炒使君子仁饮片为宜。

随炮制温度升高,水浸出物中使君子酸甲含量均有所降低,以微波制品含量最高。水煎液中使君子酸甲炒果壳比生果壳溶出量增高 47.3%;炒种仁与生种仁的溶出量无明显变化。由于果壳占整个果实重量的 63.7%。故果实炒后捣碎入煎剂,对使君子酸甲的溶出影响不大。

临床应用发现,成人服用使君子果壳(与泻药合用)排虫率为 75%,全果为 80%,驱虫效果差别不大。认为入煎剂以果实入药,经低温均匀加热炮制后应用为宜。

紫 苏 子

【来源】 本品为唇形科植物紫苏 *Perilla frutescens* (L.) Britt. 的干燥成熟果实。

【处方用名】 紫苏子,苏子,炒紫苏子,炒苏子,蜜苏子,苏子霜。

【炮制沿革】 唐代有研碎用等量酒绞汁用(《外台》)。宋代有微炒(《圣惠方》)、蜜炙微炒(《背疽方》)。明代有酒炒(《必读》)、隔纸焙研细(《醒斋》)。清代有良姜拌炒(《得配》)、制霜(《医案》)。《药典》载有紫苏子和炒紫苏子;《规范》还载有蜜紫苏子和紫苏子霜。

炮制作用论述:"炒熟研碎用,治冷气,良姜拌炒用。"(《得配》)

【产地加工】 秋季果实成熟时采收,去杂,晒干。

【炮制工艺】

1. 紫苏子 取原药材,除去杂质,干燥。用时捣碎。

2. 炒紫苏子 取净紫苏子,用文火加热,炒至爆裂声减弱,并有香气时,取出,放凉。用时捣碎。

3. 蜜紫苏子 取炼蜜,加适量开水稀释,淋入净紫苏子内拌匀,闷润,文火炒至深棕色,不黏手时,取出。

每 100 kg 净紫苏子,用炼蜜 10 kg。

4. 苏子霜 取净紫苏子,碾碎,用布或吸油纸包裹,加热,压榨去油,反复操作至成为松散粉末,不再黏结成饼为度,研细。

【炮制作用】 紫苏子味辛,性温,归肺经。具有降气消痰、平喘、润肠的功效。

生紫苏子润肠力专,多用于肠燥便秘或气喘而兼便秘者。如治上盛下虚、气逆痰壅所致咳嗽喘息、胸膈痞塞的苏子降气丸(《药典》)。

炒紫苏子缓和辛散之性;质变酥脆,利于粉碎和煎出有效成分,多用于喘咳。如治肺气虚弱所致咳嗽痰喘、痰涎壅盛、久嗽声哑的润肺止嗽丸(《药典》)。

蜜苏子增强止嗽疗效,长于润肺止咳、降气平喘。

苏子霜消除滑肠副作用,长于降气平喘,多用于脾虚便溏的喘咳患者。

【质量要求】

1. 紫苏子 卵圆形,表面灰棕色或灰褐色。味微辛。水分不得过 8.0%;含迷迭香酸不得少于 0.25%。

2. 炒紫苏子 形如紫苏子,表面灰褐色,有细裂口,有焦香气。水分不得过 2.0%;含迷迭香酸不得少于 0.20%。

3. 蜜紫苏子 形如紫苏子,表面深棕色,有黏性,具蜜香气,味微甜。

4. 苏子霜 为灰白色粗粉,气微香。

茺 蔚 子

【来源】 本品为唇形科植物益母草 *Leonurus japonicus* Houtt. 的干燥成熟果实。

【处方用名】 茺蔚子,炒茺蔚子。

【炮制沿革】 宋代有炒焦(《产育》)。明代有微炒和蒸(《纲目》)。清代有九蒸九晒(《逢原》)、酒洗(《拾遗》)。《药典》载有茺蔚子和炒茺蔚子。

【产地加工】　秋季果实成熟时采割地上部分,晒干,打下果实,去杂。

【炮制工艺】

1. 茺蔚子　取原药材,去净杂质,洗净,干燥。用时捣碎。

2. 炒茺蔚子　取净茺蔚子,用文火加热,炒至爆鸣声减弱,微鼓起,表面颜色加深,断面淡黄色,取出,放凉。用时捣碎。

【炮制作用】　茺蔚子味辛、苦,性微寒,归心包、肝经,具有活血调经、清肝明目的功效。

生茺蔚子长于清肝明目,用于目赤肿痛或目生翳膜。如治肝火旺盛,目赤肿痛、视物昏暗的黄连羊肝丸(《药典》)。

炒茺蔚子缓和寒性;质变酥脆,利于粉碎和煎出有效成分。长于活血调经。如治痰瘀阻络所致中风半身不遂、肢体麻木、口眼歪斜等症的中风回春丸(《药典》)。

【质量要求】

1. 茺蔚子　三棱形,表面灰棕色至灰褐色。气微,味苦。

2. 炒茺蔚子　形如茺蔚子,表面微鼓起,色泽加深,断面淡黄色,微有香气。

【研究述要】　研究表明,炮制有利于茺蔚子总水溶性成分的溶出,各炮制品均高于生品。其中微炒品和酒炒品比较,有极显著性差异。临床治疗一般疾病用微炒品,治疗头目上焦病症用酒炒品。

苍　耳　子

【来源】　本品为菊科植物苍耳 *Xanthium sibiricum* Patr. 的干燥成熟带总苞的果实。

【处方用名】　苍耳子,炒苍耳子。

【炮制沿革】　南北朝有黄精拌蒸(《雷公》)。唐代有烧灰(《千金》)。宋代有微炒(《圣惠方》)、焙干(《急救》)。明代有酥炙(《普济方》)、酒拌蒸(《乘雅》)。《药典》载有苍耳子和炒苍耳子。

炮制作用论述:"蒸用或炒熟捣去刺用。"(《大法》)"治鼻渊宜炒熟为末。"(《景岳》)

【产地加工】　秋季果实成熟时采收,干燥,去杂。

【炮制工艺】

1. 苍耳子　取原药材,除去杂质,用时捣碎。

2. 炒苍耳子　取净苍耳子,用中火加热,炒至黄褐色时,取出,放凉,去刺,筛净。

【炮制作用】　苍耳子味辛、苦,性温,有毒,归肺经,具散风湿、通鼻窍的功效。

生苍耳子消风止痒力强,多用于皮肤痒疹。如治风邪蕴肺所致各种鼻炎的鼻炎康片(《药典》)。

炒苍耳子降低毒性;易于去刺,便于粉碎和煎出有效成分。偏于通鼻窍、祛风湿止痛。如治鼻渊头痛的通窍鼻炎片(《药典》)。

【质量要求】

1. 苍耳子　为纺锤形或卵圆形。表面黄棕色或黄绿色,全体有钩刺,质硬而韧。气微,微苦。水分不得过 12.0%;总灰分不得过 5.0%。

2. 炒苍耳子　形如苍耳子,表面黄褐色,有刺痕,微有香气。水分不得过 10.0%;总灰分不得过 5.0%。

【研究述要】　研究显示,苍耳子经炒制、炒去刺和烘制后,水浸出物量均有显著提高。加热有利于水溶性成分的煎出。这与苍耳子多以炒品入煎剂的用法是相符的。

对苍耳子的急性毒性和药效进行比较,结果显示:苍耳子去刺后毒性明显降低。苍耳子经加热炒制或烘制后,可降低苍耳子对肝脏的损害。提示去刺和炒制有降低苍耳子毒性的作用。炒品较生品镇痛作用增强,尤其是炒后去刺效果较好。

水 红 花 子

【来源】　本品为蓼科植物红蓼 *Polygonum orientale* L. 的干燥成熟果实。

【处方用名】　水红花子,炒水红花子。

【炮制沿革】　唐代有熬(《千金》)。宋代有微炒(《圣惠方》)。明、清沿用炒。《药典》载有水红花子;《规范》还载有炒水红花子。

炮制作用论述:"炒用消散之气稍缓。"(《得配》)

【产地加工】　秋季果实成熟时采割果穗,晒干,打下果实,去杂。

【炮制工艺】

1. 水红花子　取原药材,除去杂质及灰屑。用时捣碎。

2. 炒水红花子　取净水红花子,用中火加热,炒至爆裂开花,有香气逸出时,取出,放凉。

【炮制作用】　水红花子味咸,性微寒,归肝、胃经。具有散瘀消癥、消积止痛、健脾利湿、化痰清热的功效。

生水红花子力较猛,长于消瘀破癥、化痰散结,用于癥瘕痞块、瘰疬。如治用于小儿宿食积滞引起的停食停乳、不思饮食、面黄肌瘦、腹胀坚硬、虫积腹痛的磨积散(《部颁标准》)。

炒水红花子缓和药性;爆花,质变酥脆,利于粉碎和煎出有效成分;消食止痛和健脾利湿作用较好。用于食积腹痛、慢性肝炎、肝硬化腹水。如治急慢性胃炎、溃疡病、胃神经症的养胃宁胶囊(《部颁标准》)。

【质量要求】

1. 水红花子　为扁圆形。表面棕黑色,有的红棕色,有光泽。质硬。气微,味淡。

2. 炒水红花子　质疏松,大部分爆裂成白花,具香气。

王 不 留 行 (彩图 9)

【来源】　本品为石竹科植物麦蓝菜 *Vaccaria segetalis* (Neck.) Garcke 的干燥成熟种子。

【处方用名】　王不留行,炒王不留行。

【炮制沿革】　汉代有烧灰存性(《玉函》)。南北朝有蒸后浆水浸焙(《雷公》)。明代有酒蒸(《蒙筌》)、炒制(《正宗》)、水浸焙(《必读》)。《药典》载有王不留行和炒王不留行。

【产地加工】　夏季果实成熟、果皮尚未开裂时采割植株,打下种子,去杂,晒干。

【炮制工艺】

1. 王不留行　取原药材,去净杂质,干燥。

2. 炒王不留行　取净王不留行,投入热锅内,用中火拌炒至大多数爆开白花,取出,放凉。

【炮制作用】　王不留行味苦,性平,归肝、胃经。具有活血通经、下乳消肿的功能。

生王不留行长于消痈肿,用于乳痈或其他疮痈肿痛。如治乳房胀痛、乳腺增生的乳块消片(《药典》)。

炒王不留行质地松泡，利于有效成分煎出，走散力较强，长于活血通经、下乳、通淋。如治乳癖的乳疾灵颗粒（《药典》）。

【质量要求】

1. 王不留行　呈球形，表面黑色，少数红棕色，略有光泽。质硬，气微，味微涩、苦。水分不得过 12.0%；总灰分不得过 4.0%；醇溶性浸出物不得少于 6.0%；王不留行黄酮苷不得少于 0.40%。

2. 炒王不留行　呈类球形爆花状，表面白色，质松脆。水分不得过 10.0%；醇溶性浸出物不得少于 6.0%；王不留行黄酮苷不得少于 0.15%。

【研究述要】　王不留行以炒用为主，多数要求爆花。实验证明，水浸出物含量的增加与爆花程度有关。完全爆花者较生品增加 1.1 倍，刚爆花者增加 0.6 倍，未爆花者增加 0.2 倍。根据爆花率与水浸出物含量的关系及饮片工艺生产实际，炒王不留行饮片爆花率要求达 80% 以上为宜。

酸　枣　仁

【来源】　本品为鼠李科植物酸枣 *Ziziphus jujuba* Mill. var. *spinosa* (Bunge) Hu ex H. F. Chou 的干燥成熟种子。

【处方用名】　酸枣仁，炒酸枣仁。

【炮制沿革】　南北朝有蒸（《雷公》）。宋代有炒（《圣惠方》）、酒浸（《百问》）。明代有酒浸微炒（《奇效》）。清代有姜汁炒（《经纬》）。《药典》载有酸枣仁和炒酸枣仁。

炮制作用论述："陶云醒睡，而经云疗不得眠。子肉味酸，食之使不思睡，核中仁服之疗不得眠。正如麻黄发汗，根节止汗也。"（《证类》）

【产地加工】　秋末冬初采收成熟果实，晒至半干，放到水池里泡 4～5 日，至果肉稀松，去掉果肉，取出枣核。将晒干的枣核放到专用石磨上磨，用筛子筛出种仁和碎皮，淘洗后，捞出种仁，干燥。

【炮制工艺】

1. 酸枣仁　取原药材，去净杂质。

2. 炒酸枣仁　取净酸枣仁，用文火加热，炒至鼓起，色微变深，断面淡黄色，取出，放凉。用时捣碎。

【炮制作用】　酸枣仁味甘、酸，性平，归肝、胆、心经。具有补心养肝、宁心安神、敛汗、生津的功能。

生酸枣仁养心安神，敛汗。为滋养型安神药，主用于心肝血虚引起的不眠，惊悸及体虚自汗盗汗。如治心气虚寒，心悸易惊、失眠多梦的柏子养心丸（《药典》）。

炒酸枣仁种皮开裂，易于粉碎和煎出有效成分；杀酶保苷，保存药效；增强养心安神作用，如滋阴养血、补心安神的天王补心丹（《药典》），养血安神的归脾丸（《药典》）。

【质量要求】

1. 酸枣仁　为扁圆形或扁椭圆形，表面紫红色或紫褐色，平滑有光泽。气微，味淡。水分不得过 9.0%；总灰分不得过 7.0%；含酸枣仁皂苷 A 不得少于 0.030%，含斯皮诺素不得少于 0.080%。

2. 炒酸枣仁　形如酸枣仁，表面微鼓起，微具焦斑，断面淡黄色，略有焦香气，味淡。水分不得过 7.0%；总灰分不得过 4.0%；酸枣仁皂苷 A、斯皮诺素含量同生酸枣仁。

【研究述要】 微炒或炒黄的酸枣仁，水提取物或乙醚提取物含量均高于生品，炒焦和炒黑品均低于生品。炒酸枣仁中的酸枣仁总皂苷含量明显高于生品，炒后易于煎提。生、炒酸枣仁均有镇静安眠作用，微炒更佳。

酸枣仁镇静安眠的有效部位是水溶性成分，实验表明，炒品水、醚性浸出物增加。

郁 李 仁

【来源】 本品为蔷薇科植物欧李 *Prunus humilis* Bge.、郁李 *Prunus japonica* Thunb. 或长柄扁桃 *Prunus pedunculata* Maxim. 的干燥成熟种子。

【处方用名】 郁李仁，炒郁李仁。

【炮制沿革】 唐代有去皮熟研（《千金翼》）。宋代有去皮尖微炒（《圣惠方》）、去皮尖麸炒（《总录》）。明代有制霜（《仁术》）、陈皮炒（《准绳》）、面炒（《济阴》）、蜜制（《入门》）。《药典》载有郁李仁；《规范》还载有炒郁李仁。

炮制作用论述："去惊风酒炒。"（《得配》）"得酒则入胆，去皮尖。"（《分经》）

【产地加工】 夏、秋二季果实成熟时采收，除去果肉及核壳，取出种子，干燥。

【炮制工艺】

1. 郁李仁 取原药材，除去杂质。

2. 炒郁李仁 取净郁李仁，用文火加热，炒至深黄色，有香气时，取出，放凉。

【炮制作用】 郁李仁味辛、苦、甘，性平，归脾、大肠、小肠经。具润燥滑肠、下气、利水的功能。

生郁李仁用于肠燥便秘、水肿胀满。如治大便秘结的麻仁滋脾丸（《药典》）。

炒郁李仁缓和药性，适于老人、虚人及产后便秘。

【质量要求】

1. 郁李仁 小李仁呈卵形，表面黄白色或浅棕色。气微，味微苦。大李仁长，表面黄棕色。水分不得过 6.0%；酸值不得过 10.0，羰基值不得过 3.0，过氧化值不得过 0.050；含苦杏仁苷不得少于 2.0%。

2. 炒郁李仁 形如郁李仁，表面深黄色，有香气。

火 麻 仁

【来源】 本品为桑科植物大麻 *Cannabis sativa* L. 的干燥成熟果实。

【处方用名】 火麻仁，炒火麻仁。

【炮制沿革】 唐代有熬令香、蒸后熬令黄（《千金》）、炒（《千金翼》）。宋代有发芽（《证类》）。明代有煅（《入门》）。《药典》载有火麻仁和炒火麻仁。

炮制作用论述："性生走熟守，生用破血利小便，捣汁治产难胎衣不下，熟用治崩中不止。"（《求真》）

【产地加工】 秋季果实成熟时采收，去杂，晒干。

【炮制工艺】

1. 火麻仁 取原药材，除去杂质，筛去灰屑。用时捣碎。

2. 炒火麻仁 取净火麻仁，用文火加热，炒至颜色加深，断面浅黄色，有香气，取出，放凉。

用时捣碎。

【炮制作用】 火麻仁味甘,性平,归脾、胃、大肠经。具有润肠通便的功效。如治肠胃积热、肠燥津伤、大便秘结的麻仁滋脾丸(《药典》)。

炒火麻仁缓和药性,用于老年、体弱者的肠燥便秘。如用于痔疾肿痛、便秘出血、脱肛不收以及肠风下血的消痔丸(《部颁标准》)。

【质量要求】

1. 火麻仁 为卵圆形,表面灰绿色或灰黄色。气微,味淡。

2. 炒火麻仁 形如火麻仁,已去皮壳,表面微黄色,具香气,味淡。

黑 芝 麻

【来源】 本品为脂麻科植物脂麻 *Sesamum indicum* L. 的干燥成熟种子。

【处方用名】 黑芝麻,炒黑芝麻。

【炮制沿革】 南北朝有酒蒸(《雷公》)。唐代有九蒸九曝(《千金》)。宋代有微炒、炒焦(《圣惠方》)。清代有酒蒸(《解要》)。《药典》载有黑芝麻和炒黑芝麻。

炮制作用论述:"滑痰生用,逐风酒蒸,入补蒸晒,炒食不生风病。"(《得配》)

【产地加工】 秋季果实成熟时采割植株,打下种子,去杂,晒干。

【炮制工艺】

1. 黑芝麻 取原药材,除去杂质,洗净,干燥。

2. 炒黑芝麻 取净黑芝麻,用文火加热,炒至爆鸣声减弱,断面浅黄色,取出,放凉。用时捣碎。

【炮制作用】 黑芝麻味甘,性平,归肝、肾、大肠经。具有补肝肾、益精血、润肠燥的功能。

生黑芝麻滑痰,凉血解毒,应用较少。如治肝肾两虚,头晕目花、耳鸣、腰酸肢麻、须发早白的首乌丸(《药典》)。

炒黑芝麻香气浓郁,鼓起爆裂,利于粉碎和煎出有效成分,增强填精补血之功。用于头昏、头痛、眼花、耳鸣、须发早白等。如治肝肾不足,头晕眼花、视物不清、迎风流泪的桑麻丸(《部颁标准》)。

【质量要求】

1. 黑芝麻 为扁卵圆形,表面黑色。水分不得过 6.0%;总灰分不得过 8.0%。

2. 炒黑芝麻 形如黑芝麻,微鼓起,断面浅黄色,有油香气。水分、总灰分同生品。

胡 芦 巴

【来源】 本品为豆科植物胡芦巴 *Trigonella foenum-graecum* L. 的干燥成熟种子。

【处方用名】 胡芦巴,炒胡芦巴,盐胡芦巴。

【炮制沿革】 宋代有炒(《圣惠方》)、酒浸炒(《妇人》)。元代有盐炒、生芝麻炒(《瑞竹》)。明代有酒浸蒸或焙(《纲目》)。《药典》载有胡芦巴和盐胡芦巴;《规范》还载有炒胡芦巴。

【产地加工】 夏季果实成熟时采割植株,晒干,打下种子,去杂。

【炮制工艺】

1. 胡芦巴 取原药材,除去杂质,洗净,干燥。

2. 炒胡芦巴 取净胡芦巴,用文火加热,炒至表面颜色加深,爆鸣声减弱,断面浅黄色,有香气逸出,取出,放凉。用时捣碎。

3. **盐胡芦巴** 取净胡芦巴,用盐水拌匀,闷润,用文火加热,炒至鼓起,颜色加深,有香气溢出,取出,放凉。用时捣碎。

每100 kg净胡芦巴,用食盐2 kg。

【炮制作用】 胡芦巴味苦,性温,归肾经。具温肾阳、逐寒湿、止痛的功效。

生品长于散寒逐湿,多用于寒湿脚气。如治身体虚弱,真元不足,小便频数的蛤蚧补肺胶囊(《药典》)。

炒胡芦巴缓和苦燥之性,利于粉碎和有效成分的煎出,增强补肾助阳作用。可用于肾虚冷胀。如治宫寒血滞的妇科万应膏(《部颁标准》)。

盐胡芦巴引药入肾,温补肾阳力专,常用于疝气疼痛、肾虚腰痛、阳痿遗精。如治腰酸腿软、阳痿遗精的强阳保肾丸(《药典》)。

【质量要求】

1. **胡芦巴** 略呈斜方形或矩形,表面黄绿色或黄棕色。质坚硬。气香,味微苦。水分不得过15.0%;总灰分不得过5.0%;酸不溶灰分不得过1.0%;醇溶性浸出物不得少于18.0%;含胡芦巴碱不得少于0.45%。

2. **炒胡芦巴** 形如胡芦巴,表面微鼓起,黄棕色至棕色,偶见焦斑。略具香气。

3. **盐胡芦巴** 形如胡芦巴,表面微鼓起,黄棕色至棕色,偶见焦斑。略具香气,味微咸。水分不得过11.0%;总灰分不得过7.5%;醇溶性浸出物、胡芦巴碱含量同胡芦巴。

蒺 藜

【来源】 本品为蒺藜科植物蒺藜 *Tribulus terrestris* L.的干燥成熟果实。

【处方用名】 蒺藜,炒蒺藜,盐蒺藜。

【炮制沿革】 南北朝有蒸后去刺酒蒸(《雷公》)。宋代有微炒去刺(《圣惠方》)、酒炒(《总录》)。清代有醋炒(《治裁》)。《药典》载有蒺藜和炒蒺藜;《规范》还载有盐蒺藜。

炮制作用论述:"炒去刺,补肾用。"(《入门》)"用补宜炒熟去刺;用凉宜连刺生捣。"(《本草正》)

【产地加工】 秋季果实成熟时采割植株,晒干,打下果实,去杂。

【炮制工艺】

1. **蒺藜** 取原药材,除去杂质,去刺。用时捣碎。

2. **炒蒺藜** 取净蒺藜,用文火加热,炒至微黄色,去刺,筛净。用时捣碎。

3. **盐蒺藜** 取净蒺藜,用盐水拌匀,闷润,用文火加热,炒至表面黄色,去刺,筛净。用时捣碎。

每100 kg净蒺藜,用盐2 kg。

【炮制作用】 蒺藜味苦、辛,性微温,有小毒,归肝经。具有平肝解郁、活血祛风、明目、止痒的功效。

生蒺藜性升而散,长于疏肝经。常用于风热目赤、风疹瘙痒、白癜风等。如治湿热下注,小便热痛的三味蒺藜散(《药典》)。

炒蒺藜缓和辛散之性,便于去刺;质变酥脆,利于粉碎和煎出有效成分。长于平肝潜阳、疏肝解郁。如治肝肾阴虚所致头晕目眩、头痛耳鸣等的天麻首乌片(《药典》)。

盐蒺藜引药入肾,专作用于下焦。如治肝肾两亏视物昏花等的石斛夜光丸(《药典》)。

【质量要求】

1. **蒺藜**　为放射状五棱形,有纵棱及多数小刺。质坚硬,气微,味苦、辛。水分不得过 9.0%;总灰分不得过 12.0%。

2. **炒蒺藜**　形如蒺藜,表面微黄色,无刺。气微香,味苦、辛。水分、总灰分含量同生品。

3. **盐蒺藜**　形如蒺藜,表面浅黄色,无刺。味微咸。

九　香　虫

【来源】　本品为蝽科昆虫九香虫 *Aspongopus chinensis* Dallas 的干燥体。

【处方用名】　九香虫,炒九香虫。

【炮制沿革】　九香虫始载于《纲目》。其炮制方法文献记载很少。《药典》载有九香虫和炒九香虫。

【产地加工】　11 月至次年 3 月前捕捉后,用酒少许将其闷死,阴干;或置沸水中烫死,干燥。

【炮制工艺】

1. **九香虫**　取原药材,除去杂质,筛去灰屑。

2. **炒九香虫**　取净九香虫,用文火加热,炒至色泽加深,有香气,取出,放凉。

【炮制作用】　九香虫味咸,性温,归肝、脾、肾经,具有理气止痛、温中助阳的功效。

生九香虫具有特异的臭气,不便服用。临床上多炒后应用,以去其腥臭气味。如治小儿慢性腹泻,食欲不振及营养不良等症的消食健儿糖浆(《部颁标准》)。

炒九香虫产生香气,矫正腥臭气味;质变酥脆,便于粉碎和煎出有效成分,增强行气温阳作用。如治心悸气虚、神志不安、失眠不寐及神经衰弱的茸血补心丸(《部颁标准》)。

【质量要求】

1. **九香虫**　略呈六角状扁椭圆形,表面棕褐色或棕黑色,略有光泽。气特异,味微咸。

2. **炒九香虫**　形如九香虫,颜色加深,质脆,具香气。

瓜　蒌　子

【来源】　本品为葫芦科植物栝楼 *Trichosanthes kirilowii* Maxim. 或双边栝楼 *Trichosanthes rosthornii* Harms 的干燥成熟种子。

【处方用名】　瓜蒌子,炒瓜蒌子,瓜蒌子霜,蜜瓜蒌子。

【炮制沿革】　宋代有去皮(《活人书》)、去壳(《疮疡》)、炒香(《证类》)、微炒(《精要》)。明代要求制霜"捣碎用粗纸压去油"(《大法》)、乳汁制(《蒙筌》)、蛤粉炒(《醒斋》)等。清代有焙制(《握灵》)、麸炒(《治裁》)等。《药典》载有瓜蒌子和炒瓜蒌子,1963 年版载有瓜蒌子霜;《规范》还载有蜜瓜蒌子。

炮制作用论述:"剥壳用仁,渗油,只一度,免人恶心,母多炙,失药润性。""解消渴生津,悦皮肤去皱,下乳汁炒香,酒调末服……止诸血,并炒入药煎汤。"(《蒙筌》)

【产地加工】　秋季采收成熟果实,剖开,取出种子,洗净,晒干。

【炮制工艺】

1. **瓜蒌子**　取原药材,除去杂质及干瘪的种子,洗净,晒干。

2. 炒瓜蒌子 取净瓜蒌子,用文火炒至微鼓起,取出,放凉。用时捣碎。

3. 蜜炙瓜蒌子 取炼蜜,用适量开水稀释后,加入捣碎的瓜蒌子拌匀,闷透,置热锅内,文火加热,炒至颜色加深、不黏手为度,取出,放凉。

每 100 kg 净瓜蒌子,用炼蜜 5 kg。

4. 瓜蒌子霜 取净瓜蒌仁,碾成泥状,用吸油纸包裹,加热,压榨去油,碾细,过筛。

【炮制作用】 瓜蒌子味甘,性寒,归肺、胃、大肠经。具有润肺化痰、滑肠通便的功能。

生瓜蒌子寒滑之性明显,长于润肺化痰、润肠通便,但对脾胃虚弱者易致呕吐。多用于痰热咳嗽、燥咳痰结、肠燥便秘等症。如治肺肾两虚、阴虚肺热所致虚劳久咳、老年哮喘的蛤蚧定喘丸(《药典》)。

炒瓜蒌子寒性减弱,以理肺祛痰为主。多用于痰饮结阻于肺,气失宣降,咳嗽、胸闷等症。如治肺热蕴肺的二母宁嗽丸(《药典》)。

蜜瓜蒌子缓和寒性,滑肠作用显著减弱,可消除致人恶心、呕吐、腹泻等的副作用。用于肺热咳嗽咯痰不爽而大便不实者。如治肺气虚弱所致咳嗽喘促、痰涎壅盛的润肺止嗽丸(《药典》)。

瓜蒌子霜药性缓和,滑肠作用明显减弱,可消除呕吐副作用。以润肺祛痰为主。多用于肺热咳嗽、咯痰不爽而大便不实者。如治痰热阻肺所致咳嗽痰多、痰黄稠黏、胸腹满闷的清气化痰丸(《药典》)。

蜜瓜蒌子和瓜蒌子霜,一般用于体质虚弱者。

【质量要求】

1. 瓜蒌子 为扁平椭圆形,表面浅棕色至棕褐色。气微,味淡。水分不得过 10.0%;总灰分不得过 3.0%;石油醚(60～90℃)浸出物不得少于 4.0%;含 3,29-二苯甲酰基栝楼仁三醇不得少于 0.080%。

2. 炒瓜蒌子 形如瓜蒌子,微鼓起。表面浅褐色至棕褐色,偶见焦斑。气略焦香,味淡。水分不得过 10.0%;总灰分不得过 5.0%;含 3,29-二苯甲酰基栝楼仁三醇不得少于 0.060%。

3. 蜜炙瓜蒌子 为碎块棕黄色,微显光泽,具香气。

4. 瓜蒌子霜 为黄白色松散粉末,微显油性。

【研究述要】 瓜蒌子含脂肪油 26%～31%,具致泻作用。瓜蒌子制霜后除去脂肪油约 51%,缓和瓜蒌子滑肠致泻的副作用。其泻下作用强弱依次为:瓜蒌仁＞瓜蒌皮＞瓜蒌霜。以 3,29-二苯甲酰基栝楼仁三醇的含量为指标,对瓜蒌子的生品、炒品(清炒、麸炒、蛤粉炒)、蜜炙、制霜等炮制品进行分析,各炮制品含量均比生品低,清炒品相对最高,制霜含量最低。认为瓜蒌子和炒瓜蒌子是较佳的瓜蒌子饮片,与临床应用现状相符合。瓜蒌子炮制后可以除去不良气味,避免恶心、呕吐的不良反应。但是否与 3,29-二苯甲酰基栝楼仁三醇的含量减少有关,有待进一步研究。

冬 瓜 子

【来源】 本品为葫芦科植物冬瓜 *Benincasa hispida* (Thunb.) Cogn. 的干燥成熟种子。

【处方应付】 冬瓜子,炒冬瓜子。

【炮制沿革】 唐代有煮后醋浸(《食疗》)。宋代增加微炒(《圣惠方》)。《药典》载有冬瓜子;《规范》还载有炒冬瓜子。

炮制作用论述:"炒食补中。"(《得配》)"苦酒浸令人肥悦,又明目。"(《食疗》)

【产地加工】 果实成熟时,取出种子,洗净,干燥。

【炮制工艺】

1. 冬瓜子 取原药材,除去杂质,筛去灰屑。用时捣碎。

2. 炒冬瓜子 取净冬瓜子,用文火加热,炒至表面显黄色,取出,放凉。用时捣碎。

【炮制作用】 冬瓜子味甘,性寒,具有清肺化痰、消痈排脓的功效。

生冬瓜子多用于肺热咳嗽、肺痈、肠痈初起。如治肾虚所致淋证的前列舒丸(《药典》)。

炒冬瓜子缓和寒性;质变疏松,利于粉碎和煎出有效成分;气香启脾,长于渗湿化浊。多用于湿热带下、白浊。如治面黄乏力、食欲低下、腹胀腹痛等的醒脾开胃冲剂(《部颁标准》)。

【质量要求】

1. 冬瓜子 为扁平卵圆形或长卵形,外表黄白色。质轻。味微甜。

2. 炒冬瓜子 形如冬瓜子,稍鼓起,外表微黄色,偶有焦斑,气微香。

炒焦

将净制或切制过的饮片,置炒制容器内,用中火或武火加热,炒至表面呈焦黄或焦褐色,内部颜色加深,并具有焦香气味的操作过程,称为炒焦。多适用于健脾胃、消食类中药的炮制。

(一) 炒焦工艺

手工炒制、机器炒制的工艺同炒黄法。炒制程度一般为表面呈焦黄色或焦褐色,内部浅黄色或焦黄色,逸出焦香气。

(二) 炒焦的作用

(1) 增强健脾消食作用:如麦芽、神曲等。

(2) 缓和药性:如槟榔、栀子等。

(三) 注意事项

(1) 饮片大小分档。

(2) 掌握好火候。根据饮片质地,选择恰当火力。

山 楂

【来源】 本品为蔷薇科植物山里红 *Crataegus pinnatifida* Bge. var. *major* N. E. Br. 或山楂 *Crataegus pinnatifida* Bge. 的干燥成熟果实。

【处方用名】 山楂,炒山楂,焦山楂,山楂炭。

【炮制沿革】 宋代有炒磨去子(《疮疡》)。元代有蒸(《丹溪》)。清代有炒炭(《全生集》)、姜汁拌炒黑(《钩元》)等。《药典》载有山楂、炒山楂和焦山楂;《规范》还载有山楂炭。

炮制作用论述:"蒸熟去皮核,捣作饼,生食损齿。"(《握灵》)"炒黑,能止血积。"(《说约》)

【产地加工】

1. 山楂果 果实采收后,及时拣除杂质及果柄,抢水洗净,晒干或烘干,筛去灰屑即可。

2. 山楂片 将鲜果实横切成厚1.5～3 mm的片,晒干或烘干。主产地对山楂片的切制规格分为三刀、五刀、七刀三种,以切三刀为主。

【炮制工艺】

1. 山楂 取山楂片,除去杂质、脱落的核及果柄,筛去碎屑。
2. 炒山楂 取净山楂片,用中火加热,炒至颜色变深,取出,筛去碎屑。
3. 焦山楂 取净山楂片,用中火加热,炒至表面焦褐色,内部焦黄色,取出,筛去碎屑。
4. 山楂炭 取净山楂片,用武火加热,炒至表面焦黑色,内部焦褐色,取出,筛净。

【炮制作用】 山楂味酸、甘,性微温,归脾、胃、肝经。具有消食健胃、行气散瘀、化浊降脂的功效。

生山楂长于活血化瘀、降浊化脂,多用于血瘀经闭、产后瘀阻、心腹刺痛及高脂血症、高血压病、冠心病、肉食积滞。如治高血压的山菊降压片(《药典》)。

炒山楂酸味减弱,缓和对胃的刺激性,善于消食化积。用于脾虚食滞、食欲不振、神倦乏力。如治脾胃虚弱之脘腹胀满、食少便溏的健脾丸(《药典》)。

焦山楂酸味减弱,增加苦味,消食导滞作用增强,长于消食止泻。用于肉食积滞、泻痢不爽。如治食积停滞、嗳腐吞酸的保和丸(《药典》)。

山楂炭药性收涩,味微苦涩,功偏止泻、止血。用于胃肠出血或脾虚腹泻兼食滞者。如脾虚气滞所致胃脘痞满、嗳气纳差、时有隐痛的胃脘舒颗粒(《药典》)。

【质量要求】

1. 山楂 为圆片状,皱缩不平。外皮红色。果肉深黄色至浅棕色。气微清香,味酸、微甜。
2. 炒山楂 形如山楂,果肉黄褐色,偶见焦斑。气清香,味酸、微甜。含有机酸不得少于4.0%。
3. 焦山楂 形如山楂,表面焦褐色,内部黄褐色。有焦香气。含有机酸不得少于4.0%。
4. 山楂炭 形如山楂,表面焦黑色,内部焦褐色。味涩。

【研究述要】 山楂中的总黄酮和总有机酸集中在果肉中,核中含量甚微,故净山楂应除去脱落的果核。炒山楂饮片中的黄酮类成分无明显变化,有机酸含量稍有减量;焦山楂饮片中的黄酮类和有机酸含量降低明显。山楂饮片烘制温度超过175℃,黄酮类成分下降40%,总有机酸下降55%。山楂炒焦后其水溶性有机酸含量变化较大,其中柠檬酸的保留率为60%左右,苹果酸的保留率为70%左右;脂溶性的熊果酸及齐墩果酸含量基本无变化。

以小鼠胃肠推进功能、胃中游离酸及胃蛋白酶为指标,比较山楂不同饮片作用,生品和炒品可增强小鼠的消化能力,揭示山楂饮片入消食药选用生山楂或炒山楂饮片为佳。焦山楂饮片对小鼠胃排空及对离体兔肠肌的抑制作用突出,临床消食止泻以焦山楂饮片为宜。

川 楝 子

【来源】 本品为楝科植物川楝 *Melia toosendan* Sieb. et Zucc. 的干燥成熟果实。

【处方用名】 川楝子,炒川楝子,盐川楝子。

【炮制沿革】 南北朝有酒蒸去皮取肉去核(《雷公》)。唐代有炒去核(《理伤》)。宋代有酒浸(《苏沈》)、面裹煨(《总微》)、醋煮(《百问》)等。元代有盐炒(《瑞竹》)、酒煮(《宝鉴》)、牡蛎炒(《丹溪》)。明代有盐加茴香炒、海金沙同僵蚕炒、麸炒(《普济方》)等。清代有火煅(《大成》)、火烧存性(《全生集》)、盐水泡(《金鉴》)等。《药典》载有川楝子和炒川楝子;《规范》还载有盐川楝子。

炮制作用论述:"酒拌浸令湿蒸,待上皮软,剥去皮,取肉去核,勿单用其核。"(《证类》)"清火生用,治疝煨用,气痛酒蒸用。"(《得配》)

【炮制工艺】

1. 川楝子　取原药材,除去杂质。用时捣碎。

2. 焦川楝子　取净川楝子,切厚片或碾碎,用文火加热,炒至表面焦黄色,取出,筛净。

3. 盐川楝子　取净川楝子片或碾碎,用盐水拌匀,润透,用文火炒至表面深黄色,取出,筛净。

每 100 kg 川楝子片,用食盐 2 kg。

【炮制作用】　川楝子味苦,性寒,有小毒。归肝、小肠、膀胱经。具有疏肝泄热、行气止痛、杀虫的功效。

生川楝子有小毒,长于杀虫、疗癣,兼能止痛。常用于虫积腹痛,头癣。如治肝郁气滞,胸胁胀满、胃脘疼痛、嘈杂呕吐、嗳气吞酸的舒肝丸(《药典》)。

焦川楝子缓和苦寒之性,降低毒性,缓和滑肠之弊,以疏肝理气止痛力胜。用于胁肋疼痛及胃脘疼痛。如治小腹胀痛等症的妇宝颗粒(《药典》)。

盐川楝子能引药下行,专作用于下焦,长于疗疝止痛。常用于疝气疼痛、睾丸坠痛。

【质量要求】

1. 川楝子　类球形,表面金黄色至棕黄色,微有光泽。质坚硬。气特异,味酸、苦。水分不得过 12.0%;总灰分不得过 5.0%;水溶性浸出物不得少于 32.0%;含川楝素应为 0.060%~0.20%。

2. 焦川楝子　半球状、厚片或不规则的碎块,表面焦黄色。气焦香,味苦、涩。水分不得过 10.0%;总灰分不得过 4.0%;水溶性浸出物同川楝子;含川楝素应为 0.040%~0.20%。

3. 盐川楝子　形如川楝子或为不规则碎块,表面深黄色,味微咸。

栀 子(彩图 10)

【来源】　本品为茜草科植物栀子 *Gardenia jasminoides* Ellis 的干燥成熟果实。

【处方用名】　栀子,炒栀子,焦栀子,栀子炭,姜栀子。

【炮制沿革】　汉代有擘破(《伤寒》)。晋代有炒炭(《肘后》)。南北朝有甘草水浸焙(《雷公》)。唐代有炙(《千金》)。宋代有姜汁炒焦黄(《产宝》)、煨制(《总录》)。元代提出蒸(《世医》)。明代有煮(《普济方》)、酒浸(《理例》)、童便炒(《入门》)、盐水炒黑(《宋氏》)、蜜制(《入门》)等。清代有姜汁炒黑、酒炒(《大成》)等。《药典》载有栀子、炒栀子和焦栀子;《规范》还载有栀子炭和姜栀子。

炮制作用论述:"生用清三焦实火,炒黑清三焦郁热。"(《保元》)"炒焦入血,炒黑则能清血分郁热。"(《便读》)"淋症童便炒,退虚火盐水炒,劫心胃火痛姜汁炒,热痛乌药拌炒,清胃血蒲黄炒。"(《得配》)

【产地加工】　9~11 月果实成熟呈红黄色时采收,除去果柄及杂质,蒸至上气或置沸水中略烫,取出,干燥。

【炮制工艺】

1. 栀子　取原药材,除去杂质,碾碎。

2. 炒栀子　取净栀子,碾碎,用文火加热,炒至黄褐色,取出,放凉。

3. 焦栀子　取净栀子,碾碎,用中火炒加热,炒至表面焦褐色或焦黑色,果肉内面和种子表面为黄棕色或棕褐色,取出,放凉。

4. 栀子炭　取栀子碎块,用武火加热,炒至黑褐色,喷淋少许清水熄灭火星,取出,放凉。

5. 姜栀子　取栀子碎块,加姜汁拌匀,润透,用文火加热,炒至近干,取出放凉。

每 100 kg 栀子,用生姜 10 kg。

【炮制作用】　栀子味苦,性寒,归心、肺、三焦经。具有泻火除烦、清热利尿、凉血解毒的功效。

生栀子苦寒之性甚强,易伤中气。对胃有刺激性,脾胃较弱者服后容易导致呕吐。常用于温病高热、湿热黄疸、疮疡肿毒、湿热淋证。如治湿热下注、小便短赤的八正合剂(《药典》)。治肺热咳嗽、咽喉肿痛、口干舌燥等的羚羊清肺丸(《药典》)。

炒栀子与焦栀子可缓和苦寒之性,免伤中气。炒栀子与焦栀子功用相似,焦栀子多用于凉血止血。一般热甚者用炒栀子,脾胃较虚弱者用焦栀子。如治肝胆湿热所致头晕目赤的龙胆泻肝丸(《药典》);治燥热蕴肺所致咳嗽、痰黄而黏不易咳出、胸闷气促、久咳不止的二母宁嗽丸(《药典》)。

栀子炭药性收涩,善于凉血止血,多用于吐血、咯血、咳血、衄血、尿血、崩漏下血等。如凉血止血的十灰散(《部颁标准》)。

姜栀子缓和苦寒之性,增强止呕作用。如治风热上攻所致心胸烦热、恶心呕逆、口舌生疮的黄连上清丸(《药典》);用于气食郁滞所致胃痛的越鞠保和丸(《药典》)。

【质量要求】

1. 栀子　为不规则碎块状,果皮表面红黄色或棕红色。气微,味微酸而苦。水分不得过8.5%;总灰分不得过 6.0%;含栀子苷不得少于 1.8%。

2. 炒栀子　同栀子,表面黄褐色或黄红色。气微,味微酸而苦。水分、总灰分同栀子;含栀子苷不得少于 1.5%。

3. 焦栀子　同栀子,表面焦褐色或焦黑色。气微,味微酸而苦。水分、总灰分同栀子;含栀子苷不得少于 1.0%。

4. 栀子炭　为不规则的碎块,表面黑褐色或焦黑色。气微,味涩苦。

5. 姜栀子　为不规则的碎块,表面金黄色,具姜辣味。

【研究述要】　栀子炒黄、炒焦、炒炭后栀子苷含量降低,以炒炭降低幅度较大;栀子炒黄后熊果酸含量无明显变化,炒焦、炒炭后熊果酸含量明显降低。

生栀子与焦栀子水煎液可显著缩短家兔凝血时间。生栀子对注射酵母液引起发热家兔的解热作用明显,焦栀子无此作用。抗炎作用生栀子水煎液最强。生栀子水煎液对胃总酸分泌和胃蛋白酶活性均有明显抑制作用,炒制、烘制后抑制作用减弱;姜栀子有明显的促进作用。生栀子有明显对抗四氯化碳引起的动物肝急性中毒的作用,提示治疗急性黄疸型肝炎应用生栀子为宜。生栀子与焦栀子对金黄色葡萄球菌、链球菌、白喉杆菌的抑制作用相似,生栀子对溶血性链球菌、伤寒杆菌、副伤寒杆菌的抑制作用强,而焦栀子对痢疾杆菌的抑制作用最佳,这与中医临床对大便溏薄患者选用焦栀子的用药经验是一致的。

槟　　榔

【来源】　本品为棕榈科植物槟榔 *Areca catechu* L. 的干燥成熟种子。

【处方用名】 槟榔,炒槟榔,焦槟榔。

【炮制沿革】 南北朝有细切(《雷公》)。唐代有捣末服(《新修》)、煮熟蒸(《新修》)。宋代有炒(《圣惠方》),烧灰存性(《旅舍》),面裹煨、吴茱萸炒(《总微》),火煅(《朱氏》)等。明代有麸炒(《普济方》)。清代有醋制(《本草述》)、童便洗晒(《幼幼》)、酒浸(《大全》)等。《药典》载有槟榔、炒槟榔和焦槟榔。

炮制作用论述:"凡使,先以刀刮去底,细切。勿经火,恐无力效,若熟使不如不用。"(《雷公》)

【产地加工】 3~6月采收成熟果实,晒3~4日,锤破或用刀剖开取种子,晒干。或经水煮后,熏烘7~10日,待干后剥去果皮,取出种子,烘干。

【炮制工艺】

1. **槟榔** 取原药材,除去杂质,用水浸泡3~5日,捞出,置容器内,经常淋水,润透,切薄片,干燥,筛净。

2. **炒槟榔** 取槟榔片,用文火加热,炒至微黄色,取出,筛净。

3. **焦槟榔** 取槟榔片,用中火加热,炒至焦黄色,取出,筛净。

【炮制作用】 槟榔味苦、辛,性温,归胃、大肠经。具有杀虫、消积、降气、行水、截疟的功效。

生槟榔作用峻猛,以杀虫破积、行水消肿力胜。常用于肠道寄生虫病及水肿、脚气、疟疾等。如治停食停乳、腹胀便秘、痰盛喘咳的一捻金(《药典》)。

炒槟榔和焦槟榔可缓和其峻烈之性,以免克伐太过而耗伤正气;能减少服后产生恶心、腹泻、腹痛的副作用。炒槟榔和焦槟榔功用相似,长于消食导滞。用于食积不消、泻痢后重。一般身体素质稍强者用炒槟榔,身体素质较差者用焦槟榔。如消食化滞、泻火通便的小儿化食丸(《药典》)。

【质量要求】

1. **槟榔** 为类圆形薄片,切面有大理石样花纹。质坚脆,易碎。气微,味涩、微苦。水分不得过10.0%;含槟榔碱不得少于0.20%。

2. **炒槟榔** 形如槟榔片,表面呈微黄色,可见大理石样花纹。质较脆,易碎。气微,味涩、微苦。水分、槟榔碱含量同生槟榔。

3. **焦槟榔** 形如槟榔片,为类圆形薄片,表面焦黄色,可见大理石样花纹。质脆,易碎。气微,味涩、微苦。水分不得过9.0%;总灰分不得过2.5%;含槟榔碱不得少于0.10%。

【研究述要】 槟榔药材质地坚硬,传统浸泡软化方法需要时间长(夏季7日,冬季40日),有效成分流失严重,影响饮片质量。采用减压冷浸软化法,可提高软化效率,缩短浸泡时间(2~6日),保证了饮片质量。用正交实验法筛选最佳工艺为:先减压后加25~26℃水浸泡,切0.5 mm以下极薄片,阴干。采用流通蒸汽蒸1小时软化槟榔药材,切制的饮片平整光滑,外形美观,易于干燥。

槟榔饮片随着炮制加热时间的延长,槟榔碱的含量有不同程度的下降,生品>炒黄品>炒焦品>炒炭品。用干酪素法对不同工艺饮片(槟榔片、炒槟榔、焦槟榔、槟榔炭及微波制槟榔)中的鞣质进行含量测定,加热温度、加热时间是影响鞣质含量较为重要的因素,加热温度与加热时间适中,可使鞣质含量增高;以微波70℃加热炮制5分钟的槟榔饮片鞣质含量最高。

炒槟榔、焦槟榔饮片对大肠杆菌、金黄色葡萄糖球菌的抑制效果比生品强。故临床治疗肠炎和痢疾时应选用炒槟榔、焦槟榔饮片为佳。

（吴建华）

第二节 固体辅料炒

将净制或切制过的饮片，与固体辅料共同加热，并不断翻动或转动至规定程度的操作过程，称为固体辅料炒。固体辅料炒根据所加辅料的不同又分为米炒、土炒、砂炒、蛤粉炒、滑石粉炒和麸制。

米炒

将净制或切制过的饮片与定量的米共同加热，并不断翻动至规定程度的操作过程，称为米炒。适用于某些补中益气的中药及某些具有毒性的昆虫类中药。

米炒中药所用的米为符合食用卫生标准的稻米。稻米为禾本科植物粳稻、籼稻或糯稻的种仁。古代多用糯米，也有用粳米的，现代多用粳米或籼米。

稻米主要含有淀粉、蛋白质、脂肪、矿物质，尚含少量的 B 族维生素、多种无机盐及糖类。稻米味甘，性平，入脾、胃经，具有补中益气、健脾和胃、除烦止渴、止泻痢的作用。

（一）米炒工艺

1. **米拌炒法** 取净制或切制过的中药与米，置炒制容器内，用中火加热，拌炒至中药表面呈黄色或颜色加深，米呈焦黄或焦褐色时，取出，筛去焦米，放凉。

2. **米上炒法** 取米用清水浸湿，将湿米置炒制容器内，使其均匀地平铺一层，用中火加热至米黏住锅底时，投入净制或切制过的中药，在米上轻轻翻动，炒至中药颜色加深、表面的米呈焦黄色时，取出，筛去焦米，放凉。

米的用量：一般为每 100 kg 中药，用米 20 kg。

（二）米炒的作用

(1) 增强健脾止泻作用：如党参。

(2) 降低毒性和刺激性：如斑蝥。

(3) 矫臭矫味，指示炮制程度：如斑蝥。

（三）注意事项

(1) 炮制昆虫类中药时，一般以米的色泽变化来判断炒制程度，以炒至米呈焦黄或焦褐色为度。

(2) 炒过中药的米不能重复使用，尤其是炒毒剧中药的米要妥善处理。

党 参

【来源】 本品为桔梗科植物党参 *Codonopsis pilosula*（Franch.）Nannf.、素花党参 *Codonopsis pilosula* Nannf. var. *modesta*（Nannf.）L. T. Shen 或川党参 *Codonopsis tangshen* Oliv. 的干燥根。

【处方用名】　党参,米炒党参,蜜党参。

【炮制沿革】　清代始有蜜拌蒸熟(《得配》)、蜜炙(《治全》)、米炒(《时病》)等,并提出去皮时用"竹刀刮"(《害利》)。《药典》载有党参和米炒党参;《规范》还载有蜜党参。

炮制作用论述:"补肺,蜜拌蒸熟。"(《得配》)"米炒,治脾土虚寒泄泻。"(《时病》)

【产地加工】　秋季采挖,洗净,晒干。

【炮制工艺】

1. 党参　取原药材,除去杂质,洗净,润透,切厚片或段,干燥。

2. 米炒党参　取净党参片或段与米,置炒制容器内,用中火加热,拌炒至米呈焦褐色,党参呈深黄色时,取出,筛去焦米,放凉。

每 100 kg 党参片或段,用米 20 kg。

3. 蜜党参　取炼蜜,加适量开水稀释,淋入净党参片或段中拌匀,闷润,待蜜水被吸尽后,置炒制容器内,用文火加热,炒至表面黄棕色,不粘手时,取出,放凉。

每 100 kg 党参片或段,用炼蜜 25 kg。

【炮制作用】　党参味甘,性平,归脾、肺经,具有补中益气、健脾益肺的功效。

生党参长于益气生津,多用于肺气亏虚、气血两伤。如治肺气不足,气短喘咳的补肺丸(《部颁标准》);治气血两虚,面色萎黄、食欲不振、四肢乏力的八珍丸(《药典》)。

米炒党参气变清香,增强和胃、健脾止泻作用。多用于脾胃虚弱,食少便溏。如用于益气养血、温阳行气、涩肠止泻的补脾益肠丸(《药典》)。

蜜党参药性甘缓,增强补中益气、润肺养阴作用。用于脾肺气虚、中气下陷。如治气血不足,月经不调的参茸白凤丸(《药典》)。

【质量要求】

1. 党参　为类圆形或椭圆形厚片或小段。切面黄白色或淡黄棕色,有裂隙和菊花纹。有特殊香气,味微甜。水分不得过 16.0%;总灰分不得过 5.0%;醇溶性浸出物不得少于55.0%。

2. 米炒党参　形如党参,表面深黄色,具香气。水分不得过 10.0%;总灰分、浸出物同党参。

3. 蜜党参　形如党参,表面黄棕色,显光泽,略有黏性,气香,味甜。

【研究述要】　未经过硫黄熏蒸的党参中党参炔苷含量明显高于经硫黄熏蒸的党参。党参经米炒后挥发油总量降低,挥发油中各成分的含量比例也发生了变化。炮制对党参醇溶性浸出物含量有显著影响,米制、麸制、蜜炙、酒炙品均较生品含量高,但土炒品低于生品。采用HPLC 对党参及米炒党参化学成分进行比较分析,对炮制品中新增成分进行分离纯化和结构鉴定,并模拟炮制实验过程对炮制品中新增成分的生成途径进行探讨。结果分离得到党参炮制品中特征性成分 5-羟甲基-2-糠醛,党参多糖与阿魏酸等有机酸高温加热是生成 5-羟甲基-2-糠醛的主要途径。

采用炭粒廓清实验和抗疲劳实验,比较了党参生品、蜜炙品、米炒品的补气作用,结果在提高小鼠巨噬细胞吞噬能力和抗疲劳能力方面,蜜炙党参强于生党参和米炒党参,而米炒党参又弱于生党参,说明党参蜜炙后可增强补中作用。

对党参 3 种饮片规格中的水浸出物含量进行测定,结果斜切片(2 mm)中水浸出物含量最高,其次是厚片(4 mm),段(10 mm)中含量最低。

斑　蝥

【来源】　本品为芫青科昆虫南方大斑蝥 *Mylabris phalerata* Pallas 或黄黑小斑蝥 *Mylabris cichorii* Linnaeus 的干燥全体。

【处方用名】　斑蝥,米炒斑蝥。

【炮制沿革】　晋代有炙、炒、烧令烟尽(《肘后》)等。南北朝有糯米、小麻子同炒。并提出"待米黄黑出,去两翅足并头"(《雷公》)。宋代有"去翅足,酒浸后,炒令焦黑色,去头翅,麸慢火炒,令黄色,去头翅,豆面炒焦,黄为度"(《博济》)等;尚有醋煮(《苏沈》)。明代有醋煮(《普济方》)、牡蛎炒(《粹言》)等。清代又有蒸制(《本草述》)、米泔制(《串雅补》)、土炒(《治全》)等。《药典》载有生斑蝥和米斑蝥。

炮制作用论述:"生者误服,吐泻难当。"(《蒙筌》)"当以糯米同炒,看米色黄即为熟,便出之,去头、足及翅翼,便以乱发裹之挂一宿然后用之,则去毒矣。"(《证类》)

【产地加工】　夏秋二季捕捉,放入容器内闷死或烫死,晒干。

【炮制工艺】

1. **生斑蝥**　取原药材,除去杂质。

2. **米斑蝥**　取净斑蝥与米,置炒制容器内,用中火加热,炒至米呈黄褐色时,取出,筛去焦米,除去头、足、翅,放凉。或取米用清水浸湿,取湿米置炒制容器内,使其均匀地平铺一层,用中火加热至米粘住锅底并起烟时,投入净斑蝥,在米上轻轻翻动,炒至斑蝥变色、米的上表面黄褐色时,取出,筛去焦米,放凉。

每 100 kg 斑蝥,用米 20 kg。

注意事项:炮制时应注意劳动保护,操作人员应戴眼镜、口罩,以保护眼、鼻黏膜免受其损伤;工作完毕,用冷水清洗裸露部分,不宜用热水洗;炒制后的焦米要及时妥善处理,以免人畜误食,发生中毒。

【炮制作用】　斑蝥味辛,性热,有大毒,归脾、胃、肾经,具有破血消癥、攻毒蚀疮、引赤发泡的功效。

生斑蝥有大毒,气味奇臭,多外用,以攻毒蚀疮为主。多用于瘰疬瘘疮、痈疽不溃、恶疮死肌、积年顽癣等症。如用于破血消肿、攻毒蚀疮的复方斑蝥胶囊(《部颁标准》)。

斑蝥经米炒可降低毒性,矫臭矫味,供内服。以通经、破癥散结为主。用于经闭、癥瘕肿块、狂犬咬伤、瘰疬、肝癌、胃癌等。如治瘀血阻滞、经闭、癥瘕肿块的斑猫通经丸(《济阴》);治狂犬咬伤,可与百草霜同用。

【质量要求】

1. **生斑蝥**　为干燥虫体,略呈长圆形,背部具革质鞘翅 1 对,黑色,有 3 条黄色或棕黄色的横纹。有特殊的臭气。含斑蝥素不得少于 0.35%。

2. **米斑蝥**　为去除头、足、翅的干燥躯体,微挂火色,显油性光泽,微有臭味。含斑蝥素应为 0.25%~0.65%。

【研究述要】　斑蝥素为斑蝥的主要毒性成分和活性成分。斑蝥素具有抗癌、升高白细胞、增强免疫等作用,但外用对皮肤、黏膜有引赤、发泡的作用,内服可引起恶心、呕吐、腹痛及中毒性肾炎等症。斑蝥中的甲酸具有强烈的刺激性,能刺激皮肤,引起炎症、皮肤灼伤等;内服过量,则引起内脏损害。故斑蝥生品只能供外用,内服必须经过炮制。

斑蝥素具有升华性,在110℃开始升华。甲酸易挥发,其沸点为101℃。米炒时锅温为120～140℃,可致斑蝥素升华、甲酸挥发,而降低其毒性和刺激性。炒制温度不宜过高,以免斑蝥焦化。斑蝥颜色很深,难以判断其炒制程度,米即可调解温度,又可指示炮制程度。

斑蝥头、足、翅占全斑蝥的20%左右,斑蝥素主要集中在斑蝥的胸腹部,而头、足、翅含量较低。斑蝥去头、足、翅后,不论生品、米炒品或烘制品,其所含斑蝥素、甲酸、脂肪油含量皆比未去头、足、翅者升高。斑蝥不同部位的微量元素含量有差异,镁、锌、铜等元素的含量,去头、足、翅者比未去头、足、翅者高;有害元素铅的含量,去头、足、翅者比未去头、足、翅者低。斑蝥经米炒和烘法炮制后,斑蝥素和甲酸的含量均降低,脂肪油含量变化不大。

米炒和烘烤炮制均能明显降低斑蝥的急性毒性,升高小鼠的LD_{50}值,炮制后对大鼠的肾脏毒性亦有一定的降低,但对体重与肝脏毒性均无明显影响。比较了斑蝥去头、足、翅前后的生品、米炒品,碱处理新法炮制品的急性毒性和亚急性毒性。结果,炮制品毒性小于生品,去头足翅后毒性增大,碱处理炮制新法优于《药典》米炒法。采用低浓度的药用氢氧化钠炮制法,可使斑蝥素直接在虫体内转化为斑蝥酸钠,以达到降低毒性,保留和提高斑蝥抗癌活性的目的。碱法制斑蝥以0.75%氢氧化钠水溶液50～60℃浸渍3小时为佳。临床观察表明,无论内服还是外用,斑蝥碱制品的抗癌作用优于《药典》米炒品,且毒性明显降低。

斑蝥素　　　　　斑蝥素钠

土炒

将净制或切制过的饮片与定量的灶心土共同加热,并不断翻动至规定程度的操作过程,称为土炒。适用于炮制补脾止泻的中药。

土炒所用的土通常为灶心土,也有用黄土者。灶心土为久经柴草熏烧的锅底所对灶心之土,又称伏龙肝。将烧结的灶心土块,用刀削去焦黑部分及杂质,所余焦黄部分粉碎成细粉,过筛即得灶心土粉。成品灶心土为红褐色、质细软的粉末,有烟熏气,味淡。灶心土主含硅酸盐、钙盐及多种碱性氧化物。

灶心土味辛,性温,具有温中和胃、止血、止呕、涩肠止泻的作用。明代《本草蒙筌》载:"陈壁土制,窃真气骤补中焦。"

(一) 土炒工艺

取碾细过筛的灶心土细粉,置炒制容器内,用中火加热,翻炒至土呈灵活状态时,投入净制或切制过的中药,继续翻炒至中药表面呈黄色,并均匀挂上一层土粉,逸出香气时,取出,筛去土粉,放凉。

灶心土的用量:一般为每100 kg中药,用灶心土粉25～30 kg。

(二) 土炒的作用

增强补脾止泻作用:如白术、山药等。

（三）注意事项

（1）灶心土呈灵活状态时投入中药后，要适当调小火力，维持土温，防止烫焦。

（2）用土炒制同种中药时，土可连续使用，若土色变深，应及时更换新土。

白 术（彩图 11）

【来源】 本品为菊科植物白术 *Atractylodes macrocephala* Koidz. 的干燥根茎。

【处方用名】 白术，土炒白术，麸炒白术，焦白术。

【炮制沿革】 唐代有熬黄（《千金翼》）、土炒（《外台》）等。宋代有炮黄色、炒黄、米泔浸（《博济》），米泔水浸后麸炒（《苏沈》），醋浸炒（《总录》）等。明代有蜜炒、水煮、绿豆炒（《普济方》），酒制（《理例》），乳汁制（《蒙筌》），盐水炒（《保元》），面炒（《景岳》），炒焦（《必读》），姜汁炒（《通玄》）等。清代有枳实煎水渍炒（《握灵》），香附煎水渍炒、酒浸九蒸九晒（《拾遗》）、蜜水拌蒸（《逢原》）等。《药典》载有白术和麸炒白术；《规范》还载有土炒白术和焦白术。

炮制作用论述："泻用陈壁土炒。"（《疮疡》）"泻胃火生用，补胃虚土炒。"（《入门》）"去湿利水用麸炒，补胃用净土炒。"（《粹言》）"人乳汁润之，制其性也。"（《蒙筌》）"惧其燥者，以蜜水炒之，惧其滞者，以姜汁炒之。"（《通玄》）

【炮制工艺】

1. **白术** 取原药材，除去杂质，洗净，润透，切厚片，干燥。

2. **土炒白术** 取灶心土粉，置炒制容器内，用中火加热至呈灵活状态时，投入净白术片拌炒，至表面均匀挂土粉时，取出，筛去土粉，放凉。

每 100 kg 白术，用灶心土 20 kg。

3. **麸炒白术** 取蜜炙麦麸或麦麸，撒入用中火加热至一定程度的炒制容器内，即刻烟起时，投入净白术片，快速翻炒，至表面呈焦黄色、逸出焦香气时，取出，筛去焦麸，放凉。

每 100 kg 白术，用麦麸 10 kg。

4. **焦白术** 取净白术片，置炒制容器内，用武火加热，炒至表面焦褐色，取出，筛去焦麸，放凉。

【炮制作用】 白术味苦、甘，性温，归脾、胃经，具有健脾益气、燥湿利水、止汗、安胎的功效。

生白术以健脾燥湿、利水消肿为主，多用于痰饮、水肿、风湿痹痛。如用于脾胃虚弱、中气不和所致泄泻、痞满的开胃健脾丸（《药典》）。

土炒白术借土气资助脾土，增强补脾止泻作用。用于脾虚食少、泄泻便溏、胎动不安。如治心脾不足、气血两亏，形瘦神疲、食少便溏的人参养荣丸（《药典》）。

麸炒白术能缓和燥性，借麸入中，增强健脾消食、和胃作用。用于脾胃不和、运化失常之食少胀满、倦怠乏力、表虚自汗。如治脾胃虚弱所致饮食不化、脘闷嘈杂、恶心呕吐的人参健脾丸（《药典》）。

焦白术可缓和燥性，增强焦香健脾益气功能。用于脾虚运化失常，食少胀满。如健脾利湿、温中止泻的幼泻宁冲剂（《部颁标准》）。

【质量要求】

1. **白术** 为不规则厚片。表面黄白色或淡黄棕色，有放射状纹理和棕黄色的点状油室散在。质坚硬。气清香，味甘、微辛。水分不得过 15.0%；总灰分不得过 5.0%；60%乙醇浸出物不得少于 35.0%。

2. **土炒白术** 形如白术,表面杏黄土色,附有细土末,略有土香气。

3. **麸炒白术** 形如白术,表面焦黄色或黄棕色,偶见焦斑,略有焦麸香气。水分、总灰分、浸出物同白术。

4. **焦白术** 形如白术,表面焦褐色,质松脆,略有焦香气,味微苦。

【研究述要】 对白术生品及其炮制品对比分析,发现炮制后不仅挥发油含量降低,其组分也有所减少,如 β-马里烯、菖蒲二烯等 5 个成分在炮制品中未检出。采用薄层扫描法,比较 3 批不同产地白术炮制前后苍术酮的峰面积变化,结果 3 批不同产地的白术麸炒品中苍术酮的含量均低于生品。应用 HPLC 法对生白术、炒白术和 3 种麸炒白术(炒轻、炒黄、炒焦)中白术内酯Ⅲ的含量进行分析,结果麸炒轻、麸炒黄品中白术内酯Ⅲ含量升高,且以麸炒黄品含量最高。炮制过程中,苍术酮氧化后,生成白术内酯Ⅰ、Ⅲ和双白术内酯;将白术内酯Ⅲ在盐酸乙醇中加热,得到了白术内酯Ⅱ,证明在加热的情况下,白术内酯Ⅲ可脱水生成白术内酯Ⅱ。对白术生品及不同炮制品中还原糖和水溶性糖含量进行测定,结果除清炒品外,白术炮制后还原糖含量随着炮制程度的升高而增高。水溶性糖的含量,则除清炒品较生品稍高外,其余炮制品含量均较生品降低。

药理研究表明,白术内酯具有与白术健脾运脾相一致的功效;而白术炮制后,其健脾作用增强,是由于在加热炒制的过程中苍术酮氧化生成白术内酯的缘故。

基于以上研究,提出白术的炮制理论是"减酮减燥,增酯增效"。

白术须根亦含有白术内酯类成分,可考虑不去须根或须根另用。白术麸炒最佳工艺为:机器炒,麦麸用量 100∶10,投料温度 300℃,加热时间 2.5 分钟。

山 药(彩图 12)

【来源】 本品为薯蓣科植物薯蓣 *Dioscorea opposita* Thunb. 的干燥根茎。

【处方用名】 山药,土炒山药,麸炒山药。

【炮制沿革】 南北朝有蒸(《雷公》)。宋代有姜炙(《普本》)、微炒(《疮疡》)、酒蒸(《朱氏》)等。元代有白矾水浸焙(《儒门》)、火炮(《瑞竹》)等,并提出"慢火炒令热透"。明、清有乳汁浸(《滇南》)、酒拌蒸干(《保元》)、酒炒(《景岳》)、乳汁拌微焙(《正宗》)、醋煮(《醒斋》)、乳汁蒸(《幼幼》)、炒焦(《医案》)、土炒(《害利》)等。《药典》载有山药和麸炒山药;《规范》还载有土炒山药。

炮制作用论述:"补益药及脾胃药中熟用,外科生用。"(《大法》)"入滋阴药中宜生用,入补脾药内宜炒黄用。"(《求真》)"入脾胃土炒,入肾盐水炒。"(《害利》)

【产地加工】 冬季茎叶枯萎后采挖,切去根头,洗净,除去外皮和须根,干燥,或趁鲜切厚片,干燥;也有选择肥大顺直的干燥山药,置清水中,浸至无干心,闷透,切齐两端,用木板搓成圆柱状,晒干,打光,习称"光山药"。

【炮制工艺】

1. 山药 取原药材,除去杂质,大小分开,洗净,润透,切厚片,干燥,筛去碎屑。

2. 麸炒山药 取麦麸,均匀撒入用中火加热至一定程度的炒制容器内,即刻烟起时,投入净山药片,快速翻炒,至表面呈黄色时,取出,筛去焦麸,放凉。

每 100 kg 山药,用麦麸 10 kg。

3. 土炒山药 取灶心土粉,置炒制容器内,用中火加热至呈灵活状态,投入净山药片拌炒,至表面黄色,并均匀挂土粉时,取出,筛去土粉,放凉。

每 100 kg 山药,用灶心土 30 kg。

【炮制作用】 山药味甘,性平,归脾、胃、肾经,具有补脾益胃、生津益肺、补肾涩精的功效。山药生用以补肾生精、益肺阴为主,用于肾虚遗精、尿频、肺虚喘咳、阴虚消渴。如治肝肾阴虚的六味地黄丸(《药典》);治肺肾两虚所致咳嗽气喘、咽干口燥、潮热咯血的参麦地黄丸(《部颁标准》)。

麸炒山药增强了健脾和胃作用,用于脾虚食少、泄泻便溏、白带过多等症。如治脾胃食滞所致呕吐便泻、脾胃不和、身热腹胀、面黄肌瘦的小儿香橘丸(《药典》));用治脾肾阳虚所致泄泻的固本益肠丸(《药典》)。

土炒山药可增强补脾止泻作用,多用于脾虚久泻、纳呆食少。

【质量要求】

1. 山药 为类圆形厚片。表面类白色或黄白色,粉性。气微,味淡、微酸。水分不得过16.0%;总灰分不得过 2.0%;水溶性浸出物不得少于 4.0%。

2. 麸炒山药 形如山药片,表面黄色,偶有焦斑,略具焦香气。水分不得过 12.0%;总灰分不得过 4.0%;浸出物同山药。

3. 土炒山药 形如山药片,表面土黄色,黏有土粉,略具焦香气。

【研究述要】 对怀山药炮制前后的薄层色谱和高效液相图谱进行比较分析,结果表明,山药经麸炒、清炒后化学成分发生了明显变化。薄层图谱显示,生山药乙酸乙酯和正丁醇提取液在 365nm UV 灯下,可见到 3 个明显的斑点,而清炒和麸炒山药无此斑点。生山药和麸炒山药的高效液相图谱也有明显差异。山药经土炒、清炒和麸炒法炮制后,其主要活性成分薯蓣皂苷元的溶出量显著提高,土炒和清炒品比生品高约 3 倍,麸炒品比生品高 2 倍多。对不同产地山药及其麸炒品中尿囊素的含量进行测定,结果麸炒品中尿囊素含量较生山药均有所上升。山药经不同方法炮制后,水溶性和醇溶性浸出物含量均有所增高。其中,土炒山药含量最高,麸炒山药和炒山药含量相近。测定山药不同炮制品中多糖含量,结果为:生品>蜜麸炒>炒黄>米炒>土炒>炒焦>炒炭>麸炒。表明山药经加热炒制后多糖含量降低。

山药生品、清炒品、土炒品和麸炒品煎剂对家兔离体肠管节律性活动均有明显作用,但作用强度差别不大。山药生品、土炒品和麸炒品均能提高小鼠巨噬细胞的吞噬能力,且生品强于麸炒品和土炒品。

砂炒

将净制或切制过的饮片与河砂共同加热,并不断翻动或转动至规定程度的操作过程,称为砂炒,亦称砂烫。砂炒适用于质地坚硬的动物和植物类中药。砂炒法是近代开始用的炮制工艺,可能是由古代土炒法衍变而来的。

砂炒所用的砂为质地坚硬、中等粗细的河砂。取河砂,筛去粗粒、细粒和土粉,选取颗粒均匀的中等粗细的河砂,洗净,干燥,即得。河砂性质稳定、质地坚硬、传热较快,用其作传热体炒烫中药,与饮片接触面积大,受热均匀。

油砂制备:取洗净并干燥的河砂,置炒制容器内加热,拌入 1%～2% 的食用植物油,继续拌炒至油烟散尽,河砂颜色均匀加深,光亮时,取出,放凉,备用。

(一) 砂炒工艺

取洁净河砂,置炒制容器内,用武火加热至翻动滑利状态时,投入大小分档的净制或切制过的中药,边炒边埋,翻炒至鼓起发泡、质地酥脆、外表呈黄色或较原色加深时,迅速取出,筛去砂,放凉;或趁热投入米醋中浸淬数分钟,取出,干燥。

河砂的用量:一般以炒时能将中药全部掩埋为宜。醋淬时,一般每 100 kg 中药,用米醋 20～30 kg。

(二) 砂炒的作用

(1) 增强疗效,便于调剂和制剂:如龟甲、狗脊等。

(2) 降低毒性:如马钱子等。

(3) 便于除去非药用部位:如骨碎补、狗脊等。

(4) 矫臭矫味:如鸡内金等。

(三) 注意事项

(1) 砂要洁净、颗粒均匀且用量适度。砂用量过大,易产生积热使砂温过高,砂用量过少或颗粒不均,难以掩埋中药,致受热不均匀。

(2) 用过的砂可反复使用,但需除净残留的杂质,砂变色严重时应更换新砂。炒有毒中药的砂要单独存放,不可再炒其他中药。

(3) 砂炒温度要适宜。温度过高易烫焦,温度太低易烫僵,难以鼓起。投药后要适当降低火力,以防温度持续升高,温度过高时可添加冷砂调节。

(4) 出锅要及时、迅速,筛去砂。需醋淬的中药,砂炒后应趁热浸淬,干燥后贮存。

马 钱 子 (彩图 13)

【来源】　本品为马钱科植物马钱 *Strychnos nux-vomica* L. 的干燥成熟种子。

【处方用名】　马钱子,烫马钱子,砂炒马钱子,马钱子粉。

【炮制沿革】　明代有豆腐制(《纲目》)、牛油炸(《禁方》)、炒黑(《保元》)等。清代有炒焦(《尊生》)、炮去毛(《良朋》)、油煮(《全生集》),土炒、甘草水煮后麻油炸(《串雅补》)等。《药典》载有生马钱子、制马钱子和马钱子粉。

【产地加工】　冬季采收成熟果实,取出种子,晒干。

【炮制工艺】

1. **生马钱子**　取原药材,除去杂质。

2. **制马钱子** 取净河砂,置炒制容器内,用武火加热至滑利状态时,投入净马钱子,不断翻动,至鼓起,表面棕褐色或深棕色,内部浅棕色并鼓起小泡时,取出,筛去砂,放凉。

3. **马钱子粉** 取制马钱子,粉碎成细粉,照《药典》马钱子含量测定项下的方法测定士的宁含量后,加适量淀粉,使含量符合规定,混匀,即得。

注意事项:① 观察马钱子炒制程度时要刮去表面的皮毛,看种皮是否变为棕褐色。② 炒制马钱子的河砂不得再炒其他药,且单独存放。

【炮制作用】 马钱子味苦,性温,有大毒,归肝、脾经,具有通络止痛、散结消肿的功效。

生马钱子毒性大,仅供外用。多用于局部疼痛或痈疽初起。如治无名肿毒、痈疽发背、痰核瘰疬的消核膏(《部颁标准》)。

制马钱子毒性降低,质地酥脆,便于粉碎,可入丸散剂供内服。用于风湿顽痹、麻木瘫痪、跌打损伤、瘀血疼痛。如用于风寒湿邪、痹阻脉络所致痹病的伸筋活血丸(《药典》);用于风湿痹阻所致痹病的马钱子散(《药典》)。

马钱子粉功效同制马钱子,但毒性较制马钱子低。如治风湿痹痛的疏风定痛丸(《药典》);治跌打损伤、瘀血肿痛的九分散(《药典》)。

【质量要求】

1. **生马钱子** 呈纽扣状圆板形,常一面隆起,一面稍凹下。表面密被灰棕或灰绿色绢状绒毛,有丝样光泽。质坚硬。气微,味极苦。水分不得过 13.0%;总灰分不得过 2.0%;士的宁应为 1.20%～2.20%,马钱子碱不得少于 0.80%。

2. **制马钱子** 形如生马钱子,形体鼓起,表面棕褐色,内部浅棕色,质坚脆,气微,味苦。水分不得过 12.0%;总灰分、士的宁含量、马钱子碱含量同生马钱子。

3. **马钱子粉** 为黄褐色粉末,气微香,味微苦。水分不得过 14.0%;士的宁应为 0.78%～0.82%,马钱子碱不得少于 0.50%。

【研究述要】 士的宁和马钱子碱是马钱子的主要有效成分,又是其有毒成分。

薄层定性和总生物碱含量测定结果表明,生马钱子含有 12 种生物碱,而砂烫和油炸马钱子含有 16 种生物碱,砂烫或油炸品中增加了异马钱子碱、2-羟基-3-甲氧基士的宁、异马钱子碱氮氧化物、异士的宁氮氧化物等 4 种新的生物碱,而其总生物碱含量下降甚微。马钱子经砂烫或油炸法炮制后,士的宁和马钱子碱含量均明显降低,异士的宁含量明显增加,士的宁氮氧化物和马钱子碱氮氧化物比生品高出几倍。这是因为在加热过程中,士的宁和马钱子碱醚键断裂开环,转变成其异型结构的氮氧化物。而被转化的这些生物碱毒性较小,且仍保留了士的宁和马钱子碱的生物活性。

士的宁的熔点为 280～282℃,马钱子碱的熔点为 178℃,通常炮制马钱子的温度为 230～240℃,该温度似不足以破坏士的宁的结构,而只能破坏马钱子碱的结构。实际上,马钱子经炮制后士的宁和马钱子碱的含量均明显减少,只是前者减少的少一些。而异士的宁、异马钱子碱等明显增加,此现象很难从熔点去解释。经精密的方法测定,士的宁加热到 230～240℃还相当稳定,若将士的宁和马钱子碱的单体混合加热,则士的宁形成异型生物碱氮氧化物的速度大大加快,并且在 230～240℃达到高峰。即两种单体混合后,降解士的宁的温度降低了,这可能是产生了共熔现象,士的宁在马钱子中与另外 10 多种生物碱及其他成分共存,也会产生此现象。马钱子经过砂烫、油炸等方法炮制后,马钱子苷含量均大幅度下降,可能是经高温加热后,马钱子苷被破坏所致。

士的宁　　　　　　　异士的宁氮氧化物

马钱子碱　　　　　　异马钱子碱氮氧化物

士的宁、马钱子碱及其氮氧化物药理作用相似。但士的宁和马钱子碱的毒性分别比它们相应的氮氧化物大 10 倍和 15.3 倍。而镇痛、抗炎作用,马钱子碱氮氧化物强于马钱子碱;抑制 K652、HeLa 肿瘤细胞作用,异士的宁氮氧化物强于士的宁及马钱子碱;抑制 HEP2 肿瘤细胞,异马钱子碱氮氧化物强于番木鳖碱及马钱子碱。马钱子炮制品及其经炮制后转化的生物碱对呼吸中枢和血管运动中枢的作用则没有降低。

砂烫的温度和时间应适宜。砂烫法以 230～240℃、3～4 分钟最佳,按此条件炮制的马钱子,士的宁转化了 10%～15%,马钱子碱转化了 30%～35%,此时士的宁和马钱子碱的异型生物碱氮氧化物含量最高。如果低于该炮制温度和小于该炮制时间,士的宁则不易转化成异型生物碱氮氧化物,士的宁减少甚微;如果高于该炮制温度和延长该炮制时间,士的宁、马钱子碱,连同异型生物碱氮氧化合物等马钱子中大部分成分将一同被破坏。用正交设计对烘箱法炮制马钱子的条件进行选择,结果认为,在 200～240℃,烘 5～14 分钟,马钱子中士的宁的含量可达到砂烫法炮制的效果。

马钱子种仁和种皮上茸毛所含生物碱种类相同,但含量有差异,种仁中士的宁和马钱子碱的含量远高于茸毛。将去毛马钱子与未去毛马钱子分别制成流浸膏,然后调节士的宁的含量基本相同,作小鼠毒性实验,结果两者无明显差异。带毛马钱子砂烫后压粉冲服,或入丸散,亦无中毒和刺喉反应,现已不作法定的去毛要求。但研究发现,在制备以马钱子为主药的中药片剂时,将马钱子炮制后不去绒毛,直接粉碎,加工出的药片外表不光滑、有斑点,片芯内疏松,用手轻搓易碎,崩解迟缓,因此,主张制片剂时马钱子要去毛。

骨 碎 补

【来源】　本品为水龙骨科植物槲蕨 *Drynaria fortunei* (Kunze) J. Sm. 的干燥根茎。

【处方用名】　骨碎补,烫骨碎补,砂炒骨碎补。

【炮制沿革】　南北朝有蜜拌润后蒸(《雷公》)。唐代有姜制、去毛炒(《理伤》)。宋代有火炮(《证类》),盐水炒(《总录》),酒拌蒸(《局方》),酒浸炒、焙制(《妇人》)等。明清有炒黑(《普济方》)、炙(《理例》)、蒸焙(《本草汇》)、制炭(《得配》)、酒炒(《增广》)等。《药典》载有骨碎补和砂炒骨碎补。

【产地加工】　全年均可采挖,除去泥砂,干燥,或再燎去茸毛(鳞片)。

【炮制工艺】

1. **骨碎补** 取原药材,除去杂质,洗净,润透,切厚片,干燥。

2. **砂炒骨碎补** 取净河砂,置炒制容器内,用武火加热至滑利状态时,投入净骨碎补片,翻炒至鼓起,毛微焦时,取出,筛去砂,放凉,撞去毛,筛净。

【炮制作用】 骨碎补味苦,性温,归肾、肝经,具有补肾强骨、续伤止痛的功效。生骨碎补密被鳞片,不易除净,且质地坚硬而韧,不利于粉碎和煎出有效成分。如用于补益肝肾、养血活血、舒筋活络、理气止痛的壮骨关节丸(《药典》)。

砂炒骨碎补质地松脆,易于除去绒毛,利于粉碎和煎出有效成分,便于调剂和制剂。临床多用其炮制品。用于肾虚腰痛、耳鸣耳聋、牙齿松动、跌扑闪挫、筋骨折伤等症。如治跌打损伤、瘀血疼痛、闪腰岔气的跌打活血散(《药典》)。

【质量要求】

1. **骨碎补** 为不规则的厚片。切面红棕色或淡红棕色,可见黄色点状维管束排列成环。质脆,易折断。气微,味淡,微涩。水分不得过 14.0%;总灰分不得过 7.0%;柚皮苷不得少于 0.50%。

2. **砂烫骨碎补** 鼓起,呈软木状,表面棕红色,无鳞片,断面淡棕褐色或淡棕色,质松脆,味微苦涩。

【研究述要】 柚皮苷等二氢黄酮类化合物为骨碎补的活性成分。骨碎补总黄酮具有活血化瘀、抑制血小板聚集作用;并能促进微循环的血流,同时具有升高大鼠的骨密度和提高血钙含量的作用。骨碎补经去毛净制后,可提高总黄酮及柚皮苷的含量;经砂烫、砂烫后酒炙、砂烫后盐炙,其总黄酮及柚皮苷含量无明显变化,但总黄酮的溶出率明显提高。烫制对骨碎补所含二氢黄酮苷含量影响不大,但能明显提高其溶出率。

砂烫骨碎补的最佳炮制工艺:每 100 kg 骨碎补,用 500 kg 河砂,砂温 180℃,烫制 1 分钟。盐炙骨碎补最佳炮制工艺为:每 100 kg 药材用 1 500 ml 盐水(含 4 kg 盐),浸泡 8 小时,在 190℃下砂烫 4 分钟。

狗 脊(彩图 14)

【来源】 本品为蚌壳蕨科植物金毛狗脊 *Cibotium barometz* (L.) J. Sm. 的干燥根茎。

【处方用名】 狗脊,砂炒狗脊,烫狗脊,蒸狗脊,酒狗脊。

【炮制沿革】 南北朝刘宋时代有酒拌蒸(《雷公》)。宋代有火燎去毛(《博济》),去毛醋炙、酥炙去毛(《总录》),炙去毛后焙制(《普本》),火燎去毛酒浸蒸焙干(《局方》),火炮(《百问》)等。明、清有去毛净后米醋煮、炒去毛净、火煅后去毛用净肉(《普济方》),炙制(《医学》),酒浸(《启玄》),酒浸炒去毛(《逢原》)等。《药典》载有狗脊和砂炒狗脊;《规范》还载有蒸狗脊和酒狗脊。

【产地加工】 秋、冬二季采挖,除去泥砂,干燥;或去硬根、叶柄及金黄色绒毛,切厚片,干燥,为"生狗脊片";蒸后晒至六七成干,切厚片,干燥,为"熟狗脊片"。

【炮制工艺】

1. **狗脊** 取原药材,除去杂质,洗净,润透,切厚片,干燥。

2. **砂炒狗脊** 取净河砂,置炒制容器内,用武火加热至翻动较滑利时,投入净狗脊片,翻炒至鼓起,黄棕色,绒毛微焦时,迅速取出,筛去砂,放凉后除去残存绒毛。

3. **蒸狗脊** 取净狗脊片,置蒸笼内,用武火加热,蒸 4~6 小时,停火,闷 6~8 小时,取出,干燥。

4. **酒狗脊**　取净狗脊片,加定量黄酒拌匀,润透后,置蒸制容器内,用武火加热,蒸 4～6 小时,取出,干燥。

每 100 kg 狗脊,用黄酒 15 kg。

【炮制作用】　狗脊味苦、甘,性温,归肝、肾经,具有补肝肾、强腰膝、祛风湿的功效。

生狗脊质地坚硬,并在边缘覆有金黄色绒毛,不易除去。以祛风湿、利关节为主,用于风寒湿痹、关节疼痛、屈伸不利。如肾虚血瘀所致骨性关节炎的穿龙骨刺片(《药典》)。

砂炒狗脊质地松脆,便于粉碎和煎出有效成分,便于除去残存绒毛。以补肝肾、强筋骨为主。用于肝肾不足或冲任虚寒的腰痛脚软、遗精、遗尿、妇女带下等。如治风寒阻络所致颈、腰椎病的根痛平颗粒(《药典》);治带下遗精、四肢酸软的健神片(《部颁标准》)。

蒸狗脊和酒狗脊,增强补肝肾、强腰膝作用。如用于壮筋骨、益气血、补肾壮阳的龟鹿补肾丸(《药典》)。

【质量要求】

1. **狗脊**　为不规则的长条形或类圆形。切面浅棕色。质脆。无臭,味淡、微涩。水分不得过 13.0%;总灰分不得过 3.0%;稀乙醇浸出物不得少于 20.0%。

2. **砂炒狗脊**　形如狗脊片,表面略鼓起,棕褐色,气微、味淡、微涩。水分、总灰分、浸出物同狗脊;含原儿茶酸不得少于 0.020%。

3. **蒸狗脊**　形如狗脊,表面褐色,质坚硬,角质,微有香气,味微甘。

4. **酒狗脊**　形如狗脊,表面暗褐色,质坚硬,角质,微有酒香气。

【研究述要】

狗脊经砂烫、酒蒸、单蒸、盐制后,总糖含量、氨基酸总量均降低。通过加热处理,可使糖的结构改变,最终生成 5-羟甲基糠醛。长时间加热蒸制可使有些饮片变黑也与 5-羟甲基糠醛有关。游离氨基酸生品高于炮制品,而水解氨基酸则是炮制品高于生品。其中单蒸、酒蒸、盐制者均可使饮片变黑。实验中也发现砂烫品中 5-羟甲基糠醛的含量很高,但没有变黑现象,主要与受热时间短和加热方式不同有关。狗脊经不同方法炮制后鞣质含量均明显降低。另有报道,狗脊砂烫后水溶性浸出物比生品高出 70%。

狗脊炮制后产生了麦芽酚及其同系物如 3-羟基-γ-吡喃酮、5-羟基-麦芽酚、3,5-二甲氧基麦芽酚、2-(hydroxyacetyl) furan 以及 5-甲基糠醛等新成分,总多糖以及氨基酸含量下降,推测狗脊烫制过程中发生了梅拉德反应。

狗脊及其不同炮制品均能对抗凝血酶诱导的兔血小板聚集作用,作用强弱顺序为:砂烫＞盐制＞酒蒸＞单蒸＞生品。研究狗脊及其炮制品和狗脊毛的镇痛、止血作用,结果狗脊毛镇痛作用不明显,低剂量生狗脊、砂烫狗脊无镇痛作用,高剂量生狗脊、砂烫狗脊具有显著镇痛作用,砂烫狗脊的镇痛作用强于生狗脊。狗脊、砂烫狗脊和狗脊毛未见有止血作用,相反,除低剂量生狗脊外,各样品液均显著延长实验小鼠的出血时间或凝血时间,说明狗脊、砂烫狗脊和狗脊毛内服具有不同程度的活血作用。其中砂烫狗脊的活血作用最强。

对狗脊炮制前后的正丁醇提取物的抗氧化作用进行比较,结果显示生狗脊和烫狗脊均具有清除自由基能力,但烫狗脊清除自由基作用强于生狗脊。

鸡 内 金 (彩图 15)

【来源】　本品为雉科动物家鸡 *Gallus gallus domesticus* Brisson 的干燥沙囊内壁。

【处方用名】　鸡内金,炒鸡内金,烫鸡内金,砂炒鸡内金,醋鸡内金。

【炮制沿革】　宋代有焙(《博济》)、炙制(《圣惠方》)、蜜炙(《总录》)、麸炒(《三因》)、煅制(《疮疡》)等。明代出现了酒制(《景岳》)、炒制(《必读》)、焙脆为细末(《纲目》)、烧灰存性(《普济方》)。清代有胆汁制(《大成》)等。《药典》载有鸡内金、炒鸡内金和醋鸡内金。

【产地加工】　屠鸡时,取出鸡肫,立即剥下内壁,洗净,干燥。

【炮制工艺】

1. 鸡内金　取原药材,除去杂质,洗净,干燥。

2. 炒鸡内金　取大小分档的净鸡内金,置炒制容器内,用中火加热,炒至鼓起卷曲、酥脆、表面黄白色时,取出,放凉。

3. 砂炒鸡内金　取净河砂,置炒制容器内,用中火加热至翻动较滑利时,投入大小分档的净鸡内金,翻炒至鼓起、卷曲、酥脆、表面深黄色时,取出,筛去砂,放凉。

4. 醋鸡内金　取大小分档的净鸡内金,置预热炒制容器内,用文火加热,炒至鼓起,均匀喷淋米醋,炒干,取出,放凉。

每 100 kg 鸡内金,用米醋 15 kg。

【炮制作用】　鸡内金味甘,性平,归脾、胃、小肠、膀胱经,具有健胃消食、涩精止遗功效。

生鸡内金长于攻积,通淋化石。用于泌尿系结石和胆结石。如用于健脾益肾、化瘀解毒的养正消积胶囊(《药典》)。

炒鸡内金和砂炒鸡内金,质地酥脆,便于粉碎,并能增强健脾消积作用。用于消化不良、食积不化、脾虚泄泻及小儿疳积。如治食滞肠胃所致积滞的小儿消食片(《药典》);治食滞脾胃所致疳证的疳积散(《药典》);用于肾结石、肾盂结石、膀胱结石、输尿管结石的肾石通冲剂(《部颁标准》)。

醋鸡内金,质酥易碎,并可矫味,有疏肝助脾的作用。用于脾胃虚弱之脘腹胀满等症。如用于食滞肠胃所致疳证的儿童清热导滞丸(《药典》)。

【质量要求】

1. 鸡内金　为不规则的卷片,表面黄色、黄褐色或黄绿色,具明显的条状皱纹。质脆,气微腥,味微苦。

2. 炒鸡内金　形如鸡内金,表面暗黄褐色或焦黄色,微鼓起,略有焦斑,质松脆,易碎,腥气减弱。

3. 砂炒鸡内金　形如鸡内金,表面深黄色,鼓起,质松脆,易碎,腥气减弱。

4. 醋鸡内金　形如鸡内金,表面金黄色或褐黄色,鼓起,质松脆,易碎,略有醋气。

【研究述要】　以水浸出物、醇浸出物、氯仿浸出物及亚硝酸盐等为指标,对鸡内金生品、清炒品、醋炒品、烘制品、砂烫品进行了实验比较。除砂烫品和醋炒品的氯仿浸出物外,其余各炮制品的三种浸出物与生品比较均有显著性增加,尤以 250℃烘制 6 分钟的样品增加最多。亚硝酸盐的含量除醋炒品外,其余三种炮制品均较生品明显降低,其原因可能是加热使有毒的亚硝酸盐转化为硝酸盐之故。鸡内金清炒与醋制后无机元素含量略有升高,有害元素铅降低,清炒鸡内金水解氨基酸降低,醋制鸡内金水解氨基酸升高。

药理实验证明,口服炙鸡内金后胃液的分泌量、酸度和消化力均见增高,胃运动功能明显增强,胃排空速率大大加快,对各种消化不良症有满意的疗效。鸡内金经醋制和砂烫后,淀粉酶的活性有所下降,蛋白酶的含量和活力都有所增加,醋鸡内金中氨基酸总量提高。其原因是淀粉酶活力对温度敏感,而蛋白酶对温度不敏感。蛋白酶在酸性环境中活力最强,故醋鸡内金蛋白酶活力较高,且醋含有一定量的氨基酸,鸡内金醋制后氨基酸总量有所提高。以胃中游离酸、总酸含量、胃蛋白酶活性及胃肠推进功能为药理指标,对鸡内金生品、清炒品、醋炒品、烘制品、砂烫品进行实验比较,结果表明,鸡内金生品及其炮制品在灌胃 60 分钟后,方可增加胃酸及胃蛋白酶的分泌,其中烘制品和砂烫品与生品比较,胃中游离酸及胃蛋白酶活力显著提高。对小白鼠肠胃推进功能,亦以砂烫品和烘制品较强。

鸡内金砂烫最佳炮制工艺为:鸡内金每 30 kg 用砂 1 200 kg,在锅底温度为 200～210℃,炒制 60 秒。

龟　甲

【来源】　本品为龟科动物乌龟 *Chinemys reevesii* (Gray)的背甲及腹甲。

【处方用名】　龟甲,醋龟甲,制龟甲,烫龟甲。

【炮制沿革】　唐代始有炙(《千金翼》)。宋代有酥炙、醋炙(《证类》),酒制(《总录》),酒醋炙(《局方》),煅制(《朱氏》),童便制(《疮疡》),童便酥油反复制(《疮疡》)等。元明有酒浸(《丹溪》)、猪肠炙(《发挥》)及灰火炮后酥炙、酒炙(《纲目》)等。清代有猪肠炙后烧灰(《本草述》)、油制(《奥旨》)、熬制(《医案》)等。《药典》载有龟甲和醋龟甲。

【产地加工】　全年均可捕捉,以秋、冬二季为多,捕捉后杀死,或用沸水烫死,剥取背甲及腹甲,除去残肉,晒干。

【炮制工艺】

1. 龟甲　取原药材,除去杂质,用清水略泡,置蒸锅内,沸水蒸 45 分钟,取出,放入热水中,立即用硬刷除净皮肉,洗净,干燥,砸成碎块。

2. 醋龟甲　取净河砂,置炒制容器内,用武火加热至翻动较滑利时,投入净龟甲碎块,翻炒至质酥、表面呈淡黄色时,取出,趁热投入米醋中稍浸,捞出,干燥。用时捣碎。

每 100 kg 龟甲,用米醋 20 kg。

【炮制作用】　龟甲味咸、甘,性微寒,归肝、肾、心经,具有滋阴潜阳、益肾强骨、养血补心的功效。生龟甲质地坚硬,有腥气,滋阴潜阳之力较强。多用于肝风内动、肝阳上亢等证。如治肾虚精亏所致腰膝酸软、遗精、阳痿的龟鹿二仙膏(《药典》)。

醋龟甲,质地酥脆,易于粉碎,利于煎出有效成分,并能矫臭矫味。醋龟甲以补肾健骨、滋阴止血力胜,多用于劳热咯血、脚膝萎弱、潮热盗汗、痔疮肿痛。如治肾精亏虚、心血不足所致腰酸腿软、阳痿遗精、头晕眼花的三宝胶囊(《药典》);治阴虚火旺,潮热盗汗的大补阴丸(《药典》)。

【质量要求】

1. 龟甲　为不规则的碎片状。表面淡黄色或黄白色,有放射状纹理。质坚硬。气微腥,味微咸。水溶性浸出物不得少于 4.5%。

2. 醋龟甲　形如龟甲,表面黄色,质松脆,略有醋气。水溶性浸出物不得少于 8.0%。

【研究述要】　砂烫醋淬龟下甲煎出率较生品提高 4 倍,说明砂烫醋淬有助于龟下甲成分的煎出。对龟下甲不同炮制品进行煎出物量及煎出物中氨基酸、总氮、灰分等分析,结果龟下甲的砂烫品、砂烫醋淬品的煎出量高于生品;总氨基酸含量、总含氮量顺序为:砂烫醋淬品＞砂烫品＞生品。认为龟下甲砂烫醋淬品和砂烫品均可入汤剂,但以砂烫醋淬品为佳。龟背甲重量是腹甲的 2 倍左右,对龟上下甲不同炮制品的水煎出物进行较系统的定性和定量分析发现:龟上甲与龟下甲主成分基本相同,龟上甲煎出物量、总氮、氨基酸含量均相应低于龟下甲。龟上下甲砂烫醋淬品煎液中元素含量有一定差异,特别是微量元素锌和锰的含量,龟下甲显著高于龟上甲。故认为龟上甲与龟下甲不能等重量替代使用。

采用 T$_3$ 造成大鼠甲亢阴虚型模型,比较了龟上下甲砂烫醋淬品的滋阴作用。结果表明,龟上下甲砂烫醋淬品均能使大鼠整体耗氧量降低,心率减慢,痛阈延长,体重增加,肾上腺、甲状腺及胸腺的重量基本恢复正常。龟上下甲砂烫醋淬品之间无显著性差异。

龟甲传统的净制方法是水浸泡腐烂法,其生产周期长,一般夏季浸泡需 20 日左右,冬季浸泡需 30 日以上;腐烂时发臭,影响环境卫生,且由于在水中长期浸泡,会使一部分水溶性成分流失,影响药效。改进的工艺主要分为热解法和酶解法两类。热解法主要是用蒸法、高压蒸法、水煮法、水煮闷法、砂烫法和砂烫醋淬法。酶解法主要有蛋白酶法、酵母菌法、猪胰脏法和食用菌法。砂烫法制品比传统水浸泡法制品出胶量高 7%;蒸制品蛋白质含量比传统水浸泡制品蛋白质含量高 2.81%,且含氮量和氯仿提取物的含量均高于传统法。定性实验表明,两法所得制品的脂溶性成分、醇溶性成分和氨基酸基本上无显著性变化。其他水溶性成分也较水煮法流失少,且制品洁净有光泽,而砂烫品边缘焦黄,附着物难以去净。因此在热解法中以蒸法最佳,比高压蒸法设备更简单。在酶解法中以酵母菌法和蛋白酶法为优,前法去除残肉筋膜仅需 7～8 日,时间是传统法的 1/5～1/6,且设备简单,对动物胶几乎无损失;后者生产周期更短,一般在 6～8 小时即能达到净制的质量要求,动物胶亦无明显影响。对龟下甲的传统炮制品和食用菌炮制品进行氨基酸、含氮量、浸出物、灰分以及微量元素的分析,结果认为,食用菌炮制品的上述各项分析指标高于或接近于传统炮制品,其内在质量优于传统炮制品。

鳖　　甲

【来源】　本品为鳖科动物鳖 *Trionyx sinensis* Wiegmann 的背甲。

【处方用名】　鳖甲,醋鳖甲,制鳖甲。

【炮制沿革】　汉代有炙(《金匮》)。南北朝刘宋时代有醋制、童便制(《雷公》)。唐代有制炭(《千金翼》)、烧灰(《外台》)等。宋代有蛤粉炒、童便浸炙(《总录》),醋硇砂炙、醋浸反复炙(《局方》),酒制(《博济》),酥制(《史载》)。元代有反复醋淬(《世医》)。明代有童便酒醋炙(《普济方》),酒洗醋炒、桃仁酒醋反复制(《奇效》),酒浸炙黄(《必读》),制膏(《奇效》)。清代有酥炙(《经纬》)。《药典》载有鳖甲和醋鳖甲。

对炮制作用的论述有:"治劳热,渍童便;摩坚积,渍酽醋。"(《入门》)"消积醋炙,治骨蒸痨热童便炙,治热邪酒炙。"(《得配》)

【产地加工】　全年均可捕捉,以秋、冬二季为多。捕捉后杀死,置沸水中烫至背甲上的硬皮能剥落时,取出,剥取背甲,除去残肉,晒干。

【炮制工艺】

1. **鳖甲**　取原药材,除去杂质,用清水略泡,置蒸制容器内,沸水蒸 45 分钟,取出,放入热水中,立即用硬刷除去皮肉,洗净,干燥,砸成碎块。

2. **醋鳖甲**　取净河砂,置炒制容器内,用武火加热至翻动较滑利时,投入净鳖甲碎块,翻炒至质酥、表面呈淡黄色时,取出,趁热投入米醋中稍浸,捞出,干燥。用时捣碎。

每 100 kg 鳖甲,用米醋 20 kg。

【炮制作用】　鳖甲味咸,性微寒,归肝、肾经,具有滋阴潜阳、软坚散结、退热除蒸的功效。生鳖甲质地坚硬,有腥臭气,养阴清热、潜阳熄风之力较强。多用于热病伤阴或内伤虚热,虚风内动。如治虚风内动的三甲复脉汤(《条辨》)。

醋鳖甲,质地酥脆,易于粉碎和煎出有效成分,并能矫臭矫味。醋制还能增强入肝消积、软坚散结的作用。常用于癥瘕积聚、月经停闭。如治食积、乳积、痞块的三甲散(《部颁标准》)。

【质量要求】

1. 鳖甲　为不规则的碎片,大小不一。外表面黑褐色或墨绿色,略有光泽,内表面类白色。质坚硬。气腥,味淡。

2. 醋鳖甲　形如鳖甲,表面黄色,质酥脆,略具醋气。

【研究述要】　鳖甲炮制前后蛋白质含量基本相近,但炮制后煎出率显著增高;煎煮 3 小时后,蛋白质煎出量、钙的煎出量是生品的 11.6 倍。鳖甲炮制后锌、铁、硒及钙的溶出量明显增高。鳖甲砂烫醋淬品中的总浸出物得率比生品提高 10 倍以上;砂烫醋淬品中氨基酸含量比生品略有降低,但水煎液中氨基酸含量都有大幅度增加;砂烫后醋淬与否对水煎液中氨基酸含量影响不大,但醋淬后总浸出物得率有所增加。

鳖甲传统的净制方法是水浸泡腐烂法,其改进的净制工艺同龟甲。热解法胶原蛋白的损失较酶解法少,成品收胶量高。以蛋白质含量为主要指标,对鳖甲不同净制方法进行比较,结果蛋白质含量依次为:蒸法＞高压蒸法＞煮法＞砂烫法。蒸法净制的鳖甲色泽好,清洁卫生,不受季节的限制,但是因为要逐个除去皮肉,操作并不简便。食用菌法净制品中游离氨基酸、乙醇浸出物均高于传统炮制品,所含人体必需微量元素铬、铜、铁、钙含量均高于传统炮制品,所含人体有害微量元素砷、铅含量均低于传统炮制品。现代的酶解法是由于胰蛋白酶等多种酶对不同形式的肽链发生水解作用,使蛋白质水解成氨基酸和多肽,而鳖甲残肉、残皮含有丰富的蛋白质,可被酶解而除去,这种方法净制的产品除色泽好、清洁卫生和不受季节的限制外,由于残肉等自动裂开,操作更加简便。对砂烫法和烘烤法进行比较研究,发现恒温烘烤醋淬法比砂烫醋淬法更能提高炮制品质量,降低损耗,以及能减轻劳动强度,缩短工时等。

以骨胶质、氨基酸含量为指标,对药用鳖甲与煮食鳖甲作定性和定量研究,发现药用鳖甲的骨胶质煎出量较多,且定性反应明显,氨基酸含量较多;而煮食鳖甲由于其骨胶在煮食中已大量被煎出,定性反应不明显,表明已基本失去了原有的性味,降低了疗效,认为煮食鳖甲不宜入药,如果资源紧俏,确需使用,应增加处方用量。

穿　山　甲(彩图 16)

【来源】　本品为鲮鲤科动物穿山甲 *Manis pentadactyla* Linnaeus 的鳞甲。

【处方用名】　穿山甲,炮山甲,醋山甲。

【炮制沿革】　古代穿山甲的炮制方法较多,皆不生用。唐代有烧灰(《千金翼》)、炒黄(《理伤》)。宋代出现了炙黄、童便浸炙(《圣惠方》),炙焦(《总病论》),醋浸炒(《产育》),蚌粉炒(《普本》),蛤粉炒(《局方》),酒制(《朱氏》),土炒(《急救》)等。元代有石灰炒制(《世医》)、酥制(《瑞竹》)、火炮(《宝鉴》)。明代有热灰炮焦、醋炙、麸炒(《普济方》),砂土炒(《仁术》)等。清代有乳制(《得配》)等。《药典》载有穿山甲、炮山甲和醋山甲。

炮制作用论述:"热疟不寒同干枣炒用;下痢里急同蛤粉炒用;妇人阴秃砂炒;痘疮变黑蛤粉炒;肿毒初起,入谷芒热灰中炮。便毒便痈,醋炙;瘰疬溃坏,土炒;耳肉疼痛,同土狗炒,耳鸣

耳聋,蛤粉炒;倒睫卷毛,将羊肾脂抹甲上炙,随各证各脏腑修制,以类推之,未有生用者。"(《钩元》)

【产地加工】 收集鳞甲,洗净,晒干。

【炮制工艺】

1. **穿山甲** 取原药材,除去杂质,洗净,干燥。

2. **炮山甲** 取净河砂,置炒制容器内,用武火加热至翻动较滑利时,投入大小分档的净穿山甲,翻炒至鼓起,卷曲,呈金黄色时,取出,筛去砂,放凉。

3. **醋山甲** 取净河砂,置炒制容器内,用武火加热至翻动较滑利时,投入大小分档的净穿山甲,翻炒至鼓起,呈金黄色时,取出,筛去砂,趁热投入米醋中稍浸,捞出,干燥。

每 100 kg 穿山甲,用米醋 30 kg。

【炮制作用】 穿山甲味咸,性微寒,归肝、胃经,具有通经下乳、消肿排脓、搜风通络的功效。生穿山甲质地坚硬,不易煎出药效和粉碎,并有腥臭气味,一般不直接入药。

炮山甲,质变酥脆,易于粉碎和煎出有效成分,矫正其腥臭味。擅于消肿排脓、搜风通络。用于痈疽肿毒、风湿痹痛。如治疗毒恶疮、瘰疬鼠疮的独角膏(《部颁标准》)。

醋山甲,质变酥脆,易于粉碎和煎出有效成分,矫正其腥臭味,增强活血止痛作用。长于通经下乳。用于经闭不通、乳汁不下。如治产后气血亏损,乳汁不通、乳汁稀少的催乳丸(《部颁标准》)。

【质量要求】

1. **穿山甲** 呈扇面形、三角形或盾形,大小不一,外表有纵纹多条。气微腥,微咸。杂质不得过 4%;总灰分不得过 3.0%。

2. **炮山甲** 全体膨胀呈卷曲状,金黄色,质酥脆,易碎,气微腥,味咸。杂质、总灰分同穿山甲。

3. **醋山甲** 形如炮山甲,黄色,质松脆,易碎,有醋香气。杂质、总灰分同穿山甲。

【研究述要】 采用薄层层析和高效液相色谱法,比较穿山甲炮制前后化学成分的变化,结果表明,穿山甲炮制前后化学成分基本相同,但炮制后 L-丝-L-酪环二肽和 D-丝-L-酪环二肽的含量显著增高,分别为生品的 7.14 和 44 倍。以蛋白质的煎出率和体外释放量为指标,对穿山甲不同炮制品进行比较,结果各炮制品煎煮液和释放液中的蛋白质含量均明显高于生品。这表明穿山甲炮制后不仅易于粉碎,且煎煮量及体外溶出量均明显增加,因此穿山甲炮制后入药是合理的。对穿山甲生品与不同炮制品的煎液进行分析,结果总浸出物、总蛋白质和钙的含量顺序为:醋淬品＞砂炒品＞生品。因此认为醋淬品质量最好,砂炒品次之,生品不应直接入药。醋穿山甲的水溶性浸出物比烫山甲的水溶性浸出物增加 28.99%～40.94%,因此入煎剂醋山甲较烫山甲为优。穿山甲炮制后,其水煎液中无机元素和氨基酸含量均较生品水煎液明显增加,溶出率增大。特别是锌,醋淬品水煎液中的含量及溶出率都高于生品及砂炒品。试验证明,药物中锌的含量高,药物的活血化瘀作用就强,说明醋制可增强穿山甲活血的功效。

穿山甲炮制时的砂温以 230～250℃ 为好,在此温度范围内炮制的穿山甲外观性状较好,水溶性浸出物及蛋白质含量较高,但醋山甲蛋白质含量稍低于烫山甲。用爆花机炮制穿山甲,饮片均匀,体积膨胀增大,质地更加酥脆,炮制品煎液中水溶性浸出物含量明显高于砂烫法。而重金属含量却不比砂烫法高。采用卧式炒药机炮制穿山甲,利用中速转动搅拌,锅内温度120℃左右,只需 8～12 分钟,同样能达到炮制品的质量要求。用电热恒温箱烤制法炮制穿山甲,操作简便,工时短,炮制品卫生,质量较好。

蛤 粉 炒

将净制或切制过的饮片与蛤粉共同加热,并不断翻动至规定程度的操作过程,称为蛤粉炒。亦称蛤粉烫。适用于胶类中药。

蛤粉为帘蛤科动物文蛤 *Meretrix meretrix* Linnaeus 或青蛤 *Cyclina sinensis* Gmelin 等的贝壳,经洗净晒干碾粉或煅后碾粉而成。蛤粉为灰白色或青灰色的粗粉,夹杂黄紫黑色的微粒。其主要成分为氧化钙、碳酸钙等。蛤粉味苦、咸,性寒,归肺、肾、胃经,具有清热化痰、软坚散结、制酸止痛的功效。

(一) 蛤粉炒工艺

取碾细过筛后的净蛤粉,置炒制容器内,用中火加热至灵活状态时,投入大小分档的净制或切制过的中药,适当降低火力,翻炒至鼓起或成珠、内部疏松、外表呈黄色时,迅速取出,筛去蛤粉,放凉。

蛤粉的用量:每 100 kg 中药,用蛤粉 30~50 kg。

(二) 蛤粉炒的作用

(1) 使质地酥脆易碎,便于调剂和制剂:如阿胶、鹿角胶。

(2) 降低滋腻之性,矫正不良气味:如阿胶、鹿角胶。

(3) 增强疗效:如阿胶。

(三) 注意事项

(1) 胶块要切成立方丁,并大小分档,分别炒制。

(2) 蛤粉用量要适宜,过少不能起到中间传热体的作用,过多则是浪费。

(3) 炒制时火力不宜过大,以防药物粘结、焦糊或"烫僵"。投药后要适当降低火力,以保持稳定的适宜温度,如温度过高可酌加冷蛤粉调节。

(4) 翻炒速度要快,防止互相粘连,造成不圆整而影响外观。

(5) 炒制同种中药的蛤粉可反复使用,但颜色加深后应及时更换。

阿　胶 *(彩图 17)*

【来源】　本品为马科动物驴 *Equus asinus* L. 的干燥皮或鲜皮经煎煮、浓缩制成的固体胶。

【处方用名】　阿胶,阿胶珠,蛤粉炒阿胶,蒲黄炒阿胶。

【炮制沿革】　汉代有炙令尽沸(《玉函》)。南北朝刘宋时代有猪脂浸炙(《雷公》)。唐代有炒(《千金翼方》)、蛤粉炒(《银海精微》)等。宋代有米炒(《总录》)、麸炒(《产育》)、水浸蒸(《朱氏》)等。明、清有草灰炒(《普济方》),面炒(《纲目》),蒲黄炒、牡蛎粉炒(《钩元》),酒蒸(《得配》)等。《药典》载有阿胶和蛤粉炒阿胶;《规范》还载有蒲黄炒阿胶。

炮制作用论述:"蛤粉炒祛痰,蒲黄炒止血。"(《备要》)

【炮制工艺】

1. **阿胶**　取阿胶块,低温干烘,使回软后切成约 0.5 cm 的小立方块。

2. **蛤粉炒阿胶**　取净蛤粉,置炒制容器内,用中火加热至灵活状态时,投入净阿胶丁,翻炒至鼓起呈圆球形,表面黄白色,内无溏心时,迅速取出,筛去蛤粉,放凉。

每 100 kg 阿胶丁,用蛤粉 30~50 kg。

3. 蒲黄炒阿胶 取净蒲黄,置炒制容器内,用中火加热炒至稍微变色时,投入净阿胶丁,翻炒至鼓起呈圆球形,表面黄白色,内无溏心时,迅速取出,筛去蒲黄,放凉。

蒲黄的用量:以炒时能将阿胶丁、珠全部掩埋为宜。

【炮制作用】 阿胶味甘,性平,归肺、肝、肾经,具有补血滋阴、润燥、止血的功效。阿胶长于滋阴补血。用于血虚萎黄、眩晕心悸、肌痿无力、心烦失眠、虚风内动、肺燥咳嗽。如治久病气血两虚所致体虚乏力、面黄肌瘦、头晕目眩的驴胶补血颗粒(《药典》)。

蛤粉炒阿胶,降低了滋腻之性,并可矫味。善于益肺润燥。用于阴虚咳嗽、久咳少痰或痰中带血。如用于血虚脾弱所致月经不调、带下病的妇良片(《药典》)。

蒲黄炒阿胶,降低了滋腻之性,并可矫味。止血安络力强。多用于阴虚咳血、崩漏、便血。

【质量要求】

1. 阿胶 为不规则的碎块或立方块,黑褐色,有光泽。质硬而脆。气微,味微甘。

2. 蛤粉炒阿胶 为类圆球形,表面黄白色,偶有白色粉末,断面中空略呈海绵状,体轻,质脆,易碎。气微,味微甘。水分不得过 10.0%;总灰分不得过 4.0%;L -羟脯氨酸不得少于8.0%,甘氨酸不得少于 18.0%,丙氨酸不得少于 7.0%,L -脯氨酸不得少于 10.0%。

3. 蒲黄炒阿胶 表面黄白色,其余同蛤粉炒者。

【研究述要】 阿胶珠与阿胶丁的比较研究表明,相同条件处理的水解液,两者均含相同种类的氨基酸,但阿胶珠氨基酸总量较阿胶丁高,对蛤粉炒阿胶、滑石粉炒阿胶和蒲黄炒阿胶的失重率、溶解速率、总蛋白质、17 种水解氨基酸和 8 种微量元素含量进行比较,结果显示:阿胶珠与阿胶丁相比,其失重率约为 10%,水溶速率比阿胶丁大近 1 倍。阿胶珠与阿胶丁蛋白质、含氮量相近。各炮制品氨基酸、必需氨基酸和必需微量元素总量均高于阿胶丁。

阿胶、蛤粉炒阿胶珠和微波炒阿胶珠均能提高失血性贫血小鼠血液中 RBC、Hb、HCT、PLT 值,具有补血作用,微波阿胶珠补血作用最强,生品最弱;阿胶生品、蛤粉炒品和微波制品对腹腔注射环磷酰胺免疫抑制模型的小鼠免疫器官均有增重作用,表明阿胶及不同炮制品具有增强免疫作用,微波阿胶珠的作用最强。

阿胶的烫制条件与蛤粉温度和烫制时间呈函数关系;蛤粉温度在 145~160℃之间,时间在 3~5 分钟时,炮制品质量较好。采用恒温干燥箱烘烤阿胶珠的方法,将阿胶丁置盘中,于干燥箱内 120℃,烘 10 分钟,可得合格阿胶珠。另有报道,烘箱法炮制阿胶珠 170℃,烘 5 分钟,制品成球形,紫褐色,不易瘪,且易碎;对阿胶丁、烤阿胶珠和烫阿胶珠进行总氮、游离氨基酸测定,以及烊化速率、溶出度的比较,结果三者含氮量、氨基酸无明显差别;但烤阿胶珠的烊化速率高,溶出快。以外观质量及溶解速度为指标,采用正交设计法研究微波烫制阿胶珠的工艺参数,结果表明,烫阿胶珠炮制工艺以高微波强度,加热 60 秒为宜。

鹿 角 胶

【来源】 本品为鹿科动物马鹿 *Cervus elaphus* Linnaeus 或梅花鹿 *Cervus nippon* Temminck 已骨化的角或锯茸后翌年春季脱落的角基(即鹿角盘)经水煎煮、浓缩制成的固体胶。

【处方用名】 鹿角胶,鹿角胶珠,蛤粉炒鹿角胶。

【炮制沿革】 梁代有作白胶法(《集注》)。南北朝有以无灰酒煮成胶(《雷公》)。唐代有炙、熬令色黄(《外台》)。宋代有蛤粉炒、螺粉炒(《朱氏》),麸炒(《洪氏》)等。明代有炒如珠子(《普济方》)、鹿角霜拌炒成珠(《准绳》)等。《药典》载有鹿角胶;《山东省中药炮制规范》2002年版还载有蛤粉炒鹿角胶。

【炮制工艺】

1. **鹿角胶**　取鹿角胶块,低温干烘,回软后切成约 0.5 cm 的小立方块。

2. **蛤粉炒鹿角胶**　取净蛤粉,置炒制容器内,用中火加热翻动至灵活状态时,投入净鹿角胶丁,翻炒至鼓起呈圆球形、表面黄白色,内无溏心时,迅速取出,筛去蛤粉,放凉。

【炮制作用】　鹿角胶味甘、咸,性温,入肝、肾经,具有温补肝肾、益精养血的功效。用于肝肾不足所致腰膝酸冷、虚劳羸瘦、崩漏下血、便血尿血、阴疽肿痛。如治肾阳不足之腰膝酸冷的右归丸(《药典》)。

蛤粉炒鹿角胶质地酥脆,便于粉碎,并可降低其滋腻之性,矫味,可入丸、散剂。如治肾阳虚所致身体虚弱、精神疲乏、腰腿酸软、头晕目眩的龟鹿补肾丸(《药典》)。

【质量要求】

1. **鹿角胶**　为不规则的碎块或立方块。表面黄棕色或红棕色。质脆。气微,味微甘。

2. **蛤粉炒鹿角胶**　为类圆球形,表面黄白色,断面淡黄色、中空略呈海绵状,质松泡,易碎,气微,味微甘。

滑石粉炒

将净制或切制过的中药与滑石粉共同加热,并不断翻动至规定程度的操作过程,称为滑石粉炒。亦称滑石粉烫。适用于韧性较大的动物类中药。

滑石粉为硅酸盐类矿物滑石族滑石经精选净化、粉碎、干燥而制得的细粉,主含含水硅酸镁[$Mg_3(Si_4O_{10})(OH)_2$]。滑石粉为白色或类白色、微细、无砂性的粉末,手摸有滑腻感。气微,无味。酸碱度、水中可溶物、酸中可溶物、铁盐、灼烧失重等均应符合国家标准。

滑石粉味甘、淡,性寒,具有利尿通淋、清热解暑、祛湿敛疮的作用。滑石粉质地细腻而滑利,与药物接触面积大,传热较缓慢,用其作传热体炒烫中药,可使药物整体受热均匀。

(一) 滑石粉炒工艺

取滑石粉置炒制容器内,用中火加热至灵活状态时,投入净制或切制分档后的中药,翻炒至鼓起、酥脆、表面黄色或色泽加深时,迅速取出,筛去滑石粉,放凉。

滑石粉的用量:每 100 kg 中药,用滑石粉 40～50 kg。

(二) 滑石粉炒的作用

(1) 使质地酥脆,便于粉碎和煎煮:如狗鞭等。

(2) 降低毒性、矫臭矫味:如刺猬皮、水蛭等。

(3) 降低滋腻之性:如鱼鳔等。

(三) 注意事项

(1) 烫炒前,须将中药大小分档,分别炒制,以保证成品质量。

(2) 操作过程中要注意适当调节火力,防止中药生熟不均或焦化。如温度过高时,可酌加冷滑石粉调节。

(3) 炒制同种中药的滑石粉可反复使用,但颜色加深后应及时更换,以免影响成品外观色泽。

鱼 鳔 (彩图 18)

【来源】 本品为石首鱼科动物大黄鱼 *Pseudosciaena crocea*（Richardson）、小黄鱼 *Pseudosciaena polyactis* Bleeker 或鲟科动物中华鲟 *Acipenser sinensis* Gray、鳇鱼 *Huso dauricus*（Georgi）等的干燥鱼鳔。

【处方用名】 鱼鳔,滑石粉炒鱼鳔。

【炮制沿革】 宋代有炙令焦黄（《总录》）、制炭（《三因》）、炒制（《疮疡》）。明代有火炮（《普济方》）、焙（《正宗》）、蛤粉炒成珠（《醒斋》）的记载。清代有螺粉拌炒（《本草汇》）、香油炸（《大成》）、麸炒成泡（《良朋》）、牡蛎粉炒成珠（《增广》）等。《规范》载有鱼鳔和滑石粉炒鱼鳔。

【产地加工】 取得鱼鳔后,剖开,压扁或制成一定形状,干燥。

【炮制工艺】

1. **鱼鳔** 取原药材,除去杂质,刷去灰屑,微火烘软,切小方块或丝。

2. **滑石粉炒鱼鳔** 取滑石粉置炒制容器内,用中火加热至灵活状态时,投入净鱼鳔块或丝,翻炒至鼓起松泡,呈黄色时,取出,筛去滑石粉,放凉。

每 100 kg 鱼鳔,用滑石粉 40 kg。

【炮制作用】 鱼鳔味甘、咸,性平,归肾经,具有补肾固精、滋阴筋脉、止血、散瘀、消肿的功效。用于肾虚滑精、产后风痉、破伤风、吐血、血崩、创伤出血、痔疮等。

生鱼鳔味腥臭,不利于服用,临床很少使用。

滑石粉炒鱼鳔质地酥脆,便于粉碎,并可降低滋腻之性,矫正腥臭味。临床多用其制品。如治用于脾胃虚弱、气血瘀滞所致胃脘疼痛、嘈杂泛酸的胃太平胶囊（《部颁标准》）。

【质量要求】

1. **鱼鳔** 为小方块状或不规则条状。表面黄白色。质韧。气微腥,味淡。

2. **滑石粉炒鱼鳔** 形体鼓起,松泡,表面黄色,质酥脆,气微香。

【研究述要】 有报道认为,185℃恒温箱内烘烤可达到"鱼鳔形体鼓起,松泡,呈黄色"的传统质量要求。此法简便易行,制品受热均匀,色泽一致,且无糊化现象。

黄 狗 肾

【来源】 本品为犬科动物雄性黄狗 *Canis familiaris* L. 的干燥带有睾丸的阴茎。

【处方用名】 黄狗肾,滑石粉炒黄狗肾。

【炮制沿革】 宋代有炙黄（《圣惠方》）、酒煮焙干（《朱氏》）等。明代有酒煮烂（《景岳》）、酥拌炒（《大法》）。清代有酥炙（《良朋》）等。《中华本草》载有狗鞭和滑石粉炒狗鞭。

【产地加工】 全年均可收集。屠狗时割取睾丸和阴茎,除去附着的毛、皮、肌肉和脂肪,拉直,晾干或焙干。

【炮制工艺】

1. **黄狗肾** 取原药材,用清水漂净,取出,干燥,置烘箱内烘软或置笼屉内蒸软,切薄片,干燥。

2. **滑石粉炒黄狗肾** 取滑石粉置炒制容器内,用中火加热至灵活状态时,投入净狗肾片,翻炒至鼓起松脆,呈焦黄色时,取出,筛去滑石粉,放凉。

每 100 kg 黄狗肾,用滑石粉 40 kg。

【炮制作用】　黄狗肾味咸,性温,归肾经,具有温肾壮阳、补精益髓的功效。用于阳痿遗精、不育、阴囊湿冷、虚寒带下、腰膝酸软、形体羸弱、产后体虚。

生黄狗肾气腥,一般不生用。

滑石粉炒黄狗肾质地酥脆,便于粉碎和煎煮,并可矫正腥臭味,便于服用。临床多用其制品。如治肾精亏损、元阳不足所致阳痿滑精、腰膝酸冷、气短神疲的三肾丸(《部颁标准》)。

【质量要求】

1. 狗肾　为类圆形薄片。表面黄棕色,微透明,中间有裂隙。质坚韧。气腥,味微咸。

2. 滑石粉炒黄狗肾　形如狗肾,鼓起,表面焦黄色,质松脆,腥臭味减弱。

水　蛭

【来源】　本品为水蛭科动物蚂蟥 *Whitmania pigra* Whitman、水蛭 *Hirudo nipponica* Whitman 或柳叶蚂蟥 *Whitmania acranulata* Whitman 的干燥全体。

【处方用名】　水蛭,烫水蛭,滑石粉炒水蛭。

【炮制沿革】　汉代有熬(《金匮》)、暖水洗去腥(《伤寒》)。宋代有炒令微黄、煨令微黄(《圣惠方》),炒焦(《普本》),水浸去血子后米炒(《总病论》),米炒黄、粳米同炒微焦用(《总录》),用石灰慢火炒令焦黄色(《济生方》),石灰炒过再熬(《活人书》)等。元代有盐炒(《瑞竹》)。明代有炙、油炒(《医学》)。清代有炒黑(《串雅》)、香油炒焦(《医案》)等。《药典》载有水蛭和滑石粉炒水蛭。

炮制作用论述:"细剉后用微火炒令色黄乃熟,不尔入腹生子为害。"(《证类》)

【产地加工】　夏、秋二季捕捉,用沸水烫死,晒干或低温干燥。

【炮制工艺】

1. 水蛭　取原药材,除去杂质,洗净,闷软,切段,干燥。

2. 滑石粉炒水蛭　取滑石粉置炒制容器内,用中火加热至灵活状态时,投入净水蛭段,翻炒至鼓起,腥臭味逸出,显黄色时,取出,筛去滑石粉,放凉。

每 100 kg 水蛭,用滑石粉 40 kg。

【炮制作用】　水蛭味咸、苦,性平,有小毒,归肝经,具有破血、逐瘀、通经的功效。生水蛭破血逐瘀力强,多用于癥瘕痞块。如治肝阳上亢所致眩晕的清脑降压片(《药典》);但生品有小毒,气腥味劣,质地柔韧,不易粉碎。

滑石粉炒水蛭降低毒性,使质地酥脆,利于粉碎,多入丸、散剂。多用于经闭腹痛、跌打损伤。如通络活血、醒脑散瘀的麝香抗栓丸(《部颁标准》)

【质量要求】

1. 水蛭　为不规则的小段,扁平,有环纹。质韧,切断面呈胶质状。气微腥。

2. 滑石粉炒水蛭　形如水蛭,形体鼓起,表面棕黄色至黑褐色,附有少量白色滑石粉。断面松泡,灰白色至焦黄色,气微腥。水分不得过 14.0%;总灰分不得过 12.0%;酸不溶性灰分不得过 3.0%;酸碱度应为 4.5～6.5;稀乙醇浸出物不得少于 15.0%。

【研究述要】　水蛭经清炒、砂炒后总氨基酸、人体必需氨基酸含量明显降低,而滑石粉炒后其总氨基酸和人体必需氨基酸含量都有所增高。用热浸法测定水溶性浸出物与醇溶性浸出物含量,以凝血酶法测定水蛭素的含量,以 HPLC 测定次黄嘌呤的含量,结果生水蛭水溶性浸出物、醇溶性浸出物及水蛭素含量,均高于制水蛭,而制水蛭的次黄嘌呤含量则高于生水蛭。

小鼠灌胃给予生水蛭、烫水蛭、制水蛭粉,给药剂量相当于《药典》规定成人每日 3 g 量的 200 倍,未见毒性反应和死亡。比较不同炮制方法对水蛭抗凝血活性的影响,结果净制法和低温冷冻粉碎炮制法均能较好地保持水蛭抗凝血活性,而其他炮制方法炮制的水蛭抗凝血活性不强。

水蛭原药材醇、水溶出效果仅为丝状片的 37.3%～75.2%。切段入药,不便使用现行切药机械,且干燥费时,在实际中长期得不到执行。而丝状片既便于机械切制,又可较切段减少 1/2 的干燥时间和 1/3～1/4 的炮制时间,并可显著提高溶出效果。有报道认为,水蛭毒性极低,烫后虽易于粉碎,矫正气味,但也降低了疗效。利用粉碎机制粉,装入胶囊中吞服,既能保证疗效,又可矫味,便于服用。

水蛭炮制后药效降低可能与滑石粉烫制温度过高有关。对生水蛭、烫水蛭、酒润麸制水蛭进行了物理性状、溶出效果、蛋白质、氨基酸等分析,结果表明,烫水蛭有利于粉碎及去腥矫味,但不利于水和醇溶性成分的溶出,并使蛋白质变性。药理实验证明,烫水蛭活血作用显著降低,但抗炎作用增强,酒润麸制水蛭活血作用优于烫水蛭,抗炎作用优于生水蛭。

也有报道认为,活体水蛭唾液中含有水蛭素,是水蛭抗凝血的主要活性成分。水蛭素不稳定,在较高温度下短时即可灭活。水蛭的传统炮制工艺不利于活体中易降解、变性、失活的蛋白质类活性成分的活性保持。为提高临床抗凝血药效,采用液氮迅速冷冻和冷冻干燥技术,低温炮制水蛭,并对低温与传统两种炮制工艺的水蛭水溶性蛋白的组成、纤溶与溶栓活性做了系统的定性与定量研究。结果低温炮制工艺可以有效减少和防止炮制过程中水蛭多肽和蛋白类活性成分的降解与变性失活。低温炮制工艺水蛭的水溶性蛋白组成与浓度明显高于传统炮制工艺,而且纤溶活性也显著高于传统炮制工艺。

刺 猬 皮

【来源】 本品为刺猬科动物刺猬 *Erinaceus europaeus* Linnaeus 或短刺猬 *Hemiechinus dauricus* Sundevall 的干燥外皮。

【处方用名】 刺猬皮,烫刺猬皮,滑石粉炒刺猬皮。

【炮制沿革】 汉代有酒煮(《本经》)。晋代出现了烧末(《肘后》)。唐代有炙令焦(《千金》)、炒令黑(《食疗》)、烧灰(《食疗》)等。宋代有酒浸炙(《总录》)、煅黑存性(《朱氏》)、炒黄(《疮疡》)等。明代有麸炒(《普济方》)、酥炙(《品汇》)、蛤粉炒(《瑶函》)等。清代有土炒(《说约》)、酒醋童便浸炙(《大成》)等。《规范》载有刺猬皮和滑石粉炒刺猬皮。

【产地加工】 全年均可捕捉,捕捉后,将皮剥下,除去油脂,撒上一层石灰,于通风处阴干。

【炮制工艺】

1. **刺猬皮** 取原药材,用碱水浸泡,将污垢洗刷干净,再用清水洗净,润透,剁成小方块,干燥。

2. **滑石粉炒刺猬皮** 取滑石粉置炒制容器内,用中火加热至灵活状态时,投入净刺猬皮块,拌炒至焦黄色、鼓起、皮卷曲、刺尖秃时,取出,筛去滑石粉,放凉。

每 100 kg 刺猬皮块,用滑石粉 40 kg。

【炮制作用】 刺猬皮味苦,性平,归胃、大肠经,具有止血行瘀、固精缩尿、止痛的功效。生品腥臭气味较浓,很少使用。

滑石粉炒刺猬皮质地松泡酥脆,便于煎煮和粉碎。并能矫臭矫味。临床多用其炮制品。

用于胃痛吐食、痔瘘下血、遗精遗尿。如治实热内结或湿热瘀滞所致痔疮出血、肿痛的痔宁片（《药典》）。

【质量要求】

1. **刺猬皮**　为密生硬刺的不规则小块，外表面灰白色，黄色或灰褐色。质韧。有特殊腥臭气。
2. **滑石粉炒刺猬皮**　形如刺猬皮，表面焦黄色，鼓起，刺枯焦，质松脆，微有腥臭气。

（张学兰）

麸制

将净制或切制过的饮片与麦麸共同加热，并不断翻动至规定程度的操作过程，称为麸制。麸制包括麸炒、麸煨。

麦麸为禾本科植物小麦的种皮，又称麸皮，呈淡黄色。主含淀粉、蛋白质及维生素等。

麦麸味甘、淡，性平，具有和中益脾的作用，与补脾胃的中药共制可协同增效。正如《炮炙大法》说："麦麸性凉，用炒诸药。"

麸炒

将净制或切制过的饮片，与均匀撒布热锅中已起烟的麦麸共同加热翻动至规定程度的操作过程，称为麸炒。麦麸经用蜂蜜或红糖制过者称为蜜麸或糖麸。麦麸炒制适用于健脾和胃或有燥烈之性或有腥臭之味的中药，以达到"麦麸皮制抑酷性勿伤上膈"和"麸皮制去燥烈而和胃"的作用。

麦麸炒历史悠久，早在《雷公炮炙论》就有记载："（枳壳）用时，先去瓤，以麸炒过，待麸焦黑，遂出。"至唐宋时期一直沿用麦麸炒。

（一）麸炒工艺

先用中火或武火将炒制容器加热，撒入麦麸即刻烟起时，投入净制或切制过的饮片，迅速均匀翻动，炒至饮片表面呈亮黄色或深黄色时，立即取出，筛去麦麸，放凉。

麦麸的用量：一般每 100 kg 中药，用麦麸 10～15 kg。

（二）麸炒的作用

（1）增强疗效：如山药、白术等。

（2）缓和药性：如苍术。

（3）矫臭矫味：如僵蚕。

（4）增味赋色：如白术等。

（三）注意事项

（1）辅料用量要适当。麦麸量少，烟气不足，达不到熏炒效果；麦麸量多，使温度下降过快，亦达不到麸炒要求。

（2）注意火力适当。麸炒一般用中火或武火，要达到"麸下即刻烟起"，随之投药。

（3）翻炒时间适当，出锅要及时、迅速。

（4）中药饮片要求干燥，以免粘附麦麸。

枳　　壳

【来源】　本品为芸香科植物酸橙 *Citrus aurantium* L. 及其栽培变种的干燥未成熟果实。

【处方用名】 枳壳,麸炒枳壳。

【炮制沿革】 南北朝有麸炒(《雷公》)。宋代有炒焦(《产宝》)、麸炒醋熬(《圣惠方》)、米泔浸后麸炒(《总录》)、制炭(《博济》)、面炒(《产育》)。金元时期有炒制(《儒门》),火炮、煨(《世医》)。明代有米炒(《普济方》)、萝卜制(《奇效》)。清代有酒炒(《本草述》)、醋炒(《金鉴》)、蜜水炒(《医醇》)等。《药典》载有枳壳和麸炒枳壳。

炮制作用论述:"消食去积滞用麸炒;不尔气刚,恐伤元气。"(《粹言》)"如欲制其燥性,助其消导,以炒黑用之。"(《便读》)

【产地加工】 7月果皮尚绿时采收,自中部横切为两半,晒干或低温干燥。

【炮制工艺】

1. 枳壳 取原药材,除去杂质,洗净,润透,去瓤,切薄片,干燥,筛去碎落的瓤核。

2. 麸炒枳壳 先将炒制容器用中火加热,均匀撒入定量的麦麸即刻烟起时,投入均匀的净枳壳片,快速翻动,至枳壳表面淡黄色时,立即取出,筛去麦麸,放凉。

每100 kg枳壳,用麦麸10 kg。

【炮制作用】 枳壳味苦、辛、酸,性温,归脾、胃经,具有理气宽中、行滞消胀的功效。

生枳壳辛燥,作用较强,可行气宽中除胀,主要用于胁肋胀痛、瘀滞疼痛、子宫脱垂等。如治肝郁脾虚型慢性肝炎的乙肝益气解郁颗粒(《药典》)。

麸炒枳壳降低刺激性,燥性和酸性较生品缓和,健胃消胀的作用增强。适宜于年老体弱而气滞者。如治老年性便秘及虚性便秘的胃肠复元膏(《药典》);治胃肠积热所致便秘的通幽润燥丸(《药典》)。

【质量要求】

1. 枳壳 为不规则弧状条形薄片。切面外果皮棕褐色至褐色,中果皮黄白色至黄棕色。质脆。气清香,味苦微酸。水分不得过12.0%;总灰分不得过7.0%;含柚皮苷不得少于4.0%,新橙皮苷不得少于3.0%。

2. 麸炒枳壳 形如枳壳片。表面深黄色,略有焦斑。质脆。气香,味较弱。水分、总灰分、含量测定同枳壳。

【研究述要】 枳壳的瓤和中心柱挥发油含量甚少,且易霉变和虫蛀。可见古文献中"令净洁"、"用当去核及瓤乃佳"、"剜去瓤免胀"的论述是科学的。

枳壳经麸炒后,其挥发油含量降低,挥发油比重、折光率、颜色及成分组成也发生了变化。挥发油中低沸点成分含量下降,多数高沸点成分含量略有增高。采用薄层色谱法和高效液相色谱法对麸炒前后的枳壳进行成分分析,结果色谱行为基本一致,但麸炒枳壳的新橙皮苷和柚皮苷含量均减少。有实验报道枳壳炮制前后微量元素存在差异,麸炒后大多数元素含量增加。

药理研究结果表明,麸炒枳壳水煎液对兔离体肠管的抑制作用、对小鼠胃肠蠕动的作用、对兔离体子宫的兴奋作用与生枳壳水煎液的作用相似,但作用强度较生枳壳缓。

枳 实

【来源】 本品为芸香科植物酸橙 *Citrus aurantium* L. 及其栽培变种或甜橙 *Citrus sinensis* Osbeck 的干燥幼果。

【处方用名】 枳实,麸炒枳实。

【炮制沿革】 汉代有去穰炒(《玉函》)、制炭(《金匮》)、炙(《伤寒》)等。唐代有熬制(《千金》)、炒令黑(《颅囟》)。宋代有麸炒(《圣惠方》)、面炒(《史载》)、醋炒(《妇人》)。明代有米泔浸后麸炒(《普济方》)、蜜炙(《纲目》)、加姜汁炒(《准绳》)、饭上蒸(《景岳》)。清代则有酒炒(《幼幼》)、土炒(《丛话》)等。《药典》载有枳实和麸炒枳实。

炮制作用论述:"枳实烧黑,得火化而善攻停积。"(《女科要旨》)

【产地加工】 5～6月收集自落的果实,除去杂质,自中部横切为两半,晒干或低温干燥,较小者直接晒干或低温干燥。

【炮制工艺】

1. 枳实 取原药材,除去杂质,用清水洗净,润透,切薄片,干燥,筛去碎屑。

2. 麸炒枳实 先将炒制容器用中火加热,均匀撒入定量的麦麸即刻烟起时,投入均匀的净枳实片,快速翻动,至枳实表面淡黄色时,立即取出,筛去麦麸,放凉。

每100 kg枳实,用麦麸10 kg。

【炮制作用】 枳实味苦、辛、酸,性微寒,归脾、胃、大肠经,具有破气消积、化痰散痞的功效。

生枳实长于破气化痰,但破气作用强烈,有损伤正气之虑,适于气壮邪实者。用于胸痹、痰饮。如治痰热阻肺所致咳嗽痰多、胸腹满闷的清气化痰丸(《药典》)。

麸炒枳实缓和其峻烈之性,免伤正气,以散积消痞力胜。如治脾虚气滞、脘腹痞闷的香砂枳术丸(《药典》);用于湿热蕴毒、腑气不通所致胁痛、胆胀的利胆排石颗粒(《药典》)。

【质量要求】

1. 枳实 为不规则弧状条形或圆形薄片。切面外果皮黑绿色至暗棕色,中果皮部分黄白色至黄棕色。质脆。气清香,味苦、微酸。水分不得过15.0%;总灰分不得过7.0%;醇溶性浸出物不得少于12.0%;含辛弗林不得少于0.30%。

2. 麸炒枳实 形如枳实片。切面色较深,有的具焦斑。质脆易折断。气焦香,味较弱。水分不得过12.0%;总灰分、含量测定同枳实。

【研究述要】 枳实麸炒后,挥发油、辛弗林、橙皮苷含量均降低。有研究证实,枳实经麸炒后挥发油含量约降低了1/2。比较枳实生品及不同炮制品(麸炒品、砂炒品、酒炙品、醋炙品、土炒品、炒炭品)中橙皮苷的含量,结果由高到低依次为:醋炙品＞酒炙品＞炒炭品＞砂炒品＞生品＞土炒品＞麸炒品。枳实不同炮制品中辛弗林的含量依次为:醋炙品＞生品＞麸炒品＞砂烫品＞土炒品＞炒炭品＞酒炙品。

枳实挥发油使肠蠕动频率增加,振幅降低,肠蠕动收缩张力加强,舒张不完全,平滑肌处于痉挛状态。麸炒后,挥发油减少,减弱枳实对肠道平滑肌的刺激,这符合古人"麸皮制去燥性而和胃"及"生用峻烈,麸炒略缓"的记载。采用测定尾间收缩压方法测定大鼠血压,比色法测定大鼠血液中一氧化氮合酶的含量,以大鼠尾间收缩压及一氧化氮合酶为指标,比较枳实生制品对其升压的不同作用。结果发现生制品枳实均有显著的升高大鼠血压的作用,且生品的升压作用强于制品。

枳实麸炒最佳炮制工艺为:辅料用量100:10,投料温度180℃,炒制时间1分钟。

苍　术

【来源】 本品为菊科植物茅苍术 *Atractylodes Lancea* (Thunb.) D C. 或北苍术 *Atractylodes chinensis* (D C.) Koidz. 的干燥根茎。

【处方用名】 苍术,炒苍术,麸炒苍术,焦苍术。

【炮制沿革】 唐代有米汁浸炒、醋煮(《理伤》)。宋代有炒黄(《圣惠方》),米泔浸后麸炒(《衍义》),米泔浸后醋炒、皂角煮后盐水炒(《总录》),米泔浸后盐炒(《总微》),土炒(《妇人》)。金元时期有茴香炒、茱萸炒、猪苓炒、童便浸、东流水浸焙(《世医》),米泔浸后乌头、川楝子同炒焦黄,川椒、破固纸、陈皮、酒浸后炒、酒醋浸炒(《瑞竹》)。明代有制炭、蒸法、露制、茱萸制(《普济方》),土米泔并制、姜汁炒(《仁术》),桑葚取汁制(《景岳》),米泔浸后牡蛎粉炒(《济阴》),米泔浸后黑豆蜜酒人乳并制(《大法》),米泔浸后再用土、水浸并与脂麻粳米糠拌炒(《乘雅》)。清代则有九蒸九晒法(《集解》),炒焦法、土炒炭法(《全生集》)和烘制(《丛话》)等。《药典》载有苍术和麸炒苍术。

炮制作用论述:"苍术性燥,故以糯米泔浸去其油,切片焙干用。亦有用脂麻同炒,以制其燥者。"(《纲目》)

【产地加工】 春、秋二季采挖,除去泥沙,晒干,撞去须根。

【炮制工艺】

1. 苍术 取原药材,除去杂质,洗净,润透,切厚片,干燥,筛去碎屑。

2. 麸炒苍术 先将炒制容器用中火加热,均匀撒入定量的麦麸即刻烟起时,投入均匀的净苍术片,快速翻动,至苍术表面深黄色时,立即取出,筛去麦麸,放凉。

每 100 kg 苍术,用麦麸 10 kg。

3. 焦苍术 取净苍术片,投入用中火加热的炒制容器内,炒至表面焦褐色,取出,放凉。

【炮制作用】 苍术味辛、苦,性温,归脾、胃、肝经,具有燥湿健脾、祛风散寒、明目的功效。

生苍术辛温而燥烈,以燥湿、祛风、散寒为主,用于风湿痹痛、风寒夹湿表证、湿温发热等。如用于脾肾阳虚、水湿内停所致水肿的肾炎舒片(《药典》);治外感风寒、内伤湿滞或夏伤暑湿所致感冒的藿香正气水(《药典》)。

麸炒苍术辛散力减弱,燥性有所缓和,气变芳香,健脾燥湿的作用增强,用于湿困脾胃、痰饮停滞、雀目等。如治湿浊阻滞气机、胸膈痞闷、脘腹胀痛的木香顺气丸(《药典》)。

焦苍术辛燥之性大减,以固肠止泻为主,用于脾虚泄泻、久痢。

【质量要求】

1. 苍术 为不规则的厚片。周边灰棕色,切面黄白色或灰白色,散有多数橙黄色或棕红色的油点(俗称朱砂点),以及析出白毛状结晶(习称起霜)。质坚实。气香特异,味微甘、辛、苦。水分不得过 11.0%;总灰分不得过 5.0%;含苍术素不得少于 0.30%。

2. 麸炒苍术 形如苍术片。表面黄色或深黄色。香气较生品浓。水分不得过 10.0%;总灰分不得过 5.0%;含苍术素不得少于 0.20%。

3. 焦苍术 形如苍术片。表面焦褐色。有焦香气。

【研究述要】 麸炒后苍术总挥发油含量较生品显著降低,麸炒前后分离出共有成分 18 种,其中 2 种成分麸炒后含量显著低于麸炒前;9 种成分麸炒前后无显著性差异;7 种成分麸炒后显著高于麸炒前;麸炒后新增加 7 种挥发油类成分。

选用小鼠抗疲劳实验及大黄致脾虚小鼠模型,观察苍术不同炮制品的药效作用,结果表明:各炮制品均较生苍术组能明显提高小鼠的体重,改善其症状,抑制脾虚小鼠的小肠推进运动,减轻泄泻程度,尤以麸炒品及米泔水润炒品作用更为明显,生品作用不明显,显示麸炒品及米泔水润炒品有较好的健脾效果。

僵　蚕（彩图 19）

【来源】　本品为蚕蛾科昆虫家蚕 *Bombyx mori* Linnaeus 4～5 龄的幼虫感染（或人工接种）白僵菌 *Beauveria bassiana*（Bals.）Vuillant 而致死的干燥体。

【处方用名】　僵蚕，麸炒僵蚕。

【炮制沿革】　南北朝有米泔制（《雷公》）。唐代有炒制（《千金》）、熬制（《千金翼》）。宋代有姜汁制（《博济》），面炒制（《脚气》），酒炒、灰炮（《药证》），麸炒、蜜制、盐制（《总录》），油制（《朱氏》）。明代有醋制（《普济方》）。清代则有糯米炒（《尊生》）、制炭（《备要》）、红枣制（《全生集》）等。《药典》载有僵蚕和炒僵蚕。

【产地加工】　多于春、秋季生产，将感染白僵菌病死的蚕干燥。

【炮制工艺】

1. 僵蚕　取原药材，除去杂质及残丝，洗净，晒干。

2. 麸炒僵蚕　先将炒制容器用中火加热，均匀撒入定量的麦麸即刻烟起时，均匀投入净僵蚕，快速翻动，至僵蚕表面黄色时，立即取出，筛去麦麸，放凉。

每 100 kg 僵蚕，用麦麸 10 kg。

【炮制作用】　僵蚕性味咸、辛，性平，归肝、肺、胃经，具有息风止痉、祛风止痛、化痰散结的功效。

生僵蚕味辛性平，偏散风热，药力较猛，用于风热头痛、喉痛、风疹瘙痒、中风面瘫。如治惊风抽搐、咽喉肿痛、颌下淋巴结炎的天蚕片（《部颁标准》）；治发热惊风痉挛夹痰热的千金散（《部颁标准》）。

麸炒僵蚕可矫正不良气味，同时有助于除去生僵蚕虫体上的菌丝和分泌物，便于粉碎和服用。长于化痰定惊、散结止痛。用于瘰疬肿毒、小儿惊风、惊痫抽搐等。如治小儿惊风、抽搐神昏的小儿惊风散（《药典》）；用于寒湿瘀阻经络所致腰椎间盘突出症的腰痛宁胶囊（《药典》）。

【质量要求】

1. 僵蚕　略呈圆柱形，多弯曲皱缩，表面灰黄色。有腥气，味微咸。醇溶性浸出物不得少于 20.0%。

2. 麸炒僵蚕　形如僵蚕。表面黄色，偶有焦斑。略有腥气。

【研究述要】　僵蚕清炒和麸炒品收得率无显著性差异。水溶性浸出物含量有显著差异，以清炒品含量最高，麸炒品次之，生品最低。僵蚕炒制后可使草酸铵的含量降低，但麸炒品降低最少。采用聚丙烯酰胺凝胶电泳法分析僵蚕炮制前后蛋白质区带图谱，结果表明，生僵蚕有 3 条谱带，麸炒品有 1 条谱带，说明僵蚕麸炒对蛋白质有明显影响。

薏　苡　仁

【来源】　本品为禾本科植物薏苡 *Coix lacryma-jobi* L. var. *mayuen*（Roman.）Stapf 的干燥成熟种仁。

【处方用名】　薏苡仁，炒薏苡仁，麸炒薏苡仁。

【炮制沿革】　南北朝有糯米炒盐汤煮（《雷公》）。宋代有微炒黄（《圣惠方》）。明代有盐炒（《入门》）。清代则有土炒（《本草述》）、姜汁拌炒（《逢原》）、拌水蒸透（《拾遗》）等。《药典》载有薏苡仁和麸炒薏苡仁。

炮制作用论述:"入理脾肺药姜汁拌炒,入利水湿药生用。"(《逢原》)"微炒用治疝气,引药下行盐水煮,或用壁土炒,治泻痢糯米炒。治肺痈利二便生用。"(《得配》)

【产地加工】 秋季果实成熟时采割植株,晒干,打下果实,再晒干,除去外壳、黄褐色种皮及杂质,收集种仁。

【炮制工艺】

1. 薏苡仁 取原药材,除去杂质,筛去灰屑。

2. 麸炒薏苡仁 先将炒制容器用中火加热,均匀撒入定量的麦麸即刻烟起时,投入大小一致的净薏苡仁,快速翻动,至薏苡仁表面淡黄色,略鼓起时,立即取出,筛去麦麸,放凉。

每 100 kg 薏苡仁,用麦麸 10 kg。

3. 炒薏苡仁 取净薏苡仁,置预先用中火加热的炒制容器内,不断翻炒至表面黄色,略鼓起,表面有突起,取出,放凉。

【炮制作用】 薏苡仁味甘、淡,性凉,归脾、胃、肺经,具有利水渗湿、健脾止泻、除痹、排脓、解毒散结的功效。

生薏苡仁长于利水渗湿、清热排脓、除痹止痛,用于小便不利、肠痈、肺痈、风湿痹痛。如治湿热痹证的湿热痹颗粒(《部颁标准》);治小儿积滞化热、消化不良、不思饮食的小儿七星茶颗粒(《药典》)。

麸炒薏苡仁和炒薏苡仁产生香气,利于煎出,作用相近,增强健脾止泻作用,用于脾虚泄泻。如治脾胃虚弱、食少便溏的参苓白术散(《药典》);治脾虚食滞所致呕吐便泻、脾胃不和、身热腹胀、不思饮食的小儿香橘丸(《药典》)。

【质量要求】

1. 薏苡仁 呈宽卵圆形或长椭圆形,表面乳白色,断面白色。质坚实,粉性。气微,味微甜。水分不得过 15.0%;总灰分不得过 2.0%;醇溶性浸出物不得少于 5.5%;含甘油三油酸酯不得少于 0.5%。

2. 麸炒薏苡仁 形如薏苡仁,微鼓起,表面黄色。水分不得过 12.0%;总灰分不得过 2.0%;醇溶性浸出物不得少于 5.5%;含甘油三油酸酯不得少于 0.4%。

3. 炒薏苡仁 形如薏苡仁,微鼓起,表面黄色,有突起。

【研究述要】 薏苡仁洗润后炒成品洁净美观,膨胀鼓起,易于煎出有效成分。比较不同炮制方法对薏苡仁煎液的影响,结果表明,沉淀物高度、比重及蒸发剩余物其数值皆按麸薏苡仁、炒薏苡仁、生薏苡仁、爆薏苡仁的顺序增大。爆薏苡仁数值最大,且远高于其他炮制品。这说明同样多的生药材,用爆花的方法炮制,得到的水煎成分最多。

研究薏苡仁生、制品对脾虚小鼠的胃排空、小肠推进率、腹泻指数、脾虚指数和胃肠激素测定。发现薏苡仁生制品均能促进正常及脾虚小鼠胃肠动力,改善脾虚大鼠胃肠激素紊乱异常水平,且制品作用强于生品。

麸炒薏苡仁最佳炮制工艺为:温度 210~220℃,时间 60 秒,加麸量 100:20。

椿 皮

【来源】 本品为苦木科植物臭椿 Ailanthus altissima(Mill.)Swingle 的干燥根皮或干皮。

【处方用名】 椿皮,麸炒椿皮。

【炮制沿革】　唐代有剥白皮(《外台》)。宋代有细切(《证类》),炙微黄、蜜炙(《圣惠方》)。明代增加了炒、焙(《医学》),醋炙(《必读》),酒炒(《保元》)。清代有炒黑(《条辨》)等。《药典》载有椿皮和麸炒椿皮。

炮制作用论述:"臭椿白皮,去粗皮,焙,治脉痔,肠风脏毒,大便下血。"(《普本》)"生用通利,醋炙固脱。"(《辨义》)

【产地加工】　全年均可剥取,晒干,或刮去粗皮晒干。

【炮制工艺】

1. 椿皮　取原药材,除去杂质,洗净,润透,切丝或段,干燥。

2. 麸炒椿皮　先将炒制容器用中火加热,均匀撒入定量的麦麸即刻烟起时,投入大小一致的净椿皮丝或段,快速翻动,至椿皮表面深黄色时,立即取出,筛去麦麸,放凉。

每 100 kg 椿皮,用麦麸 10 kg。

【炮制作用】　椿皮味苦、涩,性寒,归大肠、胃、肝经,具有清热燥湿、收涩止带、止泻、止血的功能。

生椿皮性味苦寒,有难闻之气。如治湿热下注所致带下病的白带丸(《药典》)。

麸炒椿皮可缓和其苦寒之性,并能矫臭。用于赤白带下、湿热泻痢、久泻久痢、痔漏下血、崩漏等。如治阴虚血热、月经先期、经血量多的固经丸(《药典》)。

【质量要求】

1. 椿皮　为不规则的丝条状或段状。外表面黄白色,内表面淡黄色,切断面棕黄色。质硬而脆。气微,味苦。水分不得过 10.0%;总灰分不得过 11.0%;酸不溶性灰分不得过2.0%;醇溶性浸出物不得少于 6.0%。

2. 麸炒椿皮　形如椿皮。表面深黄色,微有香气。水分、总灰分、酸不溶性灰分、醇溶性浸出物含量要求同椿皮。

芡　　实

【来源】　本品为睡莲科植物芡实 *Euryale ferax* Salisb. 的干燥成熟种仁。

【处方用名】　芡实,炒芡实,麸炒芡实。

【炮制沿革】　唐代始有蒸后晒干、去皮取仁(《食疗》)。明代有炒黄(《景岳》)、防风汤浸(《纲目》)。清代有去壳炒(《说约》)。《药典》载有芡实和麸炒芡实;《规范》还载有炒芡实。

炮制作用论述:"入涩精药,有连壳用者。"(《大法》)"甘平炒温。"(《汇纂》)

【产地加工】　秋末冬初采收成熟果实,除去果皮,取出种子,洗净,再除去硬壳(外种皮),晒干。

【炮制工艺】

1. 芡实　取原药材,除去硬壳及杂质。用时捣碎。

2. 炒芡实　取净芡实,置预热的炒制容器内,用文火加热,炒至表面微黄色,取出放凉。用时捣碎。

3. 麸炒芡实　先将炒制容器用中火加热,均匀撒入定量的麦麸,即刻烟起时,投入大小一致的净芡实,快速翻动,至芡实表面微黄色时,取出,筛去麦麸,放凉。用时捣碎。

每 100 kg 净芡实,用麦麸 10 kg。

【炮制作用】　芡实味甘、涩,性平,归脾、肾经,具有益肾固精、补脾止泻、除湿止带的功效。

生芡实涩而不滞,补脾肾兼能祛湿,用于遗精滑精、遗尿尿频、脾虚久泻、带下、白浊。如治气虚血瘀诸症的止痛化癥胶囊(《药典》),如治疗遗精、带下的水陆二味丸(《部颁标准》)。

麸炒芡实性偏温,涩性增强,产生香气,芳香健脾、固涩止泻作用增强。适用于纯虚证和虚多实少者。炒芡实和麸炒芡实功效相似,均以补脾固涩力胜。如治崩漏带下的乌鸡白凤丸(《药典》);治肾虚精关不固的锁阳固精丸(《药典》)。

【质量要求】

1. **芡实** 为类球形。多为半球形破粒。表面有红棕色内种皮。质硬。味淡。水分不得过 14.0%;总灰分不得过 1.0%。

2. **麸炒芡实** 形如芡实,表面黄色或微黄色,略有香气。味淡、微酸。水分不得过 10.0%;总灰分不得过 1.0%。

3. **炒芡实** 形如芡实,表面淡黄色至黄色,偶有焦斑。

麸煨

将净制或切制过的饮片与定量的麦麸同置炒制容器内,加热至规定程度的操作过程,称为麸煨。

除了麦麸煨外,还有面裹煨、湿纸煨等。将净制或切制过的中药用面皮包裹,置加热至滑利状态的滑石粉或河砂中,边炒边埋至所需程度的操作方法为面裹煨;将饮片与湿纸层叠放置,并加热至所需程度的操作方法为湿纸煨。

麸炒与麸煨主要区别在于:麸炒所需温度高、时间短,麦麸用量小,且先下麸后下药;麸煨所需温度低、时间长,麦麸用量大,麸药同下。

(一) 麸煨的工艺

将净制或切制过的中药,与定量的麦麸同置炒制容器内,文火加热,不断翻埋,至中药表面颜色加深,麦麸焦黄色,取出,筛去麦麸,放凉。

麦麸的用量:每 100 kg 中药,用麦麸 50 kg。

(二) 麸煨的作用

(1) 增强疗效:如木香、诃子等。

(2) 降低毒副作用:如肉豆蔻。

(三) 注意事项

火力不宜过强,一般以文火缓缓加热,麸量不可过小,麸药同下。

肉 豆 蔻(彩图 20)

【来源】 本品为肉豆蔻科植物肉豆蔻 *Myristica fragrans* Houtt. 的干燥种仁。

【处方用名】 肉豆蔻,煨肉豆蔻。

【炮制沿革】 南北朝刘宋时期有"糯米作粉搜裹豆蔻,于塘灰中炮"(《雷公》)。宋代有面裹煨、醋面裹煨(《圣惠方》),湿纸煨(《局方》),生姜汁和面裹煨(《总微》),炒黄、粟米炒(《洪氏》)。明代有麸炒、醋浸(《普济方》),面裹煨去油、取霜(《要诀》)等。《药典》载有肉豆蔻和煨肉豆蔻。

炮制作用论述:"面包煨熟用,或剉如豆大,以干面拌炒熟,去用之尤妙,盖但欲去其油而用其熟耳。"(《景岳》)"煨熟又能实大肠,止泻痢。"(《便读》)

【产地加工】　栽培后约 7 年开始结果。每年采收两次,分别为 4～6 月和 11～12 月。采收成熟果实,将肉质果皮纵剖开,剥下假种皮(商品称"肉豆蔻衣"),再击破壳状种皮,取出种仁,低温干燥,或浸入石灰水中 1 天,取出低温烘干。

【炮制工艺】

1. **肉豆蔻**　取原药材,除去杂质,洗净,干燥。用时捣碎。

2. **麸煨肉豆蔻**　取净肉豆蔻与麦麸同置炒制容器内,文火加热,边炒边埋,至肉豆蔻表面呈棕褐色,有油迹,有裂隙,麦麸呈焦黄色,香气逸出时,取出,筛去麦麸,放凉。用时捣碎。

每 100 kg 肉豆蔻,用麦麸 40 kg。

3. **面裹煨肉豆蔻**　取面粉加适量清水拌匀,做成团块,再压成薄片,将净肉豆蔻逐个包裹或用清水将肉豆蔻表面湿润后,如水泛丸法裹面粉 3～4 层,晒至半干,倒入加热至滑利状态的滑石粉或河砂中,边炒边埋,至面皮有油迹、焦黄色时,取出,筛去滑石粉或河砂,剥去面皮,放凉。用时捣碎。

每 100 kg 肉豆蔻,用面粉 50 kg。滑石粉或河砂以能掩埋肉豆蔻为宜。

【炮制作用】　肉豆蔻味辛,性温,归脾、胃、大肠经,具有温中行气、涩肠止泻的功效。

肉豆蔻古代虽有用生品消食止呕之说,但因含有大量油脂,有滑肠之弊,并具刺激性,故多用煨制品。

煨肉豆蔻固肠作用增强,常用于脾胃虚寒、久泻不止、脘腹胀痛、食少呕吐等症。如治小儿消化不良、食少腹胀泄泻的肥儿丸(《药典》);治中老年脾肾两虚、五更泄泻的四神丸(《药典》)。

【质量要求】

1. **肉豆蔻**　为卵圆形或椭圆形,表面灰黄色或灰棕色,有的外被白粉(石灰粉末)。气香浓烈,味辛。水分不得过 10.0%;含挥发油不得少于 6.0%,含去氢二异丁香酚不得少于 0.1%。

2. **煨肉豆蔻**　形如肉豆蔻,表面棕褐色,有油迹,有裂隙。香气更浓烈,味辛。含挥发油不得少于 4.0%,含去氢二异丁香酚不得少于 0.08%。

【研究述要】　肉豆蔻经炮制后挥发油成分发生了质和量的变化,止泻成分甲基丁香酚、异甲基丁香酚含量增加,毒性成分肉豆蔻醚、黄樟醚含量降低,其肉豆蔻醚含量由低到高依次为:面煨＜麸煨＜滑石粉煨＜生品。通过对肉豆蔻不同炮制品(面煨、单蒸、麸炒)挥发油中丁香酚、甲基丁香酚、异甲基丁香酚的含量分析,丁香酚各法炮制前后变化不大,而甲基丁香酚、异甲基丁香酚明显增加。肉豆蔻麦麸煨制的作用可概括为"减醚减毒,增酚增效"。

从肉豆蔻及其不同炮制品中提取的挥发油均有明显的止泻作用,其强度:面煨＞麸煨＞生品＞滑石粉煨;肉豆蔻生品、制品均有较好的抗炎作用,尤其对以蛋清致炎者最明显,而生品、制品镇痛作用不明显;另外,肉豆蔻及其炮制品均有很好的抗菌作用,尤其对肺炎杆菌、变形杆菌及金黄色葡萄球菌作用最强。

以肉豆蔻醚含量为指标,炮制工艺研究认为,麦麸煨以 130～150℃,20 分钟为宜;面裹煨以 170～190℃,20 分钟为宜;滑石粉煨以 140～160℃,15 分钟为宜。

诃　子

【来源】　本品为使君子科植物诃子 *Terminalia chebula* Retz. 或绒毛诃子 *Terminalia* chebula Retz. var. *tomentella* Kurt. 的干燥成熟果实。

【处方用名】　诃子,诃子肉,炒诃子,炒诃子肉,煨诃子。

【炮制沿革】　南北朝刘宋时期有酒浸后蒸、焙干(《雷公》)。唐代有炮半熟去核(《颅囟》)、去核煨(《外台》)、蒸制(《产宝》)。宋代有面裹煨或湿纸煨后去核(《圣惠方》)、熬制(《证类》)、烧灰(《传信》)、姜制(《痘疹方》)。明代有麸炒、煅制、醋浸(《普济方》)。清代则有酒蒸(《本草汇》)。《药典》载有诃子和诃子肉;《规范》还载有炒诃子肉;《汇典》还载有煨诃子。

炮制作用论述:"生用清金行气,煨熟温胃固肠。"(《备要》)

【产地加工】　秋、冬二季果实成熟时采收,除去杂质,晒干。

【炮制工艺】

1. 诃子　取原药材,除去杂质,洗净,干燥。用时捣碎。

2. 诃子肉　取净诃子,稍浸,闷润,去核,干燥。

3. 炒诃子肉　取净诃子肉,置炒制容器内,用文火炒至深棕色时,取出放凉。

4. 煨诃子

(1) 麦麸煨:取净诃子与麦麸同置炒制容器内,用文火加热,缓缓翻动,至诃子呈深棕色,麦麸呈焦黄色时,取出,筛去麦麸,轧开去核取肉,即得。

每 100 kg 诃子,用麦麸 30 kg。

(2) 面裹煨:取净诃子,用水湿润,如水泛丸法包裹面粉 3~4 层或用湿面片逐个包裹,晾至半干,投入已炒热的滑石粉或河砂中,翻埋至面皮焦黄色时取出,筛去滑石粉或河砂,剥去面皮,轧开去核取肉,即得。

每 100 kg 诃子,用面粉 50 kg。滑石粉或河砂以掩埋诃子为宜。

【炮制作用】　诃子味苦、酸、涩,性平,归肺、大肠经,具有涩肠止泻、敛肺止咳、降火利咽的功效。生诃子性略偏凉,对胃有一定刺激性,长于清金敛肺和利咽。如治肺热津亏,咽喉不利、咽痛失音的清音丸(《药典》)。

炒诃子、煨诃子性略偏温,且缓和了对胃的刺激性,以涩肠止泻力优,多用于久泻、久痢、白带绵下。如用于胸腹胀满、胃脘疼痛、消化不良、呕逆泄泻、小便不利的洁白丸(《药典》);用于心肺火盛,胸闷不舒、胸胁闷痛的八味沉香散(《药典》)。

【质量要求】

1. 诃子　为长圆形或卵圆形。表面黄棕色或暗棕色,具光泽。质坚实。气微,味酸涩而后甜。

2. 诃子肉　为不规则片块状。外表面黄棕色或暗棕色,内面深黄色。稍有酸气,味酸涩而后甜。

3. 炒诃子肉　形如诃子肉,表面深黄色,有焦斑,断面黄褐色。微有香气,味涩。

4. 煨诃子　表面深棕色,偶见附有焦面粉(面裹煨者),质地较松脆。味略酸涩,略有焦香气。

【研究述要】　诃子不同炮制品中鞣质的含量测定结果表明,生诃子肉约含 26%,带核生诃子约含 17%,诃子核约含 4.0%。另有报道,生诃子肉含鞣质 40.6%,带核生诃子含鞣质 15.7%,诃子核为 4.2%,诃子核占诃子总重量的 40.2%。可见,诃子核作为非药用部位除去具有科学性。诃子经炒、砂烫、麸煨后没食子酸的含量均较生品增加,这也说明了诃子炮制后涩性增加,具有固肠止泻作用。

诃子对痢疾杆菌有较强的抑制作用,对菌痢或肠炎所形成的黏膜溃疡有保护作用,并有抗流感病毒作用。诃子不同炮制品(炒诃子、麸煨诃子、去核诃子、面煨去核诃子)对离体肠管自发性活动和乙酰胆碱及氯化钡引起的肠肌收缩均有明显的抑制和拮抗作用,对小鼠腹泻有较好的止泻作用。

对比研究诃子不同炮制品的抗氧化作用。发现诃子不同炮制品(清炒诃子、麦麸煨诃子)均能明显升高大鼠血清 T - AOC、SOD 含量,降低血清 MDA、MAO - B 含量,降低肝脏 LF、MAO - B 含量;清炒诃子、麦麸煨诃子在升高血清 T - AOC 和 SOD 含量、降低 MDA 和 MAO - B 含量方面作用明显优于诃子。

木　香

【来源】　本品为菊科植物木香 *Aucklandia lappa* Decne. 的干燥根。

【处方用名】　木香,煨木香。

【炮制沿革】　宋代有炙微赤锉(《圣惠方》),纸煨(《苏沈》),面煨(《普本》),火炮(《史载》),炒、焙(《局方》),黄连制(《朱氏》),吴茱萸制(《总录》)。明代有酒制(《保元》)、茶水炒及酥炙(《普济方》)、水磨汁(《仁术》)。清代则有姜汁磨、酒汁磨(《说约》),蒸制(《备要》)等。《药典》载有木香和煨木香。

炮制作用论述:"理气则生用磨冲,止泻则面煨取用……煨熟可止泻痢,因木香气味俱厚,且熟则无走散之性,惟觉香燥而守故能实大肠,凡治泻泄恒用之。"(《便读》)"凡入理气药,只生用,不见火。如实大肠,宜面煨熟用。"(《纲目》)

【产地加工】　秋、冬二季采挖,除去泥沙及须根,切段,大的再纵剖成瓣,干燥后撞去粗皮。

【炮制工艺】

1. 木香　取原药材,除去杂质,洗净,稍泡,闷透,切厚片,晾干。

2. 麸煨木香　取净木香片与麦麸同置炒制容器内,用文火加热,缓缓翻动,至木香呈深黄色,麦麸呈黄色时,取出,筛去麦麸,放凉,即得。

每 100 kg 木香,用麦麸 30 kg。

3. 纸煨木香　取未干燥的木香片,在铁丝匾中,用一层草纸,一层木香片,间隔平铺数层,置烘干室内,至纸上不留油迹,取出木香,放凉,即得。

【炮制作用】　木香味辛、苦,性温,归脾、胃、大肠、三焦、胆经,具有行气止痛、健脾消食的功效。

生木香行气作用强,以温中行气止痛为主。如治脾虚气滞、脘腹痞闷的香砂枳术丸(《药典》);治湿浊阻滞气机、胸膈痞闷、脘腹胀痛的木香顺气丸(《药典》)。

煨木香实肠止泻作用增强。用于脾虚泄泻等症。如治脾肾阳虚所致泄泻的固本益肠片(《药典》)。

【质量要求】

1. 木香　为类圆形厚片。外表黄棕色至灰褐色,有纵皱纹。质坚。有特异香气,味苦。水分不得过 14.0%;总灰分不得过 4.0%;醇溶性浸出物不得少于 12.0%;含木香烃内酯和去氢木香内酯的总量不得少于 1.5%。

2. 煨木香　形如木香片。表面深黄色。气微香。

【研究述要】　木香煨制后挥发油损失约 20%,煨制前后挥发油的旋光率、折光率、比重等物理性质发生改变。比较分析生品、纸煨品、清炒品及麸煨品的挥发油,其组分基本无变化。

煨木香水煎剂有显著的抑制肠管蠕动的作用,煨木香的挥发油乳剂对肠蠕动抑制作用亦较生品显著增强。认为煨木香的炮制原理是改变挥发油的性质,增强抑制作用。木香生品及其麸制品的挥发油均可显著降低盐酸-乙醇所致大鼠胃黏膜溃疡指数,而且木香麸煨品的高剂量挥发油对大鼠胃黏膜损伤保护作用强于生品。木香麸制前后对盐酸-乙醇所致胃黏膜损伤大鼠的胃泌素分泌量影响较小,只有木香生品有增加胃泌素含量作用,证明木香麸煨后对大鼠胃黏膜损伤的保护作用增强。

木香麸煨最佳炮制工艺为:辅料用量 100:30,温度 110~120℃,煨制时间 10 分钟。

葛 根

【来源】 本品为豆科植物野葛 *Pueraria lobata* (Willd.) Ohwi 的干燥根。习称野葛。

【处方用名】 葛根,煨葛根。

【炮制沿革】 唐代有蒸制(《食疗》)、切片(《外台》)。宋代有醋制(《圣惠方》)、炙(《总录》)、焙制(《洪氏》)。元代有炒制(《丹溪》)。明代有微炒、干煮(《普济方》),炒黑(《保元》)。清代则有煨熟用(《食物》)等。《药典》载有葛根;《规范》还载有煨葛根。

炮制作用论述:"入阳明表药生用,胃热烦渴煨熟用。"(《逢原》)

【产地加工】 秋、冬二季采挖,趁鲜切成厚片或小块,干燥。

【炮制工艺】

1. 葛根 取原药材,除去杂质,洗净,润透,切厚片,晒干。

2. 煨葛根

(1)麦麸煨:取净葛根片与麦麸同置炒制容器内,文火加热,边炒边埋,至葛根片呈深黄色,麦麸呈焦黄色时,取出。筛去麦麸,放凉,即得。

每 100 kg 葛根,用麦麸 30 kg。

(2)湿纸煨:取葛根片或块,用 3 层湿纸包好,埋入无烟热火灰或热滑石粉中,至纸呈焦黑色,葛根呈黄色时取出,去纸放凉,即得。

【炮制作用】 葛根味甘、辛,性凉,归脾、胃、肺经,具有解肌退热、生津止渴、升阳透疹、止泻、通经活络、解酒毒的功效。

生葛根长于解肌退热、生津止渴、升阳透疹,多用于外感表证、麻疹透发不畅及病热咽干口渴等症。如用于解痉止痛,增强脑及冠脉血流量的愈风宁心胶囊(《药典》);治湿热蕴结所致泄泻、痢疾的葛根芩连片(《药典》)。

煨葛根药性偏温,可鼓舞胃气,止泻止痢,多用于脾虚泄泻等症。如治脾气虚弱之纳呆厌食、大便久泻的儿宝颗粒(《药典》)。

【质量要求】

1. 葛根 为不规则的厚片或小方块。切面浅黄棕色至棕黄色。质韧,纤维性强。气微,味微甜。水分不得过 13.0%;总灰分不得过 6.0%;醇溶性浸出物不得少于 24.0%;含葛根素不得少于 2.4%。

2. 煨葛根 形如葛根片。表面黄色或焦黄色。气微香。

【研究述要】 葛根炮制后总黄酮含量增加,依次是:醋制＞米汤煨＞滑石粉煨＞麦麸煨＞湿纸煨＞炒制＞生品；认为烘法可代替煨法，其成品外观质量与传统麸煨法无差异，同时，烘制品中葛根素含量最高，煨制品次之，生品最低。

葛根烘制最佳工艺为：辅料用量 100∶40，温度 165℃，时间 40 分钟。

（王光中）

第九章

制　　炭

制炭包括炒炭和煅炭。要求掌握制炭的炮制工艺、炮制作用及注意事项,掌握重点中药的炮制工艺要点和炮制作用;熟悉一般中药的炮制规格和炮制作用,熟悉重点中药饮片的质量要求及炮制研究概况;了解制炭的含义和特点。

将净制或切制过的中药,置适宜容器内,武火或中火加热,使之炭化的操作过程,称为制炭。根据操作方式不同,分为炒炭和煅炭。

中药制炭历史悠久。早在《五十二病方》和《黄帝内经》就有"燔发"的记载。张仲景的《金匮要略方论》也有"(枳实)烧令黑,勿太过"、"(桑根皮)烧灰存性,勿令太过"等的记载。炭药历代均有增加,到清代最盛,达到 70 余种。

传统炭药的止血理论是元代葛可久应用十灰散止血而总结出来的,即"大抵血热则行,血冷则凝,见黑即止",是根据中医五行学说解释炭药止血的理论。

炭药讲究存性。汉代强调"烧灰存性",至清代提出"炒炭存性",说明存性的重要。清代名医陈修园提出:"今药肆中只知烧灰则变为黑色,不知存性二字大有深义,盖各药有各药之性,若烧之太过,则成死灰无用之物。"

炭药止血的物质基础:① 炭药本身存在止血成分或产生新的止血成分;② 鞣质增加而收敛止血;③ 可溶性钙离子增加而促进止血;④ 炭素吸附而止血等。

第一节　炒　　炭

炒炭是将净制或切制过的饮片,置炒制容器内,用武火或中火加热,不断翻动,至中药饮片表面焦黑色或焦褐色,内部呈焦褐色或焦黄色的操作过程,称为炒炭。

(一) 炒炭工艺

将净制或切制过的饮片,置预热的炒制容器内,用武火或中火加热,不断翻动,至表面焦黑色,内部焦褐色,见火星喷淋少许清水,熄灭火星,炒干,取出,冷后收藏。

(二) 炒炭作用

(1) 增强止血、止泻作用：如大蓟、石榴皮、乌梅等。

(2) 产生止血作用：如干姜、荆芥。

(3) 缓和药性：如牡丹皮、荆芥、干姜。

(三) 注意事项

(1) 炒炭要存性，火候适当，见火星喷少量清水，质地坚实者宜用武火，质地疏松者可用中火。

(2) 冷后收贮，用耐火容器盛装。

(3) 防止复燃，隔夜入库。

大　蓟

【来源】　本品为菊科植物蓟 *Cirsium japonicum* Fisch. ex DC. 的干燥地上部分。

【处方用名】　大蓟，大蓟炭。

【炮制沿革】　唐代有切制(《千金翼》)、捣取自然汁(《食疗》)、酒渍(《外台》)。宋代有焙(《总录》)。元代有烧灰存性(《十药》)。明代有剉(《品汇》)、童便浸后曝干(《奇效》)、烧灰存性(《大法》)。清代则有酒洗后童便拌炒(《本草汇》)以及捣汁入童便和酒饮(《得配》)等。《药典》载有大蓟和大蓟炭。

炮制作用论述："消肿捣汁，止血烧灰存性。"(《大法》)

【产地加工】　夏、秋二季花开时采割地上部分，除去杂质，晒干。

【炮制工艺】

1. **大蓟**　取原药材，除去杂质，淋润软化，切段，低温干燥，即得。

2. **大蓟炭**　取大蓟段，置炒制容器内，用中火加热，不断翻动，至表面黑褐色，喷洒少许清水，灭尽火星，文火炒干，取出，放凉。

【炮制作用】　大蓟味甘、苦，性凉，归心、肝经，具有凉血止血、散瘀解毒消痈的功效。

生大蓟味苦，性凉，以凉血止血、散瘀消肿力胜，常用于疔疮恶肿、痈肿疮毒及血热出血。如治妇女功能性子宫出血、子宫复旧不全的大蓟止血片(《部颁标准》)。亦有用鲜品止血者。

大蓟炭凉性减弱，收敛止血作用增强。用于吐血、咯血、尿血、崩漏等出血较急剧者。如治火气上冲、迫血妄行所致吐血、咯血的十灰散(《部颁标准》)。

【质量要求】

1. **大蓟**　呈不规则的段。茎短圆柱形，表面绿褐色。气微，味淡。含柳穿鱼叶苷不得少于 0.20%。

2. **大蓟炭**　为不规则小段。外表黑色，断面棕黑色。质地疏脆。气焦香。醇溶性浸出物不得少于 13.0%。

【研究述要】　大蓟炒炭后，多种无机元素含量均较生品有所升高，鞣质含量降低，黄酮类成分柳穿鱼叶苷的含量明显降低，炒炭后新产生柳穿鱼黄素，该成分具有止血的作用。大蓟炭显微特征表现为疏松多孔，产生大量炭素，从而止血作用增加。

动物实验表明，大蓟炭能缩短出血和凝血时间，但其止血作用与鞣质含量无明显规律。

大蓟炒炭的最佳炮制工艺为 190℃，烘制 11 分钟；或者 200℃，炒制 13 分钟。

小　蓟

【来源】　本品为菊科植物刺儿菜 *Cirsium setosum*（Willd.）MB. 的干燥地上部分。

【处方用名】　小蓟,小蓟炭。

【炮制沿革】　唐代有捣汁(《千金》)、酒渍(《外台》)、细切(《千金翼》)。宋代有切研(《指迷》)。元代有烧存性,为灰(《十药》)。清代则有童便拌微焙(《握灵》)和童便拌微炒、酒洗(《本草汇》)等。《药典》载有小蓟和小蓟炭。

炮制作用论述:"消肿,捣汁用;止血,烧灰存性用。"(《钩元》)

【产地加工】　夏秋二季花开时采割,除去杂质,晒干。

【炮制工艺】

1. 小蓟　取原药材,除去杂质,洗净,稍润,切段,干燥,筛去碎屑。

2. 小蓟炭　取小蓟段,置炒制容器内,用武火加热,炒至表面黑褐色,喷淋少许清水,灭尽火星,文火炒干,取出,放凉。

【炮制作用】　小蓟味甘、苦,性凉,归心、肝经,具有凉血止血、散瘀解毒消痈的功效。

生小蓟性凉,长于凉血止血、解毒消痈,用于痈肿疮毒、血热出血。现代临床应用中小蓟多用于各种急、慢性炎症的治疗,可以单用或外敷治疗疮痈肿毒,鲜品捣汁用于血热出血症。如治阴虚肝阳上亢所致头痛眩晕、耳鸣健忘、腰膝酸软的山菊降压片(《药典》)。

小蓟炭,凉性减弱,收敛止血作用增强,现代临床应用中多用作止血剂,用于尿血、血淋、吐血、咯血、衄血等症。如治吐血、咯血的十灰散(《部颁标准》)。

【质量要求】

1. 小蓟　为不规则小段,叶、茎、花混合。茎圆柱形,表面灰绿褐色或带紫色,切面中空。气微,味微苦。水分不得过 12.0%;酸不溶性灰分不得过 5.0%;醇溶性浸出物不得少于14.0%;含蒙花苷不得少于 0.70%。

2. 小蓟炭　形如小蓟段。外表黑褐色。质松脆。具焦香气,味苦。

【研究述要】　小蓟在炒炭中随温度的升高、炒炭时间的延长,其所含有的黄酮类成分被破坏越严重。HPLC 法测定,小蓟炒炭后,蒙花苷的含量显著降低。小蓟炒炭后,鞣质含量甚微,微量元素含量多数较生药低,但咖啡酸、绿原酸等酸性物质含量升高。

小蓟和小蓟炭均有缩短小鼠凝血时间和出血时间的作用,但小蓟炭优于小蓟生品。

小蓟炒炭的最佳炮制工艺为:炒制温度 260℃,炒制 5 分钟。

蒲　黄

【来源】　本品为香蒲科植物水烛香蒲 *Typha angustifolia* L.、东方香蒲 *Typha orientalis* Presl 或同属植物的干燥花粉。

【处方用名】　蒲黄,蒲黄炭。

【炮制沿革】　南北朝有蒸、焙(《雷公》)。唐代有炒黄(《产宝》)。宋代有微炒(《圣惠方》)、纸包炒(《苏沈》)。清代则沿用炒黑(《说约》)和蒸(《钩元》)。《药典》载有蒲黄和蒲黄炭。

炮制作用论述:"入药要破血消肿即生使,要补血止血即炒用。"(《证类》)"凡欲利者宜生用,欲固者宜炒熟用。"(《本草正》)

【产地加工】　夏季采收蒲棒上部的黄色雄花序,晒干后碾轧,筛取花粉。剪取雄花后,晒干,成为带有雄花的花粉,即为草蒲黄。

【炮制工艺】

1. 蒲黄　取原药材,揉碎结块,过筛。

2. 蒲黄炭　取净蒲黄,置炒制容器内,用中火加热,不断翻动,至表面棕褐色,喷淋少许清水,灭尽火星,文火炒干,取出,放凉。

【炮制作用】　蒲黄味甘,性平,归肝、心包经,具有止血、化瘀、通淋的功效。

生蒲黄性滑,以活血化瘀、利尿通淋见长,同时具行血、止血的双重作用,有止血不留瘀的特点。用于痛经、闭经、产后瘀痛、跌仆肿痛、血淋涩痛。如治心气不足、瘀血内阻所致胸痹的舒心糖浆(《药典》)。

蒲黄炭味微苦、涩,性平偏温,有涩血止血之效。常用于咯血、吐血、衄血、尿血、便血、崩漏及外伤出血。如治妇女功能性子宫出血的妇科止血灵(《部颁标准》)。

【质量要求】

1. 蒲黄　为黄色粉末。体轻,放水中则漂浮水面。气微,味淡。杂质不得过 10.0%;水分不得过 13.0%;总灰分不得过 10.0%,酸不溶性灰分不得过 4.0%;醇溶性浸出物不得少于15.0%;含异鼠李素-3-O-新橙皮苷和香蒲新苷的总量不得少于 0.50%。

2. 蒲黄炭　形如蒲黄,表面呈棕褐色或黑褐色。具焦香气,味微苦、涩。醇溶性浸出物不得少于 11.0%。

【研究述要】　蒲黄经炒炭后,水溶性浸出物和醇溶性浸出物含量降低、醚溶性浸出物含量升高;总黄酮、总多糖含量分别由 1.84%、2.44% 降至 0.29%、0.23%,而鞣质含量由 2.53%升至 3.6%。蒲黄各炮制品中总黄酮含量:生蒲黄>酒炒蒲黄>醋炒蒲黄>140℃烘蒲黄>炒蒲黄>180℃烘蒲黄>焦蒲黄>220℃烘蒲黄>蒲黄炭,各炮制品中总黄酮含量与生蒲黄相比差异极显著,蒲黄中主要黄酮类成分异鼠李素-3-O-新橙皮苷和香蒲新苷在炒炭品中均未被检出。蒲黄炭中所含无机元素除镉、铅、钴外,铁、锌、锰、铬、钾、钙、磷等元素均较生品有不同程度的升高。

生蒲黄具有延长小鼠凝血时间和较大剂量下的促纤溶活性,而炒蒲黄和蒲黄炭能明显缩短小鼠凝血时间,无促纤溶活性。分别给小鼠单次灌胃生蒲黄、炒蒲黄、蒲黄炭的 12% 混悬液,均可明显缩短实验小鼠的凝血和出血时间,各炮制品之间比较,无显著性差异($P>0.05$);分别给小鼠灌胃生蒲黄、炒蒲黄、蒲黄炭的水煎液,连续 3 日,其凝血时间:生蒲黄组>生理盐水组>炒蒲黄组>蒲黄炭组,可见,炒蒲黄和蒲黄炭均有显著止血作用,又以蒲黄炭作用更强。对大鼠凝血系统影响研究表明,蒲黄炭品能缩短大鼠血浆中凝血酶时间、凝血酶原时间、活化部分凝血活酶时间及增加血液中纤维蛋白原含量的作用,而其生品无上述作用。

蒲黄炒炭的最佳炮制工艺:以温度 210℃烘制 8 分钟。

荆　芥

【来源】　本品为唇形科植物荆芥 *Schizonepeta tenuifolia* Briq. 的干燥地上部分,亦有取干燥花穗入药,后者称荆芥穗。

【处方用名】　荆芥,荆芥穗,荆芥炭,荆芥穗炭。

【炮制沿革】　宋代有焙(《普本》)、烧灰(《总微》)。明代有微炒(《济阴》)、炒黑(《万氏》)等。清代有童便制(《逢原》)、醋调制(《玉楸》)、醋制(《治裁》)。《药典》载有荆芥、荆芥炭、荆芥穗、荆芥穗炭。

炮制作用论述："生用解散风邪,清利头目……若炒黑用,须炒极黑存性,治肠红下血,女人崩漏,产后血晕,取其凉血及血遇黑则止之义也。"(《辨义》)"血晕用穗,止血炒炭,散风生用,敷毒醋调,止崩漏童便炒黑。"(《得配》)

【产地加工】　夏、秋二季花开到顶、穗绿时采割,除去杂质,晒干。

【炮制工艺】

1. 荆芥　取原药材,除去杂质,喷淋清水,润透,切段,干燥,筛去碎屑。

2. 荆芥穗　取原药材,除去杂质,喷淋清水,润透,切段,干燥,筛去碎屑。

3. 荆芥炭　取荆芥段,置炒制容器内,用中火加热,炒至表面黑褐色,内部焦褐色时,喷淋少量清水,灭尽火星,文火炒干,取出,放凉。

4. 荆芥穗炭　取荆芥穗段,置炒制容器内,用中火加热,炒至表面黑褐色,内部焦褐色时,喷淋少量清水,灭尽火星,文火炒干,取出,放凉。

【炮制作用】　荆芥味辛,性微温,归肺、肝经,具有解表散风、透疹、消疮的功效。既散外感风寒,又散外感风热,并能疏散血中之风热。

生荆芥长于疏风解表,透疹消疮。荆芥穗性味功效与荆芥相同,但发汗力较强,偏于散头部之风邪,研末外用,治疗急、慢性荨麻疹和各种皮肤病有明显效果。如用于风寒感冒、发热头痛、恶寒身痛、鼻流清涕的感冒清热颗粒(《药典》);治风热感冒、恶寒发热、头晕目眩、咽痛的羚翘解毒颗粒(《部颁标准》)。

荆芥炭,辛散疏风解表作用减弱,苦涩收敛之性增强,具有止血的功效,入血分治各种出血症,用于衄血、吐血、崩漏等。荆芥穗炭功用与荆芥炭相同,但治产后血晕较荆芥炭为佳。如治实热内结或湿热瘀滞所致痔疮出血、肿痛的痔宁片(《药典》)。

【质量要求】

1. 荆芥　为不规则的段。茎呈方柱形,表面淡黄绿色或淡紫红色,断面类白色。体轻,质脆。气芳香,味微涩而辛凉。含挥发油不得少于0.30%,含胡薄荷酮不得少于0.020%。

2. 荆芥炭　为不规则小段。全体黑色,断面焦褐色。体轻,质脆。略具焦香气,味苦而辛。醇溶性浸出物不得少于8.0%。

3. 荆芥穗　为不规则的段。花序呈圆柱形。花冠多脱落,宿萼黄绿色,质脆易碎,内有棕黑色小坚果。气芳香,味微涩而辛凉。水分不得过12.0%;总灰分不得过12.0%,酸不溶性灰分不得过3.0%;醇溶性浸出物不得少于8.0%;含挥发油不得少于0.40%,含胡薄荷酮不得少于0.080%。

4. 荆芥穗炭　形如荆芥穗。表面黑褐色。具焦香气,味苦而辛。醇溶性浸出物不得少于13.0%。

【研究述要】　荆芥炒炭后,不仅挥发油含量显著降低,而且挥发油中所含成分也发生了质的变化,生品中原有的8种成分如β-蒎烯、香芹酮等炒炭后未能检出,而炒炭后检出的荆芥酚、乙酰呋喃等9种成分在生品中未能检出。在荆芥穗挥发油中,萜酮类组分含量较高。

荆芥炭混悬液和荆芥炭挥发油乳剂均有明显的止血作用,生品则无此作用。荆芥炭的脂溶性成分、荆芥穗炭品及其鞣质部位,均具有明显的止血作用,可显著缩短小鼠凝血和出血时间,提高血液中纤维蛋白原的含量,具有良好的止血量效和时效关系。荆芥穗炭品组、荆芥穗炭品鞣质组均可缩短SD大鼠凝血酶原时间、活化部分凝血活酶时间、凝血酶时间,同时均能提高血浆中纤维蛋白原的含量,荆芥穗炭品乙酸乙酯组能缩短 SD 大鼠活化部分凝血活酶时间,荆芥穗生品则无明显影响。提示荆芥穗炭品及其鞣质部位通过影响实验动物的内、外源性凝血途径的共同发挥其止血作用,荆芥穗炭品乙酸乙酯提取物通过影响内源性凝血系统发挥止血作用。

荆芥炒炭的最佳炮制工艺为:投料温度 210℃,炒制时间 10 分钟。

乌　　梅

【来源】　本品为蔷薇科植物梅 *Prunus mume* (Sieb.) Sieb. et Zucc. 的干燥近成熟果实。

【处方用名】　乌梅,乌梅肉,乌梅炭,醋乌梅。

【炮制沿革】　汉代有醋浸去核蒸熟捣泥(《玉函》)。晋代有炙制、熬制(《肘后》)。唐代有蜜醋渍蒸、单蒸、熬制(《千金》)。宋代有制炭(《证类》)、焙(《洪氏》)、炒焦(《朱氏》)。元代有煮(《世医》)。明代有醋煮(《普济方》)、酒浸(《保婴》)、蜜拌蒸(《保元》)。清代则有麸炒(《食物》)、盐水浸(《便读》)等。《药典》载有乌梅、乌梅肉和乌梅炭;《规范》还载有醋乌梅。

炮制作用论述:"乌梅,烧过存性,治血崩。"(《妇人》)"烧存性为末,治赤白痢。"(《禁方》)

【产地加工】　夏季果实近成熟时采收,低温烘干后闷至颜色变黑。

【炮制工艺】

1. 乌梅　取原药材,除去杂质,洗净,干燥。

2. 乌梅肉　取净乌梅,用清水润软或蒸软后,剥取净肉,干燥,筛去碎屑。

3. 乌梅炭　取净乌梅或乌梅肉,置炒制容器内,用武火加热,不断翻动,至皮肉发泡,表面焦黑色,取出,放凉。筛去碎屑。

4. 醋乌梅　取净乌梅或乌梅肉,用米醋拌匀,闷润至醋被吸尽,置蒸制容器内,密闭,隔水加热 2～4 小时,取出干燥。

每 100 kg 乌梅,用米醋 10 kg。

【炮制作用】　乌梅性酸、涩,味平,归肝、脾、肺、大肠经,具有敛肺、涩肠、生津、安蛔的功效。

生乌梅、乌梅肉长于生津止渴、敛肺止咳、安蛔,多用于虚热消渴、肺虚久咳、蛔厥腹痛。如用于蛔厥、久痢、厥阴头痛的乌梅丸(《药典》);治疗肝脾不和之泻痢腹痛的固肠止泻丸(《部颁标准》)。

乌梅炭长于涩肠止泻、止血,常用于久泻、久痢、便血及崩漏下血等。

醋乌梅作用与生乌梅相似,但收敛固涩作用更强,尤其适用于肺气耗散之久咳不止及蛔厥腹痛。

【质量要求】

1. 乌梅　为不规则的球形或扁圆形。表面乌黑色,皱缩不平。气微,味极酸。水分不得过 16.0%;总灰分不得过 5.0%;水溶性浸出物不得少于 24.0%;含柠檬酸不得少于 12.0%。

2. 乌梅肉　为去核果肉。呈乌黑色或棕黑色。气特异,味极酸。

3. 乌梅炭　形如乌梅或乌梅肉,皮肉鼓起发泡。表面呈焦黑色。质较脆。味酸兼苦。水溶性浸出物不得少于 18.0%;含柠檬酸不得少于 6.0%。

4. 醋乌梅　形如乌梅或乌梅肉,质较柔润,略有醋气。

【研究述要】　乌梅生品、轻炭、标准炭、重炭的电导率值随炒炭时间的加长,其电导率值减小。通过测其 pH 发现,随着炒炭时间的加长,其酸度降低,pH 增大,相应的游离总酸度值下降,标准炭品与生品比较,有机酸含量降低了 31.0%。乌梅炒炭后其水浸出物、鞣质含量均较生品明显降低。

乌梅炭水煎液可明显缩短小鼠的凝血时间,而生乌梅水煎液却无凝血作用。体外抑菌试验表明,不同采收期、加工方法的乌梅对常见致病菌(金黄色葡萄球菌、铜绿假单胞菌、伤寒杆菌、变形杆菌、大肠杆菌)均有一定抑制作用。

乌梅炒炭的最佳炮制工艺为:炒制温度 235℃,炒制时间 7.5 分钟。

干　姜

【来源】　本品为姜科植物姜 *Zingiber officinale* Rosc. 的干燥根茎。

【处方用名】　生姜,干姜,炮姜,姜炭。

【炮制沿革】　汉代有火炮(《金匮》)。宋代有甘草水制、烧存性(《圣惠方》),炒令黑(《证类》),盐炒(《总录》),煅存性(《疮疡》),燀制、巴豆制(《局方》),黄泥裹、地黄汁炒(《妇人》),土炒(《朱氏》)。明代有硇砂炒(《奇效》),童便炒黑(《入门》),水浸火煨、慢火煨至极黑(《保元》)。清代则有姜炭(《大成》)、炮姜炭(《全生集》)、酒蒸炮姜(《幼幼》)等。《药典》载有生姜、干姜、炮姜和姜炭。

炮制作用论述:"童便炒黑止血衄、唾血、血痢、崩漏。"(《入门》)"若治产后血虚发热及止血俱炒黑,温中炮用,散寒邪,理肺气,止呕生用。"(《大法》)

【产地加工】　冬季采挖,除去须根及泥沙,晒干或低温干燥。趁鲜切片晒干或低温干燥者称为干姜片。

【炮制工艺】

1. 干姜　取原药材,除去杂质,略泡,洗净,润透,切厚片或块,干燥。

2. 炮姜　先将净河砂置炒制容器内,用武火加热,再投入干姜片或块,不断翻动,炒至鼓起,表面棕褐色,取出,筛去砂,晾凉。

3. 姜炭　取干姜块,置炒制容器内,用武火加热,炒至表面黑色,内部棕褐色,喷淋少许清水,灭尽火星,文火炒干,取出,放凉。

【炮制作用】　干姜味辛,性热,归脾、胃、肾、心、肺经,具有温中散寒、回阳通脉、燥湿消痰、温经止血的功效。

干姜辛热,以温中散寒、回阳救逆通脉、温肺化饮为主。常用于脾胃寒证、亡阳证、寒饮喘咳。如回阳救逆的四逆汤(《药典》)。

炮姜味苦、辛,性温。长于温经止血、温中止痛。其辛散之性不及干姜,温里之力不如干姜迅猛,但作用缓和持久。可用于产后腹痛。如治寒凝血瘀所致痛经、产后腹痛的少腹逐瘀丸(《药典》)。

姜炭味苦、涩,性温。其辛味消失,守而不走,功专止血温经。多用于各种虚寒性出血症。如用于脾肾阳虚所致泄泻的肠胃宁片(《药典》)。

【质量要求】

1. 干姜　为不规则纵切片或斜切片。外皮灰黄色或浅黄棕色,切面灰黄色或灰白色。质坚实。气香、特异,味辛辣。水分不得过 19.0%;总灰分不得过 6.0%;水溶性浸出物不得少于22.0%;含挥发油不得少于 0.80%,6-姜辣素不得少于 0.60%。

2. 炮姜　为不规则膨胀的块状。表面棕黑色或棕褐色。味微辛、辣。水分不得过

12.0%;总灰分不得过 7.0%;水溶性浸出物不得少于 26.0%;含 6-姜辣素不得少于 0.30%。

3. **姜炭** 为不规则膨胀的块或片状。表面焦黑色,内部焦褐色。气微香,味苦辛微辣。水溶性浸出物不得少于 26.0%;含 6-姜辣素不得少于 0.050%。

【研究述要】 采用 HPLC 法检测发现,从生姜到干姜、炮姜、姜炭的炮制过程中 6-姜辣素含量逐渐降低,6-姜酚含量逐渐增高;姜酮在加工至炮姜时出现,炮姜中含量高于姜炭,而干姜和生姜中没有。生姜中的特有成分色氨酸在其他炮制品中消失。

炮姜和姜炭均能缩短小鼠的出血时间,姜炭的作用又比炮姜强,具有显著性差异。另外,实验还发现姜各炮制品挥发油乳剂能延长小鼠血凝时间,并以干姜作用最强,说明姜中既存在水溶性促凝成分,又存在挥发油类抗凝成分,而高温条件有利于前者的生成。

炮姜的最佳炮制工艺为:投料温度 200℃,加热时间 3～5 分钟。微波加热法炮制干姜最佳工艺条件为:微波火力 100%,加热时间 3 分钟。

石 榴 皮

【来源】 本品为石榴科植物石榴 *Punica granatum* L. 的干燥果皮。

【处方用名】 石榴皮,石榴皮炭。

【炮制沿革】 南北朝有浆水浸制(《雷公》)。唐代有烧灰(《千金》)、炙黄(《食疗》)。宋代有微炒、炒焦、蒸制(《圣惠方》),烧制(《证类》),酒制(《总录》),涂蜜炙焦(《总微》),醋制(《百问》)。明代有醋炒、醋焙(《普济方》),醋浸炙黄(《要诀》)和醋煮焙干(《准绳》)。清代则有煅末(《从新》),烧灰存性、焙制、煎制(《得配》)等。《药典》载有石榴皮和石榴皮炭。

炮制作用论述:"涩肠止泻痢下血,煅末服。"(《握灵》)

【产地加工】 秋季果实成熟后收集果皮,晒干。

【炮制工艺】

1. **石榴皮** 取原药材,除去杂质,去净残留的瓤及种子,洗净,切块,干燥。筛去碎屑。

2. **石榴皮炭** 取净石榴皮块,置炒制容器内,用武火加热,炒至表面黑褐色,内部焦黄色,喷淋少许清水,灭尽火星,文火炒干,取出,放凉。筛去碎屑。

【炮制作用】 石榴皮味酸、涩,性温,归大肠经,具有涩肠止泻、止血、驱虫的功效。

生石榴皮长于驱虫、涩精、止带,多用于虫积腹痛、滑精、白带、脱肛、疥癣。如用于清热除湿、杀虫止痒的癣宁搽剂(《药典》)。

石榴皮炭收涩力增强,多用于久泻、久痢、崩漏。

【质量要求】

1. **石榴皮** 为不规则的长条状或块状。外表面红棕色,内表面黄色。质脆。气微,味苦涩。水分不得过 15.0%;总灰分不得过 7.0%。

2. **石榴皮炭** 形如石榴皮,表面黑褐色,内部棕褐色。

【研究述要】 石榴皮经炒炭后没食子酸和鞣花酸含量较生品依次增加 124.76% 和 122.22%,而鞣质含量较生品降低 56.55%。

石榴皮炒炭的最佳炮制工艺为:投料温度 300℃,炒制时间 12 分钟。

槐 花

【来源】 本品为豆科植物槐 *Sophora japonica* L. 的干燥花及花蕾。

【处方用名】 槐花,炒槐花,槐花炭。

【炮制沿革】 宋代有炒黄为末(《总微》)、炒黄黑色(《苏沈》)、炒焦(《史载》)、麸炒(《总录》)、地黄汁炒(《产育》)等。明代有醋煮(《奇效》)、烧灰存性(《济阴》)、酒浸炒(《大法》)等。《药典》载有槐花、炒槐花和槐花炭。

炮制作用论述:"肠风泻血赤白痢,并炒研服,凉大肠炒香。"(《原始》)"若止血炒黑。"(《大法》)

【产地加工】 夏季花开放或花蕾形成时采收,及时干燥,除去枝、梗及杂质。前者习称槐花,后者习称槐米(花蕾)。

【炮制工艺】

1. 槐花 取原药材,除去杂质及梗,筛去灰屑。

2. 炒槐花 取净槐花,置炒制容器内,用文火加热,不断翻动,至深黄色,取出,放凉。

3. 槐花炭 取净槐花,置炒制容器内,用中火加热,不断翻动,炒至焦褐色,喷洒少许清水、灭尽火星,文火炒干,取出,放凉。

【炮制作用】 槐花味苦,性微寒,归肝、大肠经,具有凉血止血、清肝泻火的功效。

生槐花以清肝泻火、清热凉血见长,多用于头痛眩晕、疔疮痈肿。如治气滞血瘀所致胸痹的心宁片(《药典》)。

炒槐花缓和苦寒之性,不致伤中,利于有效成分保存。其清热凉血作用次于生品,止血作用逊于槐花炭而强于生品,用于脾胃虚弱的出血患者。如治肠风便血、痔疮肛瘘的地榆槐角丸(《药典》)。

槐花炭清热凉血作用极弱,涩性增强,以凉血止血力胜。用于咯血、衄血、便血、崩漏下血、痔疮出血等各种出血症。如治吐血、衄血、便血、妇女崩漏下血的四红丹(《部颁标准》)。

【质量要求】

1. 槐花 皱缩而卷曲,花瓣多散落,呈黄色或黄白色。质轻。气微,味微苦。水分不得过11.0%;总灰分不得过 14.0%,酸不溶性灰分不得过 8.0%;醇溶性浸出物不得少于 37.0%;含芦丁不得少于 8.0%。

2. 槐米(花蕾) 呈卵形或椭圆形。萼的上方为黄白色未开放的花瓣。质轻易碎。气微,味微苦涩。水分不得过 11.0%;总灰分不得过 9.0%,酸不溶性灰分不得过 3.0%;醇溶性浸出物不得少于 43.0%;含芦丁不得少于 20.0%。

3. 炒槐花 形如槐花,表面微黄色。

4. 槐花炭 形如槐花,表面焦褐色。

【研究述要】 槐花炒黄后,鞣质含量增加2~3倍,醋炒后鞣质含量增加更多。另有报道,槐花炒炭后,芦丁含量显著降低、槲皮素和鞣质含量显著升高,但如果制炭温度过高或制炭时间过长其槲皮素和鞣质含量反而会大幅降低,应严格控制炒炭的温度和时间。在 120~250℃每间隔10℃,选择 14 个温度分别对槐米加热 30 分钟,测定其芦丁和槲皮素含量。结果显示 120~160℃加热,槐米中芦丁和槲皮素含量无显著性变化;170~190℃之间加热,槐米中芦丁含量明显降低,槲皮素含量显著升高;190~200℃加热,槐米中芦丁和槲皮素含量均降低;200℃以上受热时,主要成分均被破坏。

生槐米水煎液凝血止血作用不明显,炒炭后,凝血作用明显增强,与鞣质含量变化吻合。亦有研究报道,槐米炒炭后,无论鞣质含量增减,止血作用均增强。后发现槲皮素亦有良好的止血活性。而槐米炒炭后,槲皮素含量确有升高。研究认为,槐米中存在抑制槲皮素止血作用的物质异鼠李素。炒炭后异鼠李素的含量几乎减少一半,故认为槐米炒炭止血作用增强是由于止血成分增加,抗止血成分降低。槐米炭的止血作用可能是以上几个环节共同作用的结果。

槐米炒炭最佳炮制工艺为:温度 220℃,炒制时间 20 分钟。采用烘法,制槐米炭温度以185℃,加热 30 分钟为宜。

白 茅 根

【来源】　本品为禾本科植物白茅 Imperata cylindrica Beauv. var. *major* (Nees) C. E. Hubb. 的干燥根茎。

【处方用名】　白茅根,茅根,茅根炭。

【炮制沿革】　元代有蜜炒(《宝鉴》)、烧灰存性(《十药》)。明代有炒黄、枣制(《普济方》),蜜炙炒(《禁方》),捣汁用(《正宗》)。清代则有炒黑(《金鉴》)、童便制(《得配》)等。《药典》载有白茅根和茅根炭。

炮制作用论述:"炒炭止血。"(《经验集成》)"白茅根必用鲜者,其效方著。"(《参西录》)

【产地加工】　春、秋二季采挖,除去地上部分及泥土,洗净,干燥,除去须根及膜质叶鞘,捆成小把。

【炮制工艺】

1. 白茅根　取原药材,微润,切段,干燥,筛去碎屑。

2. 茅根炭　取茅根段,置炒制容器内,用中火加热,炒至表面焦褐色,内部焦黄色,喷淋少许清水,灭尽火星,文火炒干,取出,放凉。

【炮制作用】　白茅根味甘,性寒,归肺、胃、膀胱经,具有凉血止血、清热利尿的功效。

生白茅根长于凉血、清热利尿,常用于血热妄行的多种出血症、热淋涩痛、黄疸水肿、热盛烦渴、肺热咳嗽等。如外感暑湿所致头痛如裹、目赤口渴、小便不利的清热银花糖浆(《药典》)。亦有用鲜茅根清热凉血、生津止渴者。

茅根炭味苦、涩,寒性减弱,专用于各种出血症,并偏于收敛止血,常用于出血症较急者。如十灰丸(《部颁标准》)。

【质量要求】

1. 白茅根　为圆柱形的段。表面黄白色,切断面中心黄色并有小孔。体轻,质略脆。味微甜。水分不得过 12.0%;总灰分不得过 5.0%;水溶性浸出物不得少于 28.0%。

2. 茅根炭　形如白茅根,表面呈焦褐色,味苦、涩。水溶性浸出物不得少于 7.0%。

【研究述要】　白茅根经炒炭后,鞣质含量明显升高;同时,除镉、钴、铜含量有所降低外,其余元素如锌、铅、锰、铬、磷、铁、钾、钙等均明显增加。白茅根经炒制后,5 -羟甲基糠醛含量显著增加。

白茅根生、炭品均能明显缩短小鼠出血时间、凝血时间和血浆复钙时间,炭品与生品比较有显著性差异。

白茅根炒炭的最佳炮制工艺为:170℃,烘制 16 分钟。

茜 草

【来源】　本品为茜草科植物茜草 Rubia cordifolia L. 的干燥根及根茎。

【处方用名】　茜草,茜草炭。

【炮制沿革】　南北朝有剉(《雷公》)。宋代有炒(《证类》)和焙(《总微》)。元代则有烧灰存性(《十药》)。明代有酒洗(《启玄》),酒炒、童便炒(《得配》)等。《药典》载有茜草和茜草炭。

炮制作用论述:"酒炒行血,童便炒止血。"(《得配》)

【产地加工】　春秋二季采挖,除去泥沙,干燥。

【炮制工艺】

1. 茜草　取原药材,除去杂质,洗净润透,切厚片或段,干燥。

2. 茜草炭　取茜草片或段,置炒制容器内,用武火加热,炒至表面黑褐色,内部焦褐色时,喷淋少量清水,灭尽火星。文火炒干,取出,放凉。

【炮制作用】　茜草味苦、性寒,归肝经,具有凉血、祛瘀、止血、通经的功效。

生茜草味苦性寒,以活血化瘀、清热凉血、通经止痛为主。用于瘀血经闭、产后腹痛、黄疸等。如用于经期乳胀痛有块、月经不调或量少色紫成块及乳腺增生的乳核内消液(《部颁标准》)。

茜草炭寒性减弱,性变收涩以止血为主,用于各种出血症。如用于邪热伤阴、尿血及其他血热出血的十灰散(《部颁标准》)。

【质量要求】

1. 茜草　为不规则的厚片或段。周边红棕色或暗棕色。体轻,质脆。气微,味微苦,久嚼刺舌。水分不得过12.0%;总灰分不得过15.0%,酸不溶性灰分不得过5.0%;醇溶性浸出物不得少于9.0%;含大叶茜草素和羟基茜草素的总量不得少于0.080%。

2. 茜草炭　形如茜草,表面呈焦黑色,内部棕褐色,质轻松,气微,味苦、涩。水分不得过8.0%;醇溶性浸出物不得少于10.0%。

【研究述要】　茜草经制炭后,鞣质含量明显升高,总蒽醌含量减少,并且随温度升高含量降低明显。采用HPLC法测定不同炮制品(生品、炒茜草、茜草炭)中大叶茜草素含量分别是0.52%、1.07%、0.66%。茜草炒炭过程中1,3-二羟基蒽醌含量明显增加,并与茜草炭止血作用增强有关。

茜草、茜草炭均有明显的抗炎、镇痛和活血化瘀作用,此作用茜草强于茜草炭,而止血作用,则茜草弱于茜草炭。动物实验证明,茜草能延长小鼠凝血时间,而茜草炭则能明显缩短小鼠的凝血时间。止血机制研究表明,茜草和茜草炭均能抑制小鼠腹腔毛细血管通透性、明显缩短大鼠凝血酶时间、凝血酶原时间、部分凝血活酶时间,但茜草炭作用强于茜草;茜草和茜草炭能提高小鼠血小板计数,明显对抗肝素及华发林的出血作用,但茜草强于茜草炭。

茜草炒炭的最佳炮制工艺为:温度为230℃,炒制时间为9分钟。

地　榆(彩图21)

【来源】　本品为蔷薇科植物地榆 *Sanguisorba officinalis* L. 或长叶地榆 *Sanguisorba officinalis* L. var. *longifolia* (Bert.) Yü et Li 的干燥根。后者习称绵地榆。

【处方用名】　地榆,地榆炭。

【炮制沿革】　唐代有炙(《外台》)。宋代有醋炒(《博济》)、炒(《传信》)。明代有煨制(《普济方》)和酒洗(《万氏》)等。清代有炒黑(《说约》)、酒拌炒黑(《逢原》)等。《药典》载有地榆和地榆炭。

炮制作用论述："地榆除下焦热,治大小便血症。止血取上截切片炒用,其梢则能行血,不可不知。"(《纲目》)

【产地加工】 春季将发芽时或秋季植株枯萎后采挖,除去须根,洗净,干燥或趁鲜切片,干燥。

【炮制工艺】

1. 地榆 取原药材,除去杂质;未切片者,洗净,除去残茎,润透,切厚片,干燥。

2. 地榆炭 取净地榆片,置炒制容器内,用武火炒至表面焦黑色、内部棕褐色,喷淋清水少许,熄灭火星,文火炒干,取出,放凉。

【炮制作用】 地榆味苦、酸、涩,性微寒,归肝、大肠经,具有凉血止血、解毒敛疮的功效。

地榆性属寒凉,作用偏于凉血泄热,泻火解毒。可用于痈疽肿毒、烧伤、烫伤、湿疹、湿热痢疾等。如治烧烫伤和酸碱灼伤的烫伤油(《药典》)。

地榆炭长于收敛止血,常用于各种出血症及烫火伤。如治肠风便血、痔疮肛瘘的地榆槐角丸(《药典》)。

【质量要求】

1. 地榆 为不规则的圆形厚片。外表皮灰褐色至深褐色。质坚。气微,味微苦涩。水分不得过 12.0%;总灰分不得过 10.0%;酸不溶性灰分不得过 2.0%;醇溶性浸出物不得少于 23.0%;含鞣质不得少于 8.0%,没食子酸不得少于 1.0%。

2. 地榆炭 表面焦黑色,内部棕褐色。质脆。具焦香气,味微苦涩。醇溶性浸出物不得少于 20.0%;含鞣质不得少于 2.0%,没食子酸不得少于 0.60%。

【研究述要】 地榆制炭后,苯并[α]芘明显提高,没食子酸含量增高。用烘法制地榆炭时,鞣质含量与烘制温度关系极为密切。烘制温度为 150℃,成品表面浅棕色,鞣质含量达到高峰,在 150℃之后随温度的升高而含量降低。对地榆炮制前后微量元素含量的测定结果表明:炭品中铝、铁、硅、铜、锰、锌等 19 种微量元素均高于生品。亦有实验对地榆及其制炭品的 7 种微量元素进行了分析,结果地榆制炭以后 Ca^{2+} 含量有较大的增加,镁、锰也有所增加,铁、锌、铬含量比生品降低,并随炒制程度加重而减少。地榆炒炭过程产生新化合物地榆皂苷元 Z,在生品以及制炭过轻或过重的饮片中无法检出该成分,只有在制炭程度适当的饮片中能够检出,可以较好地说明地榆炭的炮制程度。

地榆炒炭后止血作用增强,能缩短小鼠出血时间和凝血时间,对血小板有良好的促凝作用,且对伤寒杆菌、肺炎双球菌、大肠杆菌等具有抑制作用。也有实验指出,炒炭后随鞣质含量降低而止血作用减弱。

地榆炒炭的最佳炮制工艺为:250℃,炒制 7.5 分钟。

贯 众

【来源】 本品为鳞毛蕨科植物粗茎鳞毛蕨 *Dryopteris crassirhizoma* Nakai 或紫萁科植物紫萁 *Osmunda japonica* Thunb. 的干燥根茎及叶柄残基。

【处方应付】 贯众,贯众炭。

【炮制沿革】 唐代有切熬(《外台》)。宋代有烧灰(《圣惠方》)和焙(《总微》)。明代有酒制(《滇南》)、醋制(《纲目》)、炒制(《大法》)等。清代有烧存性(《良朋》)和煅炭(《得配》)。《药典》载有贯众和贯众炭。

炮制作用论述:"煅炭,童便酒下,治乳痈。"(《得配》)

【产地加工】　秋季采挖,削去叶柄,须根,除去泥沙,晒干。

【炮制工艺】

1. 贯众　取原药材,除去杂质,洗净,润透,切厚片或小块,干燥,筛去碎屑。

2. 贯众炭　取贯众片或块,大小分档,分别置炒制容器内,用武火炒至表面焦黑色、内部棕褐色,喷淋少许清水,熄灭火星,取出,晾干。

【炮制作用】　贯众味苦,性寒,有小毒,归肝、脾经,具有清热解毒、止血、祛虫的功效。

生贯众长于驱虫、清热解毒,多用于肠道寄生虫、温热时疫、疟腮肿痛、热毒疮疡。如用于清热解毒的抗感口服液(《药典》);治疗普通感冒、流行性感冒、咽喉肿痛及腮腺炎的速感宁胶囊(《部颁标准》)。

贯众炭寒性减弱,长于止血。可用于衄血、便血、吐血、血痢、崩漏下血等多种出血症。如治气郁不舒、肝胃不和之血崩血漏、淋漓不断、过期不止的崩露丸(《全国中药成药处方集》)。

【质量要求】

1. 贯众　为不规则的厚片或小块,外表面黄棕色或黑棕色。质硬,气特异,味淡而微涩,后渐苦、辛。水分不得过 12.0%;总灰分不得过 5.0%;醇溶性浸出物不得少于 25.0%。

2. 贯众炭　为不规则的厚片或碎片。表面焦黑色,内部焦褐色。味涩。水分不得过 11.0%;总灰分不得过 6.0%;醇溶性浸出物不得少于 15.0%。

【研究述要】　不同的切制方法研究表明,横切、纵切、切碎的炭品总酚含量均比生品要高,其中又以切碎炭品最高,说明贯众中总酚类成分对热较稳定,炒炭亦不能被破坏。

贯众有抗病原微生物作用,其中绵马素、贯众素对各型流感病毒有不同程度的抑制作用,对杂菌、贺氏痢疾杆菌、伤寒杆菌、金黄色葡萄球菌等有抑制作用。贯众炒炭后止血作用增强,出血时间和凝血时间均比生品明显缩短。

贯众炒炭最佳炮制工艺为:CGY700 滚筒式燃油炒药机,锅温 350℃时投药,翻炒 7 分钟,炒药机转速 23 转/分钟。

牡　丹　皮

【来源】　本品为毛茛科植物牡丹 *Paeonia suffruticosa* Andr. 的干燥根皮。

【处方用名】　牡丹皮,牡丹皮炭。

【炮制沿革】　汉代有去心(《金匮》)。南北朝有槌破去心(《集注》)、清酒拌蒸(《雷公》)。宋代有酒浸、焙制(《传信》),炒(《背疽方》),煮制(《百问》)。元代有烧灰存性(《十药》)、铡细用(《宝鉴》)。明代有醋制(《仁术》)、酒洗(《济阴》)、童便浸炒(《瑶函》)。清代则有面裹煨(《全生集》)、炒焦(《医案》)等。《药典》载有牡丹皮;《规范》还载有牡丹皮炭。

炮制作用论述:"酒拌蒸,产科要药,治骨蒸。面裹煨熟,厚大肠。"(《全生集》)"胃虚者,酒拌蒸,实热者,生用。"(《得配》)

【产地加工】　秋季采挖根部,除去细根,剥取根皮,晒干。

【炮制工艺】

1. 牡丹皮　取原药材,除去杂质,抢水洗净,润透,切薄片,干燥,筛去碎屑。

2. 牡丹皮炭　取净牡丹皮片,置炒制容器内,用中火加热,炒至表面黑褐色,内部黄褐色,喷淋少许清水,灭尽火星,文火炒干,取出,放凉,筛去碎屑。

【炮制作用】　牡丹皮味苦、辛,性微寒,归心、肝、肾经,具有清热凉血、活血散瘀的功效。

生牡丹皮长于清热凉血、活血散瘀,用于温毒斑疹吐衄、阴虚发热、无汗骨蒸、瘀血经闭、积聚等。如治妇人宿有癥块或血瘀经闭,行经腹痛,产后恶露不尽的桂枝茯苓丸(《药典》)。

丹皮炭寒凉之性缓和,止血作用加强,具有止血而不留瘀的特点,常用于血热出血。如治吐血、衄血等的十灰散(《部颁标准》)。

【质量要求】

1. 牡丹皮　为中空的类圆形薄片。外表面灰褐色或黄褐色,内表面淡灰黄色或浅棕色,有时可见发光的结晶。质脆,粉性。有特殊香气,味微苦而涩。水分不得过 13.0%;总灰分不得过 5.0%;醇溶性浸出物不得少于 15.0%;含丹皮酚不得少于 1.2%。

2. 牡丹皮炭　呈黑褐色,气香,味微苦而涩。

【研究述要】　各炮制品中丹皮酚的含量比生品均有下降,尤以丹皮炭损失最多,其丹皮酚的含量为生品的 1/5～1/4。随着炮制温度的增高和加热时间的延长,丹皮酚的含量逐渐降低,其含量为生丹皮>炒丹皮>酒炒品>酒蒸品>炒焦品>炒炭品。各炮制品丹皮酚苷含量却比生品高 4～12 倍,其含量为酒炒品>炒丹皮>酒蒸品>炒焦品>炒炭品>生品。丹皮炒炭后没食子酸含量明显增加,但鞣质总量增加不明显。槲皮素、山奈素、异鼠李素多有降低。具有强致癌作用的苯并[α]芘含量明显降低。

丹皮不同炮制品(生品、清炒品、酒制品和炒炭品)均能显著缩短小鼠出血、凝血时间,其中炒炭品效果最好。进一步研究证明,牡丹皮炭及其鞣质部位均能提高 ADP 和胶原诱导的大鼠血小板聚集率,提高大鼠 TXB_2 和下调 $6-keto-PGF_{1a}$ 的含量。

临床上认为牡丹皮止血,炒炭远不及生用,主要源自“其止血作用系清热凉血所致”。

丹皮炒炭的最佳炮制工艺为:温度 280℃,炒制 20 分钟。

鸡 冠 花

【来源】　本品为苋科植物鸡冠花 *Celosia cristata* L. 的干燥花序。

【处方用名】　鸡冠花,鸡冠花炭。

【炮制沿革】　宋代有微炒、焙令香(《圣惠方》)。清代有烧灰(《幼幼》)、烧灰存性(《串雅》)、炒(《从新》)。《药典》载有鸡冠花和鸡冠花炭。

炮制作用论述:“焙令香,治小儿痔疾,下血不止。”(《圣惠方》)“鸡冠花,烧灰,治痔疾下血。”(《幼幼》)

【产地加工】　秋季花盛开时采收,晒干。

【炮制工艺】

1. 鸡冠花　取原药材,除去杂质及残留的茎叶,切段。

2. 鸡冠花炭　取净鸡冠花段,置炒制容器内,用中火加热,炒至表面焦黑色,喷淋少许清水,灭尽火星,文火炒干,取出,放凉。

【炮制作用】　鸡冠花味甘、涩,性凉,归肝、大肠经,具有收涩止血、止带、止痢的功效。

生鸡冠花性凉,收涩之中兼有清热作用,多用于湿热带下、湿热痢疾、湿热便血和痔血等症。如治脾肾两虚所致月经不调、带下病的千金止带丸(《药典》)。

鸡冠花炭凉性减弱,收涩作用增强,功能偏于止血。常用于肠风下血、痔漏出血、崩漏等症。

【质量要求】

1. 鸡冠花　为不规则短段。扁平,有的呈鸡冠状。表面紫色或红色(鸡冠花),或者黄白色(白鸡冠花)。质轻。气微,味淡。

2. 鸡冠花炭　形如鸡冠花。表面焦黑色。质轻。味苦。水溶性浸出物不得少于16.0%。

【研究述要】　鸡冠花炒炭后山奈酚和异鼠李素含量增加;炒炭后 K^+ 降低了86.2%,而 Ca^{2+} 含量升高43.9%,鸡冠花炭的止血作用可能与丰富的 Ca^{2+} 有关。

鸡冠花炭品能缩短大鼠血浆中凝血酶时间、凝血酶原时间、活化部分凝血活酶时间及减少血液中纤维蛋白原含量的作用,而其生品有缩短大鼠活化部分凝血活酶时间和明显降低 ADP 诱导的血小板聚集率的作用,说明鸡冠花生品及其炭品具有不同止血机制。

鸡冠花炭的最佳炮制工艺为:温度220℃,烘制时间5分钟。

莲　房

【来源】　本品为睡莲科植物莲 *Nelumbo nucifera* Gaertn. 的干燥花托。

【处方用名】　莲房,莲蓬,莲房炭。

【炮制沿革】　宋代有煅灰(《疮疡》)。明代有烧灰存性(《普济方》)、烧存性为末(《万氏》)、炒(《济阴》)。《药典》载有莲房和莲房炭。

炮制作用论述:"止血方中,烧而用之。"(《握灵》)

【产地加工】　秋季果实成熟时采收,除去果实,晒干。

【炮制工艺】

1. 莲房　取原药材,除去杂质,切成小方块。

2. 莲房炭

(1) 炒炭:取净莲房碎块,置炒制容器内,用中火加热,炒至外表焦黑色,内部棕褐色,喷淋少许清水,灭尽火星,文火炒干,取出,放凉。

(2) 煅炭:取净莲房碎块,置铁锅内,上面扣一较小口径的锅。两锅结合处用盐泥封固,盖锅底上贴一白纸条或放数粒大米,并压重物。用文武火加热,至白纸或大米呈焦黄色为度,停火,待凉后取出。

【炮制作用】　莲房味苦、涩,性温,归肝经,具有化瘀止血的功效。

生莲房化瘀之力偏胜,止血力较弱,多用于胎衣不下、痔疮及产后恶露不绝。

莲房炭收涩力增强。用于血崩、血淋效果明显。如用于益肾和血、理气止痛的妇宝颗粒(《药典》)。

【质量要求】

1. 莲房　为不规则的方块。表面灰棕色至紫棕色,具细纵纹及皱纹。质轻松。味微涩。

2. 莲房炭　形如莲房块。表面焦黑色,内部棕褐色。

【研究述要】　莲房经煅炭和炒炭后,金丝桃苷含量较生品分别降低91.54%和87.69%,槲皮素含量较生品分别增加97.96%和108.16%。

莲房炒炭最佳炮制工艺为:温度310℃,炒制时间15分钟。

侧　柏　叶

【来源】　本品为柏科植物侧柏 *Platycladus orientalis* (L.) Franco 的干燥枝梢及叶。

【处方用名】　侧柏叶,侧柏炭。

【炮制沿革】　宋代有炙(《圣惠方》)、九蒸九曝蒸制(《类证》)、米泔浸(《总录》)、炒黄(《妇人》)、烧灰存性(《朱氏》)等。金元时期有煮制法(《儒门》)、酒浸(《丹溪》)。明代有黄精制(《纲目》)、盐制(《保元》)等。清代有九蒸九晒(《大成》)、炒为末(《辨议》)、酒浸焙(《逢原》)、炒黑(《汇纂》)等。《药典》载有侧柏叶和侧柏炭。

炮制作用论述:"生用凉,炙用温。"(《得配》)"借炒黑以止血耳。"(《求真》)

【产地加工】　多在夏、秋二季采收,阴干。

【炮制工艺】

1. 侧柏叶　取原药材,除去硬梗及杂质。

2. 侧柏炭　取净侧柏叶,置炒制容器内,用中火炒至表面焦褐色,喷少许清水,灭尽火星,文火炒干,取出,放凉。

【炮制作用】　侧柏叶味苦、涩,性寒,归肺、肝、脾经,具有凉血止血、化痰止咳、生发乌发的功效。

生侧柏叶苦寒,以清热凉血、止咳祛痰力胜,具生发乌发的作用。常用于咳喘痰多、脱发以及血热妄行所致吐血、尿血、便血、崩漏等各种出血症。如治痔疮出血、肠风下血、血色鲜红者的痔疮止血丸(《部颁标准》)。

侧柏炭寒凉之性趋于平和,偏于收敛止血,常用于热邪不盛的各种出血症。如治血热所致肠风便血、痔疮下血的止红肠辟丸(《药典》)。

【质量要求】

1. 侧柏叶　多分枝,小枝扁平。深绿色或黄绿色。质脆,易折断。气清香,味苦涩、微辛。水分不得过 11.0%;总灰分不得过 10.0%,酸不溶性灰分不得过 3.0%;醇溶性浸出物不得少于 15.0%;含槲皮苷不得少于 0.10%。

2. 侧柏炭　形如侧柏叶。表面焦褐色。味苦涩。醇溶性浸出物不得少于 15.0%。

【研究述要】　侧柏叶炒炭后可产生新成分槲皮素。随着加热时间的延长或加热温度的增加、炮制品炭化程度的加重,槲皮苷、槲皮素均呈下降趋势,直至损失殆尽。侧柏叶各炮制品的黄酮及鞣质含量为生品＞烘品＞炭品,钙的含量为炭品＞生品＞烘品,微量元素(锌、铅、钴、锰、铬、铜、磷、铁、钾、钙)的含量按折合率计算为生品＞烘品＞炭品,挥发油含量为生品＞烘品＞炭品。

小鼠给药前后凝血时间自身相比,生侧柏叶无显著性差异,炭品(炒炭品、闷煅炭品)则均显著缩短,证明侧柏炒炭止血作用增强。对侧柏叶醇提物研究表明,其含有较强的抗炎成分,作用机制与花生四烯酸的代谢有关。

藕　节

【来源】　本品为睡莲科植物莲 *Nelumbo nucifera* Gaertn. 的干燥根茎节部。

【处方用名】　藕节,藕节炭。

【炮制沿革】　宋代有烧存性(《济生方》)。明、清均沿用此法。《药典》载有藕节和藕节炭。

炮制作用论述:"有须处,烧灰存性,为末。"(《串雅内编》)

【产地加工】　秋冬二季采挖根茎(藕),切取节部,洗净,晒干,除去须根。

【炮制工艺】

1. 藕节　取原药材,除去杂质,洗净,干燥。

2. **藕节炭** 取净藕节,置炒制容器内,用武火加热,炒至表面黑褐色,内部焦褐色时,喷淋少量清水,灭尽火星,文火炒干,取出,放凉。

【**炮制作用**】 藕节味甘、涩,性平,归肝、肺、胃经,具有收敛止血、化瘀的功效。

生藕节性偏凉,止血兼能凉血、化瘀,常用于吐血、咯血等多种出血症,尤适于卒暴出血。如用于血热所致咯血、衄血、尿血、便血、崩漏的荷叶丸(《药典》)。

藕节炭性平偏温,收涩作用强,多用于虚寒性的慢性出血反复不止。如治肺胃虚弱,吐血、咯血反复不止,可以本品配仙鹤草、三七、棕榈炭等,取其收敛止血的作用。

【**质量要求**】

1. **藕节** 为短圆柱形,中部稍膨大。表面灰黄棕色至暗棕色。质硬。气微,味微甘、涩。水分不得过 15.0%;总灰分不得过 8.0%,酸不溶性灰分不得过 3.0%;水溶性浸出物不得少于 15.0%。

2. **藕节炭** 形如藕节。表面呈焦黑色,内部黄褐色。质坚脆。具焦香气,气微,味微甘、涩。水分不得过 10.0%;酸不溶性灰分不得过 3.0%;水溶性浸出物不得少于 20.0%。

【**研究述要**】 藕节炭鞣质含量比生品高。藕节炭因制炭存性掌握有别,水浸出物和鞣质含量差异很大,各制炭品(轻炭、标准炭、重炭)中,轻炭品浸出物含量最高,而标准炭品鞣质含量最高。止血实验表明,标准炭品的止血作用最强,因此,藕节炒炭必须严格控制火候。

小鼠止血实验结果表明,生品和各制炭品(轻炭、标准炭、重炭)给药后凝血时间均有所缩短,其中标准炭的凝血作用最好。

藕节炭炮制最佳工艺为:CG-Y7502 智能化控制炒药机,炒筒转速每分钟 26 转,炒筒温度预设下限 195℃,上限 205℃,炒制时间约 10 分钟。

第二节 煅 炭

在高温缺氧的条件下,将净制或切制过的中药,密闭加热使之炭化的操作过程,称为煅炭。又称扣锅煅、密闭煅、焖煅、暗煅、子母锅煅。适用于煅制质地疏松、炒炭易灰化及难以炒炭的中药。

(一)煅炭的工艺

将净制或切制过的中药,置铁锅内,上扣一较小的锅,两锅结合处用盐泥固济,扣锅上压一重物,防止锅内气体膨胀而冲开扣锅。扣锅底部贴一白纸条或放几粒大米,用武火加热,煅至白纸或大米呈深黄色,中药全部炭化即可。待完全冷却后,取出。

(二)煅炭的作用

(1)扩大用药范围,产生或增强止血作用:如血余炭、棕榈等。

(2)降低毒性和刺激性:如干漆等。

(三)注意事项

(1)煅制的关键是不得漏气。以防空气进入,使中药灰化。

(2)煅透后要赶紧熄火,并放置冷却后再开锅,以免过早接触空气造成灰化。

(3) 一次煅制量不可过多,否则难以煅透,一般不超过煅制容器的 2/3。

血 余 炭

【来源】 本品为人头发制成的炭化物。取头发,除去杂质,碱水洗去油垢,清水漂净,晒干,焖煅成炭,放凉。

【处方用名】 血余炭。

【炮制沿革】 汉代以前有燔发(《病方》)。汉代有烧灰(《金匮》)。唐代有"炙之"(《千金翼》)。宋代有烧存性(《总录》)、清麻油炒(《局方》)。明代有密闭煅法(《入门》)。清代则有瓦上烧存性(《增广》)等。《药典》载有血余炭。

炮制作用论述:"用皂角水洗净,入罐内烧存性,止血。"(《入门》)

【炮制工艺】 取头发,除去杂质,反复用稀碱水洗去油垢,清水漂净,晒干,装于锅内,上扣一个口径较小的锅,两锅结合处用盐泥封固,上压重物,扣锅底部贴一白纸条或放几粒大米,用武火加热,煅至白纸或大米呈深黄色为度,离火,待凉后取出,剁成小块。

【炮制作用】 血余炭味苦,性平,归肝、胃经,具有收敛止血、化瘀、利尿的功效。

本品不生用,须煅制成炭后方具有止血作用。用于吐血、咯血、衄血、尿血、崩漏、血淋、外伤出血、小便不利等。如用于阳虚痰阻所致咳嗽痰多、气急喘促的定喘膏(《药典》)。

【质量要求】 血余炭为不规则的小块。乌黑光亮,呈蜂窝状,研之清脆有声。体轻,质脆。用火烧之有焦发气,味苦。酸不溶性灰分不得过 10.0%。

【研究述要】 对不同炮制方法(火烧、扣锅煅、油煎)的血余炭中化学成分进行分析,结果表明,三种炮制法所得产物成分基本相同。血余炭制备过程中优角蛋白已被破坏,有机成分已炭化,检不出氨基酸、肽类成分。

血余炭可显著缩短实验动物的出、凝血时间,其醇提液和粗晶液还能缩短大鼠的凝血时间,而生品与生理盐水组无对照差异。进一步研究证实,血余炭的粗结晶具有促内源性系统血凝功能,其止血原理与血浆中 cAMP 含量降低有关。

温度直接影响血余炭的质量。血余炭最佳炮制工艺为:300℃,扣锅煅制 20 分钟,其浸出物、钙元素含量高,具有明显的止血作用。

棕 榈

【来源】 本品为棕榈科植物棕榈 *Trachycarpus fortunei* (Hook. f.) H. Wendl. 的干燥叶柄。

【处方用名】 棕榈,棕榈炭。

【炮制沿革】 唐代有烧灰(《外台》)。宋代有煅炭(《总录》)。明代有炒炭(《纲目》)、烧存性为末(《准绳》)。清代则有烧灰(《丛话》)、煅存性(《拾遗》)等。《药典》载有棕榈和棕榈炭。

炮制作用论述:"烧作灰,治妇人崩中、下血。"(《圣惠方》)"棕灰性涩,若失血去多,瘀滞已尽者,用之切当,所谓涩可去脱也。"(《纲目》)

【产地加工】 采棕时割取旧叶柄下延部分及鞘片,除去纤维状的棕毛,晒干。

【炮制工艺】

1. 棕榈 取原药材,除去杂质,洗净,干燥。

2. 棕榈炭

(1)煅炭：取净棕榈，置铁锅内，上扣一较小锅，两锅结合处用盐泥封固，上压重物，并贴一白纸条或放大米数粒，用文武火加热，煅至白纸或大米呈深黄色时，停火，待锅凉后，取出。

(2)炒炭：取净棕榈，切成小块，置炒制容器内，用武火炒至表面焦黑色，内部焦褐色，喷淋少量清水，灭尽火星，文火炒干，取出。

【炮制作用】　棕榈炭性平，味苦、涩，归肺、肝、大肠经，具有收涩止血的功效。生品不入药，经煅后具有止血作用。用于吐血、衄血、咯血、便血、崩漏、痔漏等。如治咳嗽吐血、衄血、便血、崩漏的荷叶丸(《药典》)；治血热妄行之衄血以及吐血、呕血的十灰散(《部颁标准》)。

【质量要求】

1. 棕榈　为长条板状，大小不等。表面红棕色，粗糙。质硬而韧。气微，味淡。

2. 煅棕榈炭　为黑褐色或黑色的块状，有光泽。质酥脆。味苦涩。炒棕榈炭表面焦黑色，内部焦褐色。质较脆。

【研究述要】　棕榈经制炭后，总鞣质含量随棕榈炭存性程度下降，三种工艺的鞣质含量：烫棕炭＞炒棕炭＞煅棕炭。制炭后，棕榈所含化学成分的组成和含量发生较大变化，五种主要成分中，对羟基苯甲酸的含量为：烫棕炭＞炒棕炭＞棕榈＞煅棕炭＞烧灰棕炭；没食子酸和原儿茶酸的含量为：烫棕炭＞炒棕炭＞棕榈＞煅棕炭；原儿茶醛的含量为：炒棕炭＞烫棕炭＞棕榈＞煅棕炭；d-儿茶素在生棕榈中未检出，但在烫棕炭中含量高达 0.60%，其含量为：烫棕炭＞炒棕炭＞煅棕榈炭和烧棕炭。棕榈炒炭后除 Ca^{2+} 含量较生药有明显升高外，铜、镍、锰、锡等元素均有不同程度的下降。

对棕榈及其炮制品进行血小板聚集、血液黏度、凝血时间和复钙时间等药理实验比较，结果表明，药理作用变化与制炭方法及其成品存性程度有密切关系，其中烫制品和炒制品均比生品作用强，焖煅品不如生品好。由凝血试验结果可知，不论新棕皮炭或新棕板炭均无作用，陈棕炭、陈棕皮则有明显作用，尤其是取自多年的破旧陈棕则作用更为明显。

棕榈煅炭最佳炮制工艺为：320℃，扣锅煅制 20 分钟。

荷　叶

【来源】　本品为睡莲科植物莲 *Nelumbo nucifera* Gaertn. 的干燥叶。

【处方用名】　荷叶，荷叶炭。

【炮制沿革】　唐代有炙(《外台》)、炒令黄(《产宝》)等。宋代有烧(《圣惠方》)、熬(《救急方》)、燉(《局方》)等。明清以炒煅法为主。《药典》载有荷叶和荷叶炭。

炮制作用论述："活血生用，止血炒用。"(《得配》)

【产地加工】　夏、秋二季采收，晒至七八成干时，除去叶柄，折成半圆形或折扇形，干燥。

【炮制工艺】

1. 荷叶　取原药材，除去杂质及叶柄、抢水洗净，稍润，切丝，干燥。

2. 荷叶炭　取净荷叶折叠后平放锅内，留有空隙，上扣一个口径较小的锅，两锅合缝处用盐泥封固，上压重物，并贴一白纸条或放大米数粒，用文武火加热，煅至白纸条或大米呈深黄色时，停火，待锅凉后，取出。

【炮制作用】　荷叶味苦，性平，归肝、脾、胃经，具有清暑化湿、升发清阳、凉血止血的功效。生荷叶以清热解暑、升发清阳为主，多用于湿温、暑湿证以及上部出血。如用于高脂血症属痰浊挟瘀的荷丹片(《药典》)。

荷叶炭收涩化瘀止血力强,用于多种出血症及疮症。如用于吐血、衄血、血崩及一切出血不止诸症的十灰丸(《部颁标准》)。

【质量要求】

1. 荷叶 呈不规则的丝状。上表面深绿色或黄绿色,下表面淡灰棕色。质脆易碎。稍具清香气,味微苦。水分不得过 15.0%;总灰分不得过 12.0%;醇溶性浸出物不得少于 10.0%;含荷叶碱不得少于 0.10%。

2. 荷叶炭 呈不规则的片状。表面黑褐色或棕褐色。气焦香,味苦涩。

【研究述要】 荷叶经煅炭和炒炭后,荷叶碱含量较生品依次降低 99.52% 和 99.23%;荷叶经炒炭或煅炭后,金丝桃苷含量急剧下降。槲皮素含量较生品依次增加 608.56% 和 643.85%,多种微量元素(锌、镉、钴、锰、铬、铜、铁、钾、钙)含量也明显升高。

荷叶煅炭最佳炮制工艺为:300℃,扣锅煅 20 分钟。或者 270℃,炒制 10 分钟。

干　漆

【来源】 本品为漆树科植物漆树 *Toxicodendron vernicifluum* (Stokes) F. A. Barkl. 的树脂经加工后的干燥品。

【处方用名】 干漆,炒干漆,干漆炭。

【炮制沿革】 晋代有熬烟绝(《肘后》)。唐代有烧灰(《颅囟》)。宋代有慢火烧烟尽(《疮疡》),煮(《苏沈》),酒炒、醋炒(《总录》)。明代有炒黄(《保元》)、烧存性(《奇效》)、煅(《粹言》)。清代则有炒黄(《拾遗》)、炒枯存性(《长沙》)等。《药典》载有干漆、炒干漆;《规范》载有煅干漆。

炮制作用论述:"入药须捣碎炒熟,不尔损人肠胃。"(《证类》)"用新瓦上下合定,火煅黑烟尽方可用,以其性气大悍,服之大伤气血,若去烟而用之,止破瘀血而不伤元血。"(《粹言》)

【产地加工】 一般收集盛漆器具底留下的漆渣,干燥。

【炮制工艺】

1. 煅干漆 取净干漆块置锅内,上盖一个口径较小的锅,两锅合缝处用盐泥封固,上压重物,扣锅底部贴一白纸条或放几粒大米,用文武火加热,煅至白纸或大米呈焦黄色时,停止加热。待凉后取出,剁成小块或碾碎。

2. 炒干漆 取净干漆砸成小块,置炒制容器内,中火炒至焦枯、黑烟尽,取出,放凉。

【炮制作用】 干漆味辛,性温,有毒,归肝、脾经,具有破瘀通经、消积杀虫的功效。

生干漆辛温有毒,伤营血,损脾胃,不宜生用。

煅或炒后降低毒性和刺激性。用于妇女经闭、瘀血癥瘕、虫积腹痛、小儿疳积。如治气血瘀滞所致闭经、痛经、癥瘕的妇科通经丸(《药典》)。

【质量要求】

1. 干漆 为不规则块状,黑褐色或棕褐色。质坚硬。具特殊臭气。

2. 煅干漆 为不规则块状或粒状,呈黑色或棕褐色。质松脆。气微,味淡。

3. 炒干漆 呈大小不一的颗粒状。焦黑色。质松脆。气微,味淡。

【研究述要】 干漆含漆酚 50%~60%,最高达 80%,具强烈的毒性和刺激性,可导致过敏性皮炎。近年来又发现干漆含有漆敏内酯,可使人产生过敏性皮炎。

干漆误服会出现强烈刺激症状,如口腔炎、溃疡、呕吐、腹泻;严重者可发生中毒性肾病。

经煅炭或炒炭后,可使漆酚、漆敏内酯升华、逸失,降低毒性、刺激性。干漆能缩短出血和凝血时间。

灯 心 草(彩图 22)

【来源】　本品为灯心草科植物灯心草 *Juncus effusus* L. 的干燥茎髓。

【处方用名】　灯心草,灯心炭,灯心草炭。

【炮制沿革】　宋代有烧炭(《证类》)。清代有煅炭(《本草述》)、朱砂染(《经纬》)等。《药典》载有灯心草和灯心炭。

炮制作用论述:"灯心属土,火烧灰存性,取少许吹喉痹甚捷。"(《入门》)"灯草最难成炭,一烧即过,要能得炭,必紧扎作一把,令实塞入罐内,固济煅之,罐红为度,待冷取出方有存性黑炭。"(《本草述》)

【产地加工】　夏末至秋季割取茎,晒干,取出茎髓,理直,扎成小把。

【炮制工艺】

1. 灯心草　取原药材,除去杂质,剪成段。

2. 灯心炭　取净灯心草,扎成小把,置煅锅内,上扣一口径较小的锅,合缝处用盐泥封固,在扣锅上压以重物,并贴一白纸或放数粒大米,用武火加热,煅至纸条或大米呈深黄色时停火,放冷后,取出。

【炮制作用】　灯心草味甘、淡,性微寒,归心、肺、小肠经,具有清心火、利小便的功效。

生灯心草长于清热利水,善治水肿、湿热内阻之热淋、湿热黄疸等。如治湿热下注,小便短赤、淋沥涩痛、口燥咽干的八正合剂(《部颁标准》)。

灯心炭凉血止血,清热敛疮,用于喉痹及金疮出血。如用于用于热毒壅盛引起的白喉、咽喉肿痛、喉痹口疮的珍珠牛黄散(《部颁标准》)

【质量要求】

1. 灯心草　为细圆柱形条状。表面白色或淡黄白色。气微,味淡。水分不得过 11.0%;总灰分不得过 5.0%;醇溶性浸出物不得少于 5.0%。

2. 灯心炭　呈细圆柱形的段。表面黑色。质轻松,易碎。气微,味微涩。

【研究述要】　灯心草茎髓含多种菲类衍生物,全草含黄酮、挥发油、氨基酸、糖类等成分。灯心草具有利尿、止血作用。灯心炭能缩短实验动物的出血时间和凝血时间。

蜂 房

【来源】　本品为胡蜂科昆虫果马蜂 *Polistes olivaceous* (DeGeer)、日本长脚胡蜂 *Polistes japonicus* Saussure 或异腹胡蜂 *Parapolybia varia* Fabricius 的巢。

【处方用名】　蜂房,蜂房炭。

【炮制沿革】　汉代有火熬(《本经》)、炙(《金匮》)等。南北朝有蒸制(《雷公》)。唐代有烧灰(《千金翼》)等。宋代有微炒、蜜制、煅(《疮疡》)。明代有炒黑、炒焦(《普济方》)。清代有焙(《奥旨》)。《药典》载有蜂房;《规范》还载有煅蜂房。

炮制作用论述:"烧灰酒服主阴痿。入盐烧过研末擦之,治风虫牙痛。"(《纲目》)"入桶蒸死,连窠炙研,以醋调涂,痈疖即消。以蛇蜕同煅,治疗毒走黄。乳调服,疗小儿吐泻。"(《全生集》)

【产地加工】　秋、冬二季采收,晒干或略蒸,除去死蜂死蛹,晒干。

【炮制工艺】

1. 蜂房　取原药材,刷净泥灰,除去杂质,切块。筛去灰屑。

2. 煅蜂房　取净蜂房块置煅锅内,上扣一口径较小的锅,合缝处用盐泥封固,在扣锅上压以重物,并贴一白纸或放数粒大米,用武火加热,煅至纸条或大米呈深黄色时停火,放冷后,取出。用时掰碎或研细入药。

【炮制作用】　蜂房味甘,性平,有小毒,归胃经,具有攻毒杀虫、祛风止痛的功效。

生蜂房有小毒,一般作外用,内服多用其炮制品。如用于风寒湿痹,关节疼痛的风湿止痛药酒(《部颁标准》)。

煅蜂房,疗效增强,毒性降低,并利于粉碎和制剂。用于痈疽、瘰疬、牙痛、癣疮、风湿痹痛、瘾疹瘙痒等。如用于治疗脑疽的黑虎丹(《内外验方秘传》);治妇人乳痈、汁不出、内结成脓肿,以煅蜂房煎水去滓温服。

【质量要求】

1. 蜂房　为不规则的扁块状。表面灰白色,可见六角形房孔。气微,味辛淡。水分不得过 12.0%;总灰分不得过 10.0%,酸不溶性灰分不得过 5.0%。

2. 煅蜂房　呈不规则的块状,大小不一。黑褐色。质轻。无臭,味涩。

【研究述要】　蜂房含蜂蜡及树脂,并含蜂房油(挥发油),为有毒成分。炮制后,能使部分有毒成分降低,并降低毒性。

蜂房的醇、醚及丙酮浸出物,皆有促进血液凝固的作用,能增强心脏运动,使血压一时性下降,并有利尿作用。

丝 瓜 络

【来源】　本品为葫芦科植物丝瓜 *Luffa cylindrical* (L.) Roem. 的干燥成熟果实的维管束。

【处方用名】　丝瓜络,炒丝瓜络,丝瓜络炭。

【炮制沿革】　宋代有煅(《疮疡》)。明代有烧灰、煅(《准绳》)。清代则有焙(《大成》)、烧酒洗(《霍乱》)、煅炭存性(《得配》)等。《药典》载有丝瓜络;《规范》有炒丝瓜络和丝瓜络炭。

炮制作用论述:"烧存性为末酒服,疗肠风下血。"(《握灵》)

【产地加工】　夏、秋二季果实成熟,果皮变黄,内部干枯时采摘,除去外皮及果肉,洗净,晒干,除去种子。

【炮制工艺】

1. 丝瓜络　取原药材,除去杂质及残留种子,压扁,切成小块。筛去碎屑。

2. 炒丝瓜络　取净丝瓜络小块,置炒制容器内,用文火加热,不断翻动,至表面深黄色,取出放凉。

3. 丝瓜络炭

(1)炒炭:取净丝瓜络块,置炒制容器内,用武火加热,炒至表面焦黑色,内部焦褐色时,喷淋少量清水,灭尽火星,取出,晾干。

(2)煅炭:取净丝瓜络块,置铁锅内,上扣一口径较小的锅,合缝处用盐泥封固,在扣锅上压以重物,并贴一白纸或放数粒大米,用武火加热,煅至纸条或大米呈深黄色时停火,放冷后,取出。

【炮制作用】　丝瓜络味甘,性平,归肺、胃、肝经,具有祛风通络、活血下乳的功效。

生品长于祛风化痰、通络除痹,用于肺热咳嗽、热痹疼痛、跌打损伤、血滞经闭、乳汁不通。如治经期乳胀痛有块、月经不调或量少色紫成块及乳腺增生的乳核内消液(《部颁标准》)。

炒丝瓜络味甘,性平。利于粉碎和有效成分煎出。

丝瓜络炭味苦涩,性平。有止血作用,用于治疗便血、血崩、肠风下血。可与槐花、地榆、侧柏叶等配伍。

【质量要求】

1. 丝瓜络　为筋络(维管束)交织而成的网状小块。质韧,不易折断。气微,味淡。

2. 炒丝瓜络　表面深黄色,内部浅黄色。

3. 炒丝瓜络炭　表面焦黑色,内部焦褐色。煅丝瓜络炭呈焦黑色。

(王光中)

第十章

炙 法

炙法包括酒炙、醋炙、盐炙、蜜炙、油炙和药汁炙。要求掌握酒炙、醋炙、盐炙、蜜炙、油炙和药汁炙的炮制工艺、炮制作用及注意事项,掌握重点中药的炮制工艺要点和炮制作用;熟悉一般中药的炮制规格和炮制作用,熟悉重点中药炮制品的质量要求及炮制研究概况;了解各种炙法的含义。

将净制或切制过的饮片,加入定量的液体辅料润炒至规定程度的操作过程,称为炙法。

炙法与固体辅料炒操作方法的区别在于:辅料炒是用固体辅料,辅料主要起中间传热作用,制后辅料多弃去;而炙法是用液体辅料,要求辅料渗入到饮片内部;固体辅料炒的温度较高,一般用中火至武火,加热时间较短,炙法所用温度较低,一般用文火,加热时间稍长,以饮片炒至干为宜;操作也不同,加辅料炒一般先处理辅料后加药炒,炙法一般先与辅料拌匀闷润后炒干或先炒药后加辅料。

饮片吸入相应的液体辅料经加热炒制后在性味、归经、作用趋向、临床疗效和理化性质方面均发生了一定的改变,起到降低毒性、改变或缓和药性、增强疗效、矫臭矫味等作用。

炙制根据所用辅料不同,可分为酒炙、醋炙、盐炙、蜜炙、油炙、药汁炙等。

第一节 酒 炙

将净制或切制过的饮片,加入定量黄酒润炒至规定程度的操作过程,称为酒炙。

酒的传统名称有:酿、盎、醇、醨、酎、醴、醅、醑、醍、清酒、美酒、粳酒、有灰酒、无灰酒等。《新修本草》规定:"诸酒醇醨不同,惟米酒入药用。"故古代炮制用酒均为黄酒。古称清酒、米酒。而白酒又称烧酒,至元代始有应用。现代酒炙时,除明确规定外,一般用黄酒。

黄酒味甘、苦、辛,性温,具有通血脉、御寒气、行药势的作用。气味芳香,能升能散,宣行药势,具有活血通络、散寒、去腥的作用。

黄酒为米、麦、黍等用曲酿制而成,一般为棕黄色透明液体,气味醇香特异。含乙醇15%~20%,相对密度约0.98,含糖类、酯类、氨基酸、矿物质等。其中氨基酸有 21 种,有 8 种人体自身不能合成必须依靠食物摄取必需氨基酸。无机盐有 18 种之多,包括钙、镁、钾、钙等常量元素和铁、铜、锌、硒等微量元素。黄酒尚含多酚物质、类黑精、谷胱甘肽等生理活性成分,它们具有清除自由基、防治心血管病、抗癌、延缓衰老等多种生理功能。

黄酒应为橙黄色至深褐色,清亮透明,并具有黄酒特有的浓郁醇香,无异味。酒度一般为 12%～17%。总酸度(以乙酸计)一般在 0.3%～0.5%。

酒具有稀醇的性质,和中药拌匀闷润后,渗入组织内部,改变中药组织的物理状态,有利于成分的浸润、溶解、置换、扩散与溶出过程的进行,可产生某些助溶作用,提高有效成分的溶出率。动物药的腥膻气味为三甲胺、氨基戊醛类等成分,酒制时此类成分可随酒挥发而除去。酒中还含有酯类等醇香物质,故可以矫味矫臭。

酒制的方法比较早,在《神农本草经》就有酒煮刺猬皮。唐以前有酒洗、酒浸、酒蒸、酒炒等,以后又出现了酒炖等。

酒制的理论:"酒制升提。""借酒力以上腾也。"

(一)酒炙的工艺

1. 先拌酒后炒药　将净制或切制过的饮片,加入定量黄酒拌匀,闷润,待酒被吸尽后,置炒制容器内,用文火炒干,颜色加深,取出,放凉。如黄连、川芎、白芍等,此法为常用方法。

2. 先炒药后加酒　先将净制或切制过的饮片,置炒制容器内,文火加热,不断翻炒至一定程度,再分次喷洒定量的黄酒,炒至颜色加深,取出,放凉。因该法酒不易渗入中药组织内部,一般少用。

黄酒的用量:一般为每 100 kg 中药,用黄酒 10～20 kg。

(二)酒炙的作用

(1)引药上行:如黄连、黄柏等。

(2)增强活血通络作用:如当归、威灵仙等。

(3)缓和药性,降低毒副作用:如大黄、常山等。

(4)矫味矫臭:如乌梢蛇、蕲蛇等。

(三)注意事项

(1)炙前将饮片大小分档,便于炒时掌握火候。

(2)加酒拌匀闷润过程中,容器上面应加盖,以免酒迅速挥发。

(3)饮片在加热炒炙时,火力不宜过大,一般用文火,并勤加翻动,炒至近干,颜色加深时,取出,放凉。

黄　　连

【**来源**】　本品为毛茛科植物黄连 *Coptis chinensis* Franch.、三角叶黄连 *Coptis deltoidea* C. Y. Cheng et Hsiao 或云连 *Coptis teeta* Wall. 的干燥根茎。以上三种分别习称味连、雅连、云连。

【**处方用名**】　黄连,炒黄连,酒黄连,姜黄连,萸黄连。

【**炮制沿革**】　梁代有除根毛法(《集注》)。南北朝有浆水浸焙(《雷公》)。唐代有熬(《千金翼》),酒洗、酒炒、炒制(《银海》)。宋代有姜炒(《旅舍》),蜜炙、烧焦(《史载》),米泔制(《药证》),酒浸、微炒(《活人书》),童便制(《证类》),麸炒、吴茱萸炒制、醋煮、胆汁制(《总录》),巴豆制(《总微》)。元代增加了陈壁土炒(《丹溪》)。明、清有附子制、冬瓜汁制(《普济方》),朴硝制、盐制、干漆制、猪胆汁制、人乳制(《蒙筌》),吴茱萸汤炙(《纲目》),黄土、姜汁、酒、蜜四制(《本草汇》)等。《药典》载有黄连、酒黄连、姜黄连和萸黄连。

炮制作用论述:"黄连入手少阴心经,为治火之主药;治本脏之火,则生用之;治肝胆之实火,则以猪胆汁浸炒;治肝胆之虚火,则以醋浸炒;治上焦之火,则以酒炒;治中焦之火,则以姜汁炒;治下焦之火,则以盐水或朴硝研细调水和炒;治气分湿热之火,则以茱萸汤浸炒;治血分块中伏火,则以干漆末调水炒;治食积之火,则以黄土研细调水和炒。"(《纲目》)

【产地加工】　秋季采挖,除去须根及泥沙,干燥,撞去残留须根。

【炮制工艺】

1. 黄连　取原药材,除去杂质,抢水洗净,润透,切薄片,干燥,或用时捣碎。

2. 酒黄连　取净黄连片,加黄酒拌匀,闷润,待酒被吸尽后,置炒制容器内,用文火加热,炒干,取出,放凉。

每 100 kg 黄连,用黄酒 12.5 kg。

3. 姜黄连　取净黄连片,加姜汁拌匀,闷润,待姜汁被吸尽后,置炒制容器内,用文火加热,炒干,取出,放凉。

每 100 kg 黄连,用生姜 12.5 kg 或干姜 4 kg,榨汁或煎汁。

4. 萸黄连　取吴茱萸加适量水煎煮,取煎液与净黄连拌匀,待液吸尽后,置炒制容器内,用文火加热,炒干,取出,放凉。

每 100 kg 黄连,用吴茱萸 10 kg。

【炮制作用】　黄连味苦,性寒,归心、脾、肝、胆、大肠经,具有清热燥湿、泻火解毒的功效。用于湿热痞满、呕吐吞酸、泻痢、黄疸、高热神昏、心火亢盛、心烦不寐、血热吐衄、目赤、牙痛、消渴、痈肿疔疮;外治湿疹、湿疮、耳道流脓。

生用苦寒性强,长于清热燥湿、泻火解毒。如治火毒血热所致身热烦躁、目赤口疮、咽喉牙龈肿痛、大便秘结等症的一清颗粒(《药典》);治痈疡肿毒、红热焮痛、烫火烧伤的三黄膏(《部颁标准》)。

酒黄连能引药上行,缓其寒性,善清上焦火热。用于目赤、口疮。如用于妇女体弱血虚,月经不调、经期腹痛的妇科白凤片(《部颁标准》)。

姜黄连缓和其苦寒之性,并增强其止呕作用,以清胃和胃止呕为主,用于寒热互结、湿热中阻、痞满呕吐。如用于饮食积滞、湿热内阻所致脘腹胀痛、不思饮食、大便秘结的枳实导滞丸(《药典》);治肝胃不和引起胸脘痞闷、急躁易怒、嗳气吞酸、胃痛少食的加味左金丸(《药典》)。

萸黄连抑制其苦寒之性,且能疏肝理气,使其寒而不滞,以清气分湿热、清肝胆郁火为主,善于疏肝和胃、止呕、止泻。用于肝胃不和、呕吐吞酸、湿热泻痢等。如治大肠湿热所致痢疾,症见大便脓血、里急后重、发热腹痛的香连片(《药典》);治肝郁化火犯胃所致胁肋胀痛、呕吐吞酸、口苦咽干、嗳气等症,常以本品单味煎汤内服;或将黄连、吴茱萸直接配伍制丸内服,达到清肝泻火、降逆止呕的目的,如左金丸(《药典》)。

【质量要求】

1. 黄连　为不规则的薄片或碎块。表面棕黄色,周边暗黄色,粗糙,附有残存细小须根。质坚硬。气微,味极苦。水分不得过 12.0%;总灰分不得过 3.5%;醇溶性浸出物不得少于 15.0%;含小檗碱不得少于 5.0%,含表小檗碱、黄连碱和巴马汀的总量不得少于 3.3%。

2. **酒黄连** 形如黄连。色泽加深。味苦,略带酒气。水分、总灰分、醇溶性浸出物含量要求同黄连;生物碱含量要求同黄连。

3. **姜黄连** 形如黄连。表面棕黄色。味苦,略带姜的辛辣味。水分、总灰分、醇溶性浸出物含量要求同黄连;生物碱含量要求同黄连。

4. **萸黄连** 形如黄连。色泽加深。味苦,略带吴茱萸的辛辣味。水分、总灰分、醇溶性浸出物含量要求同黄连;生物碱含量要求同黄连。

【研究述要】 黄连中的主要有效成分小檗碱等易溶于水,在热水中溶解度更高。故黄连切制时,宜多在用时捣碎,以避免在切制过程中成分的流失。

黄连炮制后随加热温度的升高,红色越来越重,小檗碱含量逐渐降低,小檗红碱含量逐渐增加。若单纯以小檗碱为主要作用物质时,宜用生品,或文火低温慢炒。

小檗碱　　　　$\xrightarrow[\text{加热}]{220℃}$　　　　小檗红碱

黄连经酒、姜汁、吴茱萸汁炮制后,仍有不同程度的抗菌活性,且均出现了炮制前未有的对铜绿假单胞菌的抑制作用。黄连经姜汁制后对变形杆菌的抑制作用增强,并优于其他炮制品。炮制降低黄连抗氧化能力:生黄连和清炒、酒炙黄连均可清除次黄嘌呤-黄嘌呤氧化酶系统所产生超氧阴离子(O_2^-)以及 Fenton 反应生成的羟自由基(—OH),并能抑制羟自由基诱导的小鼠肝脏匀浆脂质过氧化,生品作用均强于清炒品和酒炙品。

大 黄

【来源】 本品为蓼科植物掌叶大黄 *Rheum palmatum* L.、唐古特大黄 *Rheum tanguticum* Maxim. ex Balf. 或药用大黄 *Rheum officinale* Baill. 的干燥根及根茎。

【处方用名】 大黄,酒大黄,熟大黄,大黄炭,醋大黄,清宁片。

【炮制沿革】 汉代有炮熟、酒洗、酒浸(《玉函》),蒸制(《金匮》)等。唐代有蒸熟、熬令黑(《千金》),酒蒸、酒炒(《银海》),醋煎制(《食疗》)等。宋代有酒醋制(《圣惠方》),巴豆制(《药证》),九蒸九暴干、醋炒、姜制(《总录》),麸煨蒸(《三因》),童便制(《苏沈》),米泔浸(《活人书》)等。明、清有米汁煮、醋煮(《普济方》),酒三棱制(《准绳》),黄连吴萸制(《保元》)等。《药典》载有大黄、酒大黄、熟大黄和大黄炭;《规范》还载有醋大黄和清宁片。

炮制作用论述:"欲使上行须资酒制,酒浸过巅顶上,酒洗至胃脘中……如欲下行务分缓速,欲速生使,投滚汤一泡便吞,欲缓熟宜同诸药久煎方服。"(《蒙筌》)

【产地加工】 秋末茎叶枯萎或次春发芽前采挖,除去细根,刮去外皮,切瓣或段,绳穿成串干燥或直接干燥。

【炮制工艺】

1. **大黄** 取原药材,除去杂质,大小分开,洗净,润透,切厚片或块,晾干或低温干燥。

2. **酒大黄** 取净大黄片或块,加黄酒拌匀,闷润,待酒被吸尽后,置炒制容器内,用文火加热,炒干,取出,放凉。

每 100 kg 大黄,用黄酒 10 kg。

3. 熟大黄

(1) 取净大黄片或块,置蒸制容器内,隔水蒸至大黄内外均呈黑色为度,取出,干燥。

(2) 取净大黄片或块,加黄酒拌匀,闷 1~2 小时至酒被吸尽,装入适宜容器内,密闭,隔水炖 24~32 小时至大黄内外均呈黑色时,取出,干燥。

每 100 kg 大黄,用黄酒 30 kg。

4. 大黄炭 取净大黄片或块,置炒制容器内,用武火加热,炒至外表呈焦黑色时,喷淋清水少许,灭尽火星,文火炒干,取出,放凉。

5. 醋大黄 取净大黄片或块,用米醋拌匀,闷润,待醋被吸尽后,置炒制容器内,用文火加热,炒干,取出,放凉。

每 100 kg 大黄,用米醋 15 kg。

6. 清宁片 取净大黄片或块,置煮制容器内,加水没过药面,用武火加热,煮烂时,加入黄酒(100:30)搅拌,再煮成泥状,取出,晒干,粉碎,过 100 目筛,取细粉,再与黄酒、炼蜜混合成团块状,置笼屉内蒸透,取出揉匀,搓成直径约 14 mm 的圆条,于 50~55℃低温干燥,烘至七成干时,装入容器内,闷约 10 日至内外湿度一致,手摸有挺劲,取出,切厚片,晾干。

每 100 kg 大黄,用黄酒 75 kg、炼蜜 40 kg。

【炮制作用】 大黄味苦,性寒,归脾、胃、大肠、肝、心包经,具有泻热通肠、凉血解毒、逐瘀通经的功效。

生大黄沉降,气味重浊,走而不守,直达下焦,泻下作用峻烈,易伤胃气。以攻积导滞、泻火解毒力强。如治胃火炽盛所致口燥舌干、头痛目眩、大便燥结的大黄清胃丸(《药典》)。

酒大黄借酒升提之性,引药上行,以清上焦血分热毒为主,用于目赤咽肿、牙龈肿痛。如治风热上攻、肺胃热盛所致头目眩晕、暴发火眼、牙齿疼痛、口舌生疮、咽喉肿痛、耳痛耳鸣、大便秘结、小便短赤的黄连上清丸(《药典》);治食积痰饮、消化不良、脘腹胀满、嗳气吞酸的槟榔四消丸(《药典》)。

熟大黄泻下力缓,减缓大黄腹痛的副作用,增强活血祛瘀的作用。具有泻火解毒作用。用于火毒疮疡、瘀血内停、癥瘕、经闭等证。如治瘀血内停、腹部肿块、肌肤甲错、目眶黯黑、潮热羸瘦、经闭不行的大黄䗪虫丸(《药典》);治痰火扰心所致癫狂惊悸的礞石滚痰丸(《药典》)。

大黄炭泻下作用极微,凉血化瘀止血,用于血热有瘀出血症。如治各种内出血的十灰散(《部颁标准》)。

醋大黄增加活血解毒作用,以消积化瘀为主。如治气血瘀滞引起的痛经、闭经,并见胸膈痞闷、腰腹胀痛的妇科通经丸(《药典》);治跌打损伤、筋骨疼痛的跌打损伤丸(《部颁标准》)。

清宁片泻下作用缓和,具有缓泻而不伤气、逐瘀而不败正之功。用于饮食停滞、口燥舌干、大便秘结的年老、体弱、久病患者,一般单用。

【质量要求】

1. 大黄 为不规则厚片或块。表面黄棕色或黄褐色。质轻。气清香,味苦而微涩。总灰分不得过 10%,浸出物不得少于 25%。芦荟大黄素等五种蒽醌总量不得少于 1.5%。

2. 酒大黄 形如大黄。表面深棕色或棕褐色,偶有焦斑。质坚实。略有酒香气。

3. 熟大黄 形如大黄。表面黑褐色。质坚实。有特异芳香气,味微苦。

4. 大黄炭 形如大黄。表面焦黑色,断面焦褐色。质轻而脆。有焦香气,味微苦。

5. 醋大黄　形如大黄。表面深棕色或棕褐色。略有醋香气。

6. 清宁片　为圆形厚片。表面乌黑色。有香气,味微苦、甘。

【研究述要】　已知大黄的番泻苷及蒽醌苷等为泻下有效成分,游离蒽醌为抑菌、抗肿瘤等有效成分。生大黄经炮制后,番泻苷及大黄酸苷与生品比都下降,泻下作用缓和。大黄鞣质类成分含量较高,为 10％～30％,缩合鞣质与水解鞣质两大类混合存在。炮制过程中鞣质类成分变化亦较复杂,总鞣质量下降,其中炒大黄＜熟大黄＜大黄炭。

① 泻下作用:酒炒大黄泻下力比生品降低 30％,熟大黄(酒炖)、清宁片降低 95％,大黄炭无泻下作用。② 抑菌作用:体外抑菌实验表明,大黄生品、制品煎剂对金黄色葡萄球菌、铜绿假单胞菌、痢疾杆菌、伤寒杆菌、大肠杆菌等菌种均有一定抑制作用。对金黄色葡萄球菌最敏感。对痢疾杆菌、伤寒杆菌等抑制作用较好。抑菌效力:酒炒、酒炖＝生品。③ 消炎作用:对大鼠关节肿、巴豆油诱发小鼠耳部炎症及棉球肉芽肿等模型,酒炒大黄＝生大黄＞熟大黄、大黄炭。④ 止血与应激作用:以大鼠应激性及幽门结扎法两种胃溃疡出血实验模型证明,生大黄、熟大黄、大黄炭内服,对实验性胃溃疡的出血和出血灶的发生均有良好的止血和预防作用。生大黄在治疗上消化道出血临床验证中显示止血速度快、作用好等优点,在止血天数上明显优于熟大黄(酒炖),但熟大黄胃肠道副作用小,较生大黄易被接受。⑤ 免疫作用:体外实验证明,大黄生品、制品去鞣质煎剂,均对人血清中的 IgMA、IgMB、IgGD 的特异性抗原抗体血凝反应有明显的阻断作用。熟大黄的阻断效力明显强于生品及其他制品,大黄炭作用最弱。⑥ 其他:炮制降低大黄抗氧化能力。生大黄和清炒、酒炙均可清除次黄嘌呤黄嘌呤氧化酶系统所产生超氧阴离子(O_2^-)以及 Fenton 反应生成的羟自由基(—OH),并能抑制羟自由基诱导的小鼠肝脏匀浆脂质过氧化,大黄生品无论是水提取物还是醇提取物,其作用均强于清炒品和酒炙品。⑦ 毒性:炮制能降低大黄的毒副作用,生大黄的主要副作用是引起腹痛、恶心、呕吐等胃肠道反应,而熟大黄则无上述消化道不适反应。急性与亚急性毒性实验表明:熟大黄和大黄炭的毒性显著减弱。炮制可减弱生大黄抑制胃酸分泌和消化酶活性的作用,对不需要攻下的大黄适应证患者,特别是年老体弱、婴幼儿、孕妇及长期服药者,既可排除其肠内积滞,又可降低其伤正的副作用。

酒炙大黄最佳炮制工艺为:10％黄酒拌匀,焖透,XCYD-750 型自控温旋盖电热炒药机,炒炙温度设定 140℃,炒炙 15 分钟。

常　　山

【来源】　本品为虎耳草科植物常山 *Dichroa febrifuga* Lour. 的干燥根。

【处方用名】　常山,酒常山。

【炮制沿革】　晋代有酒渍、酒煮(《肘后》)。南北朝有酒浸熬(《雷公》)。宋代有酒浸蒸(《局方》)。明、清有慢火久炒(《通玄》),醋制炒、醋焙、水煮制(《普济方》),醋煮(《入门》),清炒(《奇效》),甘草水拌蒸、瓜蒌汁拌炒(《得配》),炒焦(《全生集》)等。《药典》载有常山和炒常山;《规范》还载有酒常山。

炮制作用论述:"生用,则上行必吐;酒蒸,炒熟用,则气稍缓;少用亦不致吐也。"(《纲目》)

【产地加工】　秋季采挖,除去须根,洗净,晒干。

【炮制工艺】

1. 常山　取原药材,除去杂质,大小分开,浸泡,润透,切薄片,晒干。

2. **酒常山**　取净常山片,加黄酒拌匀,闷润,待酒被吸尽后,置炒制容器内,用文火加热,炒干,取出,放凉。

每 100 kg 常山,用黄酒 10 kg。

3. **炒常山**　取净常山片,置炒制容器内,用文火加热,炒至色变深,取出,放凉。

【炮制作用】　常山味苦、辛,性寒,有毒,归肺、肝、心经,具有截疟、劫痰的功效。用于疟疾。生用能刺激胃,有强烈致吐作用,多用于催吐。如治食宿停水、腠理失和引起的疟疾、胸胁满闷、不思饮食的截疟七宝丸(《部颁标准》)。

酒常山、炒常山可减少呕吐的副作用,降低毒性。如治小儿急惊风、癫痫、热病抽搐、时气瘴疟的九龙化风丸(《部颁标准》)。

【质量要求】

1. **常山**　为不规则的薄片。表面黄白色,有放射状纹理。质坚脆。无臭,味苦。水分不得过 10.0%;总灰分不得过 4.0%。

2. **酒常山**　形如常山。表面深黄色。略有酒气。

3. **炒常山**　形如常山。表面黄色,略有香气。水分、总灰分同常山。

【研究述要】　常山生物碱既是其有效成分也是其有毒成分。常山经过浸泡、炒制、酒炒等处理,虽然毒性降低了,但疗效和生物碱含量亦降低了,故用于治疗疟疾时,以常山药材直接切片或打成粉末生用为宜。有实验结果表明:常山生品的毒性较炮制品大 5～7 倍,使用生品是炮制品的 1/7～1/5 剂量时,疗效却显著高于炮制品,故可减少生常山用量以减毒。

乌　梢　蛇

【来源】　本品为游蛇科乌梢蛇 *Zaocys dhumnades* (Cantor)的干燥体。

【处方用名】　乌梢蛇,酒乌梢蛇,酒乌蛇,乌蛇肉。

【炮制沿革】　唐代有炙去头尾(《外台》)。宋代增加了酒炙、醋制(《圣惠方》),酒焙(《药证》),酒煨、酥制(《总录》),酒煮(《扁鹊》),烧制(《证类》)等。清代有酒蒸(《本草述》)、清蒸(《握灵》)等。《药典》载有乌梢蛇、乌梢蛇肉和酒乌梢蛇。

【产地加工】　多于夏、秋二季捕捉,剖开腹部或先剥皮留头尾,除去内脏,盘成圆盘状,干燥。

【炮制工艺】

1. **乌梢蛇**　取原药材,除去头、鳞片及灰屑,切段。

2. **乌梢蛇肉**　取净乌梢蛇,除去头、鳞片,加黄酒润透,取出趁湿除去皮骨,切段,干燥。

每 100 kg 乌梢蛇,用黄酒 20 kg。

3. **酒乌梢蛇**　取净乌梢蛇段,加黄酒拌匀,闷润,待酒被吸尽后,置炒制容器内,用文火加热,炒近干,取出,放凉。

每 100 kg 乌梢蛇,用黄酒 20 kg。

【炮制作用】　乌梢蛇味甘,性平,归肝经,具有祛风、通经、止痉的功效。用于风湿顽痹、麻木拘挛、中风口眼㖞斜、半身不遂、抽搐痉挛、破伤风、麻风疥癣、瘰疬恶疮。生品以祛风止痒、解痉为主。用于祛风除湿、活络镇痛的麝香风湿胶囊(《药典》)。

酒乌梢蛇能增强祛风通络作用,并能矫臭、防腐,利于服用和贮存。治痰阻脑络所致癫痫的医痫丸(《药典》);治风湿热邪蕴于肌肤所致瘾疹、风瘙痒的乌蛇止痒丸(《药典》)。

【质量要求】

1. 乌梢蛇　为段状。表皮乌黑色或黑褐色,无光泽。质坚韧。气腥,味淡。稀乙醇浸出物不得少于 12.0%。

2. 乌梢蛇肉　为段片状。无皮骨,肉厚柔软,黄白色或灰黑色。质韧。气微腥,略有酒气。

3. 酒乌梢蛇　形如乌梢蛇。棕褐色或黑色,略有酒气。

蕲 蛇

【来源】　本品为蝰科动物五步蛇 *Agkistrodon acutus* (Guenther)的干燥体。

【处方用名】　蕲蛇,酒蕲蛇,蕲蛇肉。

【炮制沿革】　宋代有酥炙、酒煮(《证类》),酥拌微炒、酒浸去皮骨、炙微黄、锉(《圣惠方》),去头尾酒煮取肉(《扁鹊》)等。明代有酒醋炙(《普济方》)、砂土炒(《回春》)等。清代有热酒浸、去骨蒸熟(《增广》)等。《药典》载有蕲蛇、蕲蛇肉和酒蕲蛇。

炮制作用论述:"头尾各有大毒,中段以酒浸过,骨刺须远弃之。"(《尊生》)"皮骨尤毒,宜去净。"(《分经》)

【产地加工】　多于夏、秋二季捕捉,剖开蛇腹,除去内脏,洗净,用竹片撑开腹部,盘成圆盘状,干燥后拆除竹片。

【炮制工艺】

1. 蕲蛇　取原药材,除去头、鳞,切成寸段。

2. 蕲蛇肉　取净蕲蛇,去头,加黄酒润透后,除去鳞、骨,切成小段,干燥。

每 100 kg 蕲蛇,用黄酒 20 kg。

3. 酒蕲蛇　取净蕲蛇段,加黄酒拌匀,闷润,待酒被吸尽后,置炒制容器内,用文火加热,炒干,取出,放凉。

每 100 kg 蕲蛇,用黄酒 20 kg。

【炮制作用】　蕲蛇味甘、咸,性温,有毒,归肝经,具有祛风、通络、止痉的功效。用于风湿顽痹、麻木拘挛、中风口眼㖞斜、半身不遂、抽搐痉挛、破伤风、麻风疥癣。蕲蛇具腥气,头部有毒,除去头部能消除毒性。如用于风痰阻络所致中风的再造丸(《药典》)。

酒蕲蛇能增强祛风除湿、通络止痛的作用,并可减少腥气。如治经络不和中风引起的半身不遂、牙关紧闭、口眼歪斜、风寒湿痹的风痛丸(《部颁标准》);治肝阳上亢、肝风内动所致头目眩晕、项强头胀、胸中闷热、惊恐虚烦、痰涎壅盛、言语不清的清眩治瘫丸(《药典》)。

【质量要求】

1. 蕲蛇　为段状。表面黑褐色或浅棕色。有鳞片痕,近腹部呈灰白色,内面腹壁黄白色,可见脊椎骨或肋骨。气腥,味微咸。

2. 蕲蛇肉　为段片状。黄白色。质较柔软。略有酒气。

3. 酒蕲蛇　形如蕲蛇。棕褐色或黑色,略有酒气。

蛇 蜕

【来源】　本品为游蛇科动物黑眉锦蛇 *Elaphe taeniura* Cope、锦蛇 *Elaphe carinata* (Guenther)或乌梢蛇 *Zaocys dhumnades*(Cantor)等蜕下的干燥表皮膜。

【处方用名】 蛇蜕,酒蛇蜕。

【炮制沿革】 汉代有火熬(《本经》)。晋代有烧(《肘后》)。南北朝有醋炙(《雷公》)。唐代有烧炭、微炙(《千金》)。宋代有青竹炙(《苏沈》)、马勃与皂角子制(《药证》)、炒制(《指迷》)、甘草制(《急救》)等。明代有焙制、酒浸、盐水洗(《普济方》),酒炙、蜜炙(《纲目》)等。《药典》载有蛇蜕和酒蛇蜕。

【产地加工】 春末夏初或冬初采集,除去泥沙,干燥。

【炮制工艺】

1. 蛇蜕 取原药材,除去杂质、泥屑,洗净,干燥,切段。

2. 酒蛇蜕 取净蛇蜕段,加黄酒拌匀,闷润,待酒被吸尽后,置炒制容器内,用文火加热,炒干,取出,放凉。

每 100 kg 蛇蜕,用黄酒 15 kg。

【炮制作用】 蛇蜕味咸、甘,性平,归肝经,具有祛风、定惊、解毒、退翳的功效。用于小儿惊风、抽搐痉挛、翳障、喉痹、疔肿、皮肤瘙痒。生品有腥气。如用于风热上扰所致目翳外障、视物不清、隐痛流泪的拨云退翳丸(《药典》)。

酒蛇蜕可增强祛风作用,并可减少腥气,利于服用。如治脏腑毒热,血液不清引起的梅毒、血淋、白浊、尿道刺痛、大便秘结、疥疮、痈疽疮疡的大败毒胶囊(《部颁标准》)。

【质量要求】

1. 蛇蜕 为圆筒形小段,多压扁而皱缩。背部银灰色或淡灰棕色。质微韧,气微腥,味淡或微咸。

2. 酒蛇蜕 形如蛇蜕。微显黄色。略有酒气。

地　龙

【来源】 本品为巨蚓科动物参环毛蚓 *Pheretima aspergillum* (E. Perrier)、通俗环毛蚓 *Pheretima vulgaris* Chen、威廉环毛蚓 *Pheretima guillelmi* (Michaelsen) 或栉盲环毛蚓 *Pheretima pectinifera* Michaelsen 的干燥体。前一种习称广地龙,后三种习称沪地龙。

【处方用名】 地龙,酒地龙。

【炮制沿革】 宋代有炙干、微炒(《圣惠方》),醋炙(《衍义》)等。元代有酒炒、酒浸(《丹溪》)。明代有蛤粉炒、焙、煅(《普济方》),盐制(《蒙筌》),麻油炒(《医学》),糯米泔浸、川椒糯米同煮(《入门》),烧灰(《纲目》)等。《药典》载有地龙;《规范》还载有酒地龙。

【产地加工】 广地龙春季至秋季捕捉,沪地龙夏季捕捉,及时剖开腹部,除去内脏及泥沙,洗净,晒干或低温干燥。

【炮制工艺】

1. 地龙 取原药材,除去杂质,洗净,切段,干燥。

2. 酒地龙 取净地龙段,加黄酒拌匀,闷润,待酒被吸尽后,置炒制容器内,用文火加热,炒干时,取出,放凉。

每 100 kg 地龙,用黄酒 12.5 kg。

【炮制作用】 地龙味咸,性寒,归肝、脾、膀胱经,具有清热定惊、通络、平喘、利尿的功效。用于高热神昏、惊痫抽搐、关节痹痛、肢体麻木、半身不遂、肺热喘咳、尿少水肿、高血压。如治痰气凝滞所致瘰疬、瘿瘤、乳岩、乳癖的小金丸(《药典》);治风寒湿邪闭阻、痰瘀阻络所致痹病的小活络丸(《药典》);治血压偏高、头昏头晕、失眠健忘、记忆力衰退的清脑降压片(《药典》);治疮疡肿毒,常与白糖共捣烂,敷患处,或与豆粉研涂。

酒地龙利于粉碎和祛腥,便于服用,同时增强通经活络作用。如治风湿瘀阻所致颈椎病的颈复康颗粒(《药典》);治经络不和中风引起的半身不遂、牙关紧闭、口眼歪斜、风寒湿痹、筋骨痿弱、四肢麻木、骨节酸痛、腰酸腿软、手足抽搐的风痛丸(《部颁标准》)。

【质量要求】

1. 地龙(广地龙)　为薄片状小段,边缘略卷,具环节。质韧不易折断。气腥,味微咸。

2. 酒地龙　形如地龙。表面色泽加深,偶有焦斑。略具酒气。

【研究述要】　广地龙不同炮制品中次黄嘌呤和肌苷含量与生品比较有较大差异,次黄嘌呤含量高低顺序为蛤粉制＞黄酒制＞白酒制＞醋制＞净制品;肌苷含量高低顺序为净制品＞醋制＞白酒制＞黄酒制＞蛤粉制。

对广地龙的不同炮制品,蛤粉制、黄酒制、白酒制、醋制、净制进行止咳、化痰、平喘药效学比较,结果显示蛤粉制和黄酒制的止咳、化痰、平喘作用较好,其保留的黄嘌呤、次黄嘌呤等成分最多。

龙　　胆

【来源】　本品为龙胆科植物条叶龙胆 *Gentiana manshurica* Kitag.、龙胆 *Gentiana scabra* Bge.、三花龙胆 *Gentiana triflora* Pall. 或坚龙胆 *Gentiana rigescens* Franch. 的干燥根及根茎。前三种习称龙胆,后一种习称坚龙胆。

【处方用名】　龙胆,酒龙胆。

【炮制沿革】　晋代有酒煮(《肘后》)。南北朝有甘草制(《雷公》)。宋代有酒炒、炒制、制炭、煅制(《妇人》),生姜汁浸焙(《证类》)等。明、清有酒洗、酒浸炒黄(《理例》),焙制(《普济方》),酒拌炒焦(《明医》),蜜炒、猪胆汁制(《得配》),柴胡制(《大成》)等。《药典》载有龙胆;《规范》还载有酒龙胆。

【产地加工】　春、秋二季采挖,洗净,干燥。

【炮制工艺】

1. 龙胆　取原药材,除去杂质及残茎,洗净,润透,切段,干燥。

2. 酒龙胆　取净龙胆段,加黄酒拌匀,闷润,待酒被吸尽后,置炒制容器内,用文火加热,炒干,取出,放凉。

每 100 kg 龙胆,用黄酒 10 kg。

【炮制作用】　龙胆味苦,性寒,归肝、胆经,具有清热燥湿、泻肝胆火的功效。用于湿热黄疸、阴肿阴痒、带下、湿疹瘙痒、目赤、耳聋、胁痛、口苦、惊风抽搐。如治肝胆湿热、胁痛口苦、尿赤涩痛、湿热带下的龙胆泻肝丸(《药典》)。

酒龙胆引药上行,并缓和其苦寒之性。用于肝胆实火引起的头晕、耳鸣耳聋等。如治肝胆火旺、心烦不宁、头晕目眩、耳鸣耳聋、胸肋疼痛、大便秘结的当归龙荟丸(《药典》)。

【质量要求】

1. 龙胆　呈不规则形的段,表面暗灰棕色或深棕色。气微,味甚苦。水分不得过 9.0%;总灰分不得过 7.0%;酸不溶性灰分不得过 3.0%;水溶性浸出物不得少于 36.0%;龙胆含龙胆苦苷不得少于 2.0%。

2. 酒龙胆　形如龙胆。色泽加深。略有酒气。

【研究述要】　比较龙胆炮制前后龙胆苦苷和獐牙菜苦苷的含量变化,结果:酒炙龙胆中龙胆苦苷和獐牙菜苦苷的含量均高于生品,故炮制可促进龙胆中环烯醚萜苷类成分的溶出。

酒炙龙胆最佳炮制工艺为:龙胆切短段(5～10 mm),加入药材质量1/5的白酒,闷润2小时,文火炒干。

丹　参

【来源】　本品为唇形科植物丹参 *Salvia miltiorrhiza* Bge. 的干燥根及根茎。

【处方用名】　丹参,酒丹参。

【炮制沿革】　唐代有熬令紫色(《千金》)。宋代有去芦头(《圣惠方》),剉炒令黑黄、微炙(《总录》),焙(《宝产》)等。明、清有酒洗(《入门》)、酒浸(《原始》)、酒炒(《辨义》)、酒蒸(《笔花》)、猪心血拌炒(《害利》)等。《药典》载有丹参和酒丹参。

【产地加工】　春、秋二季采挖,除去泥沙,干燥。

【炮制工艺】

1. 丹参　取原药材,除去杂质及残茎,洗净,润透,切厚片,干燥。

2. 酒丹参　取净丹参片,加黄酒拌匀,闷润,待酒被吸尽后,置炒制容器内,用文火加热,炒干,取出,放凉。

每 100 kg 丹参,用黄酒 10 kg。

【炮制作用】　丹参味苦,性微寒,归心、肝经,具有祛瘀止痛、活血通经、清心除烦的功效。用于月经不调、经闭痛经、癥瘕积聚、胸腹刺痛、热痹疼痛、疮疡肿痛、心烦不眠、肝脾肿大、心绞痛。

临床多生用,生品祛瘀止痛力强,因其性偏寒凉,故多用于血热瘀滞所致疮痈、产后瘀滞疼痛、经闭腹痛、心腹疼痛及肢体疼痛等证。如治气滞血瘀所致胸痹的复方丹参滴丸(《药典》);治瘀血阻络所致中风的消栓通络片(《药典》);治高脂血属痰浊挟瘀证候者的荷丹片(《药典》)。

酒丹参可缓和寒凉之性,增强活血祛瘀、通络作用,用于产后瘀血腹痛等。如用于肾虚火旺所致牙齿酸软、咀嚼无力的补肾固齿丸(《药典》)。

【质量要求】

1. 丹参　为类圆形的厚片。表面红黄色或黄棕色。气微,味微苦涩。水分不得过13.0%;总灰分不得过10.0%;酸不溶性灰分不得过2.0%;水溶性浸出物不得少于35.0%;醇溶性浸出物不得少于11.0%。

2. 酒丹参　形如丹参。表面红褐色,略具酒香气。水分不得过10.0%;总灰分、水溶性浸出物、醇溶性浸出物同丹参。

【研究述要】　丹参饮片经酒炙、醋炙、炒炭后,水溶性总酚浸出量显著增高,尤以丹参炭最为显著,为生品的5倍多。说明丹参经酒、醋等辅料炮制后,能显著提高丹参水溶性总酚浸出量。不同干燥(曝晒、阴干)和炮制方法(炒、酒炙)均能使丹参中丹参酮ⅡA的含量降低;其中曝晒干燥影响最大,丹参酮ⅡA的减损率达43.18%;其次是炒制丹参、酒炙丹参;影响最小的是阴干法,其丹参酮ⅡA减损率为9.14%。因此,丹参的干燥方法以阴干为好。

采用 HPLC 法测定丹参炮制品中的丹酚酸 B 的含量,结果显示各炮制品中,酒丹参中丹酚酸 B 含量最高,醋丹参次之,其次是生丹参,米炒丹参和炒丹参中丹酚酸 B 的含量很少,丹参炭中丹酚酸 B 的含量最低。

观察生丹参、酒丹参、醋炒丹参对四氯化碳造成家兔急性肝损伤、中毒性肝炎模型的谷丙转氨酶变化和肝脏病理学改变的影响,发现丹参生品、酒炙品对兔模型的谷丙转氨酶升高具有显著的降低作用,尤以生品为优,而醋炒丹参作用不显著。肝脏病理学观察结果与此相一致。

川　　芎

【来源】　本品为伞形科植物川芎 *Ligusticum chuanxiong* Hort. 的干燥根茎。

【处方用名】　川芎,酒川芎。

【炮制沿革】　唐代有熬制(《千金翼》)。宋代有醋炒、微炒(《博济》),酒浸、粟米泔水浸(《证类》),炒令微黄(《产育》),焙(《普本》),煅制(《传信》),酒炒(《扁鹊》)等。元代有醋煮(《宝鉴》),米水炒、茶水炒(《世医》),童便浸(《丹溪》)。明、清有炮烙、慢火熬熟、酒蒸(《普济方》),清蒸(《入门》),盐酒制、盐水煮(《回春》),湿纸裹煨、蜜炙(《准绳》),煅炭(《济阴》),白芷制(《得配》)等。《药典》载有川芎;《规范》还载有酒川芎。

【产地加工】　夏季当茎上的节盘显著突出,并略带紫色时采挖,除去泥沙,晒后烘干,再去须根。

【炮制工艺】

1. 川芎　取原药材,除去杂质,大小分开,略泡,洗净,润透,切厚片,干燥。

2. 酒川芎　取净川芎片,加黄酒拌匀,闷润,待酒被吸尽后,置炒制容器内,用文火加热,炒干,取出,放凉。

每 100 kg 川芎,用黄酒 10 kg。

注意:本品含挥发油,在闷润时注意检查,防止出油变质,并忌高温干燥。

【炮制作用】　川芎味辛,性温,归肝、胆、心包经,具有活血行气、祛风止痛的功效。用于月经不调、经闭痛经、癥瘕腹痛、胸胁刺痛、跌扑肿痛、头痛、风湿痹痛。本品辛温走窜,能升能散,上行头目,旁达四肢,下行血海,为血中之气药。临床常生用,如治血虚所致面色萎黄、头晕眼花、心悸气短及月经不调的四物合剂(《药典》);治外感风邪所致头痛,或有恶寒、发热、鼻塞的川芎茶调散(《药典》);治瘀血阻滞所致胸痹的舒胸片(《药典》)。

酒川芎引药上行,增强活血行气止痛作用。如治气滞血瘀所致乳腺增生病的乳癖散结胶囊(《药典》);治痰瘀阻络所致中风的中风回春片(《药典》)。

【质量要求】

1. 川芎　不规则厚片,外表皮黄褐色,有皱缩纹。质坚实。气浓香,味苦、辛,微甜。水分不得过 12.0%;总灰分不得过 6.0%;酸不溶性灰分不得过 2.0%;乙醇浸出物不得少于 12.0%;含阿魏酸不得少于 0.10%。

2. 酒川芎　形如川芎。色泽加深,偶见焦斑。质坚脆。略有酒气。

【研究述要】　以藁本内酯和阿魏酸为指标,川芎药材趁鲜(含水量 55%)切制时,有效成分藁本内酯的含量高,但阿魏酸含量较低;当药材适当干燥后,含水量降至 22%~38% 时,不仅适宜切制饮片,而且有效成分含量与传统饮片相近。川芎酒炙后,其所含的生理活性成分生物碱波洛立林(perlolyrine)增加,总生物碱含量提高。总生物碱含量顺序为:醋炙＞酒炙＞生品。川芎嗪含量为:醋炙＞生品＞酒炙。川芎饮片挥发油的主要成分与鲜根和干根不同。

白　芍

【来源】　本品为毛茛科植物芍药 *Paeonia lactiflora* Pall. 的干燥根。

【处方用名】　白芍,炒白芍,酒白芍,醋白芍。

【炮制沿革】　汉代有切(《伤寒》)。南北朝有蜜水拌蒸(《雷公》)。唐代有熬令黄(《千金》)、炙(《外台》)。宋代有剉炒令黄(《圣惠方》)、炒令赤色(《三因》)、炒焦(《妇人》)、焙制(《普本》)、煮制(《总微》)、酒炒(《扁鹊》)等。元代有酒浸(《汤液》),酒制、烧灰存性(《丹溪》),米水浸炒(《世医》)等。明、清有童便制(《普济方》),煨制(《奇效》),醋炒(《纲目》),姜汁浸(《仁术》),陈米炒(《宋氏》),酒蒸(《大法》),炒黑、川椒拌炒(《本草述》),盐水炒(《良朋》),酒拌(《金鉴》),肉桂汤浸炒(《条辨》),土炒(《时病》)等。《药典》载有白芍、炒白芍和酒白芍;《规范》还载有醋白芍。

炮制作用论述:"今人多生用,惟避中寒者以酒炒用,入女人血药以醋炒耳。"(《纲目》)"伐肝生用,补肝炒用,后重生用,血溢醋炒。"(《得配》)

【产地加工】　夏、秋二季采挖,洗净,除去头尾及细根,置沸水中煮后除去外皮或去皮后再煮,晒干。

【炮制工艺】

1. **白芍**　取原药材,除去杂质,大小条分开,洗净,浸泡至六七成透,取出润透,切薄片,干燥。

2. **酒白芍**　取净白芍片,加黄酒拌匀,闷润,待酒被吸尽后,置炒制容器内,用文火加热,炒干,取出,放凉。

每 100 kg 白芍,用黄酒 10 kg。

3. **炒白芍**　取净白芍片,置热的炒制容器内,用文火加热,炒至表面微黄色,取出放凉。

4. **醋白芍**　取净白芍片,加定量的米醋拌匀,闷润,待醋被吸尽后,置炒制容器内,用文火加热,炒干,取出,放凉。

每 100 kg 白芍,用米醋 15 kg。

【炮制作用】　白芍味苦、酸,性微寒,归肝、脾经,具有平肝止痛、养血调经、敛阴止汗的功效。用于头痛眩晕、胁痛、腹痛、四肢挛痛、血虚萎黄、月经不调、自汗、盗汗。如治血虚所致面色萎黄、头晕眼花、心悸气短及月经不调的四物合剂(《药典》)。

酒白芍能降低酸寒伐肝之性,入血分。善于调经止血、和中缓急、柔肝止痛。多用于胁肋疼痛、腹痛、产后腹痛等。如治妇女体弱血虚、月经不调、经期腹痛的妇科白凤片(《部颁标准》);用于肝胃不和,胃脘胁肋胀痛、呕吐吞酸的猴头健胃灵胶囊(《药典》)。

炒白芍寒性稍缓,善于养血和营、敛阴止汗。多用于肝旺脾虚之证。如治肝火犯胃、肝胃不和所致胃脘灼热疼痛、呕吐吞酸、口苦嘈杂、腹痛泻痢的戊己丸(《药典》)。

醋白芍入肝收敛,疏肝解郁、敛血养血、止痛作用较强。用于月经不调、痛经。如治妇人血虚火旺,带下色红、似血非血、淋沥不断的清肝止淋汤(《傅青主女科》);治尿血的加减黑逍遥散(《医略六书》)。

【质量要求】

1. **白芍**　为类圆形的薄片。表面淡棕红色或类白色,平滑。气微,味微苦、酸。水分不得过 14.0%；总灰分不得过 4.0%；水溶性浸出物不得少于 22.0%；含芍药苷不得少于 1.2%。

2. **酒白芍** 形如白芍。表面微黄色或淡棕黄色，有的可见焦斑。微有酒香气。水分、总灰分同白芍；水溶性浸出物不得少于 20.5%；含芍药苷不得少于 1.2%。

3. **炒白芍** 形如白芍。表面微黄色或淡棕黄色，有的可见焦斑。气微香。水分不得过 10.0%；总灰分、浸出物同白芍；含芍药苷不得少于 1.2%。

4. **醋白芍** 形如白芍。表面微黄色。微有醋气。

【**研究述要**】 白芍切片时，水洗后闷润至软切片，芍药苷含量最高，与生品无显著差异，白芍经炮制后，芍药苷含量均明显降低，以清炒品降低最多。丹皮酚的含量也显著降低，以清炒品降低最多，麸炒品降低最少。用 HPLC 测定炒白芍、酒白芍及白芍片中的芍药苷：药材＞白芍片＞炒白芍、酒白芍。考察炒白芍、酒白芍、焦白芍、醋白芍、白芍炭、盐白芍在煎煮过程当中对芍药苷浸出的释放规律，结果显示各种炮制方法，均会导致芍药苷含量下降，以白芍炭和焦白芍下降最显著，炮制对煎煮过程中芍药苷的释放有明显促进作用，焦白芍释放速度最快。

白芍五种炮制品的水煎液均能使离体兔肠自发性收缩活动的振幅加大，剂量增加，作用加强，且以醋制品作用最强。对氯化钡引起的兔肠收缩加强，生品有明显的拮抗作用，剂量增大，作用加强。其他炮制品对氯化钡的拮抗作用不明显。对肾上腺素引起的肠管活动抑制，除生品和麸炒品作用不明显外，清炒品、酒炒品、醋炒品均有不同程度的拮抗作用，并随剂量增加而作用加强。尤以醋制品拮抗作用最为明显。白芍炒炭后，凝血时间比用药前缩短 50%。

续 断

【**来源**】 本品为川续断科植物川续断 *Dipsacus asper* Wall. ex Henry 的干燥根。

【**处方用名**】 续断，酒续断，盐续断。

【**炮制沿革**】 南北朝有酒浸焙（《雷公》）。唐代有米泔浸（《理伤》）。宋代有酒浸炒（《妇人》）、焙制（《普本》）、去芦（《传信》）、酒浸（《济生方》）等。明、清有面水炒（《普济方》）、醋炒（《奇效》）、炒制（《医学》）、酒洗（《保元》）、酒拌（《宋氏》）、酒蒸（《醒斋》）、酒泡焙（《良朋》）、酒煎（《玉尺》）等。《药典》载有续断、酒续断和盐续断。

【**产地加工**】 秋季采挖，除去根头及须根，用微火烘至半干，堆置"发汗"至内部变绿色时，再烘干。

【**炮制工艺**】

1. **续断** 取原药材，除去杂质，洗净，润透，切厚片，干燥。

2. **酒续断** 取净续断片，加黄酒拌匀，闷润，待酒被吸尽后，置炒制容器内，用文火加热，炒干，取出，放凉。

每 100 kg 续断，用黄酒 10 kg。

3. **盐续断** 取净续断片，加食盐水拌匀，闷润，待盐水被吸尽后，置炒制容器内，用文火加热，炒干，取出，放凉。

每 100 kg 续断，用食盐 2 kg。

【**炮制作用**】 续断味苦、辛，性微温，归肝、肾经，具有补肝肾、强筋骨、续折伤、止崩漏的功效。用于腰膝酸软、风湿痹痛、崩漏、胎漏、跌打损伤。

生品补肝肾、通血脉为主。如治跌打损伤、瘀血疼痛、闪腰岔气的跌打活血散（《药典》）；治四肢麻木、腰膝疼痛、风寒湿痹的祛风止痛片（《药典》）；用于肾阳不足、瘀血阻络所致腰痛及腰肌劳损的腰痛片(《药典》)。

酒续断能增强通血脉、强筋骨、止崩漏作用,多用于风湿痹痛、跌打损伤等。如治气血不足,月经不调、经期腹痛、经漏早产的参茸白凤丸(《药典》)。

盐续断引药下行,增强补肾强腰的作用,多用于腰膝酸软。如治肾虚夹瘀所致腰酸腿软、小腹胀痛、白带、经漏的妇宝颗粒(《药典》)。

【质量要求】

1. **续断** 呈类圆形或椭圆形的厚片。外表皮灰褐色至黄褐色,有纵皱。气微,味苦、微甜而涩。水分不得过 10.0%;总灰分不得过 12.0%;酸不溶性灰分不得过 3.0%;水溶性浸出物不得少于 45.0%;含川续断皂苷 VI 不得少于 1.5%。

2. **酒续断** 形如续断。表面微黑色或灰褐色。略有酒香气。水分、总灰分、酸不溶性灰分、水溶性浸出物同续断;川续断皂苷 VI 含量同续断。

3. **盐续断** 形如续断。表面黑褐色。味微咸。水分、总灰分、酸不溶性灰分、水溶性浸出物同续断;含量同续断。

【研究述要】 酒炙、盐炙的续断中锌、锰、硒含量均上升;生品、酒制品所含钙量略高;炮制品熊果酸含量略高。采用酸性染料比色法测定续断生品及炮制品中总生物碱的含量,结果显示盐炙续断中的总生物碱含量较高,而清炒续断与酒炙续断中总生物碱的含量相对较低。

采用小鼠扭体实验、小鼠耳廓肿胀实验以及小鼠皮下消血肿实验,考察续断不同炮制品在镇痛、抗炎、消血肿方面的药效作用。结果酒炙续断有明显镇痛作用;清炒、生品和盐炙品有明显消血肿作用;生品和酒炙品有明显抗炎作用。

当 归

【来源】 本品为伞形科植物当归 *Angelica sinensis* (Oliv.) Diels 的干燥根。

【处方用名】 当归,酒当归,土炒当归,当归炭。

【炮制沿革】 南齐有炒(《鬼遗》)。南北朝有酒浸(《雷公》)。唐代有去芦(《理伤》)。宋代有微炒(《圣惠方》),炙、熬令香、细切醋炒(《博济》),米拌炒(《总录》),酒拌(《妇人》),酒炒(《产宝》)。明、清有吴茱萸制、生地黄汁浸焙、煨制、盐水炒(《普济方》),姜汁渍(《蒙筌》),米泔浸(《婴童》),姜汁炒(《入门》),酒蒸(《本草汇》),酒煮、童便制(《本草述》),土炒(《医案》),糯米炒、芍药汁制(《得配》)等。《药典》载有当归和酒当归;《规范》还载有土炒当归和当归炭。

炮制作用论述:"头止血而上行,梢破血而下行,身养血而中守,全活血而不定。"(《通玄》)"发散宜用酒制,治吐血宜醋炒。"(《从新》)"若脾虚者米炒用使无滑肠之虞,凡痰涎者恐其黏腻,呕吐者恐其泥膈,以姜同炒。"(《辨义》)

【产地加工】 秋末采挖,除去须根及泥沙,待水分稍蒸发后,捆成小把,上棚,用烟火慢慢熏干。

【炮制工艺】

1. **当归** 取原药材,除去杂质,洗净,稍润,切薄片,晒干或低温干燥。

2. **酒当归** 取净当归片,加黄酒拌匀,闷润,待酒被吸尽后,置炒制容器内,用文火加热,炒干,取出,放凉。

每 100 kg 当归,用黄酒 10 kg。

3. **土炒当归** 取灶心土粉,置炒制容器内,炒至灵活状态,倒入净当归片,炒至当归片上均匀挂土粉时,取出,筛去土粉,摊晾。

每 100 kg 当归,用灶心土粉 30 kg。

4. **当归炭** 取净当归片,置预热的炒制容器内,用中火加热,炒至外表微黑色,取出放凉。

【炮制作用】 当归味甘、辛,性温,归肝、心、脾经,具有补血活血、调经止痛、润肠通便的功效。用于血虚萎黄、眩晕心悸、月经不调、经闭痛经、虚寒腹痛、肠燥便秘、风湿痹痛、跌扑损伤、痈疽疮疡。生品质润,长于补血、调经、润肠通便等。如治气血两虚所致月经不调的当归养血丸(《药典》);治脏腑实热、大肠火盛、肠风便血、痔疮漏疮、湿热便秘、肛门肿痛的地榆槐角丸(《药典》)。

酒当归增强活血通经的作用,用于经闭痛经、风湿痹痛、跌扑损伤等。如治痰气凝滞所致瘿瘤、乳岩、乳癖的小金丸(《药典》);治肝胆火旺,心烦不宁、头晕耳鸣、耳鸣耳聋的当归龙荟丸(《药典》)。

土炒当归既能补血,又不致滑肠,用于血虚又便溏的患者。如治脾虚气滞所致泄泻的补脾益肠丸(《药典》)。

当归炭以止血和血为主,用于崩漏下血。用于吐血、衄血、便血、妇女崩漏下血的四红丹(《部颁标准》)。

传统习惯止血用当归头,补血用当归身,破血用当归尾,补血活血用全当归。

【质量要求】

1. **当归** 为类圆形、椭圆形或不规则薄片,外表皮黄棕色至棕褐色。香气浓郁,味甘、辛、微苦。水分不得过 15.0%;总灰分不得过 7.0%;酸不溶性灰分不得过 2.0%;70%乙醇浸出物不得少于 45.0%。

2. **酒当归** 形如当归。表面深黄色,略有焦斑。味甘、微苦,香气浓厚,有酒香气。水分不得过 10.0%;总灰分、酸不溶性灰分同当归;70%乙醇浸出物不得少于 50.0%。

3. **土炒当归** 形如当归。表面土黄色。挂土粉。具土香气。

4. **当归炭** 形如当归。表面黑褐色。断面灰棕色。质枯脆。气味减弱,并带涩味。

【研究述要】 用原子吸收分光光度计分别对归头、归身、归尾部分主要无机元素(钙、钠、镁、铁、铜、锌、钡)进行测定。结果铁在归尾中含量较高,铜在归身中含量较高,锌在归头中含量较高。炒炭后,镍、钙含量增加,其他元素均有下降。钙对凝血过程起重要作用,镍除有益血生血外,还对凝血过程中的易变因子稳定性也有作用。临床取其补血活血、止痛之功,则以生品为好。有研究发现归头中的钙、铜、锌最高,为归身或归尾中的 1.5~6.8 倍,归尾中钾、铁含量高,为归头或归身中的 1.5~2 倍。挥发油含量,归尾比归头高,但挥发油中藁本内酯含量,却以归尾中最低。阿魏酸含量以归尾最高,归身次之,归头最低。这与传统经验认为归尾破血的经验相吻合。不同炮制品生当归、酒当归、当归炭中,生品中阿魏酸含量最高,当归炭中含量最低。藁本内酯的含量依次排列为当归炭、酒当归、生当归。当归及其炮制品糖类成分进行:还原性糖和水溶性糖的含量顺序为:酒炒当归>生当归>清炒当归>土炒当归>当归炭。水溶性粗多糖的含量依次为:酒炒当归>生当归>土炒当归>清炒当归>当归炭。

当归酒炙最佳炮制工艺为:加 10%的黄酒,闷润 30 分钟,炒制温度 120℃,炒制时间 6 分钟。

牛 膝

【来源】 本品为苋科植物牛膝 *Achyranthes bidentata* Bl. 的干燥根。

【处方用名】　牛膝,酒牛膝,盐牛膝。

【炮制沿革】　晋代有酒渍服(《肘后》)。南北朝有黄精汁制(《雷公》)。宋代有制炭、生地黄汁浸、微炙(《圣惠方》),酒煮、浆水浸(《博济》),慢火炒(《宝产》),酒拌炒(《妇人》),酒洗、盐水炒(《扁鹊》)等。明、清有茶水浸(《普济方》),酒蒸(《纲目》),甘草水制(《保元》),盐酒炒(《尊生》),童便炒(《得配》),炒炭、酒炒炭(《治裁》)等。《药典》载有牛膝和酒牛膝;《规范》还载有盐牛膝。

炮制作用论述:"欲下行则生用,滋补则酒炒。"(《通玄》)"破血敷金疮,生用。引火下趋,童便炒。引诸药至膝盖,生熟俱可用。"(《得配》)

【产地加工】　冬季茎叶枯萎时采挖,除去须根及泥沙,捆成小把,晒至干皱后,将顶端切齐,晒干。

【炮制工艺】

1. 牛膝　取原药材,除去杂质,洗净,润透,除去芦头,切段,晒干或低温干燥。

2. 酒牛膝　取净牛膝段,加黄酒拌匀,闷润,待酒被吸尽后,置炒制容器内,用文火加热,炒干,取出,放凉。

每 100 kg 牛膝,用黄酒 10 kg。

3. 盐牛膝　取净牛膝段,加食盐水拌匀,闷润,待盐水被吸尽后,置炒制容器内,用文火加热,炒干,取出,放凉。

每 100 kg 牛膝,用食盐 2 kg。

【炮制作用】　牛膝味苦、酸,性平,归肝、肾经,具有补肝肾、强筋骨、逐瘀通经、引血下行的功效。用于腰膝酸痛、筋骨无力、经闭癥瘕、肝阳眩晕。如用于气滞血瘀所致胸痹、头痛日久、痛如针刺而有定处的血府逐瘀胶囊(《药典》)。

酒牛膝增强活血通络的作用,用于经闭癥瘕、腰膝酸痛、筋骨无力等。如治肝肾两虚之头晕目花、耳鸣、腰酸肢麻、须发早白,亦治高脂血症的首乌丸(《药典》);治闪跌扭伤与急性劳损等腰痛的腰疼丸(《部颁标准》)。

盐牛膝能引药下行入肾,增强补肾养筋的作用。如治肺肾两亏之虚痨咳嗽、骨蒸潮热、盗汗遗精、腰膝酸软的河车大造丸(《药典》);治妇女血虚气滞,月经不调、经前经后腹痛腰痛的妇科白凤片(《部颁标准》)。

【质量要求】

1. 牛膝　呈圆形小段。外表皮灰黄色或淡棕色,切面淡棕色或棕色。气微,味微甜而稍苦涩。水分不得过 15.0%;总灰分不得过 9.0%;水饱和正丁醇浸出物不得少于 5.0%;含 β-蜕皮甾酮不得少于 0.030%。

2. 酒牛膝　形如牛膝。表面色略深,偶见焦斑。微有酒香气。水分、总灰分同牛膝;水饱和正丁醇浸出物不得少于 4.0%;β-蜕皮甾酮含量同牛膝。

3. 盐牛膝　形如牛膝。多有焦斑。微有咸味。

【研究述要】　以不同种类、不同乙醇浓度酒炮制牛膝中甜菜碱含量:生品>白酒炙品>花雕酒炙品>加饭酒炙品>河南黄酒炙品。齐墩果酸的含量在高乙醇浓度的白酒炮炙的牛膝中最高;蜕皮甾酮含量:白酒炙品>花雕酒炙品=河南黄酒炙品>加饭酒炙品>生品>蒸馏水炙品。

通过小鼠耳廓肿胀法、热板法、扭体法及地塞米松血瘀模型比较牛膝、酒牛膝饮片抗炎、镇痛及活血化瘀作用:发现牛膝、酒牛膝饮片均有抗炎作用和镇痛作用,但两者无显著性差异;均有显著的活血化瘀作用,酒牛膝作用稍强于牛膝饮片。酒牛膝增强了活血化瘀作用,而抗炎、镇痛变化不大。

牛膝的最佳切制工艺:润软,切 3 mm 厚片,低温烘干。牛膝酒炙的最佳炮制工艺:每 100 kg 牛膝用酒 10 kg,闷润 60 分钟,文火炒干。牛膝盐炙的最佳炮制工艺为:每 100 kg 牛膝用盐 2 kg,闷润 4 小时,150～180℃炒至净干。

威 灵 仙

【来源】 本品为毛茛科植物威灵仙 *Clematis chinensis* Osbeck、棉团铁线莲 *Clematis hexapetala* Pall. 或东北铁线莲 *Clematis manshurica* Rupr. 的干燥根及根茎。

【处方用名】 威灵仙,酒威灵仙。

【炮制沿革】 宋代有酒浸焙(《苏沈》),酒拌九蒸九暴、酒洗(《证类》),麸炒、米泔浸焙(《总录》)。金元时代有酒炒(《丹溪》)、炒制(《儒门》)等。明有醋煮制(《普济方》)。清代有醋酒童便俱可炒用(《得配》)等。《药典》载有威灵仙;《规范》还载有酒威灵仙。

【产地加工】 秋季采挖,除去泥沙,晒干。

【炮制工艺】

1. 威灵仙 取原药材,除去杂质,洗净,润透,切段,干燥。

2. 酒威灵仙 取净威灵仙段,加黄酒拌匀,闷润,待酒被吸尽后,置炒制容器内,用文火加热,炒干,取出,放凉。

每 100 kg 威灵仙,用黄酒 10 kg。

【炮制作用】 威灵仙味辛、咸,性温,归膀胱经,具有祛风除湿、通络止痛的功效。用于风湿痹痛、肢体麻木、筋脉拘挛、屈伸不利、骨鲠咽喉。生品以利湿祛痰、消诸骨鲠咽为主。如用于瘀血阻络所致痹病的瘀血痹颗粒(《药典》);治诸骨鲠咽,用威灵仙、砂仁、砂糖煎服(《纲目》)。

酒威灵仙以祛风除痹、通经止痛为主。如治痰瘀阻络所致中风的中风回春片(《药典》);治陈旧性跌打损伤的养血荣筋丸(《药典》)。

【质量要求】

1. 威灵仙 为细条形小段。表面黑褐色、棕褐色或棕黑色。水分不得过 15.0%;总灰分不得过 10.0%;酸不溶性灰分不得过 4.0%;乙醇浸出物不得少于 15.0%;含齐墩果酸和常春藤皂苷元各不得少于 0.30%。

2. 酒威灵仙 形如威灵仙。微有酒气。

【研究述要】 采用小鼠耳肿法及毛细血管通透性实验法进行抗炎实验研究,发现威灵仙不同炮制品均具镇痛、抗炎作用,其中以酒炙威灵仙的作用较强。

仙 茅

【来源】 本品为石蒜科植物仙茅 *Curculigo orchioides* Gaertn. 的干燥根茎。

【处方用名】 仙茅,酒仙茅。

【炮制沿革】 南北朝有乌豆水浸后加酒拌蒸(《雷公》)。宋代有米泔浸、糯米泔浸(《证类》),酒浸(《济生》)。明、清有米泔水浸后用酒拌蒸(《景岳》),米泔浸蒸、去皮(《正宗》),酒浸焙干(《逢原》)等。《药典》载有仙茅;《规范》还载有酒仙茅。

【产地加工】　秋、冬二季采挖,除去根头和须根,洗净,干燥。

【炮制工艺】

1. 仙茅　取原药材,除去杂质,洗净,切段,干燥。

2. 酒仙茅　取净仙茅段,加入定量的黄酒拌匀,闷润,待酒被吸尽后,置炒制容器内,用文火加热,炒干,取出,放凉。

每100 kg 仙茅,用黄酒10 kg。

【炮制作用】　仙茅味辛,性热,有毒,归肾、肝、脾经,具有补肾阳、强筋骨、祛寒湿的功效。用于阳痿精冷、筋骨痿软、腰膝冷痹、阳虚冷泻。生品有毒,以散寒祛湿、消痈肿为主。治脾肾阳虚、瘀血阻滞所致月经不调、闭经、痛经、不孕的调经促孕丸(《药典》)。

酒仙茅可降低毒性,以补肾壮阳为主。如治肾虚腰膝酸软、阳痿早泄、遗精、妇女更年期经血不调等症的参芪二仙片(《部颁标准》);治阳痿精冷,常配淫羊藿、巴戟天、阳起石等同用;治尿频、遗尿,常配菟丝子、桑螵蛸同用。

【质量要求】

1. 仙茅　为类圆形或不规则形的厚片或圆柱形小段。外表皮棕色至褐色,切面灰白色至棕褐色。气微香,味微苦、辛。水分不得过13.0%;总灰分不得过10.0%;酸不溶性灰分不得过2.0%;乙醇浸出物不得少于7.0%;含仙茅苷不得少于0.08%。

2. 酒仙茅　形如仙茅。色泽加深。微有酒气。

【研究述要】　仙茅经酒制后可明显提高活性成分仙茅苷的含量。

(田源红)

第二节　醋　炙

将净制或切制过的饮片,加入定量米醋润炒至规定程度的操作过程,称为醋炙。

醋炙中药所用的醋为符合食用卫生标准的食醋,是用米、麦、高粱或酒、酒糟等酿制而成的酸性调味料。著名的食醋有山西老陈醋、镇江香醋和浙江玫瑰米醋等。在古代又称为苦酒、酢、醯、米醋等。

炮制用醋,以米醋为佳,且陈久者良。《新修本草》规定:"惟米醋二、三年者入药,馀止可啖,不可入药也。"醋为淡黄棕色至棕色澄明液体,有特异的醋酸气味。醋主要成分为乙酸,尚有维生素、琥珀酸、草酸、山梨糖等。醋的质量要求为琥珀色或红棕色,具有食醋特有的香气,酸味柔和,回味绵长,无异味。不得检出游离酸,总酸量(以乙酸计)不得低于3.5%。

醋性温,味酸、苦甘,具有散瘀止痛、行水消肿、解毒杀虫、矫臭矫味的功效。

李时珍在《本草纲目》中总结为:"醋,酸苦温,无毒。消痈肿,散水气,杀邪毒,理诸药,消毒。治产后血运,除癥块坚积,消食,杀恶毒,破结气……治妇人心痛血气并产后及伤损,金疮出血昏运,杀一切鱼肉菜毒。"所以历代采用醋制以便于粉碎,去毒,入妇科药,入血分药等。现代研究表明:醋中的主要成分乙酸,是一种能与水混溶的亲水性有机溶剂,对植物细胞的穿透力较强,中药经醋制后能改变其物理状态,有利于成分的浸润、溶解、置换、扩散等溶出过程的进行,产生助溶作用,提高有效成分的溶出率。难溶于水的游离生物碱,能与乙酸结合,形成生物碱盐而增大溶解度,以增强疗效,如醋炙延胡索。醋还能与具腥膻气味的三甲胺类结合成盐而无臭气,起到解腥矫臭的作用。

醋制早在汉《金匮玉函经》就有记载,乌梅用苦酒渍。唐代以前还有醋浸、醋煮等。后来逐渐增加了醋蒸、醋淬等。

醋制的理论有:"用醋注肝经且资助痛。""醋取收敛。"

(一)醋炙的工艺

1. **先拌醋后炒药** 将净制或切制过的饮片,加入定量米醋拌匀,闷润,待醋被吸尽后,置炒制容器内,用文火炒干,颜色加深,取出放凉。此法适用于大多数植物类中药,如甘遂、商陆、芫花、柴胡、三棱等。

2. **先炒药后喷醋** 将净制或切制过的饮片,置炒制容器内,文火加热,不断翻动,至表面熔化发亮(树脂类)或表面颜色改变时,喷洒定量米醋,炒干,取出,摊开,放凉。此法适用于树脂类中药,如乳香、没药等。

醋的用量:每 100 kg 中药,用米醋 10～30 kg。

(二)醋炙的作用

(1)引药入肝,增强活血止痛作用:如乳香、没药、三棱、莪术等。

(2)增强疏肝行气解郁作用:如柴胡、香附、青皮、延胡索等。

(3)降低毒性,缓和药性:如京大戟、甘遂、芫花、商陆等。

(4)矫臭矫味:如乳香、没药等。

(三)注意事项

(1)若醋的用量少不易与饮片拌匀时,可加适量水稀释醋液后再拌。

(2)醋炙温度不宜过高,一般用文火,饮片受热应均匀。

(3)树脂类药材需采用先炒药后喷醋的方法;喷醋和饮片受热均需均匀,达到规定要求,迅速出锅。

柴 胡

【来源】 本品为伞形科植物柴胡 *Bupleurum chinense* DC. 或狭叶柴胡 *Bupleurum scorzonerifolium* Willd. 的干燥根,按性状不同,分别习称北柴胡及南柴胡。

【处方用名】 柴胡,醋炒柴胡。

【炮制沿革】 唐代有熬(《千金》)。宋代有焙制(《局方》)。元代有酒拌制(《丹溪》)、酒炙(《原机》)。明代有醋炒(《医学》)。清代有蜜炙(《本草汇》)、鳖血制(《长沙方歌括劝读》)。《药典》载有柴胡和醋柴胡。

炮制作用论述:"勿令犯火,立便无效也。"(《雷公》)"酒炒则升,蜜炒则和。"(《害利》)"入解表药生用,清肝炒熟用。"(《逢原》)

【产地加工】 春秋二季采挖,除去茎叶及泥沙,干燥。

【炮制工艺】

1. **柴胡** 取原药材,除去杂质及残茎,洗净,润透,切厚片,干燥。

2. **醋炒柴胡** 取净柴胡片,加米醋拌匀,闷润至透,置炒制容器内,用文火加热,炒干,取出放凉。

每 100 kg 柴胡，用米醋 20 kg。

【炮制作用】　柴胡味苦，性微寒，归肝、胆经，具疏散退热、疏肝升阳作用。生柴胡的升散作用较强，多用于解表退热。如治寒热往来的小柴胡颗粒（《药典》）；治外感风热所致感冒的止咳糖浆（《药典》）。

醋炒柴胡缓和升散之性，降低解表退热作用，并可增强疏肝止痛作用。多用于肝郁气滞的胁痛、腹痛及月经不调等症。如治肝郁气滞血阻、积聚不消的中华肝灵胶囊（《部颁标准》）；治肝郁脾虚型慢性肝炎的乙肝益气解郁颗粒（《药典》）。

【质量要求】

1. 柴胡　呈不规则的厚片。外表皮黑褐色或浅灰色，切面淡黄白色。质硬。气微香，味微苦。水分不得过 10.0%；总灰分不得过 8.0%，酸不溶性灰分不得过 3.0%；北柴胡醇溶性浸出物不得少于 11.0%；含柴胡皂苷 a 和柴胡皂苷 d 的总量不得少于 0.30%。

2. 醋柴胡　形如柴胡片，表面淡棕黄色，微有醋香气，味微苦。水分、总灰分、酸不溶性灰分同北柴胡；醇溶性浸出物不得少于 12.0%；皂苷含量同柴胡。

【研究述要】　柴胡醋炙后挥发油含量下降约 20%，总皂苷含量无变化。柴胡经过醋、酒炮制后其醇、水浸出物显著增加，醇浸出物含量顺序为：醋柴胡＞酒柴胡＞柴胡片；水浸出物含量顺序为：酒柴胡＞醋柴胡＞柴胡片。柴胡及炮制品皂苷含量结果：酒柴胡＞醋柴胡＞柴胡片，认为用酒柴胡疏肝解郁具有更好效果。挥发油含量顺序为：生柴胡＞酒柴胡＞醋柴胡。挥发油清轻上浮，能解表退热，所以临床上解表退热多用生柴胡。测定生柴胡、醋柴胡、酒柴胡中多糖含量，结果以生柴胡含量最高。认为若从提高免疫功能考虑，以生柴胡入药为佳。

醋炙柴胡能明显增强胆汁的分泌量，是其增强疏肝解郁作用的原因之一。

醋炙柴胡最佳炮制工艺为：每 100 kg 柴胡，加 60 kg 米醋，闷润 4 小时，于 140～150℃，炒 6 分钟。

莪　术

【来源】　本品为姜科植物蓬莪术 *Curcuma phaeocaulis* Val.、广西莪术 *Curcuma kwangsiensis* S. G. Lee et C. F. Liang 或温郁金 *Curcuma wenyujin* Y. H. Chen et C. Ling 的干燥根茎。

【处方用名】　莪术，醋莪术。

【炮制沿革】　南北朝有醋磨（《雷公》）。宋代有酒磨（《证类》）、酒炒（《妇人》）、醋煮（《局方》）、醋炒（《妇人》）、酒醋制（《证类》）、煨制（《圣惠方》）、慢火炮（《宝产》）、麻油煎制（《朱氏》）。元代有醋炙（《瑞竹》）、醋浸（《宝鉴》）、酒洗（《丹溪》）。明代有醋煨、纸煨（《济阴》），面煨（《普济方》）。清代有羊血拌炒、鸡血拌炒（《逢原》），蒸熟炮（《害利》）。《药典》载有莪术和醋莪术。

炮制作用论述："今人多以醋炒或煮熟入药，取其引入血分也。"（《纲目》）

【产地加工】　秋、冬二季采挖，洗净泥土，蒸或煮至透心，干燥或低温干燥后除去须根及杂质。

【炮制工艺】

1. 莪术　取原药材，除去杂质，略泡，洗净，蒸软，切薄片，干燥。

2. 醋莪术

(1) 取净莪术片,加米醋拌匀,闷润至透,置炒制容器内,用文火加热,炒至微黄色略带褐斑,取出,放凉。

(2) 取净莪术片,置煮制容器内,加米醋及适量清水浸没,用文火煮至醋汁被吸尽,内无白心时,取出,稍晾,切厚片,干燥。

每 100 kg 莪术,用米醋 20 kg。

【炮制作用】 莪术味辛、苦,性温,归肝、脾经,具行气破血、消积止痛的功效。生莪术行气消积力强,为气中血药,多用于食积胃痛、瘀疾腹痛。如治寒凝气滞血瘀,妇女痛经、少腹冷痛、月经不调的痛经宝颗粒(《药典》)。

醋莪术引药入肝经血分,增强活血止痛作用。如治食滞化热所致积滞的小儿化食丸(《药典》);治脾胃虚弱所致疳积的化积口服液(《药典》)。

【质量要求】

1. 莪术 为类圆形或椭圆形薄片。表面黄绿色或棕褐色。气微香,味微苦而辛。水分不得过 14.0%;总灰分不得过 7.0%,酸不溶性灰分不得过 2.0%;醇溶性浸出物不得少于 7.0%;挥发油不得少于 1.0%(ml/g)。

2. 醋莪术 形如莪术,色泽较暗,微黄色,偶有焦斑,角质状,具蜡样光泽,质坚脆,略有醋气。挥发油不得少于 1.0%(ml/g)。

【研究述要】 莪术置锅内煮或蒸至透心后晒干或烘干,与莪术直接晒干法挥发油含量无明显变化。认为莪术以 12 月份采挖,洗净泥土,置锅内煮或蒸至透心,晒干或烘干为宜。

比较不同炮制方法对莪术挥发油含量的影响,结果挥发油的含量顺序为:生品>炒制品>醋制品>酒制品。分析炮制对莪术挥发油成分影响的研究显示,莪术在醋制过程中部分组分消失,同时产生两个新的组分。

莪术不同炮制品均具有显著的抗血小板聚集、抗凝血及调节血液流变性作用,以醋炙莪术活血化瘀作用最为显著;以醋煮莪术抗炎作用较强。莪术不同炮制品均能明显提高小鼠的痛阈值,其中以醋煮莪术作用较为明显。

醋炙莪术最佳炮制工艺:20%醋拌匀,闷润20分钟后,置炒制容器内,100℃炒制5分钟。

香 附

【来源】 本品为莎草科植物莎草 *Cyperus rotundus* L. 的干燥根茎。

【处方用名】 香附,醋炒香附,四制香附,酒香附,香附炭。

【炮制沿革】 唐代有炒制(《理伤》)。宋代有胆汁制(《总录》)、蒸制(《洪氏》)、水煮(《传信》)、制炭(《济生方》)、酒炒(《朱氏》)、童便醋盐水制(《疮疡》)等。元代有醋煮(《活幼》)、麸炒(《瑞竹》)等。明清有醋炒、盐炒焦、巴豆制、生姜汁浸炒(《普济方》),皂角水浸(《奇效》),米泔浸炒(《婴童》),蜜水炒、醋洗焙(《本草述》),童便酒炒(《集解》),酒、醋、姜、童便的四制香附(《串雅内》)等。《药典》载有香附和醋香附;《规范》还载有四制香附、酒香附和香附炭。

炮制作用论述:"生则上行胸膈外达皮肤;熟则下走肝肾外彻腰足。炒黑则止血;得童便浸炒则入血分而补虚;盐水浸炒则入血分而润燥;青盐炒则补肾气;酒炒则行经络;醋炒则消积聚;姜汁炒则化痰饮。"(《纲目》)"童便炒,欲其下行,醋炒则理气痛。"(《景岳》)

【产地加工】 秋季采挖,燎去毛须,置沸水中略煮或蒸透后晒干,或燎后直接干燥。

【炮制工艺】

1. 香附　取原药材,除去毛须及杂质,碾成绿豆大粒块,或润透切薄片,干燥。

2. 醋炒香附　取净香附粒块或片,加入定量米醋拌匀,闷润至透,置炒制容器内,用文火加热,炒干,取出放凉。

每 100 kg 香附,用米醋 20 kg。

3. 四制香附　取净香附碎块或片,用姜汁、盐水、黄酒、米醋拌匀,闷润至透,置炒制容器内,用文火加热,炒干,取出放凉。

每 100 kg 香附,用黄酒 10 kg、米醋 10 kg、生姜 5 kg、食盐 2 kg。

4. 酒香附　取香附碎块或片,用黄酒拌匀,闷润至透,置炒制容器内,用文火加热,炒干,取出放凉。

每 100 kg 香附,用黄酒 20 kg。

5. 香附炭　取净香附,置炒制容器内,用武火加热,炒至表面焦黑色,内部焦褐色,喷淋少许清水,取出干燥。

【炮制作用】　香附味辛、微苦、微甘,性平,归肝、脾、三焦经,具有疏肝理气、调经止痛的功效。

生香附,上行胸膈,外达肌表,故多入解表剂。如治四季伤风感冒的千金茶(《部颁标准》);治妇女血虚气滞、月经不调的益坤宁酊(《部颁标准》)。

醋炒香附疏肝止痛作用增强,并能消积化滞。用于伤食腹痛、血中气滞、寒凝气滞、胃脘疼痛等证。如治疗肝郁血虚、脾失健运所致月经不调的香附丸(《药典》);用于胸脘痞闷、腹中胀痛、饮食停滞、嗳气吞酸的越鞠丸(《药典》);治肝胃不和,两胁胀满、食欲不振、呃逆呕吐、大便失调的舒肝和胃丸(《药典》)。

四制香附以行气解郁、调经散结为主。多用于胁痛、痛经、月经不调、妊伤寒、恶寒发热、中虚气滞的胃痛等症。如用于跌打损伤、瘀血肿胀及气滞血瘀所致痛经的独圣活血片(《药典》)。

酒香附能通经脉,散结滞。多用于寒疝胀痛、小肠气及瘰疬流注肿块等症。如用于疏通气血、软坚消积、清热解毒、燥湿杀虫的郁金银屑片(《药典》)

香附炭味苦涩,能止血,用于妇女崩漏不止等症。

【质量要求】

1. 香附　呈不规则碎块或不规则椭圆形薄片。表面棕黄色或棕褐色,经蒸煮者内心黄棕色或红棕色,角质样;生晒者内心为黄白色,而显粉性。质硬。气香,味微苦。水分不得过 13.0%;总灰分不得过 4.0%;醇溶性浸出物不得少于 11.5%;挥发油不得少于 1.0%(ml/g)。

2. 醋香附　形如香附,表面色泽加深,带有斑点,略有醋气。水分不得过 13.0%;总灰分不得过 4.0%;醇溶性浸出物不得少于 13.0%;挥发油不得少于 0.8%(ml/g)。

3. 四制香附　形如香附,表面深棕褐色,内呈黄褐色,具有清香气。

4. 酒香附　形如香附,表面红紫色,带有焦斑,略有酒气。

5. 香附炭　形如香附,表面焦黑色,内呈焦褐色,有焦煳气。

【研究述要】　香附挥发油中香附子烯具有雌激素样作用和抗炎作用,可能是治疗月经不调的主要成分。香附酮能抑制大鼠离体子宫的收缩,可能是治疗痛经的成分。对香附醋炙前后乙醇提取液溶出量的比较,证明醋炙之后,α-香附酮的溶出量发生了变化,醋炙香附溶出量提高了近 20%,因此醋炙可增强香附有效成分的溶出效果,对生香附和醋炙香附的水煎液也进行了同样实验,得到相似结果。醋炙香附的水溶性浸出物也明显高于生品。说明醋制香附有利于有效成分的煎出而增强疗效。据研究,醋制香附中总挥发油含量比生香附低约35%,这有利于降低香附对胃的刺激性,这一点与传统中医理论相一致。

以解痉、镇痛作用为指标,对香附生品和几种醋炙饮片(醋蒸、醋煮、醋焖)进行实验比较,结果认为醋蒸香附的解痉作用、镇痛作用均为最佳,明显优于生品。

醋炙香附最佳炮制工艺为:按20%(g/g)比例加总酸≥3.95 g/100 ml的龙门米醋,拌匀,入锅温度140～150℃,醋炙样品表面温度控制在100～110℃,醋炙时间为10分钟。

三　　棱

【来源】　本品为黑三棱科植物黑三棱 *Sparganium stoloniferum* Buch.-Ham. 的干燥块茎。

【处方用名】　三棱,醋三棱。

【炮制沿革】　唐代有火炮(《产宝》)。宋代有煨(《总录》),湿纸裹煨、乘热切焙(《洪氏》),炒炭(《朱氏》),醋拌炒(《圣惠方》),醋煮(《局方》),醋浸后煨、米煮(《三因》)等。元代有酒炒(《丹溪》),酒浸、酒煮后熬成膏(《世医》),醋炙(《瑞竹》),酒浸后巴豆炒(《宝鉴》)等。明清有火煅(《保元》),乌头炒、面裹煨(《普济方》),干漆炒、醋纸裹煨(《奇效》),醋煮后炒(《通玄》),蒸制(《本草汇》)等。《药典》载有三棱和醋三棱。

炮制作用论述:"入药须炮熟。消积须用醋浸一日,炒或煮熟焙干,入药乃良。"(《纲目》)"欲其入气,火炮。欲其入血醋炒。"(《得配》)"醋炒熟入药,较蓬术稍缓。"(《正义》)

【产地加工】　冬季至次春采挖,洗净,削去外皮,晒干。

【炮制工艺】

1. 三棱　取药材,除去杂质,浸泡,润透,切薄片,干燥。

2. 醋炒三棱　取净三棱片,加米醋拌匀,闷润至醋被吸尽,置炒制容器内,用文火加热,炒干,颜色变深时,取出放凉。

每100 kg三棱,用米醋15 kg。

【炮制作用】　三棱味辛、苦,性平,归肝、脾经,具有破血消积、行气止痛的功效。生三棱为血中气药,辛散苦泄、破瘀消积之力颇强。用于血瘀气滞所致癥瘕痞块及食积脘腹胀痛。如用于寒凝气滞血瘀,妇女痛经、少腹冷痛、月经不调的痛经宝颗粒(《药典》);如用于心气不足、瘀血内阻所致胸痹的舒心糖浆(《药典》)。

醋炒三棱入肝经走血分,增强破血祛瘀、消积止痛作用。用于妇女瘀血阻滞、月经闭止、产后瘀滞胀痛、食积脘腹胀痛、跌打损伤、瘀肿疼痛。如治跌打撞伤、积瘀肿痛、手脚麻木的跌打风湿药酒(《部颁标准》);治慢性附件炎、盆腔炎的妇炎康片(《药典》)。

【质量要求】

1. 三棱　为类圆形或类三角形薄片。切面灰白色或灰黄白色。质坚。气微,味淡,嚼之微有麻辣感。水分不得过15.0%;总灰分不得过6.0%;醇溶性浸出物不得少于7.5%。

2. 醋炒三棱　形如三棱,表面色泽加深,微有醋气。水分不得过13.0%;总灰分不得过5.0%;醇溶性浸出物不得少于7.5%。

【研究述要】　采用挥发油含量、水浸出物及黄酮类成分薄层色谱对三棱润切工艺进行比较。结果表明,减压冷浸法优于传统浸泡法和其他改进的方法。

对三棱及其不同炮制品中总黄酮和总皂苷含量测定结果表明,醋炙品中总黄酮含量和总皂苷含量最高,比生品增加50%,麸炒品最低。采用薄层扫描法及紫外分光光度法对醋三棱不同炮制品中的β-谷甾醇、总黄酮进行含量测定,结果以醋炙三棱含量最高。

黄酮芒柄素及皂苷类成分是三棱活血化瘀的主要成分。三棱经醋制后,镇痛作用较生品有所增强,这与传统中医理论认为醋制后增强散瘀止血作用相吻合。

三棱总皂苷有很强的抗血小板聚集作用,三棱及其不同炮制品均能显著抑制血小板聚集,其中以醋炙品抑制作用最强。

醋炙三棱的最佳炮制工艺为:20%的用醋量浸润10分钟,在150℃下炒制15分钟。

青　皮

【来源】　本品为芸香科植物橘 *Citrus reticulata* Blanco 及其栽培变种的干燥幼果或未成熟果实的果皮。

【处方用名】　青皮,醋炒青皮。

【炮制沿革】　唐代有去白炒(《理伤》)。宋代有面炒(《博济》),麦麸炒(《局方》),焙制(《总微》),米醋熬(《三因》),略炒、炒令变紫黑色(《朱氏》)等。元代有水蛭炒(《世医》)。明代有火炮、制炭(《普济方》),盐制(《医学》),米醋洗(《景岳》)等。清代有醋拌炒黑(《尊生》),炙制、蒸制(《全生集》),酒炒(《幼幼》),蜜水炒(《医醇》)等。《药典》载有青皮和醋青皮。

炮制作用论述:"疏肝气积滞用醋炒燥。"(《粹言》)"用醋炒者缓之敛之,制其慓悍之性,引以入肝也。"(《便读》)

【产地加工】　5～6月收集自落的幼果,晒干,习称"个青皮";7～8月采收未成熟的果实,在果皮上纵剖成四瓣至基部,除尽瓤瓣,晒干,习称"四花青皮"。

【炮制工艺】

1. 青皮　取原药材,除去杂质,洗净,闷润,切厚片或丝,干燥。筛去碎屑。

2. 醋炒青皮　取净青皮丝或片,用米醋拌匀,闷透,置炒制容器内,用文火加热,炒干,表面黄色,取出放凉。

每100 kg青皮,用米醋15 kg。

【炮制作用】　青皮味苦、辛,性温,归肝、胆、胃经,具有疏肝破气、消积化滞的功效。生青皮性烈,辛散力强,破气消积力胜。多用于饮食积滞、癥积痞块。如治脾胃积热、风热上攻所致头痛身热、口干口臭、便秘燥结的齿痛消炎灵颗粒(《药典》);治外感风寒、肺气不宣所致咳喘的风寒咳嗽颗粒(《药典》)。

醋青皮缓和辛烈之性,并能增强疏肝止痛、消积化滞的作用。用于胁肋胀痛、乳房胀痛、疝气疼痛。如治肝火旺盛,目赤肿痛、视物昏暗、羞明流泪的黄连羊肝丸(《药典》);治气、血、痰、湿、食、火郁结的六郁丸(《部颁标准》)。

【质量要求】

1. 青皮　为类圆形厚片或条形丝片。切面黄白色或淡黄色。质硬脆。气香,味酸苦、辛。含橙皮苷不得少于5.0%。

2. 醋炒青皮　形如青皮,色泽加深,微有醋气。含橙皮苷不得少于3.0%。

【研究述要】　对青皮、醋炒青皮进行对比研究,结果青皮醋炙后挥发油含量和物理常数发生了变化,且与炮制加醋、加热密切相关。青皮醋炙后挥发油成分未见质变,只见量变。

对青皮不同炮制品中黄酮类成分进行比较,结果青皮、醋青皮及拌米醋烘青皮的薄层色谱行为一致;生青皮中总黄酮和橙皮苷含量最高,醋炙后两者含量均降低,分别较生品减少12.52%和7.01%。

随着烘制温度的升高,烘制时间的延长,青皮不同烘制品中总黄酮和橙皮苷的含量会逐渐减少。结果表明,175℃烘制10分钟的样品与传统醋炙品的外观特征最为相似,橙皮苷含量相等,而总黄酮含量略高于传统醋炙品。

采用小鼠扭体法、热板法对青皮不同炮制品进行镇痛作用研究,发现青皮经醋炙后,镇痛作用增强且持久。

青皮醋炙最佳炮制工艺为:加10%醋,焖润时间3小时,温度200℃,炒制时间8分钟。

艾　叶(彩图23)

【来源】　本品为菊科植物艾 *Artemisia argyi* Lévl. et Vant. 的干燥叶。

【处方用名】　艾叶,醋炒艾叶,醋艾叶炭,艾叶炭。

【炮制沿革】　唐代有熬(《千金翼》)、炙(《外台》)、烧灰(《千金》)等。宋代有微炒(《圣惠方》)、醋煮(《总录》)、醋炒(《局方》)、醋蒸(《朱氏》)、炒焦(《百问》)等。元代有盐炒(《宝鉴》)。明代有酒炒(《奇效》)、酒醋制(《普济方》)、香附酒醋制(《济阴》)、枣制(《准绳》)、泔制(《宋氏》)等。《药典》载有艾叶和醋艾炭;《规范》还载有醋艾叶和艾叶炭。

炮制作用论述:"生用则凉,熟用则热。"(《通玄》)"凡用艾叶,须用陈久者,治令细软,谓之熟艾。若生艾灸火,则伤人肌脉。"(《纲目》)"调经加醋艾。"(《集解》)"酒制助其焰,醋炒制其燥火。"(《得配》)

【产地加工】　夏季花未开时采摘,除去杂质,晒干。

【炮制工艺】

1. 艾叶　取原药材,除去杂质及梗,筛去灰屑。

2. 醋炒艾叶　取净艾叶,加米醋拌匀,闷润至透,置炒制容器内,用文火炒干,颜色加深,取出放凉。

每100 kg艾叶,用米醋15 kg。

3. 醋艾叶炭　取净艾叶,置炒制容器内,用中火炒至表面黑褐色,分次喷醋,文火炒干,取出放凉。

每100 kg艾叶,用米醋15 kg。

4. 艾叶炭　取净艾叶,置炒制容器内,用中火炒至表面黑褐色,喷淋少许清水,文火炒干,取出,放凉。

【炮制作用】　艾叶味辛、苦,性温,有小毒,归肝、脾、肾经,具有散寒止痛、温经止血的功效。

生艾叶,气芳香,可以入血,辛热可以解寒,擅于理气血、散风寒湿邪,但对胃有刺激性,故多外用,或捣绒做成艾卷或艾炷。如用于风寒湿痹,肌肉酸麻、关节四肢疼痛、脘腹冷痛的药艾条(《药典》);用于失血过多、面色萎黄、月经不调、小腹冷痛的妇康宝口服液(《部颁标准》)。

醋炒艾叶温而不燥,对胃的刺激性缓和,增强逐寒止痛作用。多用于虚寒之证。如用于孕妇气血不调、胎动不安的十二太保丸(《部颁标准》)。

醋艾叶炭温经止血作用增强,多用于虚寒性出血证。如用于风寒湿痹、肌肉酸麻、关节四肢疼痛的无烟灸条(《药典》);用于血虚气滞所致月经不调的妇康宁片(《药典》)。

艾叶炭辛散之性大减,温经止血力强,多用于崩漏下血、月经过多证。如用于闪挫伤胎、习惯性小产、难产的保胎无忧片(《部颁标准》);治疗月经不调、子宫虚冷的艾附暖宫丸(《药典》)。

【质量要求】

1. 艾叶　为皱缩破碎叶片,有短柄。叶面灰绿色或深黄绿色。质柔软。气清香,味苦。水分不得过 15.0%;总灰分不得过 12.0%,酸不溶性灰分不得过 3.0%;含桉油精不得少于0.050%。

2. 醋艾叶炭　表面黑褐色,略带醋气。

3. 醋炒艾叶　表面灰褐色,清香气淡,略具醋气。

4. 艾叶炭　形如醋艾叶炭,无醋气。

【研究述要】　艾叶中主含挥发油,对胃有刺激性,并且油中含神经毒物质——侧柏酮,制炭后可大部分破坏。

对生艾叶及其炮制品中的挥发油、鞣质含量及止血作用进行研究,发现生品的挥发油含量最高,其次为焖煅品,认为制炭时采用焖煅的方法,有效成分损失可减少。鞣质含量除炒焦品较生品低外,三种制炭品均较生艾叶相对增加。以艾叶挥发油、鞣质及小鼠的凝血时间、出血时间为指标,对艾叶生品、炒炭品及不同温度、时间下的烘制品进行实验,结果艾叶经加热炮制后,挥发油含量大量降低,且随温度的升高、时间的延长呈逐渐降低的趋势。

艾叶生品鞣质含量最高,却无明显的止血作用,艾叶炒炭或烘制后均有明显止血作用,以180℃烘 10、20 分钟和 200℃烘 10 分钟的样品止血作用较强,鞣质含量却未见相应增加,相反有不同程度的降低,说明艾叶止血作用的强弱与鞣质含量的高低关系不大。对艾叶及其炮制品的止血实验结果表明,生艾叶、焦艾叶无显著性差别,炒艾炭、醋艾炭具有显著性差别,焖煅炭则具有极显著性差别,证明艾叶制后可加强止血作用,其中以焖煅炭止血作用最强。

延 胡 索 (彩图 24)

【来源】　本品为罂粟科植物延胡索 *Corydalis yanhusuo* W. T. Wang 的干燥块茎。

【处方用名】　延胡索,元胡,醋延胡索,醋元胡,酒延胡索,酒元胡。

【炮制沿革】　宋代有炒制、醋炒(《博济》),熬制(《证类》),粳米炒(《总录》),拌糯米炒(《局方》),醋煮(《济生方》),盐炒(《朱氏》)等。明清有炮、煨炒、米醋炙(《普济方》),醋纸包煨(《医学》),酒煮、酒磨服(《入门》),酒炒(《回春》),醋蒸、酒蒸(《乘雅》),酒焙(《治裁》)等。《药典》载有延胡索和醋延胡索;《规范》还载有酒延胡索。

炮制作用论述:"上部酒炒用,中部醋炒用,下部盐水炒。"(《本草通玄》)"生用破血,炒用调血,酒炒行血。"(《说约》)

【产地加工】　夏初茎叶枯萎时采挖,除去须根,洗净,置沸水中煮至恰无白心时,取出,干燥。

【炮制工艺】

1. 延胡索　取原药材,除去杂质,洗净,稍浸,润透,切厚片,干燥;或用时捣碎。

2. 醋延胡索

(1)取净延胡索片或颗粒,加米醋拌匀,闷润至透,置炒制容器内,用文火加热,炒干,颜色加深,取出放凉。

(2) 取净延胡索片或颗粒,加入用适量清水稀释的米醋液中,煮至醋液被吸尽,取出,切片或干燥后捣碎。

每 100 kg 延胡索,用米醋 25 kg。

3. 酒延胡索 取净延胡索片或碎块,加黄酒拌匀,闷润至透,置炒制容器内,用文火加热,炒干,颜色加深,取出放凉。

每 100 kg 延胡索,用黄酒 20 kg。

【炮制作用】 延胡索味辛、苦,性温,归心、肝、脾经,具有活血、行气、止痛的功效。

生延胡索以活血化瘀力胜。多用于心血瘀滞、胸痹心痛。如治跌打损伤、筋骨肿痛的沈阳红药胶囊(《药典》);治脾胃虚弱、食欲不振、寒凝胃痛、脘腹胀满的仲景胃灵丸(《药典》)。

醋延胡索引药入肝经,止痛成分易于溶出,利气止痛作用增强。用于肝郁气滞之脘腹疼痛、经闭腹痛、产后瘀阻疼痛及跌扑肿痛等,如治气滞血瘀的胃痛、肋痛、头痛及痛经的元胡止痛片(《药典》);治气虚血瘀、痰阻脉络、心阳失展所致胸痹的镇心痛口服液(《药典》)。

酒延胡索活血化瘀止痛作用增强。用于跌打损伤、血瘀疼痛、产后瘀阻、恶露不尽。

【质量要求】

1. 延胡索 呈圆形薄片或不规则的碎颗粒。表面黄色或黄褐色。质硬而脆。气微,味苦。水分不得过 15.0%;总灰分不得过 4.0%;醇溶性浸出物不得少于 13.0%;含延胡索乙素不得少于 0.040%。

2. 醋延胡索 形如延胡索,表面深黄色或焦黄色,味苦,略有醋气。水分、总灰分、醇溶性浸出物含量要求同延胡索;延胡索乙素含量要求同延胡索。

3. 酒延胡索 形如延胡索,表面深黄色或焦黄色,略有酒气。

【研究述要】 经延胡索生品及其炮制品对比分析,发现延胡索经醋炙后,其水煎液中总生物碱含量显著增高,脱氢延胡索乙素和巴马亭的含量,醋炙品明显高于生品。酒炒延胡索煎液总生物碱含量最低。而用多元酸如酒石酸和柠檬酸炮制的延胡索其水煎液中总生物碱含量均比醋炒法高。对延胡索炮制品应用的研究证明,醋炙能通过提高水煎液中总生物碱和延胡索乙素的含量,而增强止痛作用。但醋炒加热却使延胡索中季铵碱含量下降。

延胡索经炮制后水提液中生物碱含量均有所提高,醇提液中生物碱含量也有上升的趋势;延胡索鲜品直接经醋炙、醋煮、酒炙处理后,去氢紫堇碱含量较高,延胡索在产地水煮后延胡索乙素含量较高。研究认为加热可能会导致延胡索部分季胺型生物碱成分的破坏,将净延胡索粉碎成粗颗粒后,拌醋,闷润后晾干使用,既可增加生物碱的煎出,又减少了加热对生物碱类成分的破坏,并且操作简便,利于推广。

醋炙延胡索的镇痛作用强于生品,其中以醋烘品为优。从热板法止痛试验结果看,传统醋炙延胡索止痛效果曲线和产地醋炙延胡索效果曲线相似,但是产地醋炙延胡索痛阈值增加,止痛效果较好。急性毒性试验表明产地醋炙延胡索的毒性稍低,传统与产地醋炙延胡索样品液 LD_{50} 分别为 135.76、146.55 g/kg。

临床验证表明酒石酸法炮制的延胡索止痛效果优于醋炙延胡索,可以避免醋炙延胡索时的高温处理。药理研究表明灌以醋炙延胡索水煎液的小鼠的耐缺氧能力明显低于灌以延胡索水煎液的小鼠,延胡索中叔胺碱无增强小鼠耐缺氧能力的作用。醋炙延胡索水煎液中季胺碱含量明显低于延胡索水煎液。因此若将延胡索用于治疗冠心病,以生品为好。

醋炙延胡索最佳炮制工艺:破碎粒度 0.6~0.7 cm,加醋 40%,拌润 2 小时,炒温为

120℃,取出、摊开晾凉。

乳 香

【来源】 本品为橄榄科植物乳香树 *Boswellia carterii* Birdw. 及同属植物 *Boswellia bhaw-dajiana* Birdw. 树皮渗出树脂。分为索马里乳香和埃塞俄比亚乳香。每种乳香又分为乳香珠和原乳香。

【处方用名】 乳香,炒乳香,醋乳香,炙乳香。

【炮制沿革】 唐代有研(《产宝》)。宋代有炒制(《证类》),米制、姜制(《总录》),醋制(《局方》),酒制(《洪氏》),竹叶制(《宝产》),去油制(《扁鹊》)。明清有煮制、煅制(《普济方》),焙制(《保元》),炙制(《景岳》),乳制(《大法》),黄连制(《普济方》),灯心制(《奇效》),童便酒制(《金鉴》)等。《规范》载有乳香、醋乳香和炒乳香。

炮制作用论述:"入丸散微炒杀毒,得不黏。"(《证类》)

【产地加工】 春、夏两季均可采收。采收时将树干的皮部由下向上顺序切伤,使树脂从伤口渗出,数天后凝成块状即可采收。

【炮制工艺】

1. **乳香** 取原药材,除去杂质,捣碎。

2. **醋炒乳香** 取净乳香,置炒制容器内,用文火加热,炒至起烟,表面微熔,分次喷淋米醋,再炒至表面呈油亮光泽,取出放凉。

每 100 kg 乳香,用米醋 10 kg。

3. **炒乳香** 取净乳香,置炒制容器内,用文火加热,炒至起烟,表面油黄色显油亮光泽,取出放凉。

【炮制作用】 乳香味辛、苦,性温,归心、肝、脾经,具有活血行气、通经止痛、消肿生肌功效。

生乳香气味辛烈,对胃有较强的刺激性,易引起恶心呕吐,活血消肿、止痛力强。多用于跌扑损伤、瘀血肿痛、疮溃不敛或外用。如用于寒凝气滞,少腹冷痛、脘腹痞满、大便溏泻的暖脐膏(《药典》);治扭挫伤痛、风湿痹痛、冻疮红肿的风痛灵(《部颁标准》)。

醋炒乳香主入肝经血分,增强散瘀止血、理气止痛、收敛生肌的功效,并可缓和刺激性,且便于服用,易于粉碎,矫臭矫味。如治跌打损伤、闪腰挫气的伤痛宁片(《药典》);治跌打损伤、闪腰岔气、伤筋动骨、血瘀肿痛的舒筋活血定痛散(《药典》)。

炒乳香能缓和刺激性,方便服用和粉碎。功用与生乳香相同。如治风湿性关节炎、类风湿的风湿马钱片(《药典》)。

【质量要求】

1. **乳香** 呈不规则乳头状小颗粒或小团块状。表面深黄色。质坚脆,有黏性。气香,味苦、辛。杂质乳香珠不得过 2.0%,原乳香不得过 10.0%;索马里乳香含挥发油不得少于 6.0%(ml/g),埃塞俄比亚乳香含挥发油不得少于 2.0%(ml/g)。

2. **醋炒乳香** 形如乳香,表面深黄色,显油亮,略有醋气。

3. **炒乳香** 形如乳香,表面油黄色,质坚脆,有特异香气。

【研究述要】 用 GC 内标法测定乳香生品及其炮制品中乙酸辛酯和 1-辛醇的含量。结果表明,生乳香乙酸辛酯和辛醇含量高,醋制后均略有下降,水制后明显减少。用不同方法炮制乳香,挥发油含量均有降低,其中加热温度在 315℃ 以上的炮制品,其挥发油的含量极少或几乎除尽。

乳香挥发油具有明显的毒性和强烈的刺激性,因此,应通过炮制除去部分挥发油,以缓和刺激性,减少不良反应。但乳香镇痛作用的有效成分亦为挥发油。因此,乳香在炮制过程中温度不宜过高,以免使树脂发生质变。

乳香中总三萜类有机酸是其抗炎、镇痛、抗免疫的主要有效部位,乳香酸中 11 -羰基-β-乙酰乳香酸可通过抑制肿瘤血管新生来抑制肿瘤的生长。乳香清炒品和醋炙品的 11 -羰基-β-乙酰乳香酸含量均比生品有所增加。

乳香及其炮制品对动物急性炎症模型均具有很好的抗炎作用,其抗炎作用是:清炒品＞醋炙品＞生品,且清炒品和生品、醋炙品有显著性差异。

乳香烘制最佳炮制工艺为:温度 120℃,烘烤时间 2 小时,放置厚度 1 cm,饮片直径0.5 cm。

没　　药

【来源】　本品为橄榄科植物地丁树 *Commiphora myrrha* Engl. 或哈地丁树 *Commiphora molmol* Engl. 的干燥胶树脂。分天然没药和胶质没药。

【处方用名】　没药,醋没药,炒没药。

【炮制沿革】　唐代有研(《产宝》)。宋代有酒制(《传信》)、童便制(《苏沈》)、蒸制(《总录》)、去油制(《扁鹊》)。明代有药汁制(《普济方》)、炒制(《原始》)、制霜(《普济方》)。清代有灯心炒(《全生集》)、童便酒制(《金鉴》)等。《规范》载有没药、醋没药和炒没药。

【产地加工】　11 月至次年 2 月间,将树刺伤,树脂由创口流出,在空气中渐渐变成红棕色硬块,采用时拣去杂质。

【炮制工艺】

1. **没药**　取原药材,除去杂质,捣碎或剁碎。

2. **醋炒没药**　取净没药块,置炒制容器内,用文火炒至起烟,表面微熔,分次喷淋米醋,再炒至表面显油亮光泽时,取出放凉。

每 100 kg 没药,用米醋 10 kg。

3. **炒没药**　取净没药,置炒制容器内,用文火炒至起烟,表面呈油亮光泽时,取出放凉。

【炮制作用】　没药味苦、性平,归心、肝、脾经,具有活血止痛、消肿生肌的功效。

生没药气味浓烈,对胃有一定的刺激性,容易引起恶心、呕吐,故多外用。生品化瘀力强,也用于瘀损肿痛、跌扑损伤、骨折筋伤等证。如治跌打撞伤、积瘀肿痛的跌打风湿药酒(《部颁标准》);治挫伤痛、风湿痹痛、冻疮红肿的风痛灵(《部颁标准》)。

醋炒没药增强活血止痛、收敛生肌作用,缓和刺激性,便于服用,易于粉碎,并能矫臭矫味。如治跌打损伤、瘀血肿痛的九分散(《药典》);治风寒湿痹的小活络丸(《药典》)。

炒没药能缓和刺激性,方便服用和粉碎。功用与生没药相同。如治风湿性关节炎、类风湿的风湿马钱片(《药典》)。

【质量要求】

1. **没药**　呈颗粒状或不规则块状。红棕色或黄棕色,表面粗糙。质坚脆。气特异,味苦而微辛。杂质天然没药不得过 10.0%,胶质没药不得过 15.0%;总灰分不得过 15.0%,酸不溶性灰分不得过 10.0%;含挥发油天然没药不得少于 4.0%,胶质没药不得少于 2.0%。

2. **醋炒没药**　形如没药,表面黑褐色或棕黑色,油亮,略有醋气。酸不溶性灰分不得过 8.0%;含挥发油不得少于 2.0%。

3. **炒没药**　形如没药,表面黑褐色或棕黑色,有光泽,气微香。

【**研究述要**】　清炒、醋炒、灯心草炒法不能有效地除去粘附于没药之中的树皮、碎木、碎石等杂质。传统水煮法虽能较好地除去杂质,但药材损耗较大。改用水浴加热溶化,滤去杂质,水浴浓缩成膏,60℃烘至不黏手,取出放凉的方法炮制,收得率较传统水煮法高(61.2%),水、醇浸出物及挥发油含量均较高,薄层图谱基本与原生药一致,同时杂质少,洁净,色泽均匀,无焦化现象,刺激小,容易粉碎。

经没药及其炮制品对比分析,发现没药炮制后挥发油总量明显减少,挥发油中低沸点化学成分及其含量亦有所减少。生品挥发油含量最高,其化学成分及含量最多,醋制品次之,炒制品最少。

临床应用没药时,由于炮制欠当,有服后出现恶心、呕吐反应的报道。没药入煎剂,煎出成分少,并且会粘附其他药材,影响整个方剂的煎出,采用减量(原使用量的 1/3 至 1/5)研末,投入其他药的煎液中,文火炖溶至沸后服用。既可节省药材,又可保证疗效。

没药最佳烘制工艺为 125℃烘 2.5 小时,药物直径为 0.5 cm。

芫　花

【**来源**】　本品为瑞香科植物芫花 *Daphne genkwa* Sieb. et Zucc. 的干燥花蕾。

【**处方用名**】　生芫花,醋芫花。

【**炮制沿革**】　汉代有熬(《玉函》)。唐代有炒(《外台》)。宋代有醋炙(《百问》),醋煮(《史载》),醋炒、酒炒(《圣惠方》),制炭(《指迷》)等。明清有醋泡(《良朋》)、醋煨(《普济方》)等。《药典》载有生芫花和醋芫花。

炮制作用论述:"煮醋数沸,漉出渍水一宵,复曝干用,才免毒害。"(《蒙筌》)

【**产地加工**】　春季花未开放时采收,除去杂质,干燥。

【**炮制工艺**】

1. **生芫花**　取原药材,除去杂质及梗、叶,筛去灰屑。

2. **醋炒芫花**　取净芫花,加米醋拌匀,闷润至透,置炒制容器内,用文火炒干,颜色加深,取出放凉。

每 100 kg 芫花,用米醋 30 kg。

【**炮制作用**】　芫花味苦、辛,性温,有毒,归肺、脾、肾经,具有泻水逐饮、解毒杀虫的功效。

生芫花,有毒,峻泻逐水力较猛,较少内服,用于水肿胀满、胸腹积水、痰饮积聚、气逆喘咳、二便不利;外治疥癣秃疮、冻疮。如用于风湿阻络所致痹病的消络痛片(《药典》)。

醋炒芫花毒性降低,缓和泻下作用和腹痛症状。如治慢性支气管炎及支气管炎合并肺气肿的祛痰止咳冲剂(《部颁标准》);治水饮积滞、腹水肿胀的十枣丸(《部颁标准》)。

【**质量要求**】

1. **生芫花**　花蕾呈棒槌状,稍压扁,多数弯曲,簇生。质软。气微,味微辛。醇溶性浸出物不得少于 20.0%;含芫花素不得少于 0.20%。

2. **醋芫花**　形如芫花,表面黄褐色至灰褐色,有醋香气。

【研究述要】　经芫花及其炮制品对比分析,发现醋炙芫花中羟基芫花素、芫花素的含量均高于生芫花;芫花在炮制过程中受乙酸和加热的影响,芫花苷发生了水解,芫花苷元含量增加,提高了芫花镇咳有效成分的含量。芫花经醋炙后,挥发油含量降低,颜色加深,化学组分及组分间的相对含量均发生了改变,其中棕榈酸、油酸和亚油酸的含量醋炙后相对增加,其所含的二萜类成分、黄酮类成分及香豆素类成分无明显影响;醋炙芫花中 3′-羟基芫花素含量比生芫花略高。

在相同实验条件下,醋煮芫花的石油醚提取物薄层色谱比生品和醋炙品少一个斑点,而且醋煮芫花石油醚与乙酸乙酯提取物的紫外吸收光谱与生品及醋炙品不同,认为醋煮芫花的化学成分发生了较大的变化。芫花经炮制后,芫花素的含量均有不同程度的降低,由高至低依次是:生品＞醋炙品＞高压蒸品＞清蒸品＞醋煮品＞水煮品。水煮芫花中芫花酯甲的含量比生芫花高约 11％,而其他几种炮制品芫花酯甲含量均降低,降低率依次为醋炙芫花(45％)＞醋煮芫花(18％)＞清蒸芫花、高压蒸芫花(10％)。

醋炙芫花确能减低芫花的毒性。急性毒性芫花醇浸剂较大,而水浸剂和水煎剂较小,后两者毒性相近。三种制剂中生芫花的毒性较醋芫花大。在水浸剂和水煎剂中,生芫花的毒性较醋芫花大 1 倍;而在醇浸剂中,生芫花的毒性较醋芫花大 7 倍多,说明生芫花醋制后确能使其毒性减低。生芫花与醋芫花对兔离体回肠的作用相似,小剂量兴奋大剂量抑制;对小鼠肠蠕动作用,生芫花呈抑制作用而醋芫花似有轻度兴奋作用。生芫花与醋芫花的醇浸剂对小鼠与大鼠均无导泻作用,对兔有轻度导泻作用,对犬则产生呕吐和轻度导泻作用,生芫花与醋芫花对兔与犬的作用无明显不同。刺激性实验表明,芫花挥发油对眼结膜有一定刺激作用,醋炙后可降低其刺激性。

醋炙芫花最佳炮制工艺为:每 100 kg 芫花,用 60 kg 水将 30 kg 米醋稀释后与芫花拌匀,闷 1 小时,置滚筒式炒药机中,文火炒至近干,挂火色后取出。

甘　　遂

【来源】　本品为大戟科植物甘遂 *Euphorbia kansui* T. N. Liou ex T. P. Wang 的干燥块根。

【处方用名】　生甘遂,醋甘遂。

【炮制沿革】　晋代有猪肾炙(《肘后》)、熬(《范汪方》)。南北朝有甘草、荠苨复制(《雷公》)。宋代有煨(《圣惠方》),炒(《博济》),胡麻炒(《圣惠方》),醋炒、酥炒、麸炒及炮法(《总录》)。金元时有面裹煮、荷叶包煨(《儒门》),面裹浸、水浸、水煮(《丹溪》)。明代有大麦炒(《普济方》),面包煨(《准绳》)。清代有甘草煎汤浸、面裹、糠火煨(《治全》),淘制(《本草汇》)等。《药典》载有生甘遂和醋甘遂。

炮制作用论述:"面煨熟用,以去其毒。"(《纲目》)

【产地加工】　春季开花前或秋末茎叶枯萎后采挖,撞去外皮,晒干。

【炮制工艺】

1. 生甘遂　取原药材,除去杂质,洗净,晒干,筛去灰屑。

2. 醋炒甘遂　取净甘遂,加米醋拌匀,闷透,置炒制容器内,用文火炒干,颜色加深,取出晾干。

每 100 kg 甘遂,用米醋 30 kg。

【炮制作用】　甘遂味苦，性寒，有毒，归肺、肾、大肠经，具有泻水逐饮的功效。

生甘遂有毒，药力峻烈，临床多外用，入汤剂宜先煎久煎。可用于痈疽疮毒、胸腹积水、二便不通。如治单纯型慢性气管炎、喘息型慢性气管炎、哮喘的咳喘膏（《部颁标准》）；治感受暑邪，时行痧气，头晕胸闷、腹痛吐泻的庆余辟瘟丹（《药典》）。

醋炒甘遂毒性减低，峻泻作用缓和。用于腹水胀满、痰饮积聚、气逆喘咳、风痰癫痫、二便不利。如治痰涎水饮停于胸膈，胸胁隐痛，咳喘痛甚的控涎丸（《药典》）；治用于慢性支气管炎合并肺气肿、肺心病所引起的痰多、咳嗽、喘息等症的祛痰止咳冲剂（《部颁标准》）。

【质量要求】

1. 生甘遂　呈椭圆形或不规则长纺锤形。表面黄白色，有棕色斑纹。质脆。气微，味微甘而辣。

2. 醋炒甘遂　形如甘遂，粉性不明显，表面棕黄色，偶有焦斑，略有醋气。水分不得过12.0%；总灰分不得过 3.0%；醇溶性浸出物不得少于 15.0%；含大戟二烯醇不得少于0.12%。

【研究述要】　对甘遂生品及醋制品醇提取液和水提取液进行高效液相色谱分析，结果：甘遂经过炮制后水煎液中，有 7 个原有成分消失，产生了 4 个新成分，同时有 4 个成分的含量显著下降；甘遂炮制后的醇提取液中原有的 2 个成分消失，有 1 个新成分生成，同时有 1 个成分的含量下降，6 个成分的含量显著上升。认为甘遂炮制增效、减毒的物质基础可能是有毒成分的消失或含量减少，这些消失或含量减少的成分转变成了新成分或者在水中溶解度小而在醇中溶解度大的成分。

生甘遂与醋炒甘遂均有明显的泻下作用，但生甘遂较醋制甘遂的泻下作用强，毒性亦较大，说明甘遂经醋制后确能降低毒性，缓和峻泻作用。同时亦观察到，小鼠口服生甘遂或醋甘遂乙醇提取后的残渣部分，无泻下作用，口服制甘遂煎液的泻下作用亦不明显。可见甘遂的有效成分存在于乙醇浸膏内，可能是一种难溶于水的黄色树脂状物质。说明甘遂多入丸散制剂，而不宜入汤剂煎服是有道理的。加热处理甘遂可使其毒性及一般药理活性（包括利尿）皆降低。

通过对甘遂炮制前后的促癌活性、致突变活性、急性毒性及润肠泻下活性进行的比较研究，结果甘遂生品及炮制品均无致突变作用，但具有体外激活 EBV、EA 活性，皮肤刺激作用及促肿瘤发生作用和泻下作用，只是甘遂经醋制、甘草制后可减弱上述作用。

商　陆

【来源】　本品为商陆科植物商陆 *Phytolacca acinosa* Roxb. 或垂序商陆 *Phytolacca americana* L. 的干燥根。

【处方用名】　生商陆，醋商陆。

【炮制沿革】　先秦时有醋渍（《病方》）。汉代有熬（《玉函》）。南北朝有豆叶蒸（《雷公》）。宋代有炒令黄（《圣惠方》）。明代有绿豆蒸（《入门》）、豆汤浸（《原始》）、黑豆蒸（《必读》）。清代有炒干酒浸（《本草述》），醋炒（《辑要》），煮熟、绿豆煮（《握灵》）等。《药典》载有生商陆和醋商陆。

炮制作用论述："瘰疬痈肿喉痹，薄切醋炒，涂喉中良。"（《辑要》）"湿气脚软，商陆切细煮熟，更以绿豆同煮为饭，每食之，以瘥为度，最效。"（《握灵》）

【产地加工】 秋季至次春采挖,除去须根及泥沙,切成块或片,晒干或阴干。

【炮制工艺】

1. 生商陆 取原药材,除去杂质,洗净,润透,切厚片或块,干燥。

2. 醋炒商陆 取净商陆片,加米醋拌匀,闷润至透,置炒制容器内,用文火炒干,取出放凉。

每 100 kg 商陆,用米醋 30 kg。

【炮制作用】 商陆味苦,性寒,有毒,归肺、脾、肾、大肠经,具有逐水消肿、通利二便、解毒散结的功效。生商陆有毒,擅于消肿解毒。如治吐血、咯血、痰中带血、咳嗽、痰喘、气急的达肺草(《部颁标准》)。

醋炒商陆毒性降低,缓和峻泻作用,以逐水消肿为主。如用于治疗慢性气管炎,尤其是老年性气管炎的痰净片(《部颁标准》)。

【质量要求】

1. 生商陆 为不规则的厚片。表面淡棕黄色或淡黄棕色,有凹凸不平的棕色同心环纹。质坚。气微,味稍甜,久嚼麻舌。杂质不得过 2.0%;水分不得过 13.0%;酸不溶性灰分不得过 2.5%;水溶性浸出物不得少于 10.0%;含商路皂苷甲不得少于 0.15%。

2. 醋炒商陆 形如商陆,表面呈棕黄色,略有醋气。酸不溶性灰分不得过 2.0%;水溶性浸出物不得少于 15.0%;含商路皂苷甲不得少于 0.20%。

【研究述要】 以水溶性浸出物含量为指标,对洗润、淋润、泡润三种软化方法进行比较,结果以淋润软化方法,且切成细丝片(3 mm×3 mm×30 mm)水溶性浸出物量为多。

商陆中具有代表性毒性成分为商陆毒素(商陆皂苷甲)和组织胺,为商陆的主要毒性成分,内服可麻痹中枢神经系统,造成呼吸困难和运动障碍,语言不清,严重者出现心脏麻痹而死亡。此外商陆毒素还具有泻下作用,溶于水;组织胺具有刺激性,易溶于水。商陆醋炙或清蒸 1 小时后,商陆皂苷甲含量升高,醋蒸、清蒸 10 小时、绿豆蒸、高压蒸后,商陆皂苷甲含量下降,尤以醋蒸品下降明显。

商陆不同炮制品(醋炒、醋蒸、醋煮、水煮、清蒸)的毒性均比生品商陆降低,其中局部刺激性降低 16.7%~83.3%,LD_{50} 提高 1.66~10.47 倍;而祛痰作用提高 1.10~1.57 倍,但利尿作用多数降低 16.0%~45.0%。这与商陆传统炮制目的降低毒性,提高祛痰作用,以及缓和利尿逐水功效是一致的。

采用大鼠和小鼠胃肠道试验及家兔眼结膜刺激性试验,发现商陆经醋炙后,商陆对动物黏膜的刺激性显著减弱。

醋炙商陆最佳炮制工艺为:加入 30%醋拌匀,闷润至醋被吸尽,于 120℃炒制 30 分钟。

京 大 戟

【来源】 本品为大戟科植物大戟 *Euphorbia pekinensis* Rupr. 的干燥根。

【处方用名】 生京大戟,醋京大戟。

【炮制沿革】 南北朝有海芋叶拌蒸(《雷公》)。唐代有熬令变色、炒令黄色(《外台》)。宋代有麸炒制、水煮、浆水煮、米泔水浸、酒制(《总录》),生姜汁和面裹煨(《圣惠方》)等。金、元时期有酒浸煮(《儒门》)。明、清有醋浸炒(《景岳》)、蒸制(《入门》)、盐水炒(《串雅补》)等。《药典》载有生京大戟和醋京大戟。

【产地加工】 秋、冬二季采挖,洗净、晒干。

【炮制工艺】

1. **生大戟** 取原药材,除去杂质,洗净,润透,切厚片,晒干。

2. **醋大戟**

(1) 取净大戟片,加入米醋拌匀,闷润至透,置炒制容器内,用文火炒干,取出放凉。

(2) 取净大戟片,置煮制容器内,加米醋及适量净水浸没,用文火煮至醋汁被吸尽,内无白心时,取出,稍晾,切厚片,干燥。

每 100 kg 京大戟,用米醋 30 kg。

【炮制作用】 大戟味苦,性寒,有毒,归肺、脾、肾经,具有泻水逐饮、消肿散结的功效。用于水肿、水臌、痰饮、胸胁积液、瘰疬、痈肿疮毒等证。

生大戟有毒,泻下力猛,多外用。用于蛇虫咬伤、热毒痈肿疮毒等证。如治水饮积滞、腹水肿胀的十枣丸(《部颁标准》);治痰涎内伏胸膈上下的控涎丸(《药典》)。

醋京大戟毒性降低,缓和峻泻作用。用于水饮泛溢所致水肿喘满、胸腹积水及痰饮积聚等证。如治水湿中阻、水肿胀满的舟车丸(《部颁标准》)。

【质量要求】

1. **京大戟** 为不规则长圆形或圆形厚片。表面棕黄色或类白色,纤维性,周边灰棕色。质硬。气微,味微苦涩。

2. **醋大戟** 形如京大戟,色泽加深,微有醋气。

【研究述要】 京大戟中的三萜类成分大戟苷对消化道有刺激作用,为京大戟的毒性成分,其二萜类化合物能显著抑制体外鼻咽癌细胞的活性。其乙醇提取物及热水提取物具泻下作用;对离体回肠有兴奋作用,可增加肠蠕动,提高肠平滑肌张力;其煎剂具有一定的镇痛作用;石油醚提取物具抗炎作用。京大戟水提物对肝脏有毒性。经醋制后,其 LD_{50} 与生品比较,毒性显著降低。

(姜　林)

第三节　盐　炙

将净制或切制过的饮片,加入定量食盐水润炒至规定程度的操作过程,称为盐炙。

食盐水为食盐的结晶体加适量的水溶解,经滤过而得的澄明液体。食盐氯化钠含量≥97%;尚含少量的氯化镁、硫酸镁、硫酸钙等。氯化钠是维持人体组织正常渗透压所必需物质,参与人体的新陈代谢,促进胃液分泌和对蛋白质的吸收,并能使肾脏泌尿功能旺盛。白色,无可见的外来杂物,无苦味、涩味,无异臭。

食盐为《别录》中品,味咸,性寒,具有清热凉血、软坚散结、润燥通便、强筋骨、引药入肾及防腐、矫味的作用。与中药共制,可增强补肝肾、滋阴降火、疗疝止痛及利尿的功效。

盐制的历史并不是很早,《雷公炮炙论》记载了石决明盐水煮,蓖麻子盐汤煮半日。至宋代以后,盐炙品才多起来。

盐制的理论是:"入盐走肾脏仍仗软坚。"李时珍曰:"盐为百病之主,百病无不用之,服补肾药用盐汤者,咸归肾,引药气入本脏也。补心药用盐炒者,心苦虚以咸补之也;补脾药用盐炒之者,虚则补其母,脾乃心之子也。"

同时,历代医药学家也认识到盐的应用禁忌,如宋代寇宗奭指出:"病喘嗽人及水肿者,宜全禁之。"李时珍也明确指出:"喘嗽、水肿、消渴者,盐为大忌。"一般认为对部分脾肾阳虚和肾阳虚衰的水肿患者,不宜用盐炙中药治疗,因为水肿与钠离子的代谢有关。

(一)盐炙的工艺

1. **先拌盐水后炒药** 将食盐加适量清水溶解,与净制或切制过的中药拌匀,放置闷润,待盐水被吸尽后,置炒制容器内,用文火炒至一定程度,取出放凉。

2. **先炒药后加盐水** 先将净制或切制过的中药,置炒制容器内,用文火炒至一定程度,再分次喷淋食盐水,炒干,取出放凉。含黏液质较多的中药一般用此法。

盐的用量:一般为每 100 kg 中药,用食盐 2 kg。

(二)盐炙的作用

(1)引药入肾,增强补肾作用:如杜仲、补骨脂、巴戟天、菟丝子等。

(2)增强疗疝止痛作用:如小茴香、橘核、荔枝核。

(3)增强固精缩尿作用:如益智仁、沙苑子。

(4)增强滋阴降火作用:如知母、黄柏。

(5)缓和辛燥之性:如杜仲、补骨脂、巴戟天等。

(三)注意事项

(1)加水溶解食盐时,水的用量应视饮片的吸水情况而定,一般以食盐用量的 4~5 倍量为宜。

(2)含黏液质多的车前子、知母等中药,遇水容易发黏,盐水不易渗入,炒时又容易黏锅,故不宜先加食盐水拌。应先将饮片加热除去部分水分,并使饮片质地变疏松,再分次集中喷洒食盐水,以利于食盐水渗入,更不要喷在锅上。

(3)盐炙法多用文火炒制,用先炒药后加盐水的操作方法时更应控制火力。若火力过大,加入盐水后,水分迅速蒸发,食盐即黏附在锅上,达不到盐炙的目的。

黄 柏(彩图 25)

【**来源**】 本品为芸香科植物黄皮树 *Phellodendron chinense* Schneid. 的干燥树皮。

【**处方用名**】 黄柏,盐黄柏,酒黄柏,黄柏炭。

【**炮制沿革**】 南北朝有蜜炙(《雷公》)。唐代有炙(《千金》)、醋制(《食疗》)。宋代有炙焦、蜜炙(《圣惠方》),炒(《苏沈》),蜜渍(《证类》),酒浸、炒炭(《妇人》),盐水浸炒(《扁鹊》)和葱汁拌炒、胆汁制(《疮疡》)等。清代有米泔制(《本草述》)、附子汁制(《逢原》)、煅炭(《切用》)、姜汁炒黑(《经纬》)等。《药典》载有黄柏、盐黄柏、黄柏炭;《规范》还载有酒黄柏。

炮制作用论述:"用咸水炒,使咸以入肾,主降阴火,以救肾水。"(《辨义》)"滋肾水、泻膀胱,必资乎盐炒。"(《本草述》)"生用则降实火,熟用酒制则治上,盐制则治下,蜜制则治中而不伤胃。"(《准绳》)

【**产地加工**】 剥取树皮后,除去粗皮,晒干。

【**炮制工艺**】

1. **黄柏** 取原药材,除去杂质,刮去粗皮,洗净,润透,切丝或块,干燥。

2. **盐黄柏**　取净黄柏丝或块,加盐水拌匀,稍闷,待盐水被吸尽后,置炒制容器内,用文火炒干,取出,放凉。筛去碎屑。

每 100 kg 黄柏,用食盐 2 kg。

3. **酒黄柏**　取净黄柏丝或块,加黄酒拌匀,稍闷,待酒被吸尽后,置炒制容器内,用文火炒干,取出,放凉。筛去碎屑。

每 100 kg 黄柏,用黄酒 10 kg。

4. **黄柏炭**　取净黄柏丝或块,置炒制容器内,用武火炒至表面焦黑色,内部深褐色,喷淋少许清水灭尽火星,取出晾干。筛去碎屑。

【炮制作用】　黄柏味苦,性寒,归肾、膀胱经,具有清热燥湿、泻火解毒功效。

生黄柏苦燥,清热燥湿作用较强,多用于湿热泻痢、湿热黄疸、小便淋沥涩痛、赤白带下、疮疡肿毒、湿疹、烧烫伤。如治湿热阻络所致痹病的风痛安胶囊(《药典》);治疗腹痛下痢,巅顶头痛,时发时止,手足厥冷的乌梅丸(《药典》);用于治疗实热火毒所致急性咽炎、急性胆囊炎、急性肠炎等症的功劳去火片(《药典》)。

盐黄柏引药下行入肾,缓和苦燥之性,不伤脾胃,增加了滋肾阴、泻肾火、退虚热的作用。用于阴虚发热、梦遗滑精、骨蒸劳热、盗汗、咳嗽咯血。如治阴虚火旺,潮热盗汗、咳嗽咯血、耳鸣遗精的大补阴丸(《药典》)。

酒黄柏缓和苦寒之性,免伤脾阳,并借酒升腾之力,引药上行,且能入血分,清血分湿热。用于热壅上焦诸证及热在血分。如治湿热下注所致带下病的白带丸(《药典》);治头晕目眩、暴发火眼、牙痛、口舌生疮、咽喉肿痛、耳痛耳鸣的黄连上清丸(《药典》)。

黄柏炭苦寒之性大减,收涩之性增加,清湿热之中兼具涩性,多用于便血、崩漏下血。如用于脾虚湿盛所致带下病,症见带下量多、色白质稀、纳少、腹胀、便溏等症的除湿白带丸(《药典》)。

【质量要求】

1. **黄柏**　为微卷曲的细丝或块。表面黄褐色或黄棕色。体轻、质硬。气微,味极苦,嚼之有黏性。水分不得过 12.0%;总灰分不得过 8.0%;含小檗碱以盐酸小檗碱计,不得少于 3.0%;含黄柏碱以盐酸黄柏碱计,不得少于 0.34%。

2. **盐黄柏**　形如黄柏丝或块,表面深黄色,外表有少量焦斑,味苦微咸。水分、总灰分、黄柏碱含量要求同黄柏。

3. **酒黄柏**　形如黄柏丝或块,表面深黄色,外表有少量焦斑,略具酒气,味苦。

4. **黄柏炭**　形如黄柏丝或块,表面焦黑色,内部深褐色,味苦涩。

【研究述要】　黄柏经浸泡切制后,有效成分小檗碱损失接近一半,因此黄柏软化方法为水洗、闷润,或产地趁鲜切片,以减少小檗碱在水中流失。切制后黄柏饮片晒后颜色会发生改变,小檗碱含量明显下降,因此黄柏饮片以阴干法干燥而不能曝晒。

黄柏不同炮制品中小檗碱的含量不同,与生黄柏比较,盐黄柏、酒黄柏中小檗碱含量略有降低,而黄柏炭中小檗碱则损失殆尽。黄柏及其炮制品水提液中小檗碱、总生物碱的含量为酒黄柏＞盐黄柏＞生黄柏＞黄柏炭。而水浸出物的含量则为盐黄柏＞酒黄柏＞生黄柏＞黄柏炭。辅料制品的含量均高于生品,提示可能与小檗碱成盐和酒炙增加溶解有关。

对黄柏及其不同炮制品的水煎液进行抑菌、抗炎、解热实验。结果表明,黄柏各炮制品均有不同程度的抑菌和抗炎作用,尤以生品为著,随炒制温度升高,对急性炎症的抑制作用也下降。炒制温度达到 250℃时,抗炎作用也极弱。单味黄柏的解热作用较弱且缓慢。黄柏及其不同炮制品(盐炙品、清炒品、酒炙品)对一氧化氮合成酶抑制剂左硝基精氨酸诱导的大鼠高血压模型均具有较明显的降压作用,其中酒炙品作用最强。

黄柏最佳常压软化方法为淋法:20℃下,每 100 g 药材,加 150 ml 水,软化 8 小时。黄柏的切制方法为垂直于其纤维切制,宽度约为 4 mm。黄柏盐炙的最佳炮制工艺:每 100 g 黄柏加食盐 2 g(以药材量的 30%的水溶解盐),闷润 1 小时,150～160℃炒 8 分钟。黄柏酒炙的最佳炮制工艺:每 20 g 药材用黄酒(按每 100 kg 黄柏药材使用 20 kg 黄酒)闷润,在 150～160℃下炒制 7 分钟。

知　　母

【来源】　本品为百合科植物知母 *Anemarrhena asphodeloides* Bge. 的干燥根茎。

【处方用名】　知母,盐知母。

【炮制沿革】　宋代有煨令微黄(《圣惠方》)、炒(《宝产》)、酒炒(《妇人》)、盐水炒(《扁鹊》)和盐酒拌炒(《疮疡》)等。明代有蜜水拌炒(《入门》)、姜汤浸(《保元》)等。《药典》载有知母和盐知母。

炮制作用论述:"去净皮毛,忌犯铁器,引经上颈,酒炒才升;益肾滋阴,盐炒便入。"(《蒙筌》)"补药盐水或蜜水蒸或炒。"(《入门》)

【产地加工】　春、秋二季采挖,除去须根及泥沙,晒干,习称毛知母;或除去外皮,晒干。

【炮制工艺】

1. **知母**　取原药材,除去杂质,洗净,润透,切厚片,干燥,筛去毛屑。

2. **盐知母**　取净知母片,置炒制容器内,用文火炒至变色,分次喷淋食盐水,炒干,取出。筛去碎屑。

每 100 kg 知母,用食盐 2 kg。

【炮制作用】　知母味苦、甘,性寒,归肺、胃、肾经,具有清热泻火、生津润燥功效。其苦寒而不燥,上能清肺,中能凉胃,下能泻肾火;既能清实热,又可退虚热。

生知母苦寒滑利,长于清热泻火、生津润燥,尤善清肺、胃之火。常用于外感热病,高热烦躁、口渴、脉洪大等肺胃实热之症,以及肺热燥咳、痰黄而稠。如用于痰热阻肺咳嗽、痰黄黏稠的清肺抑火丸(《药典》);用于肺胃火盛的清胃黄连丸(《药典》)。

盐知母引药下行,专于入肾,增强滋阴降火的作用,善清虚热。常用于肝肾阴亏、虚火上炎之骨蒸潮热、盗汗遗精、虚劳咳嗽。如治阴虚火旺,潮热盗汗、咳嗽咯血、耳鸣遗精的大补阴丸(《药典》)。

【质量要求】

1. **知母**　为扁圆形或条状片,表面黄棕色至棕色,断面黄白色。气微,味微甜、略苦,嚼之带黏性。水分不得过 12.0%;总灰分不得过 9.0%,酸不溶性灰分不得过 2.0%;含芒果苷不得少于 0.50%;含知母皂苷 BII 不得少于 3.0%。

2. **盐知母**　形如知母片,色泽加深,偶有焦斑,略具咸味。水分、总灰分、酸不溶性灰分要求同知母;含芒果苷不得少于 0.40%;含知母皂苷 BII 不得少于 2.0%。

【研究述要】　对知母不同药用部位皮、毛、肉中皂苷的含量进行测定,发现以知母皮皂苷含量最高,毛知母次之,光知母最低。知母去皮后,活性成分芒果苷含量相对降低,而新芒果苷含量升高。采用 HPLC 法检测,知母肉、知母毛、知母皮中均含芒果苷,知母肉中含量最高,知母皮次之,知母毛中含量最少。在实验浓度下知母皮对大肠杆菌和金黄色葡萄球菌的抑制作用强于毛知母和光知母,故建议知母不宜去皮加工。

采用 HPLC - ELSD 法测定不同知母炮制品中菝葜皂苷元含量,结果菝葜皂苷元含量:盐制知母(晾干)＞加水炒知母＞炒知母＞盐炙知母(炒干)＞生知母。采用 HPLC 法测定不同知母炮制品中芒果苷含量,结果芒果苷含量:生知母＞盐制知母(晾干)＞炒知母＞加水炒知母＞盐制知母(炒干)。

知母不同炮制品的药理作用存在差异,抗炎作用以生品较好,而镇静作用以酒炒知母和炒知母效果最佳,盐炙则增强不明显。知母有明显的清热作用,但盐炙品与生品比较未见显著性差异;对高血糖大鼠的降糖作用,盐炙品明显优于生品,且随剂量增加降糖作用增强。通过测定甲亢阴虚大鼠的红细胞膜 $Na^+ - K^+ - ATP$ 酶活力,发现知母、盐知母均具有滋肾阴清虚热的作用,盐炙低剂量组作用更明显。

知母盐炙的最佳工艺:取知母片 100 g,用 3 g 盐(加水 15 ml 水溶解),闷润至盐水被药物吸尽,置炒制容器内,150～160℃炒制 8 分钟。

杜　仲

【来源】　本品为杜仲科植物杜仲 *Eucommia ulmoides* Oliv. 的干燥树皮。

【处方用名】　杜仲,盐杜仲。

【炮制沿革】　南北朝有酥蜜炙(《雷公》)。唐代有去皮炙(《千金》)。宋代有炙微黄(《圣惠方》),涂酥炙(《史载》),姜汁炙(《活人书》),姜酒制、蜜炙(《总录》),炒令黑(《普本》),姜炒断丝、麸炒黄(《局方》),盐酒拌炒断丝(《百问》)和盐水炒(《扁鹊》)等。元、明代有油制(《普济方》),小茴香、盐、醋汤浸炒(《保元》),醋炙(《必读》)等。清代有面炒去丝(《本草述》)。《药典》载有杜仲和盐杜仲。

炮制作用论述:"其功入肾,用姜汁或盐水润透,炒去丝,补中强志。"(《本草正》)"去皮用,治泻痢酥炙,除寒湿酒炙,润肝肾蜜炙,补腰肾盐水炒,治酸痛姜汁炒。"(《得配》)

【产地加工】　4～6 月剥取,刮去粗皮,堆置"发汗"至内皮呈紫褐色,晒干。

【炮制工艺】

1. 杜仲　取原药材,刮去粗皮,洗净,润透,切丝或块,干燥。筛去碎屑。

2. 盐杜仲　取净杜仲丝或块,加盐水拌匀,稍闷,待盐水被吸尽后,置炒制容器内,用中火炒至表面焦黑色,丝易断时,取出放凉。筛去碎屑。

每 100 kg 杜仲,用食盐 2 kg。

【炮制作用】　杜仲味甘,性温,归肝、肾经,具有补肝肾、强筋骨、安胎的功效。

生杜仲偏于益肝舒筋。可用于头目眩晕、阴下湿痒;或用于浸酒。如用于肾精亏虚、心血不足所致腰酸腿软、阳痿遗精、头晕眼花的三宝胶囊(《药典》)。

盐杜仲引药入肾,直达下焦,温而不燥,增强了补肝肾、强筋骨、安胎的作用。用于肾虚腰痛、筋骨无力、阳痿滑精、妊娠漏血、胎动不安及高血压。如用于肾虚腰痛、起坐不利、膝软乏力等症的青娥丸(《药典》);用于肾阳亏虚、精血不足的添精补肾膏(《药典》)。

【质量要求】

1. 杜仲　为略平坦或半卷筒状块或丝。外表面淡棕色或灰褐色,有皱纹或纵裂槽纹,内表面暗紫色。质脆。气微,味稍苦。醇浸出物不得少于 11.0%;含松脂醇二葡萄糖苷不得少于 0.10%。

2. **盐杜仲** 形如杜仲块或丝,表面焦黑色,折断时橡胶丝弹性较差。味微咸。水分不得过 13.0%;总灰分不得过 10.0%;醇浸出物不得少于 12.0%;含松脂醇二葡萄糖苷不得少于 0.10%。

【研究述要】 采用 HPLC 法测定杜仲不同炮制品(清炒、盐炒、盐炙砂炒、盐蒸)中松脂醇二葡萄糖苷的含量,结果表明,杜仲经炮制后,松脂醇二葡萄糖苷含量明显升高,这可能是由于炮制后杜仲胶被破坏,从而使有效成分易于溶出之故。杜仲盐炙后,有毒元素铅的含量下降 30%以上,锌、锰、铁、钙、磷等元素含量均升高。

生杜仲、盐杜仲炭和砂烫盐杜仲均能使兔、犬血压明显下降,并可减缓大白鼠离体子宫的自发活动,对抗脑垂体后叶素对子宫的作用。杜仲炭和砂烫杜仲作用强度基本一致,均比生杜仲强。生杜仲和盐杜仲均可使阳虚小鼠红细胞超氧化物歧化酶活力增强,肾上腺增重,但二者强度无明显差别,表明杜仲对类阳虚小鼠有一定保护作用,这与中医认为杜仲补虚助阳补肝肾是一致的。杜仲能使离体子宫自主收缩减弱,并拮抗子宫收缩剂的作用而解痉,盐炙品作用强于生品,这与中医用杜仲,特别是盐炙杜仲治胎动不安是一致的。杜仲炮制后免疫作用明显增强,能够抑制 DNCB 所致小鼠迟发型超敏反应,对抗氢化可的松所造成的 T 细胞百分比下降,激活单核巨噬细胞吞噬功能,增强腹腔巨噬细胞吞噬功能,说明杜仲炮制后入药是科学合理的。生杜仲和盐杜仲均可提高小鼠非特异性免疫功能及抗疲劳能力,且以醇提液作用显著。

杜仲有必要去粗皮入药,因其未去粗皮块的煎出率比去粗皮块低 30.86%,而粗皮占药材的 20%以上。杜仲切丝的煎出率较块、条高得多。杜仲切制规格对总成分的煎出率大小依次为:横丝>纵丝>丁>条>带粗皮块。因此,杜仲以切制成 0.5 cm 宽的横丝形式最利于总成分的煎出。

杜仲盐炙的最佳工艺为:每 1 kg 杜仲,喷洒 2%盐水溶液拌匀,润透,150℃炒制 10 分钟。

泽 泻

【来源】 本品为泽泻科植物泽泻 *Alisma orientalis* (Sam.) Juzep. 的干燥块茎。

【处方用名】 泽泻,盐泽泻,麸泽泻。

【炮制沿革】 南北朝有酒浸(《雷公》)。宋代有酒浸焙(《局方》)、酒浸蒸焙(《传信》)、微炒(《洪氏》)。明代有煨制(《景岳》)和米泔制(《大法》)。《药典》载有泽泻和盐泽泻;《规范》还载有麸泽泻。

炮制作用论述:"滋阴利水盐水炒。"(《幼幼》)"健脾生用或酒炒用。"(《得配》)

【产地加工】 冬季茎叶开始枯萎时采挖,洗净,干燥,除去须根及粗皮。

【炮制工艺】

1. **泽泻** 取原药材,除去杂质,大小分档,稍浸,洗净,润透,切厚片,干燥。筛去碎屑。

2. **盐泽泻** 取净泽泻片,加食盐水拌匀,闷润,待盐水被吸尽后,置炒制容器内,用文火炒至表面黄色时,取出放凉。筛去碎屑。

每 100 kg 泽泻片,用食盐 2 kg。

3. **麸泽泻** 先将炒制容器用中火加热,均匀撒入麦麸,即刻烟起,投入净泽泻片,急速翻动,炒至表面呈亮黄色时,取出,筛去焦麸,放凉。

每 100 kg 泽泻片,用麦麸 10 kg。

【炮制作用】 泽泻味甘,性寒,归肾、膀胱经,具有利小便、清湿热的功效。

生泽泻偏于健脾利水渗湿,常用于小便不利、水肿、湿热、黄疸、淋浊、湿热带下及高血脂症。如治小便不利、水肿腹胀、呕逆泄泻、渴不思饮的五苓散(《药典》)。

盐泽泻引药下行,增强泻热利水作用,且利尿而不伤阴。小剂量使用,可泻肾降浊,并能防止补药之滋腻,可用于阴虚火旺。如治疗阴虚阳亢所致头痛眩晕、耳鸣健忘、腰膝酸软等症的山菊降压片(《药典》)。

麸泽泻寒性稍缓,偏于渗湿和脾、降浊以升清。多用于脾湿泄泻、痰湿眩晕。如治肝肾不足,头晕耳鸣、潮热的加减地黄丸(《部颁标准》)。

【质量要求】

1. **泽泻** 为类球形厚片。表面黄白色或淡黄棕色,可见细小突起的须根痕。质坚实。气微,味微苦。水分不得超过 14%;总灰分不得超过 5.0%;醇溶性浸出物不得少于 10%;含 23-乙酰泽泻醇不得少于 0.050%。

2. **盐泽泻** 形如泽泻片,片面淡黄棕色或黄褐色,偶见焦斑,味微咸。水分不得超过 13%;总灰分不得超过 6.0%;醇溶性浸出物要求同泽泻;含 23-乙酰泽泻醇不得少于 0.040%。

3. **麸泽泻** 形如泽泻片,片面黄白色,偶见焦斑,有焦香气。

【研究述要】 随着炮制温度的升高,泽泻中的 23-乙酰泽泻醇 B 含量逐渐下降,而 24-乙酰泽泻醇 A 及泽泻醇 A 的含量逐渐升高。

23-乙酰泽泻醇 B　　24-乙酰泽泻醇A　　23-乙酰泽泻醇B　　泽泻醇B　　泽泻醇A

生泽泻、酒泽泻、麸泽泻均有一定的利尿作用,而盐泽泻几无利尿作用。但在五苓散中配伍应用进行大白鼠利尿实验中,生泽泻和盐泽泻均有一定的利尿作用。生泽泻、盐泽泻均能明显对抗小鼠急性肝损伤,但盐泽泻水提物降 ALT、AST 酶作用优于生泽泻及麸泽泻。

泽泻盐炙的最佳炮制工艺:每 100 kg 泽泻,食盐 2 kg(加水 10 kg 溶解),100℃炒 10分钟。

橘　核

【来源】 本品为芸香科植物橘 *Citrus reticulata* Blanco 及其栽培变种的干燥成熟种子。

【处方用名】 橘核,盐橘核。

【炮制沿革】 宋代和明代有炒法(《证类》、《普济方》)。清代有盐拌炒、酒焙(《治裁》),盐酒炒(《笔花》)等。《药典》载有橘核和盐橘核。

炮制作用论述:"腰肾冷痛小肠疝气,去壳炒研酒服良。"(《辑要》)

【产地加工】　果实成熟后收集种子,洗净,晒干。

【炮制工艺】

1. 橘核　取原药材,除去杂质,洗净,干燥。用时捣碎。

2. 盐橘核　取净橘核,加盐水拌匀,闷润,待盐水被吸尽后,置炒制容器内,用文火炒至表面黄色并有香气逸出时,取出,放凉。用时捣碎。

每 100 kg 橘核,用食盐 2 kg。

【炮制作用】　橘核味苦,性平,归肝、肾经,具有理气、散结、止痛的功能。

生橘核长于理气、散结、止痛,用于肝胃气滞之疼痛、乳痈肿痛。如治疝气偏坠、睾丸胀痛的济生橘核丸(《部颁标准》)。

盐橘核引药下行入肾,增强疗疝止痛功能。常用于疝气疼痛、睾丸肿痛。如治寒疝、睾丸坠胀疼痛的茴香橘核丸(《药典》)。

【质量要求】

1. 橘核　本品略呈卵形,表面淡黄白色或淡灰白色,光滑,质坚。气微,味苦。

2. 盐橘核　形如橘核,表面黄色,可见火色,形体饱满,多有裂口,略具咸味。

【研究述要】　炮制方法对橘核中柠檬苦素和诺米林的含量有显著的影响,炮制品(盐炙品、清炒品)与生品比较二者的含量均降低,二者总的含量仅为生品的 72.5%、80.0%。

橘核生品与盐炙品均有较明显的镇痛、抗炎作用和促进小鼠小肠推进运动作用,盐炙后作用增强,这与临床治疗疝气用盐橘核相吻合。

砂　仁

【来源】　本品为姜科植物阳春砂 *Amomum villosum* Lour.、绿壳砂 *Amomum villosum* Lour. var. xanthioides T. L. Wu et Senjen 或海南砂 *Amomum longiligulare* T. L. Wu 的干燥成熟果实。

【处方用名】　砂仁,盐砂仁。

【炮制沿革】　宋代有去皮(《圣惠方》),炒(《普本》),火煅存性、焙(《朱氏》)。明代有煨(《婴童》)和酒炒(《醒斋》)。清代有姜汁拌(《尊生》),盐水浸生炒、萝卜汁浸透后焙(《得配》)等。《药典》载有砂仁;《规范》还载有盐砂仁。

炮制作用论述:"安胎,带壳炒熟,研用。阴虚者宜盐水浸透,炒黑用。理肾气,熟地汁拌蒸用。痰膈胀满,萝卜汁浸透,焙燥用。"(《得配》)

【产地加工】　夏、秋间果实成熟时采收,晒干或低温干燥。

【炮制工艺】

1. 砂仁　取原药材,除去杂质及果柄。用时捣碎。

2. 盐砂仁　取净砂仁,加盐水拌匀,稍闷,待盐水被吸尽后,置炒制容器内,用文火炒干,取出,放凉。

每 100 kg 砂仁,用食盐 2 kg。

【炮制作用】　砂仁味辛,性温,归脾、胃、肾经,具有化湿开胃、温脾止泻、理气安胎、止呕的功效。

生砂仁辛香,偏于芳香化湿、行气和胃。多用于湿浊中阻之脘腹痞胀、纳呆食滞、腹痛。如治胃痛、痞满的香砂养胃颗粒(《药典》)。

盐砂仁辛燥之性略减,温而不燥,并能引药下行,增强温中暖肾、理气安胎的作用。可用于霍乱转筋、胎动不安。如用于治疗气血两亏,肾虚宫冷、月经不调、宫冷不孕的天紫红女金胶囊(《药典》)。

【质量要求】

1. 砂仁　为集结成团的种子,呈椭圆形或卵圆形,表面棕褐色或棕红色。质硬。气芳香,味辛凉、微苦。

2. 盐砂仁　形如砂仁,颜色加深,辛香气稍减,味微咸。

【研究述要】　TLC 鉴别表明,砂仁经炒黄、麸炒、土炒后,其挥发油组分未显示明显变化。而炒焦品和炒炭品则无论从挥发油的含量和组分来看,都有不同程度损失。对砂仁各炮制品中挥发油进行测定,含量由高到低依次为:生品＞炒黄＞土炒＞麸炒＞炒焦＞炒炭品。

盐炙砂仁低剂量的缩尿作用非常显著,并且有优于生砂仁的趋势,从而揭示了砂仁"盐炙入肾,肾主水"理论的正确性,提示在临床使用中应注意用量,以小量使用为佳。

益　智　仁

【来源】　本品为姜科植物益智 *Alpinia oxyphylla* Miq. 的干燥成熟果实。

【处方用名】　益智仁,盐益智仁。

【炮制沿革】　唐代有去壳炒(《理伤》)。宋代有炒(《普本》)、取仁盐炒用(《洪氏》)等。明代有米泔制、姜汁炒(《普济方》),青盐酒煮(《奇效》),蜜炙(《明医》),酒炒(《景岳》),炒黑为末(《济阴》)等。清代有煨法(《钩元》)。《药典》载有益智仁和盐益智仁。

炮制作用论述:"盐炒,止小便频数。"(《指南》)"去壳研炒,消食最良。"(《玉楸》)

【产地加工】　夏、秋间果实由绿变红时采收,晒干或低温干燥。

【炮制工艺】

1. 益智仁　取原药材,除去杂质及外壳。用时捣碎。

2. 盐益智仁　取净益智仁,加盐水拌匀,稍闷,待盐水被吸尽后,置炒制容器内,用文火炒干,至颜色加深时,取出放凉,用时捣碎。

每 100 kg 益智仁,用食盐 2 kg。

【炮制作用】　益智仁味辛,性温,归脾、肾经,具有温脾止泻、缩尿、温肾固精的功能。

生益智仁燥性较大,功偏燥湿温脾、摄涎固唾。多用于脾胃虚寒之流涎唾、腹痛吐泻。常配伍党参、白术等健脾和胃药同用,如用于健脾固肾、养血安胎的孕康颗粒(《药典》)。

盐益智仁辛燥之性减弱,专行下焦,长于温肾、固精、缩尿。常用于肾气虚寒的遗精、遗尿、尿频、白浊、寒疝疼痛。如肾虚之小便频数、夜卧遗尿的缩泉丸(《药典》);用于肾不化气、清浊不分所致白浊、小便频数的萆薢分清丸(《药典》);用于肺脾气虚、肾不纳气所致咳嗽、气喘等的固肾定喘丸(《药典》)。

【质量要求】

1. 益智仁　为集结成团的种子,呈椭圆形。种子呈不规则的扁圆形,表面灰褐色或灰黄色质硬。有特异香气,味辛、微苦。含挥发油不得少于 1.0%(ml/g)。

2. 盐益智仁　形如益智仁,表面褐色或棕褐色,香气稍减,略有咸味。

【研究述要】　与生品相比,益智、益智仁、益智壳盐炙后挥发油的颜色、化学组分基本无变化,折光率、比重略有不同。不同炮制品挥发油含量与生品相比明显降低,这与炮制缓和性味的理论相符。

益智仁盐炙最佳炮制工艺:100 g益智仁,用2 g食盐(40 ml水溶解),闷润30分钟,150℃炒8分钟。

巴　戟　天

【来源】　本品为茜草科植物巴戟天 *Morinda officinalis* How. 的干燥根。

【处方用名】　巴戟,巴戟肉,盐巴戟肉,制巴戟天。

【炮制沿革】　晋代有去心(《肘后》)。南北朝用枸杞、酒和菊花分步炮制(《雷公》)。宋代有酒煮(《博济》),糯米炒(《衍义》),酒浸焙、面炒、盐汤浸(《局方》)等。明代有油制、火炮(《普济方》),盐水煮(《入门》),甘草汤浸、枸杞汤浸(《仁术》),甘草汤炒(《景岳》),甘草汁煮(《醒斋》)等。《药典》载有巴戟天、巴戟肉、盐巴戟天、制巴戟天。

炮制作用论述:“滚水浸去心;助阳,杞子汁浸蒸;去风湿,好酒拌炒;摄精,金樱子汁拌炒;理肾气,菊花同煮。”(《得配》)

【产地加工】　全年均可采挖,洗净,除去须根,晒至六七成干,轻轻捶扁,晒干。

【炮制工艺】

1. **巴戟天**　取原药材,除去杂质。

2. **巴戟肉**　取净巴戟天,置蒸器内,加热蒸透,取出,趁热除去木质心;或用水润透后除去木质心,切段,干燥。筛去碎屑。

3. **盐巴戟天**　取净巴戟肉,加盐水拌匀,待盐水被吸尽后,置炒制容器内,用文火炒干。或取净巴戟,加盐水拌匀,加热蒸透,除去木质心,切段,干燥。筛去碎屑。

每100 kg巴戟天,用食盐2 kg。

4. **制巴戟天**　取净甘草片,加水煎煮两次,滤过。取甘草煎液与净巴戟天拌匀,置加热容器内,用文火煮至药透,甘草汁基本吸尽,取出,趁热抽去木质心,切段,干燥。筛去碎屑。

每100 kg巴戟天,用甘草6 kg。

【炮制作用】　巴戟天味甘、辛,性微温,归肾、肝经,具有补肾阳、强筋骨、祛风湿的功效。

生品以补肝肾祛风湿力胜,适用于肾虚兼有风湿之症,多用于风冷腰痛、行步困难、脚气水肿、筋骨萎缩无力等症,如用于跌打撞伤、积瘀肿痛、手脚麻痹的跌打风湿药酒(《部颁标准》)。

盐巴戟天功专入肾,且温而不燥,增强补肾助阳作用,多服久服又无伤阴之弊。常用于阳痿早泄、尿频或失禁、宫冷不孕、月经不调。如治肾虚腰膝酸软、阳痿早泄、遗精的参芪二仙片(《部颁标准》)。

制巴戟天增加了甘温补益作用,偏于补肾助阳、益气养血。可用于肾气虚损,胸中短气、腰脚疼痛、筋骨无力等症,如锁阳固精丸(《药典》)。

【质量要求】

1. **巴戟天**　为扁圆柱形,略弯曲,长短不等,表面灰黄色或暗灰色,质韧。气微,味甘而微涩。水分不得过15.0%;总灰分不得过6.0%;水溶性浸出物不得少于50%;含耐斯糖不得少于2.0%。

2. **巴戟肉**　为空心扁圆柱形节段或不规则小块,断面紫色或淡紫色。质硬,味微甘涩。

水分、总灰分、浸出物要求同巴戟天;耐斯糖含量要求同巴戟天。

3. **盐巴戟天**　形如巴戟肉,表面色泽加深,质较软润,味微咸。水分、浸出物要求同巴戟天;耐斯糖含量要求同巴戟天。

4. **制巴戟天**　形如巴戟肉,表面微黄色,味甘。水分、总灰分、浸出物要求同巴戟天;耐斯糖含量要求同巴戟天。

【研究述要】　采用 HPLC 法测定巴戟天及其炮制品中水晶兰苷的含量,生巴戟、巴戟肉、盐巴戟、制巴戟的水晶兰苷平均含量分别为 13.92、9.10、9.21、12.86 mg/g;制巴戟总多糖含量显著增加,而低聚糖在盐蒸后含量明显增加。

巴戟天根皮和木质心所含化学成分存在很大的差异。根皮中有毒元素铅较木质心含量低;铁、锰、锌等 16 种微量元素含量较木质心为多,特别是与肾、心血管和造血功能密切的锌、锰、铁、铬等元素在根皮中含量较高。所以巴戟天去木质心是合理的。

巴戟天能显著增加小鼠体重,并延长持续游泳时间。ACTH 生物活性检定试验表明巴戟天能抑制小鼠胸腺萎缩及增加白细胞数。生晒巴戟天与盐炙巴戟天对小鼠耐缺氧与生殖系统均有促进作用,均可显著增加急性脑缺血性缺氧小鼠的呼吸时间,盐炙巴戟天还可显著增加呼吸次数、延长常压缺氧条件下小鼠的存活时间和增加未成熟雄性小鼠睾丸的重量。巴戟天具有抗氧化和增强免疫功能,巴戟天(生晒)组及巴戟天(盐炙)组能提高血浆超氧化物歧化酶及谷胱甘肽过氧化物酶水平,降低脂质过氧化物含量并对淋巴细胞转化、NK 细胞活性均有明显的提高。

巴戟天盐蒸的最佳炮制工艺:每 100 g 巴戟天,用食盐 2 g(加水 100 ml 溶解),室温闷润 5 小时,置蒸制容器内蒸 1 小时,取出,趁热去心,切段,置 80℃烘箱干燥 2 小时。

小　茴　香

【来源】　本品为伞形科植物茴香 *Foeniculum vulgare* Mill. 的干燥成熟果实。

【处方用名】　小茴香,盐小茴香。

【炮制沿革】　宋代有酒炒、炒(《博济》),焙(《普本》),盐炒、青盐拌、黑牵牛制(《朱氏》)等。清代有生姜制(《握灵》)、制炭(《暑疫》)、麸炒(《食物》)等。《药典》载有小茴香和盐小茴香。

炮制作用论述:"青盐水炒,入肾经。"(《仁术》)"茴香得盐则引入肾经,亦治小肠疝气。"(《握灵》)

【产地加工】　秋季果实初熟时采割植株,晒干,打下果实,除去杂质。

【炮制工艺】

1. **小茴香**　取原药材,除去杂质。用时捣碎。

2. **盐小茴香**　取净小茴香,加盐水拌匀,略闷,待盐水被吸尽后,置炒制容器内,用文火炒至微黄色,爆鸣声减弱,有香气逸出时,取出放凉。用时捣碎。

每 100 kg 小茴香,用食盐 2 kg。

【炮制作用】　小茴香味辛,性温,归肝、肾、脾、胃经,具有散寒止痛、理气和胃的功效。

生品功偏中焦,辛散理气作用较强,长于温胃止痛。用于胃寒呕吐、小腹冷痛、脘腹胀痛。如用于阳虚胃寒所致胃痛,症见胃痛绵绵、畏寒喜暖、泛吐清水等的安中片(《药典》);治脾胃虚弱,食欲不振、寒凝胃痛、脘腹胀痛、呕吐酸水等症的仲景胃灵丸(《药典》)。

盐小茴香辛散作用稍缓,专行下焦,长于温肾散寒、疗疝止痛。常用于疝气疼痛、睾丸坠痛、肾虚腰痛。如治寒疝、睾丸坠胀疼痛的茴香橘核丸(《药典》)。

【质量要求】

1. **小茴香** 为双悬果,呈圆柱形,表面黄绿色或淡黄色,两端略尖。分果为背部隆起,有5条纵棱的小椭圆形果实,有特异香气,味微甜、辛。总灰分不得过 10.0%;含挥发油不得少于 1.5%(ml/g);含反式茴香脑不得少于 1.4%。

2. **盐小茴香** 形如小茴香,表面黄色,偶有焦斑,香气浓,略具咸味。总灰分不得过12.0%;含反式茴香脑不得少于 1.3%。

【研究述要】 小茴香含有大量挥发油,采用气-质联用技术鉴定出小茴香挥发油中有 24种化学成分,反式-茴香脑含量最高(>94%)。小茴香经炮制后,各个成分含量均有相当的变化,且发生了一定的转化。对小茴香不同炮制品(清炒品、盐炙品、醋炙品、酒炙品、姜汁炙品)的活性成分进行分析,发现清炒品中柠檬烯和香芹酮含量降低明显,而对位-烯丙基茴香醚和顺式-番桧烯水合物含量升高较多;盐炙品中 α-蒎烯、柠檬烯、γ-松油烯和葑酮含量降低最多,而反式-茴香脑含量有所增加。

小茴香及其炮制品均能促进大鼠肠蠕动,但炮制品与生品相比,作用降低,但差别不显著;盐炙小茴香可使小鼠有细软便流出,而生品却无此便样。比较小茴香及其炮制品水煎液对小鼠气管排泌酚红的影响,结果表明小茴香及其炮制品均有促进气管增加分泌物的作用。小茴香挥发油对于改善大鼠全血黏度、全血还原黏度和血浆黏度有较好的效果,经炮制(清炒、盐炙、酒炙、姜炙、蜜炙、牵牛制、麸制)后,其挥发油含量减少,但对血液流变性的作用均优于生品,特别是蜜炙小茴香效果最佳。

荔 枝 核

【来源】 本品为无患子科植物荔枝 *Litchi chinensis* Sonn. 的干燥成熟种子。

【处方用名】 荔枝核,盐荔枝核。

【炮制沿革】 宋代有慢火烧存性(《衍义》)和火炮(《妇人》)。元代有炒(《瑞竹》)。明代有炒黄(《回春》)和煨焦(《景岳》)等。清代有焙(《必用》)、煨热(《正义》)和盐水浸炒(《增广》)等。《药典》载有荔枝核和盐荔枝核。

炮制作用论述:"煅存性酒调,治卒心痛,疝痛。"(《蒙筌》)"治心胃痛疼,制用火煨熟。"(《正义》)

【产地加工】 夏季采摘成熟果实,除去果皮及肉质假种皮,洗净,晒干。

【炮制工艺】

1. **荔枝核** 取原药材,除去杂质,洗净,干燥。用时捣碎。

2. **盐荔枝核** 取净荔枝核,捣碎后加盐水拌匀,闷润,待盐水被吸尽后,置炒制容器内,用文火炒干,取出放凉。

每 100 kg 荔枝核,用食盐 2 kg。

【炮制作用】 荔枝核味甘、微苦,性温,归肝、肾经,具有行气散结、祛寒止痛的功效。

生品能理气散寒,消肿止痛。与木香同用,治心腹胃脘久痛。如用于益气壮阳、填精养阴、安神益智的生力胶囊(《部颁标准》)。

盐荔枝核可引药下行入肾,增强其行气散结、祛寒止痛的作用。常用于寒凝气滞所致疝气疼痛、睾丸肿痛。如治寒疝、睾丸坠胀疼痛的茴香橘核丸(《药典》)。

【质量要求】

1. **荔枝核** 为长圆形或卵圆形,略扁,表面棕红色或紫棕色。质硬,气微,味微甘、苦、涩。

2. **盐荔枝核** 为碎块状,色泽略深,无光泽,质硬而脆,味微咸而涩。

补 骨 脂

【来源】 本品为豆科植物补骨脂 *Psoralea corylifolia* L. 的干燥成熟果实。

【处方用名】 补骨脂,盐补骨脂。

【炮制沿革】 南北朝有酒浸蒸(《雷公》)。宋代有炒(《圣惠方》),盐炒、芝麻制(《局方》),酒浸炒(《洪氏》)。明代有泽泻制(《普济方》)及盐、酒、芝麻同制(《仁术》)。清代有麸炒、面炒(《本草述》),麻子仁炒(《钩元》),盐水浸三日胡桃油炒(《必用》)等。《药典》载有补骨脂和盐补骨脂。

炮制作用论述:"暖上焦,酒拌蒸,暖肾,盐水炒。"(《得配》)"惟大燥,一法用盐水浸一日,取出晒干,再同盐炒过用。"(《钩元》)

【产地加工】 秋季果实成熟时采收果序,晒干,搓出果实,除去杂质。

【炮制工艺】

1. **补骨脂** 取原药材,除去杂质。用时捣碎。

2. **盐补骨脂** 取净补骨脂,加盐水拌匀,闷润,待盐水被吸尽后,置炒制容器内,用文火炒至微鼓起、迸裂并有香气逸出时,取出,放凉。用时捣碎。

每 100 kg 补骨脂,用食盐 2 kg。

【炮制作用】 补骨脂味辛、苦,性温,归肾、脾经,具有补肾壮阳、固精缩尿、温脾止泻的功能。

生品辛热而燥,温肾助阳作用强,但不宜长时间服用,服用时间稍长则有口干、舌燥、咽痛等伤阴症状,故多用于制备酊剂、散剂、注射剂;外用具有除湿止痒的作用,用于治疗银屑病、白癜风、扁平疣、斑秃。如治斑秃脱发症的生发搽剂(《药典》)。

盐补骨脂引药入肾,增强补肾纳气、止泻作用;并可缓和辛窜温燥之性,避免伤阴。多用于阳痿遗精、遗尿尿频、腰膝冷痛、肾虚作喘、五更泄泻。如治肝肾不足、血虚风盛所致白癜风的白蚀丸(《药典》);治肾阳不足泄泻的四神丸(《药典》)。

【质量要求】

1. **补骨脂** 呈肾形,略扁。表面黑色、黑褐色或灰褐色。气香,味辛、微苦。水分不得过 9.0%;总灰分不得过 8.0%,酸不溶性灰分不得过 2.0%;含补骨脂素和异补骨脂素的总量不得少于 0.70%。

2. **盐补骨脂** 形如补骨脂,微鼓起,颜色加深,略有咸味。水分不得过 7.5%;总灰分不得过 8.5%;补骨脂素和异补骨脂素含量要求同补骨脂。

【研究述要】 补骨脂盐炙后补骨脂素和异补骨脂素的含量较生品略有降低,但盐炙品中二者的煎出率明显高于生品,说明盐炙补骨脂利于有效成分的煎出。

盐炙补骨脂加热过程中有香气逸出,可挥去部分挥发油。补骨脂果实坚硬,炒后鼓起,迸裂,铜、锌、锰等微量元素溶出增多。

在提升环磷酰胺引起的白细胞降低和拮抗大黄引起的肠蠕动亢进方面,盐炙补骨脂效果较比生品明显。

补骨脂盐炙的最佳炮制工艺：每 500 g 补骨脂,加 2%盐水(每 10 g 食盐加水至 250 ml),室温闷润 24 小时,置 150℃锅中,以 40 转/分钟的翻炒频率,炒炙 10 分钟。

车 前 子

【来源】 本品为车前科植物车前 *Plantago asiatica* L. 或平车前 *Plantago depressa* Willd. 的干燥成熟种子。

【处方用名】 车前子,炒车前子,盐车前子。

【炮制沿革】 宋代有酒浸(《总录》)、微炒(《局方》)、焙制(《宝产》)、酒蒸(《济生方》)等。明、清有米泔水浸(《醒斋》)、青盐水炒(《幼幼》)等。《药典》载有车前子和盐车前子;《规范》还载有炒车前子。

炮制作用论述:"入补益药中用米泔淘净蒸,入利水治泄泻药炒为末用。"(《大法》)

【产地加工】 夏、秋二季种子成熟时采收果穗,晒干,搓出种子,除去杂质。

【炮制工艺】

1. 车前子 取原药材,除去杂质,筛去灰屑。用时捣碎。

2. 炒车前子 取净车前子,置炒制容器内,用文火炒至略有爆裂声,并有香气逸出时,取出,放凉。

3. 盐车前子 取净车前子,置炒制容器内,用文火炒到略有爆裂声时,喷淋盐水,炒干,取出,放凉。

每 100 kg 车前子,用食盐 2 kg。

【炮制作用】 车前子味甘、性微寒,归肝、肾、肺、小肠经,具有清热利尿、渗湿通淋、明目、祛痰的功效。

生车前子长于利水通淋,多用于湿热阻滞膀胱,小便频数、尿道刺痛及水肿胀满、痰热咳嗽、肝火目赤。如治热瘀蕴结下焦所致轻、中度癃闭的前列通片(《药典》)。

炒车前子寒性稍减,并易于煎出有效成分。其功似生品,长于渗湿止泻、祛痰止咳,多用于湿浊泄泻。如用于湿热下注,小便短赤、淋沥涩痛的八正合剂(《药典》),治风热犯肺所致水肿的肾炎解热片(《药典》)。

盐车前子引药下行入肾,增强补肝肾、明目利水的作用,泻热作用较强,利尿不伤阴。多用于肾虚脚肿、眼目昏暗、虚劳梦泄。如用于膀胱湿热所致淋证、癃闭的清淋颗粒(《药典》)。

【质量要求】

1. 车前子 为椭圆形、不规则长圆形或三角状长圆形,略扁的细小种子。表面黄棕色至黑褐色。质硬。气微,味淡。水分不得过 12.0%;总灰分不得过 6.0%,酸不溶性灰分不得过 2.0%;膨胀度应不低于 4.0;含京尼平苷酸不得少于 0.50%;毛蕊花糖苷不得少于 0.40%。

2. 炒车前子 形如车前子,表面黑褐色或黄棕色,有香气。

3. 盐车前子 形如车前子,表面黑褐色或黄棕色,气微香,味微咸。水分不得过 10.0%;总灰分不得过 9.0%,酸不溶性灰分不得过 3.0%;膨胀度应不低于 3.0;含京尼平苷酸不得少于 0.40%,毛蕊花糖苷不得少于 0.30%。

【研究述要】 车前子经清炒和盐炙后,车前子苷的含量变化不大。炒车前子和盐车前子的黄酮类成分的煎出率较生品明显增多。车前子缓泻功能是其中多糖成分吸水膨胀增加肠容积来实现的。车前子清炒品和盐炙品多糖含量较生品都有所降低,凝胶色谱显示,炮制品中多糖组分与生品不同,且分子量较生品低,说明经炮制过程车前子多糖降解,生成单糖、寡糖。

菟 丝 子

【来源】　本品为旋花科植物南方菟丝子 *Cuscuta australis* R. Br. 或菟丝子 *Cuscuta chinensis* Lam. 的干燥成熟种子。

【处方用名】　菟丝子,炒菟丝子,盐菟丝子,酒菟丝子饼。

【炮制沿革】　晋代有酒渍服(《肘后》)。南北朝有苦酒、黄精汁浸(《雷公》)。唐代有酒浸(《千金》)。宋代有盐炒(《总录》)、酒蒸(《局方》)、酒浸炒作饼(《洪氏》)或酒浸炒(《朱氏》)。明代有酒煮(《普济方》)、炒(《纲目》)、酒煨作饼(《保元》)、米泔淘洗(《大法》)等。《药典》载有菟丝子和盐菟丝子;《规范》还载有酒菟丝子饼、炒菟丝子。

炮制作用论述:"补肾气,淡盐水拌炒;暖脾胃,黄精汁煮;暖肌肉,酒拌炒;治泄泻,酒米拌炒。"(《得配》)

【产地加工】　秋季果实成熟时采收植株,晒干,打下种子,除去杂质。

【炮制工艺】

1. **菟丝子**　取原药材,除去杂质,淘净,干燥。用时捣碎。

2. **盐菟丝子**　取净菟丝子,加盐水拌匀,闷润,待盐水被吸尽后,置炒制容器内,用文火炒至略鼓起,爆裂声减弱,并有香气逸出时,取出,放凉。用时捣碎。

每 100 kg 菟丝子,用食盐 2 kg。

3. **酒菟丝饼**　取净菟丝子,加适量水煮至开裂,不断搅拌,待水液被吸尽,全部显黏丝稠粥状时,加入黄酒和白面拌匀,取出,压成饼,切成小方块,干燥。

每 100 kg 菟丝子,用黄酒 15 kg,白面 15 kg。

4. **炒菟丝子**　取净菟丝子,置炒制容器内,用文火炒至黄色,爆裂声减弱时,取出,放凉。用时捣碎。

【炮制作用】　菟丝子味辛,性温,归肝、肾、脾经,具有滋补肝肾、固精缩尿、安胎、明目、止泻的功效。

菟丝子生品偏温,长于补阳、明目。可用于阴阳两虚,阳痿、早泄及肝虚目暗。如治肝肾两亏,阴虚火旺,内障目暗、视物昏花的石斛夜光丸(《药典》)。

盐菟丝子引药下行,增强其补肾作用,不温不寒,平补阴阳。长于补肾固精、安胎。多用于阳痿、滑精、遗尿、带下、胎气不固及消渴。如治肾阳虚所致身体虚弱、精神疲乏、腰腿酸软、头晕目眩、小便夜多的龟鹿补肾丸(《药典》)。

酒菟丝饼增强温肾壮阳固精作用,并可提高煎出效果,便于粉碎。多用于腰膝酸软、目昏耳鸣、肾虚胎漏、脾肾虚泄、消渴、遗精、白浊。如治肝肾两虚,头晕目花、耳鸣、腰酸肢麻的首乌丸(《药典》)。

炒菟丝子功用与生品相似,但炒后可提高煎出效果,便于粉碎,利于制剂,多入丸散剂。如治肾虚腰痛、尿后余沥、遗精早泄、阳痿不育的五子衍宗丸(《药典》);滋补肝肾的七宝美髯颗粒(《药典》)。

【质量要求】

1. **菟丝子**　为类球形颗粒,表面灰棕色或黄棕色,具细密突起的小点。质坚实,气微,味淡。水分不得过 10.0%;总灰分不得过 10.0%,酸不溶性灰分不得过 4.0%;含金丝桃苷不得少于 0.10%。

2. **盐菟丝子** 形如菟丝子,表面棕黄色,有裂隙,略有香气,微有咸味,加水浸泡后,表面有黏性,煎煮后可露出黄色至棕褐色卷旋状的胚。水分、总灰分、酸不溶性灰分要求同菟丝子;金丝桃苷含量要求同菟丝子。

3. **酒菟丝子饼** 为小方块状,表面灰棕色或黄棕色,微有酒气。

4. **炒菟丝子** 形如菟丝子,表面黄棕色,可见裂口,气微香,味淡。

【研究述要】 本品质地坚硬,煎出效果差,也不易粉碎,炮制后可改变以上情况。菟丝子经淘洗后平均得率为 82.4%,泥沙杂质达 17.6%,故菟丝子配方前必须除去杂质,洗净,干燥。

采用 HPLC 法同时测定菟丝子生品、盐炙品、炒黄品、制饼品中黄酮类的含量,结果盐炙品、炒黄品中金丝桃苷、山柰酚均较生品略有降低,槲皮素含量升高,但乙醇溶剂中三种成分的溶出量均较生品有所增加;制饼品中三种黄酮类成分均较生品显著降低。这说明盐炙、炒黄利于菟丝子中黄酮类成分的溶出。

菟丝子经炮制后能显著提高多糖的含量。生菟丝子多糖含量为 5.34%,经酒炙后是其生品的 1.98 倍,是清炒品的 1.62 倍。

菟丝子盐炙的最佳炮制工艺:每 100 g 菟丝子,加入食盐 2 g,闷润至盐水吸尽,锅底温度 100℃下,炒制 4 分钟。菟丝子炒制的最佳炮制工艺为:炒制温度 150℃,炒制时间 140 秒。菟丝子酒炙最佳炮制工艺为:加酒量 30%,闷润时间 9 小时,烘制温度 100℃,烘制时间 60 分钟。

沙 苑 子

【来源】 本品为豆科植物扁茎黄芪 *Astragalus complanatus* R. Br. 的干燥成熟种子。

【处方用名】 沙苑子,盐沙苑子。

【炮制沿革】 元代有炒(《瑞竹》)。明代有微焙(《滇南》)、马乳浸蒸焙干(《准绳》)、微炒(《保元》)、酒浆拌蒸(《大法》)、酥炙(《乘雅》)。清代有酒蒸(《逢原》)、酒洗炒(《良朋》)、盐水炒(《增广》)等。《药典》载有沙苑子和盐沙苑子。

炮制作用论述:"入补剂炒熟,入凉药生用。"(《得配》)

【产地加工】 秋末冬初果实成熟尚未开裂时采割植株,晒干,打下种子,除去杂质,晒干。

【炮制工艺】

1. **沙苑子** 取原药材,除去杂质,洗净,干燥。用时捣碎。

2. **盐沙苑子** 取净沙苑子,加盐水拌匀,稍闷,待盐水被吸尽后,置炒制容器内,用文火炒干,取出放凉。用时捣碎。

每 100 kg 沙苑子,用食盐 2 kg。

【炮制作用】 沙苑子味甘,性温,归肝、肾经,具有温补肝肾、固精缩尿、明目的功效。

生品益肝明目力强,多用于肝虚目昏。如用于肾阳不足所致腰酸腿软、精神倦怠、阳痿遗精的强阳保肾丸(《药典》)。

盐沙苑子引药下行入肾,增强温补肝肾、固精缩尿作用,且药性平和,能平补阴阳。多用于肾虚腰痛、遗精、早泄、白浊带下、小便余沥、遗尿。如用于肾阳虚或肾阴虚引起的阳痿、遗精、早泄的锁阳补肾胶囊(《部颁标准》),用于肾虚腰痛、遗精早泄、白浊带下的沙苑子颗粒(《部颁标准》)。

【质量要求】

1. **沙苑子**　为肾形而稍扁,表面光滑,褐绿色或灰褐色。质坚硬,无臭,味淡,嚼之有豆腥味。水分不得过 13.0%;总灰分不得过 5.0%,酸不溶性灰分不得过 2.0%;含沙苑子苷不得少于 0.060%。

2. **盐沙苑子**　形如沙苑子,表面黄褐色,光泽明显,略有咸味。水分不得过 10.0%;总灰分不得过 6.0%;含沙苑子苷不得少于 0.050%。

【研究述要】　采用 HPLC 法同时测定沙苑子不同炮制品(清炒品,盐炒品,盐蒸品,微波制品)中沙苑子苷 A 和鼠李柠檬素的含量,生品中沙苑子苷 A 的含量远高于鼠李柠檬素的含量,盐炙沙苑子中沙苑子苷 A 和鼠李柠檬素的含量最高。

沙苑子盐炙最佳炮制工艺:50 g 沙苑子,用 2% 的盐水(10 倍量水溶解),闷润 2 小时,在锅底温度为 120~130℃下炒制 60 秒。

(史　辑)

第四节　蜜　炙

将净制或切制过的饮片,加入定量炼蜜润炒至规定程度的操作过程,称为蜜炙。

蜂蜜为蜜蜂科昆虫中华蜜蜂 *Apis cerana* Fabricius 或意大利蜂 *Apis mellifera* Linnaeus 所酿的蜜。蜂蜜成分复杂,到目前为止,从蜂蜜中已鉴定出 180 多种物质。其主含葡萄糖和果糖,两者含量约占蜂蜜的 70%,尚含有多种氨基酸、维生素、矿物质、酵素、高级醇、色素、花粉、激素、有机酸、酶类和生物活性物质等。蜂蜜为半透明、带光泽、浓稠的液体,白色至淡黄色或橘黄色至黄褐色,放久或遇冷渐有白色颗粒状结晶析出。气芳香,味极甜。还原糖、相对密度、酸度、5-羟甲基糠醛、淀粉等均应符合国家标准或者辅料标准。

蜂蜜性味甘平,具有甘缓益脾、润肺止咳、矫味等作用。蜂蜜虽言性平,实则生用性偏凉,能清热解毒;熟则性偏温,以补脾气、润肺燥之力胜。

蜜炙法所用蜂蜜都要先加热炼制过。其方法为:将蜂蜜置适宜容器内,加热至徐徐沸腾后,改用文火,保持微沸,并除去泡沫及上浮蜡质,然后用罗筛或纱布滤去死蜂、杂质,再倾入锅内,加热至 116~118℃,满锅起鱼眼泡,用手捻之有黏性,两指间尚无长白丝出现时,迅速出锅。炼蜜的含水量应控制在 10%~13% 为宜。加热时注意蜂蜜沸腾外溢或焦化,当蜜液微沸时,及时用勺上下搅动,防止外溢。

汉代《金匮要略》就有蜜煎乌头,晋《肘后方》有蜜煎等,后来逐渐增加。

蜜炙理论:"蜜炙甘缓难化增益元阳。"

(一) 蜜炙的工艺

1. **先拌蜜后炒药**　先取定量的炼蜜,加适量开水稀释,与净制或切制过的饮片拌匀,放置闷润,使蜜逐渐渗入饮片组织内部,然后置炒制容器内,用文火炒至颜色加深且不粘手时,取出摊晾,凉后及时收贮。

2. **先炒药后加蜜**　先将净制或切制过的饮片,置炒制容器内,用文火炒至颜色加深时,再加入定量的炼蜜,迅速翻动,使蜜与饮片拌匀,炒至不粘手时,取出摊晾,凉后及时收贮。

一般中药用第一种方法炮制。但有的中药含糖多、黏性大、吸蜜量小,应采用第二种方法炮制,先除去部分水分,并使质地略变酥脆,则蜜就较易被吸收。

炼蜜的用量视中药的性质而定。一般质地疏松、纤维多的中药用蜜量宜大;质地坚实、黏性较强、油分较重的中药用蜜量宜小。

炼蜜的用量:除另有规定外,一般为每 100 kg 饮片,用炼蜜 25 kg。

(二)蜜炙的作用

(1) 增强润肺止咳作用:如百部。

(2) 增强补脾益气作用:如党参。

(3) 缓和药性:如麻黄。

(4) 矫味,降低副作用:如马兜铃。

(三)注意事项

(1) 炼蜜时,火力不宜过大,以免溢出锅外或焦化。

(2) 蜜炙中药所用的炼蜜不可过老,否则黏性太强,不易与药物拌匀。

(3) 因蜂蜜过于浓稠,应加适量开水稀释,要严格控制水量(炼蜜量的 1/3~1/2),以蜜汁能与饮片拌匀而又无剩余的蜜液为宜。

(4) 蜜炙时,火力一定要小,以免焦化。炙的时间可稍长,要尽量将水分除去,避免发霉。

(5) 蜜炙中药须凉后密闭贮存,以免吸潮发黏或发酵变质。

麻　　黄

【来源】　本品为麻黄科植物草麻黄 *Ephedra sinica* Stapf、中麻黄 *Ephedra intermedia* Schrenk et C. A. Mey. 或木贼麻黄 *Ephedra equisetina* Bge. 的干燥草质茎。

【处方用名】　麻黄,麻黄绒,蜜麻黄,蜜麻黄绒。

【炮制沿革】　汉代始有去节汤泡(《金匮》)。南北朝有沸汤煮 (《雷公》)。宋代有酒熬成膏(《圣惠方》)、去根节炒(《博济》)、沸汤泡后焙干(《苏沈》)、蜜炒(《衍义》)等。元、明代有炒黄(《宝鉴》)、姜汁浸(《普济方》)、略烧存性(《婴童》)、滚醋汤泡(《仁术》)、蜜酒拌炒焦(《景岳》)、微炙(《必读》)、炒黑(《一草亭》)等。清代有去根节,蜜酒煮黑(《幼幼》)。(《药典》)载有麻黄和蜜麻黄;(《规范》)还载有麻黄绒和蜜麻黄绒。

炮制作用论述有:"凡用麻黄去节,先滚醋汤略浸,片时捞起,以备后用,庶免大发,如冬月严寒,腠理致密,当生用。"(《准绳》)

【产地加工】　秋季采割绿色的草质茎,晒干。

【炮制工艺】

1. **麻黄**　取原药材,除去木质茎、残根及杂质,切段;或洗净后闷润,切段,干燥。

2. **蜜麻黄**　取炼蜜,加适量开水稀释,淋于麻黄段中拌匀,闷润,置炒制容器内,用文火加热,炒至不粘手时,取出,放凉。

每 100 kg 麻黄,用炼蜜 20 kg。

3. **麻黄绒**　取麻黄段,碾绒,筛去粉末。

4. **蜜麻黄绒**　取炼蜜,加适量开水稀释,淋入麻黄绒内拌匀,闷润,置炒制容器内,用文火加热,炒至深黄色、不粘手时,取出,放凉。

每 100 kg 麻黄绒,用炼蜜 25 kg。

【炮制作用】 麻黄味辛、微苦,性温。归肺、膀胱经。具有发汗散寒、宣肺平喘、利水消肿的功效。

生麻黄发汗解表、利水消肿力强。多用于表寒实证和风水浮肿。但过汗有伤阴亡阳之虑,对体虚患者不宜。如治外感风寒,恶寒发热、头痛、鼻塞的伤风停胶囊(《部颁标准》);治外感风寒、肺气不宣所致咳喘的风寒咳嗽颗粒(《药典》)。

蜜麻黄味甘微苦、性温偏润,辛散发汗作用缓和,增强了其宣肺平喘止咳之功。多用于表证较轻,而肺气壅阻,咳嗽气喘的患者。如治痰热壅肺所致咳嗽、咯痰、喘息、胸闷的葶贝胶囊(《药典》);治伤风感冒,鼻塞、流涕、咳嗽、气喘、痰多的咳喘丸(《部颁标准》)。

麻黄绒作用较麻黄缓和,适于老人、幼儿及虚人风寒感冒。如辛温解表、宣肺和中的感冒疏风片(《部颁标准》)。

蜜麻黄绒作用更加缓和,适于表证已解而喘咳未愈的体虚患者。如用于风寒感冒,发热咳嗽、头痛怕冷、鼻流清涕、骨节酸痛、四肢疲倦的感冒疏风丸(《部颁标准》)。

【质量要求】

1. **麻黄** 为圆柱形短节段。表面淡绿色至黄绿色,粗糙,有细纵脊线。质轻。气微香,味涩、微苦。水分不得过 9.0%;总灰分不得过 9.0%;盐酸麻黄碱和盐酸伪麻黄碱的总量不得少于 0.80%。

2. **蜜麻黄** 形如麻黄段,表面深黄色,微有光泽,略具黏性,有蜜香气,味甜。总灰分不得过 8.0%;水分、含量同麻黄。

3. **麻黄绒** 为松散的绒团,黄绿色,体轻。

4. **蜜麻黄绒** 为粘结的绒团,深黄色,带黏性,味微甜。

【研究述要】 麻黄三个不同部位生物碱含量分析表明:草质茎生物碱含量最高,木质茎最低,前者为后者的 35 倍以上,过渡茎含量也甚低,约为草质茎的 1/9。三者所含生物碱种类也不同,草质茎至少含 5 种生物碱;过渡茎中含 2 种生物碱;木质茎仅含 1 种生物碱,不含主要成分麻黄碱。麻黄茎中所含的多种生物碱主要在节间,尤其是髓部含量最高。节所含生物碱类型与节间相同,含量仅为节间的 1/3,但节的伪麻黄碱含量比节间高。

麻黄炮制后麻黄碱与伪麻黄碱的含量及麻黄总碱的含量均降低。麻黄蜜炙后挥发油含量降低,且挥发油中的相对含量变化较大,其中异桉叶素、对-聚伞花素、D-柠檬烯、桉叶素、τ-萜品烯等相对含量显著升高,苯甲醛、四甲基吡嗪、对乙烯基茴香醚、$1-\alpha$-松油醇、τ-松油醇等相对含量均降低。麻黄蜜炙后辛散发汗力减弱,润肺平喘作用增强。

麻黄不同部位的药理作用:① 麻黄茎的节与节间药理作用一致,均表现出麻黄碱型生物碱的作用,但节比节间作用弱。麻黄节和节间的 50% 甲醇提取物均对小鼠自发运动均有一定抑制作用,对小鼠乙酸诱导的扭体抑制倾向,能缩短巴比妥对小鼠的催眠时间,还有抗炎作用和发汗作用。② 节、全节和节间三者小鼠毒性实验结果表明,以节的毒性最大,特别是出现惊厥现象。故从古至今部分地区要求麻黄去节是有道理的。但因节仅占全草的 3%,为了简化操作,现在炮制多不去节。③ 麻黄根与茎作用相反,麻黄茎有发汗和升压作用;麻黄根有止汗和降压作用。故麻黄茎与根应分别入药。

麻黄及其炮制品中盐酸麻黄碱的含量高低依次为:生品＞开水泡麻黄＞蜜炙麻黄＞炒麻黄。

麻黄制绒后挥发油较生麻黄降低了 20.6%,炙麻黄绒较麻黄绒挥发油降低了 51.9%。蜜炙麻黄的最佳炮制工艺为：每 100 kg 麻黄,用炼蜜 20 kg,在 110℃炒制 10 分钟。

甘　草(彩图 26)

【来源】　本品为豆科植物甘草 *Glycyrrhiza uralensis* Fisch.、胀果甘草 *Glycyrrhiza inflata* Bat. 或光果甘草 *Glycyrrhiza glabra* L. 的干燥根及根茎。

【处方用名】　甘草,炙甘草。

【炮制沿革】　汉代多用炙法(《玉函》)。南北朝有火炮令内外赤黄及酒酥制(《雷公》)。唐代有蜜制(《千金翼》)。宋代有炒(《博济》),醋制(《苏沈》),猪胆汁制、盐制、油制(《总录》),蜜炒(《局方》),煨(《朱氏》)等。元、明有酥制(《纲目》),姜汁炒、酒炒(《必读》)等。清代有粳米拌炒(《得配》)和乌药汁炒(《从众录》)等。药典载有甘草和炙甘草。

炮制作用论述："入药须微炙,不尔亦微凉,生则味不佳。"(《衍义》)"生用大泻热火,炙之则温能补上焦中焦下焦元气。"(《汤液》)

【产地加工】　春、秋二季采挖,除去须根,晒干。

【炮制工艺】

1. 甘草　取原药材,除去杂质,洗净,润透,切厚片,干燥。

2. 炙甘草　取炼蜜,加适量开水稀释后,淋入净甘草片中拌匀,闷润,置炒制容器内,用文火加热,炒至黄色至深黄色、不粘手时取出,放凉。

每 100 kg 甘草,用炼蜜 25 kg。

【炮制作用】　甘草味甘,性平。归心、肺、脾、胃经。具有补脾益气、清热解毒、祛痰止咳、缓急止痛、调和诸药的功效。

生甘草味甘性平偏凉,长于泻火解毒,化痰止咳。多用于痰热咳嗽、咽喉肿痛、痈疽疮毒、食物中毒及中药中毒。如治风热感冒初起的桑菊感冒片(《药典》);治疗肺胃热盛所致咽喉肿痛的清咽丸(《药典》)。

炙甘草,性温,补脾和胃、益气复脉力胜。常用于脾胃虚弱、倦怠乏力、心动悸、脉结代。如治脾胃虚弱,神疲食少的四君子丸(《药典》);治脾胃虚弱,中气下陷的补中益气丸(《药典》)。

【质量要求】

1. 甘草　为类圆形或椭圆形切片。表面棕红色、棕色或灰棕色,粗糙,具纵皱纹。切面黄白色。气微,味甜而特异。水分不得过 12.0%;总灰分不得过 7.0%,酸不溶性灰分不得过 2.0%;重金属及有害元素铅不得过百万分之五,镉不得过千万分之三,砷不得过百万分之二,汞不得过千万分之二,铜不得过百万分之二十;有机氯农药残留量六六六(总 BHC)不得过千万分之二,滴滴涕(总 DDT)不得过千万分之二,五氯硝基苯(PCNB)不得过千万分之一;含甘草苷不得少于 0.50%,甘草酸不得少于 2.0%。

2. 炙甘草　为类圆形或椭圆形切片,切面黄色至深黄色,具焦香气,味甜。水分不得过 10.0%;总灰分不得过 5.0%;含甘草苷不得少于 0.50%,甘草酸不得少于 1.0%。

【研究述要】　甘草清炒和炒焦,随着温度的升高,甘草酸的含量显著减低,异甘草素的含量增加明显;甘草蜜炙后,甘草酸的含量略有升高;清炒甘草中芹糖基甘草苷和甘草苷的含量均大于甘草,而甘草素的含量低于甘草,可能是破坏了酶,保存了苷;蜜炙过程中,芹糖基异甘草苷和异甘草苷均升高,异甘草素含量降低,可能是加热过程中,同样起到杀酶保苷作用。炒焦甘草中,芹糖基异甘草苷、异甘草苷、异甘草素均高于生品,而芹糖基甘草苷、甘草苷、甘草素均低于生品,可能由于在长时间高温加热的过程中,查尔酮类的热稳定性较黄酮类好。传统的蜜炙甘草,其炮制过程包含蜜浸、加热两个过程,其中加热过程明显提高了甘草中各成分的含量,而炼蜜缓和了整个炮制过程,破坏酶,确保有效成分不受影响。

蜜甘草在抗乌头碱诱发的家兔心律失常和抗 $BaCl_2$ 诱发大白鼠心律失常方面优于生甘草。蜜炙甘草提高小白鼠巨噬细胞吞噬的能力明显强于生甘草。故临床补气时应用蜜甘草。小鼠痛阈实验证明,甘草蜜炙后增强了止痛作用。生甘草、蜜甘草、清炒甘草的解痉作用无显著差异。

甘草蜜炙后补益功能增强。炙甘草、生甘草、清炒甘草三种炮制品甘草均可提高小鼠非特异性免疫功能,以炙甘草水提液作用最强;炙甘草的水提取液和醇提取液对胸腺指数的影响大于生甘草和清炒甘草;对胸腺指数的影响程度依次为炙甘草、生甘草、清炒甘草;炙甘草、生甘草均能明显延长小鼠负重游泳时间,炙甘草优于生甘草;炙甘草对脾脏指数和胸腺指数影响略高于生甘草。

蜜烘甘草最佳炮制工艺为:加入 25% 的蜂蜜,闷润透心后,在 60℃烘 60 分钟为佳。

甘草蜜炙前后甘草酸的含量计重时若扣除蜜量,则生甘草与炙甘草的甘草酸含量无明显变化,也与蜜量无关。若样品计重时不扣除蜜量,则蜜炙甘草的甘草酸含量减少了 20% 左右,而甘草苷的含量则无变化。又据报道,甘草酸的含量与炮制过程中温度有关,炮制时温度越高,其甘草酸含量下降越多。不同炮制品水煎液中金属元素的含量测定结果表明,炙甘草煎出液中锌、铬、钙、钴、锰含量显著减少,而铁显著上升,铜变化不显著,而炒甘草煎出液中锌、铜则显著减少。远红外炙法(75℃烘 40 分钟)甘草酸含量略高于传统炙品。

黄　芪 (彩图 27)

【来源】　本品为豆科植物蒙古黄芪 *Astragalus membranaceus*（Fisch.）Bge. var. *mongholicus*（Bge.）Hsiao 或膜荚黄芪 *Astragalus membranaceus*（Fisch.）Bge. 的干燥根。

【处方用名】　黄芪,炙黄芪。

【炮制沿革】　汉代有去芦(《金匮》)。南北有蒸(《雷公》)。宋代有蜜炙(《药证》),盐汤浸焙、炒(《总录》),酒煮(《传信》),蜜炒(《宝产》),蜜蒸、盐水润蒸(《背疽方》),盐炙(《痘疹方》)等。元代有盐蜜水炙(《活幼》)。明代有酒拌炒(《医学》)、姜汁炙(《仁术》)、米泔拌炒(《准绳》)等。清代有人乳制(《拾遗》)、九制黄芪(《增广》)。《药典》载有黄芪和炙黄芪。

炮制作用论述:"生用治痈疽,蜜炙补虚损。"(《蒙筌》)"治痈疽生用,治肺气虚蜜炙用,治下虚盐水或蒸或炒。"(《入门》)

【产地加工】　春秋二季采挖,除去须根及根头,晒干。

【炮制工艺】

1. 黄芪　取原药材,除去杂质,洗净,润透,切厚片,干燥。

2. 炙黄芪　取炼蜜,加适量开水稀释后,淋入净黄芪片中拌匀,闷润,置炒制容器内,用文火加热,炒至深黄色、不粘手时取出,放凉。

每 100 kg 黄芪,用炼蜜 25 kg。

【炮制作用】　黄芪味甘,性微温,归肺、脾经。生黄芪具有固表止汗、利尿托毒生肌、敛疮收口的功效。常用于表虚自汗或体虚易感冒、气虚水肿、痈疽不溃或溃久不敛。如治卫气不固的玉屏风口服液(《药典》);治气阴不足、内热消渴的养阴降糖片(《药典》)。

炙黄芪,药性偏润,长于益气补中。多用于脾肺气虚、食少便溏、气短乏力或兼中气下陷之久泻脱肛、子宫下垂以及气虚不能摄血的便血、崩漏等出血证;也可用于气虚便秘。如治气血两虚的当归养血丸(《药典》);治中气下陷的补中益气丸(《药典》);治心脾两虚的归脾丸(《药典》)。

【质量要求】

1. 黄芪 为类圆形或椭圆形厚片。外表皮黄白色至淡棕褐色,切面木部淡黄色。气微,味微甜,嚼之微有豆腥味。水分不得过 10.0%;总灰分不得过 5.0%;水溶性浸出物不得少于 17.0%;重金属及有害元素铅不得过百万分之五,镉不得过千万分之三,砷不得过百万分之二,汞不得过千万分之二,铜不得过百万分之二十;有机氯农药残留量六六六(总 BHC)不得过千万分之二,滴滴涕(总 DDT)不得过千万分之二,五氯硝酸苯(PCNB)不得过千万分之一;含黄芪甲苷不得少于 0.040%;含毛蕊异黄酮葡萄糖苷不得少于 0.020%。

2. 炙黄芪 形如黄芪片。外表皮淡棕黄色或淡棕褐色,切面深黄色,具蜜香气,味甜,略带黏性,嚼之微有豆腥味。水分不得过 10.0%;总灰分不得过 4.0%;含黄芪甲苷不得少于 0.030%;含毛蕊异黄酮葡萄糖苷不得少于 0.020%。

【研究述要】 磷脂成分对热不稳定,黄芪蜜炙后磷脂总量下降,磷脂酸和溶血磷脂酰胆碱的含量增高,而其他磷脂组分则有所下降;各炮制品均含有 17 种以上的氨基酸,均以天门冬氨酸、谷氨酸、脯氨酸为主。黄芪蜜炙后总氨基酸含量和 7 种人体必需氨基酸含量均有所下降;黄芪蜜炙后黄酮、氨基酸、谷甾醇、胡萝卜素和浸出物含量均增加。蜜制、炒制、酒制、盐炙、麸炒六种黄芪炮制品中黄芪甲苷含量均比生品低;黄芪炮制后水溶性糖和还原性糖的含量均降低,且还原性糖的降低程度较大,提示水溶性糖中的多糖较为稳定。

蜜炙黄芪在提高小白鼠巨噬细胞吞噬能力方面强于生品。对人体受损伤的红细胞变形能力的保护作用也强于生品。对动物血虚、气虚的模型,研究表明,蜜炙黄芪的补气作用强于生品;说明补气用蜜炙黄芪有科学道理。

烘蜜炙黄芪以 70℃或 80℃烘制 2 小时后与传统炒蜜炙黄芪在 LD_{50}、白细胞计数及分类、血红蛋白含量、免疫器官(脾、胸腺、淋巴结)重量、吞噬指数、炭粒廓清率、尿量增加等方面都有相似结果。

黄芪蜜炙最佳炮制工艺:用 XCYD - 750 型炒药机,炒炙温度 100℃,炒炙时间 25 分钟,投料量 16 kg,加蜜量为生黄芪饮片的 25%,并加 15%沸水稀释。

紫 菀

【来源】 本品为菊科植物紫菀 *Aster tataricus* L. f. 的干燥根和根茎。

【处方用名】 紫菀,蜜紫菀。

【炮制沿革】 南北朝有蜜浸后焙干(《雷公》)。唐代有炙(《外台》)。宋代有焙(《指迷》)、炒(《局方》)等。明代有醋炒(《医学》)、童便姜汁制(《仁术》)、酒洗(《回春》)、蜜水炒(《必读》)等。清代有蜜蒸(《解要》)、单蒸(《从新》)。《药典》载有紫菀和蜜紫菀。

【产地加工】 春、秋二季采挖,除去有节的根茎(习称"母根")和泥沙,编成辫状晒干,或直接晒干。

【炮制工艺】

1. 紫菀 取原药材,除去杂质,洗净,稍润,切厚片或段,干燥。

2. **蜜紫菀** 取炼蜜,加适量开水稀释,淋入紫菀片中拌匀,闷润,置炒制容器内,文火加热,炒至棕褐色或紫棕色、不粘手时,取出放凉。

每 100 kg 紫菀,用炼蜜 25 kg。

【炮制作用】 紫菀味辛、苦,性温。归肺经。生品以散寒、降气化痰力胜,能泻肺气之壅滞。多用于风寒咳嗽、痰饮喘咳。如治外感风寒所致咳嗽的止咳宝片(《药典》)。

蜜紫菀,药性由泻转润,以润肺止咳为主,多用于肺虚久咳或肺虚咳血。如治疗感冒咳嗽的止嗽片(《部颁标准》)

【质量要求】

1. **紫菀** 为不规则的厚片。外皮紫红色或灰红色,有纵皱纹,断面灰白色或灰棕色。质柔软。气微香,味甜、微苦。水分不得过 15.0%;总灰分不得过 15.0%,酸不溶性灰分不得过 8.0%;水溶性浸出物不得少于 45.0%;含紫菀酮不得少于 0.15%。

2. **蜜紫菀** 形如紫菀片,表面棕褐色或紫黑色,略有黏性,味甜。水分不得过 16.0%;含紫菀酮不得少于 0.10%。

【研究述要】 测定生紫菀、蒸紫菀、炒紫菀、蜜紫菀、醋紫菀、酒紫菀六种炮制品中紫菀酮含量,以蜜紫菀中紫菀酮含量为最高,很可能是蜜炙紫菀祛痰作用较好的原因之一。此六种炮制品均能增加小鼠气管酚红的排泌量,以蜜紫菀祛痰作用最佳,且呈一定的量效关系。

百 合

【来源】 本品为百合科植物卷丹 *Lilium lancifolium* Thunb.、百合 *Lilium brownii* F. K. Brown var. *viridulum* Baker 或细叶百合 *Lilium pumilum* DC. 的干燥肉质鳞叶。

【处方用名】 百合,蜜百合。

【炮制沿革】 汉代有炙(《金匮》)。唐代有"熬令黄色,捣筛为散"(《千金》)、蒸过和蜜(《食疗》)。宋代有炒(《圣惠方》)、蒸(《济生方》)、蜜拌蒸(《证类》)。明代有酒拌蒸(《大法》)。清代有蜜合蒸(《握灵》)。《药典》载有百合和蜜百合。

【产地加工】 秋季采挖,洗净,剥取鳞叶,置开水中略烫,干燥。

【炮制工艺】

1. **百合** 取原药材,除去杂质。

2. **蜜百合** 取净百合,置炒制容器内,用文火炒至颜色加深时,加入适量开水稀释过的炼蜜,迅速拌炒均匀,继续用文火炒至微黄色、不粘手时,取出放凉。

每 100 kg 百合,用炼蜜 5 kg。

【炮制作用】 百合味甘,性寒。归心、肺经。生品擅长清心安神,适用于热病后余热未清、虚烦惊悸、精神恍惚、心烦等症。如用于情志不畅、肝郁气滞所致失眠、心烦、焦虑、健忘的解郁安神颗粒(《药典》)。治肺痨咳嗽、咯痰咯血的利肺片(《部颁标准》);治肺阴亏损、虚火上炎的百合固金丸(《药典》)。

蜜百合,润肺止咳作用增强,多用于肺虚久咳或肺痨咳血。如用于内伤外感,咳嗽痰喘的止嗽青果片(《部颁标准》)。

【质量要求】

1. **百合** 为长椭圆形,中部厚,边缘薄,略向内弯曲。表面类白色、淡棕黄色或微带紫色。质硬而脆。气微,味微苦。水溶性浸出物不得少于 18.0%。

2. 蜜百合　形如百合,多呈黄色,光泽明显,略带黏性,味甜微苦。

【研究述要】　百合产地采挖后,先煮沸后加工,应将外片、中片、心片分开盛放,便于烫片加工时能准确地把握烫片的时间。烫片时间的长短对百合多糖和总磷脂的含量也有一定的影响。烫片时间越长,其中多糖的含量相应越高;烫片时间延长或缩短,百合中总磷脂含量均相应降低,但变化不大,以烫片时间为 11 分钟时含量最高。

用浓氨水喷雾法和二氧化硫刺激法对小鼠的止咳实验表明,百合蜜炙前后均有止咳作用,但蜜炙后其止咳效果更好。

产地加工过程中,采用硫黄熏的方法,百合中的磷脂、多糖和皂苷的含量都显著减少。同时药材中残留有大量的硫化物,以及一定量的砷,使药材的毒性增大。为了确保百合药材的内在品质和临床用药的安全,建议百合产地加工时不宜用硫黄熏干燥法。

百　　部

【来源】　本品为百合科植物直立百部 *Stemona sessilifolia*（Miq.）Miq.、蔓生百部 *Stemona japonica*（Bl.）Miq. 或对叶百部 *Stemona tuberosa* Lour. 的干燥块根。

【处方用名】　百部,蜜百部。

【炮制沿革】　南北朝有酒浸焙干(《雷公》)。唐代有熬(《外台》)。宋代有炒(《药证》)、炙(《证类》)、焙(《总微》)等。明代有酒浸炒(《蒙筌》)和酒洗炒(《入门》)等。清代有蒸焙和蒸后炒(《增广》)等。《药典》载有百部和蜜百部。

【产地加工】　春、秋二季采挖,除去须根,洗净,置开水中略烫或蒸至无白心,取出,晒干。

【炮制工艺】

1. 百部　取原药材,除去杂质,洗净,润透,切厚片,干燥。

2. 蜜百部　取炼蜜,加少量开水稀释,淋入净百部片中拌匀,闷润,置炒制容器内,用文火加热,炒至不粘手时,取出放凉。

每 100 kg 百部,用炼蜜 12.5 kg。

【炮制作用】　百部味甘、苦,性微温。归肺经。生品长于止咳化痰、灭虱杀虫。可用于治疗外感咳嗽、疥癣,及灭头虱、驱蛲虫。本品对胃有一定刺激性,内服用量不宜过大。如用于风湿虫毒所致鹅掌风、脚湿气的癣湿药水(《药典》)。

蜜百部,缓和对胃的刺激性,并增强润肺止咳的功效。可用于肺痨咳嗽、百日咳。如治百日咳的百咳静糖浆(《药典》)。治小儿痰热蕴肺所致咳嗽、顿咳的小儿百部止咳糖浆(《药典》)。

【质量要求】

1. 百部　为不规则厚片或不规则条形斜片;表面灰白色、棕黄色,有深纵皱纹;切面灰白色淡黄棕色或黄白色。质韧软。气微、味甘苦。水溶性浸出物不得少于 50.0%。

2. 蜜百部　形如百部片,表面棕黄色或褐棕色,略带焦斑,稍具黏性,味甜。

【研究述要】　百部所含生物碱性质不稳定,蜜制后生物碱含量均有所下降。通过对蜜炙百部中葡萄糖含量进行检测以控制炮制时的用蜜量,从而确保其润肺止咳的疗效。

以烘法代替炒法炮制的蜜烘百部,其成品色泽、黏度、得率均相似,符合传统标准,认为烘法可代替炒法炮制。

采用雷氏盐比色法测定生品百部及其炮制品中所含总生物碱量,结果:百部总生物碱含量大于蜜炙品。百部所含总生物碱既为百部有效成分,又是有小毒,对胃有刺激性成分,百部蜜炙品总生物碱含量较低,为蜜炙缓和药性理论提供一定依据。药理研究表明:蜜炙百部止咳作用明显增强而毒性降低,说明百部经蜜炙,可能生成了新的止咳成分,或者促使原有的止咳有效成分增加,使饮片总生物碱含量虽然减少,但其止咳作用增强而毒性下降。

白　前

【来源】　本品为萝摩科植物柳叶白前 Cynanchum stauntonii (Decne.) Schltr. ex Levl. 或芫花叶白前 Cynanchum glaucescens (Decne.) Hand.-Mazz. 的干燥根茎及根。

【处方用名】　白前,蜜白前。

【炮制沿革】　南北朝有甘草汁浸后焙干(《雷公》),此法沿用至清代。清代还有饭上蒸后再炒法(《增广》)。《药典》载有白前和蜜白前。

【产地加工】　秋季采挖,洗净,晒干。

【炮制工艺】

1. 白前　取原药材,除去杂质,洗净,润透,切段,干燥。

2. 蜜白前　取炼蜜,加适量开水稀释,淋入白前段中拌匀,闷润,置炒制容器内,用文火加热,炒至表面深黄色、不粘手时,取出放凉。

每 100 kg 白前,用炼蜜 25 kg。

【炮制作用】　白前味辛、苦,性微温。归肺经。具有降气、消痰、止咳的功效。

生品长于解表理肺,降气化痰。常用于外感咳嗽或痰湿咳喘。如治久咳劳嗽的强力枇杷露(《部颁标准》);治咳嗽多痰的止咳枇杷糖浆(《部颁标准》);治感冒咳嗽的止嗽片(《部颁标准》);治痰浊阻肺咳嗽的橘红痰咳液(《药典》)。

蜜白前,缓和对胃的刺激性,偏于润肺降气,能增强止咳作用。常用于肺虚咳嗽或肺燥咳嗽。如治疗骨蒸肺痿、痰嗽不止。

【质量要求】

1. 白前　为圆柱形小段。表面黄白色或黄棕色、灰黄色或灰绿色。断面灰黄色或灰白中空。质韧。气微,味微甜。

2. 蜜白前　形如白前段,表面深黄色,微有光泽,略有黏性,味甜。

枇　杷　叶

【来源】　本品为蔷薇科植物枇杷 Eriobotrya japonica (Thunb.) Lindl. 的干燥叶。

【处方用名】　枇杷叶,蜜枇杷叶。

【历史沿革】　晋代有拭去毛炙(《肘后》)。唐代有蜜炙(《外台》)。宋代有炙去毛(《博济》),刷去毛(《总病论》),枣汁炙、姜汁炙(《总论》)。明代有刮去毛、著蜜火烘(《滇南》)。清代有去毛筋(《经纬》)。《药典》载有枇杷叶和蜜枇杷叶。

炮制作用论述:"治胃病以姜汁涂炙,治肺病以蜜水涂炙,乃良。"(《纲目》)

【产地加工】　全年均可采收,晒至七八成干,扎成小把,再晒。

【炮制工艺】

1. 枇杷叶　取原药材,除去绒毛,用水喷润,切丝,干燥。

2. 蜜枇杷叶　取炼蜜,加适量开水稀释,淋入枇杷叶丝中拌匀,闷润,置炒制容器内,用文火加热,炒至不粘手时,取出放凉。

每 100 kg 枇杷叶丝,用炼蜜 20 kg。

【炮制作用】 枇杷叶味苦,性微寒。归肺、胃经。生品长于清肺止咳、降逆止呕。多用于肺热咳嗽、胃热呕哕或口渴。如治风热犯肺、痰热内阻咳嗽的川贝枇杷糖浆(《药典》);治肺胃阴虚,口干咽燥、久咳痰少的橘红梨膏(《部颁标准》)。

蜜枇杷叶,增强润肺止咳的作用,多用于肺燥咳嗽。如治肺胃热盛,感受时邪,身热头晕、四肢酸懒、咳嗽痰盛的羚羊清肺丸(《药典》)。

【质量要求】
1. 枇杷叶 为丝条状。灰绿色、黄棕色或红棕色,下表面可见绒毛。革质而脆。气微,味微苦。水分不得过 13.0%;总灰分不得过 9.0%;75% 乙醇浸出物不得少于 18.0%;齐墩果酸和熊果酸的总量不得少于 0.70%。

2. 蜜枇杷叶 形如枇杷叶丝,表面黄棕色或红棕色,微显光泽,略带黏性。具蜜香气,味微甜。水分不得过 10.0%;总灰分不得过 7.0%;75% 乙醇浸出物不得少于 16.0%;齐墩果酸和熊果酸的总量不得少于 0.7%。

【研究述要】 古代本草认为"去毛不净,射入肺令咳不已",主要是由于绒毛从呼吸道直接吸入刺激咽喉黏膜而引起咳嗽。但也有人认为枇杷叶不用去毛,在大生产中直接投料,浸泡后用八层纱布滤过,成品未见到枇杷叶毛。因此,枇杷叶作为制膏原料可以不刷毛,只需加强过滤即可。若作细粉原料及汤剂配方,则仍需刷净绒毛,以免直接刺激咽喉而引起咳嗽。实验证明,枇杷叶的绒毛与叶的化学成分基本相同,绒毛中不含有能致咳或产生其他副作用的特异化学成分,只是叶中皂苷的含量明显高于绒毛中的含量。

枇杷叶不同炮制品中熊果酸含量:姜汤煮品>蜜炙品>姜汁炒品>生品。

采用 GC – MS 法对枇杷叶炮制前后的挥发油进行分析,结果:枇杷叶炮制前后的主要成分均为橙花叔醇,为挥发油含量的 61%～74%,含量差异不大。而枇杷叶挥发油中莰烯、蒎烯、反-氧化芳樟醇、马斯里酸等在蜜枇杷叶未检测到。

款 冬 花

【来源】 本品为菊科植物款冬 *Tussilago farfara* L. 的干燥花蕾。

【处方用名】 款冬花,蜜款冬花。

【炮制沿革】 南北朝有甘草水浸后再用款冬花叶制(《雷公》)。宋代有炒(《博济》)、焙(《洪氏》)。明代还有甘草水浸(《蒙筌》)、蜜水炒(《必读》)。清代基本沿用古法。《药典》载有款冬花和蜜款冬花。

【产地加工】 12 月或地冻前尚未出土时采集,除去花梗及泥沙,阴干。

【炮制工艺】

1. 款冬花 取原药材,除去杂质及残梗,筛去灰屑。

2. 蜜款冬花 取炼蜜,加适量开水稀释,淋入净款冬花中拌匀,闷润,置炒制容器内,用文火加热,炒至微黄色、不粘手时,取出放凉。

每 100 kg 款冬花,用炼蜜 25 kg。

【炮制作用】 款冬花味辛、微苦,性温。归肺经。生品长于散寒止咳,多用于风寒久咳或痰饮燥咳。如治咳嗽痰盛的寒喘丸(《部颁标准》)。

蜜款冬花,药性温润,增强润肺止咳功效。多用于肺虚久咳或阴虚燥咳。如治久嗽、咳血的止嗽化痰丸(《药典》)。

【质量要求】

1. 款冬花　为长圆棒状，苞片外表面紫红色或淡红色，内表面被白色絮状绒毛。体轻。气香，味微苦而辛，嚼之呈絮状。乙醇浸出物不得少于 20.0%;含款冬花酮不得少于 0.070%。

2. 蜜款冬花　形如款冬花，表面棕黄色，略有焦斑，具光泽，略有黏性，味微甜。乙醇浸出物不得少于 22.0%;款冬花酮含量同款冬花。

旋 覆 花

【来源】　本品为菊科植物旋覆花 *Inula japonica* Thunb. 或欧亚旋覆花 *Inula britannica* L. 的干燥头状花序。

【处方用名】　旋覆花，蜜旋覆花。

【炮制沿革】　南北朝有蒸(《雷公》)，此法沿用至清代。宋代有微炒(《总录》)。明、清有焙(《必读》)。《药典》载有旋覆花和蜜旋覆花。

【产地加工】　夏、秋二季花开放时采收，除去杂质，阴干或晒干。

【炮制工艺】

1. 旋覆花　取原药材，除去梗、叶及杂质。

2. 蜜旋覆花　取炼蜜，加适量开水稀释，淋入净旋覆花中拌匀，稍闷，置炒制容器内，用文火加热，炒至不粘手时，取出放凉。

每 100 kg 旋覆花，用炼蜜 25 kg。

【炮制作用】　旋覆花味苦、辛、咸，性微温。归肺、脾、胃、大肠经。生品苦辛之味较强，以降气化痰止呕力胜，但止咳作用较弱。多用于痰饮内停的胸膈满闷及胃气上逆的呕吐。如治胃气虚弱、痰浊内阻、胃失和降的旋覆代赭汤(《伤寒论》)。

蜜旋覆花，苦辛降逆止呕作用弱于生品，止咳作用增强。如治五更咳嗽、肺虚气喘的鸡鸣丸(《部颁标准》)。

【质量要求】

1. 旋覆花　呈扁球形或类球形，少有破碎。黄色或黄棕色，花蒂浅绿色。质地松泡。气微，味微苦。乙醇浸出物不得少于 16.0%。

2. 蜜旋覆花　深黄色，多破碎，略带黏性。有蜜香气，味微甜。

桑 白 皮

【来源】　本品为桑科植物桑 *Morus alba* L. 的干燥根皮。

【处方用名】　桑白皮，蜜桑白皮。

【炮制沿革】　汉代有烧灰存性(《金匮》)。南北朝有焙(《雷公》)。唐代有炙令黄黑(《千金翼》)。宋代有微炙(《圣惠方》)、炒(《博济》)、同豆煮后滤取汁(《总录》)、蜜炒后泔浸(《局方》)、蜜炙(《济生方》)。明代还有麸炒(《奇效》)、酒炒(《粹言》)等。《药典》载有桑白皮和蜜桑白皮。

炮制作用论述："利水生用，咳嗽蜜蒸或炒。"(《入门》)"桑白皮须蜜酒相和，拌令湿透，炙熟用，否则伤肺泻气，大不利人。"(《逢原》)

【产地加工】　秋末叶落时至次春发芽前采挖根部，刮去黄棕色粗皮，纵向剖开，剥取根皮，晒干。

【炮制工艺】

1. 桑白皮 洗净,稍润,切丝,干燥。

2. 蜜桑白皮 取炼蜜,加适量开水稀释,淋入桑白皮丝中拌匀,闷润,置炒制容器内,用文火加热,炒至深黄色、不粘手时,取出放凉。

每100 kg桑白皮,用炼蜜25 kg。

【炮制作用】 桑白皮味甘,性寒,归肺经。生品性寒,泻肺行水之力较强,多用于水肿尿少、肺热痰多的喘咳。如治水湿停滞,头面四肢浮肿的五皮丸(《中成药制剂手册》)。

蜜桑白皮,寒泻之性缓和,偏于润肺止咳,多用于肺虚喘咳,如治肺胃热盛,感受时邪,身热头晕、四肢酸懒、咳嗽痰盛的羚羊清肺丸(《药典》)。

【质量要求】

1. 桑白皮 为曲直不平的丝状。外表面类白色或淡黄色,内表面淡黄色。韧性强,断面具纤维性。气微,味微甘。

2. 蜜桑白皮 形如桑白皮,表面深黄色,质滋润,略有光泽,有蜜香气,味甜。

【研究述要】 桑白皮蜜炙后东莨菪内酯的质量分数有所增加,但利尿作用减弱,镇咳作用增强。

微波光波法炮制最佳工艺:WD700G(L20)型微波炉,拌蜜润药1小时,用组合(微波67%+光波33%)加热7分钟。

金 樱 子

【来源】 本品为蔷薇科植物金樱子 *Rosa laevigata* Michx. 的干燥成熟果实。

【处方用名】 金樱子肉,蜜金樱子。

【炮制沿革】 明代有酒浸(《普济方》),酒洗(《原始》),焙、蒸(《景岳》),去核、去毛、炒(《保元》)等。清代基本沿用明代的方法。《药典》载有金樱子、金樱子肉;《规范》还载有蜜金樱子。

炮制作用论述:"内多毛及子,必去之净,才能补肾涩精,其腹中之子,偏能滑精,煎膏不去子,全无(功)效也。"(《新编》)"生者酸涩,熟者甘涩,用当用将熟之际,得微酸甘涩之妙……熟则纯甘,去刺核,熬膏甘多涩少。"(《求真》)

【产地加工】 10~11月果实成熟变红时采收,干燥,除去毛刺。

【炮制工艺】

1. 金樱子 取原药材,除去杂质。

2. 金樱子肉 取净金樱子,洗净,略浸,润透,纵切两瓣,除去毛、核,干燥。

3. 蜜金樱子 取炼蜜,加适量开水稀释,淋入金樱子中拌匀,闷润,置炒制容器内,用文火加热,炒至表面红棕色、不粘手时,取出放凉。

每100 kg金樱子,用炼蜜20 kg。

【炮制作用】 金樱子味酸、甘、涩,性平。归肾、膀胱、大肠经。生品酸涩,固涩止脱作用强,多用于遗精、滑精、遗尿、尿频、崩漏、带下。如治梦遗滑精、小便失禁的金樱子冲剂(《部颁标准》)。

蜜金樱子偏于甘涩,可以补中涩肠,避免腹痛的副作用。多用于脾虚久泻、久痢。

【质量要求】

1. 金樱子肉 为倒卵形纵剖瓣。外表面红黄色或红棕色,有突起的棕色小点;内面淡黄色。气微,味甘、微涩。水分不得过 16.0%;含金樱子多糖以无水葡萄糖计,不得少于 25.0%。

2. 蜜金樱子　形如金樱子肉,表面暗棕色,有蜜的焦香气,味甜。

【研究述要】　金樱子有效部位为果肉。毛、核在药材中占的比例很大,为 44%。核所含的成分与金樱子肉一致,但含量较低。水浸出物含量以果肉粉最高,果肉块次之,全金樱子含量甚低。

金樱子生品较其他炮制品水煎液中鞣质含量高;清炒品随温度升高鞣质含量有降低趋势,但当温度达 200℃时,鞣质含量又有所回升。金樱子生品、清炒品、麸炒品、蜜制品、盐制品与对照组比较均能缓解腹泻症状,稀便或软便率降低,尤以麸炒品或蜜炙品较好。

瓜　蒌　皮

【来源】　本品为葫芦科植物栝楼 *Trichosanthes kirilowii* Maxim. 或双边栝楼 *Trichosanthes rosthornii* Harms 的干燥成熟果皮。

【处方用名】　瓜蒌皮,蜜瓜蒌皮。

【炮制沿革】　古方多以全瓜蒌入药,少数文献提及。如南北朝的"栝楼凡使,皮、子、茎、根,效各别"(《雷公》)。清代《钩元》载:"古方全用,连子连皮细切,后世仍分子瓤各用。"唐代至清代,有把瓜蒌皮作为非药用部分的,炮制时要求去皮,用瓤和子。近代才把瓜蒌皮、全瓜蒌、瓜蒌仁分别入药并作了功效区分。《药典》载有瓜蒌皮;《规范》还载有炒瓜蒌皮和蜜瓜蒌皮。

【产地加工】　秋季采摘成熟果实,剖开,除去果瓤及种子,阴干。

【炮制工艺】

1. 瓜蒌皮　洗净,稍晾,切丝,晒干。

2. 炒瓜蒌皮　取瓜蒌皮丝,置炒制容器内,用文火加热,炒至棕黄色、略带焦斑时,取出放凉。筛去碎屑。

3. 蜜瓜蒌皮　取炼蜜,加适量开水稀释,淋入净瓜蒌皮丝中拌匀,闷润,置炒制容器内,用文火加热,炒至黄棕色、不粘手时,取出放凉。

每 100 kg 瓜蒌皮丝,用炼蜜 25 kg。

【炮制作用】　瓜蒌皮味甘,性寒。归肺、胃经。

生品清化热痰作用较强,多用于热痰咳嗽。如治肺热燥咳的止咳橘红口服液(《药典》)。

炒瓜蒌皮,寒性减弱,略具焦香气,长于利气宽胸,常用于胸膈满闷或胁肋疼痛。如用本品配薤白或配丝瓜络、枳壳治疗胸痛或胁痛。

蜜瓜蒌皮,润燥作用增强,常用于肺燥伤阴,久咳少痰或咯痰不爽。如用于咳嗽痰稠,涩而难出,咽喉干燥。

【质量要求】

1. 瓜蒌皮　为丝状片。外表面橙黄色或红黄色,内表面淡黄白色。质较软。味淡微酸。

2. 炒瓜蒌皮　形如瓜蒌皮,外表面棕黄色,微有焦斑。

3. 蜜瓜蒌皮　形如瓜蒌皮,外表面黄棕色,有光泽,略带黏性,味甜。

瓜　蒌

【来源】　本品为葫芦科植物栝楼 *Trichosanthes kirilowii* Maxim. 或双边栝楼 *Trichosanthes rosthornii* Harms 的干燥成熟果实。

【处方用名】 瓜蒌,蜜瓜蒌。

【炮制沿革】 汉代有捣(《金匮》)。宋代有炒(《圣惠方》),焙(《总病论》),烧存性、蛤粉炒、蒸(《总录》)。明代有急火煅存性(《济阴》)。清代有明矾制、蛤粉炒(《得配》)。《药典》载有瓜蒌;《规范》还载有蜜瓜蒌。

【产地加工】 秋季果实成熟时,连果梗剪下,置通风处阴干。

【炮制工艺】

1. 瓜蒌 取原药材,除去梗及泥沙,洗净,压扁,切丝或切块,干燥。

2. 蜜瓜蒌 取炼蜜,加适量开水稀释,淋入净瓜蒌丝或块中拌匀,闷润,置炒制容器内,用文火加热,炒至不粘手为度,取出放凉。

每 100 kg 瓜蒌,用炼蜜 15 kg。

【炮制作用】 瓜蒌味甘、微苦,性寒。归肺、胃、大肠经。多生用,清热涤痰、宽胸散结作用均较瓜蒌皮强,滑肠通便作用较瓜蒌仁弱。一般病情较轻,而脾胃虚弱者可用瓜蒌皮,病情较重而兼便秘者多用全瓜蒌。常用于肺热咳嗽、痰稠难出、胸痹心痛、结胸痞满、乳痈、肺痈等病症。如治痰火壅肺,咳痰黄稠或痰中带血、胸胁胀痛的小儿白贝止咳糖浆(《部颁标准》)。

蜜瓜蒌润燥作用增强,尤适于肺燥咳嗽而又大便干结者,如贝母瓜蒌散证兼便秘者,方中即可用蜜瓜蒌。

【质量要求】

1. 瓜蒌 为不规则的丝或块状,果皮、果肉、种子混合。果皮橙红色或橙黄色;果肉黄白色;种子扁平椭圆形,表面灰棕色。味酸微甜。水分不得过 16.0%;总灰分不得过 7.0%;热浸法测定,水溶性浸出物不得少于 31.0%。

2. 蜜瓜蒌 形如瓜蒌丝或块,表面棕黄色,带黏性,味甜。

槐 角

【来源】 本品为豆科植物槐 *Sophora japonica* L. 的干燥成熟果实。

【处方用名】 槐角,蜜槐角。

【炮制沿革】 南北朝有乳汁制(《雷公》)。唐代有烧灰(《千金》)、炒(《颅囟》)。宋代有麸炒(《总录》)。明代有胆汁制(《回春》)、煮制(《禁方》)和黑豆拌蒸(《保元》)。清代有单蒸(《辨义》)。《药典》载有槐角和蜜槐角。

【产地加工】 冬季采收,除去杂质,干燥。

【炮制工艺】

1. 槐角 取原药材,除去杂质。

2. 蜜槐角 取净槐角,置炒制容器内,用文火加热,炒至鼓起。再取炼蜜,加适量开水稀释,喷洒均匀,炒至外皮光亮不粘手时,取出,放凉。

每 100 kg 槐角,用炼蜜 5 kg。

【炮制作用】 槐角味苦,性寒。归肝、大肠经。生品清热凉血力强,用于血热妄行的出血证、肝火目赤、头痛眩晕、阴疮湿痒。如治血热所致肠风便血、痔疮肿痛的槐角丸(《药典》)。

蜜槐角可减缓寒性,增强润肠通便作用。如用于脏腑实热、大肠火盛所致肠风便血、痔疮肛瘘、湿热便秘的地榆槐角丸(《药典》)。

【质量要求】

1. **槐角** 为连珠状,表面黄绿色或黄褐色,皱缩而粗糙,背缝线一侧呈黄色。种子肾形,表面光滑,棕黑。质坚硬,果肉气微,味苦。含槐角苷不得少于 4.0%。

2. **蜜槐角** 形如槐角,表面鼓起,颜色加深,有光泽,略带黏性,味甜。

【研究述要】 生槐角中槐角苷的含量高于蜜槐角、炙槐角和槐角炭。槐角炒制、炭制、酒制、蜜制、麸制品中芦丁含量均比生品高,以炭制为最高。结果提示,在炒制后芦丁并未损失反而有所增加。芦丁为槐角的主要有效成分,具有增强毛细血管的抵抗力、改善血管脆性、缩短凝血时间等作用。这为中医传统用槐角炭止血提供了科学依据。

（李 钦）

第五节 油 炙

将净制或切制过的饮片,与定量的食用油脂共同加热处理至规定程度的操作过程,称为油炙。

油炙法所用的油包括植物油和动物油两类。常用的有麻油(芝麻油)、羊脂油。此外,酥油亦可采用。

麻油为胡麻科植物脂麻的干燥成熟种子经冷压或热压所得的油质,主要成分为亚油酸甘油脂、芝麻素等。麻油味甘,性微寒,具有清热、润燥、生肌的功效。因沸点较高,常用以炮制质地坚硬或有毒中药,使之酥脆,降低毒性。含杂质或酸败者不可用。常用麻油制的中药有马钱子、地龙、豹骨。

羊脂油为牛科动物山羊等的脂肪经低温熬炼而成。主要成分为油脂,皂化值 192～195,含饱和及不饱和的脂肪酸等。羊脂油性热,味甘,具有温散寒邪、补肾助阳的功效。

油炙的历史也很长,从《雷公炮炙论》就记载了淫羊藿用羊脂油炙。麻油炙在古代多为涂酥,如虎骨唐代有炙黄、炙焦,宋代有涂酥(《圣惠方》)。穿山甲用麻油煮(《正宗》)。

油炙理论:猪脂油、羊脂油涂烧,咸渗骨容易脆断。

(一) 油炙的工艺

1. **油炒** 先将羊脂切碎,置炒制容器内,加热炼制,至脂肪完全熔化后,去渣取油。取羊脂油置锅内,用文火加热熔化后,倒入净制或切制过的饮片,拌炒至油被吸尽,中药表面显油亮光泽时,取出,放凉。

一般为每 100 kg 饮片,用羊脂油(炼油)20 kg。

2. **油炸** 取植物油置适宜容器内,用文火加热至沸腾时,投入净制过的中药,炸至表面呈黄色,质酥脆时,捞出,沥去油,放凉。

3. **涂酥** 取净制过的中药,再置烘箱或烤箱内烘烤,烤热后,均匀地涂布酥油或麻油,待油渗入中药内部后,继续涂油和烘烤,如此反复操作,至中药呈黄色、质地酥脆时,取出,放凉。

(二) 油炙的作用

(1) 增强疗效:如淫羊藿等。

（2）利于粉碎，利于制剂和服用：如蛤蚧等。

（三）注意事项

（1）油炸、油炒、涂酥，均需控制好火力和温度，避免中药炒焦、炸焦或烤焦，破坏药效物质而降低疗效。

（2）油炒以中药表面油亮为度，油炸以中药黄熟为度，油脂涂酥以中药酥脆为度。

（3）注意安全，避免起火。

淫　羊　藿

【来源】　本品为小檗科植物淫羊藿 *Epimedium brevicornu* Maxim.、箭叶淫羊藿 *Epimedium sagittatum*（Sieb. et Zucc.）Maxim.、柔毛淫羊藿 *Epimedium pubescens* Maxim. 或朝鲜淫羊藿 *Epimedium koreanum* Nakai 的干燥地上部分。

【处方用名】　淫羊藿，炙淫羊藿。

【炮制沿革】　南北朝有羊脂炙（《雷公》）。宋代有蒸、酒煮（《圣惠方》），酒浸（《苏沈》），鹅脂炙（《总录》），蜜水炙（《扁鹊》）。明代有醋炒（《普济方》）、米泔水浸（《保元》）等。清代有酒炒（《逢原》）、酒焙（《拾遗》）、酒拌蒸（《治裁》）等，其中羊脂炙法历代一直沿用。《药典》载有淫羊藿和炙淫羊藿。

【产地加工】　夏、秋季茎叶茂盛时采制，除去粗梗及杂质，晒干或阴干。

【炮制工艺】

1. 淫羊藿　取原药材，除去杂质，摘取叶片，喷淋清水，稍润，切丝，干燥。

2. 油炙淫羊藿　取羊脂油加热熔化，加入淫羊藿丝，文火炒至表面显均匀的油亮光泽，呈微黄色时，取出，放凉。

每 100 kg 淫羊藿，用羊脂油（炼油）20 kg。

【炮制作用】　淫羊藿味辛、甘，性温，归肝、肾经，具有补肾阳、强筋骨、祛风湿的功效。

生淫羊藿偏于祛风湿，多用于风寒湿痹、中风偏瘫及小儿麻痹症。如治肝肾两虚、寒湿阻络所致神经根型颈椎病的壮骨伸筋胶囊（《药典》）；治用于阳痿、腰膝痿弱、四肢麻痹、神疲健忘的仙灵脾酒（《部颁标准》）。

炙淫羊藿增强温肾补阳、强壮筋骨的功效。多用于肾阳虚衰、阳痿、遗精、腰膝酸软、筋骨痿软之证。如治肾阳不足所致腰酸腿软、精神倦怠、阳痿遗精的强阳保肾丸（《药典》）；治脾肾阳虚引起的经血不调、经期不准、月经过少的调经促孕丸（《部颁标准》）。

【质量要求】

1. 淫羊藿　为丝片状。上表面黄绿色或淡黄色，可见网纹状叶脉。丝片革质或近革质。无臭，味苦。杂质不得过 3.0%；水分不得过 12.0%；总灰分不得过 8.0%；醇溶性浸出物不得少于 15.0%；含总黄酮以淫羊藿苷计算不得少于 5.0%；含淫羊藿苷不得少于 0.40%。

2. 炙淫羊藿　形如淫羊藿，表面微黄色，光亮，微有羊脂油气。水分不得过 8.0%；含淫羊藿苷和宝藿苷 I 的总量不得少于 0.60%。

【研究述要】　淫羊藿主含淫羊藿苷、淫羊藿新苷、淫羊藿次苷等黄酮类化合物。采用紫外分光光度法、高效液相色谱法，对淫羊藿生品及其四种炮制品中总黄酮、淫羊藿苷及绿原酸含量进行测定比较。结果总黄酮的含量依次为：生品＞酒炙品＞盐蒸品＞盐炙品＞羊脂炙品；淫羊藿苷的含量依次为：羊脂炙品＞盐蒸品＞盐炙品＞酒炙品＞生品；绿原酸的含量依次为：

盐蒸品＞酒炙品＞盐炙品＞生品＞羊脂炙品。

生品使小鼠睾丸、提肛肌重量明显下降,提示无促进性功能作用,且有抑制性功能作用。而炮制品使小鼠血浆睾酮含量明显提高,睾丸和提肛肌重量明显增重,提示炮制品有促进性功能作用。

蛤　蚧

【来源】　本品为壁虎科动物蛤蚧 *Gekko gecko* Linnaeus 除去内脏的干燥全体。

【处方用名】　蛤蚧,酒炒蛤蚧,酥蛤蚧。

【炮制沿革】　南北朝有酒浸焙,并提出了"其毒在眼,其效在尾"之说(《雷公》)。宋代有酥制、醋制(《圣惠方》),蜜炙、酒浸酥制、酒蜜涂炙(《总录》)等。明代有青盐酒炙、酒浸炒(《普济方》)。清代有酒洗(《本草汇》)、酒浸(《串雅外》)等。《药典》载有蛤蚧和酒蛤蚧;《规范》还载有酥蛤蚧。

【产地加工】　全年均可捕捉,除去内脏,拭净,用竹片撑开,使全体扁平顺直,低温干燥。

【炮制工艺】

1. 蛤蚧　取原药材,除去鳞片及头爪,切成小块,干燥。

2. 酒炒蛤蚧　取蛤蚧块,用黄酒拌匀,闷润至透,置炒制容器内,用文火炒干或烘干。

每 100 kg 蛤蚧,用黄酒 20 kg。

3. 酥蛤蚧　取净蛤蚧置烘箱或烤箱内预热,然后均匀涂布酥油或麻油,在 80～100℃烘烤,反复操作,至焦黄色酥脆时,取出放凉。或用无烟炉火烤。

【炮制作用】　蛤蚧味咸,性平,归肺、肾经,具有补肺益肾、纳气定喘、助阳益精的功效。生蛤蚧以补肺益精、纳气定喘见长,常用于肺虚咳嗽或肾虚作喘。如治肺痨、潮热、盗汗、咳嗽、咯血的蛤蚧治痨丸(《部颁标准》);治由肺气阴两虚所致支气管哮喘、虚劳久咳、肺气肿、肺心病的如意定喘丸(《部颁标准》)。

酒蛤蚧增强补肾壮阳作用,多用于肾阳不足、精血亏损的阳痿。如与人参、五味子、核桃肉共研末为丸,治肾虚阳痿、性功能减退的西汉古酒(《部颁标准》)。

酥蛤蚧与生品功用相同,酥制后易于粉碎,腥气减少。如用于肾精亏损、元阳不足所致阳痿滑精、腰膝酸冷、气短神疲的三肾丸(《部颁标准》)。

【质量要求】

1. 蛤蚧　为不规则片状小块。表面灰黑色或银灰色,有黄白色或灰棕色斑纹。质坚韧。气腥,味微咸。

2. 酒蛤蚧　形如蛤蚧,色微黄,质脆,微有酒气。

3. 酥蛤蚧　形如蛤蚧,色焦黄,质松脆,有油亮光泽。

【研究述要】　传统的炮制蛤蚧方法操作复杂,现改用烘箱烤的方法:取净蛤蚧去头足,用黄油浸透(蛤蚧每 10 对用黄油 250 ml),置于烘箱内的铝合金方盘内,摊平,接通电源后控制温度在 110～120℃之间,待外表略呈微黄,有焦香气时关闭电源,放凉即可。

通过对蛤蚧各部分化学成分分析,蛤蚧头足与身尾的化学成分是一致的,蛤蚧头足有明显的药理作用,且无任何副作用。为更大程度提高蛤蚧这种贵重药材的利用率,扩大用药部位,可将蛤蚧头、足作为药用部位用于临床,这不但缓解药源不足,还可提高药效,在临床上有推广应用的价值。

蛤蚧不同部位炮制品成分和毒性研究表明：头、体、尾的氨基酸含量基本相似，未见任何毒性反应，眼与爪的氨基酸含量较其他部位低。初步急性毒性试验表明：眼有小毒，服眼部位的小鼠表现为惊悚、抽搐、四处走窜。其他部位未见毒副反应，与文献中"毒在眼"之说相近。

蛤蚧头、足、身、尾各混悬液口服后，能明显对抗氢化可的松所致免疫抑制作用，能明显提高脾重，并能提高小鼠的炭粒廓清指数，提示其可能具有非特异性免疫增强作用。可以明显提高睾丸重量，验证了蛤蚧具有性激素样作用。这与中医用蛤蚧治疗阳痿（性功能低下）的论述是完全相吻合的。还具有抑制炎症前期血管通透性增加、渗出和水肿等作用。

（姜　林）

第六节　药　汁　炙

将净制或切制过的饮片，与定量药汁共同加热处理至规定程度的操作过程，称为药汁炙。常见的有姜汁炙、甘草汁炙、黑豆汁炙、米泔炙、胆汁炙等。

生姜味辛，性温，能温中止呕、化痰止咳。故姜炙法多用于祛痰止咳、降逆止呕的中药。

甘草味甘，性平，具补脾益气、清热解毒、祛痰止咳、缓急止痛等作用。常用甘草汁制的中药有远志、半夏、吴茱萸等。

黑豆性味甘、平，能养血解毒，祛风利水，滋补肝肾。主含蛋白质、脂肪、维生素、色素、淀粉等物质。中药经黑豆汁制后能增强疗效，降低毒性或副作用等。黑豆汁为黑大豆加适量水煮熬去渣而得的黑色混浊液体。

米泔水味甘，性凉，无毒，能益气、除烦、止渴、解毒。对油脂有吸附作用，常用来浸泡含油质较多的中药，以除去部分油质，降低中药辛燥之性，增强补脾和中的作用。常用米泔水制的中药有苍术、白术等。米泔水为淘米时第二次滤出的灰白色混浊液体，为水与淀粉的混悬液，也有称"米二泔"的。因易酸败发酵，应临用时收集。目前因米泔水不易收集，大量生产也有用 2 kg 米粉加水 100 kg，充分搅拌代替米泔水用。

胆汁味苦，性大寒，能清肝明目、利胆通肠、解毒消肿、润燥等。与中药共制后，能降低中药的毒性、燥性和增强疗效。主要用于制备胆南星。胆汁系动物牛、猪、羊的新鲜胆汁，为绿褐色、微透明的液体，略有黏性，有特异腥臭气。主要成分为胆酸钠、胆色素、黏蛋白、脂类及无机盐类等。

吴茱萸味辛、苦，性热，有小毒，具有温中下气、散寒止痛、降逆止呕、温中止泻的功效；与性味苦寒的药物共制，可缓和药性，如吴茱萸汁制黄连，可抑制黄连的苦寒之性，使黄连寒而不滞，善清气分湿热，散肝胆郁火，疏肝和胃而止呕。

其他的液体辅料还有萝卜汁、鳖血等。根据临床需要而选用。

药汁炙历史悠久，最具中药炮制特色，是值得发扬的一个炮制工艺。早在汉代就有姜炙半夏（《集注》）；唐代有姜炙厚朴（《产宝》）；《雷公炮炙论》有甘草水浸远志，还有黄精汁蒸、姜汁浸、黑豆汁煮等，非常重视药汁制。

（一）药汁炙的工艺

1. **先拌药汁后炒**　将饮片与一定量的药汁拌匀,放置闷润,使药汁逐渐渗入饮片内部,然后置炒制容器内,用文火炒至一定程度,取出放凉。或将饮片与药汁拌匀,待药汁被吸尽后,进行干燥。此法为药汁炙的首选法,适用于大多数中药。

2. **与药汁共煮**　将药切片煎汤,加入中药煮2小时,待药汁基本被吸尽,取出,进行切片,干燥。此法多用于既能药汁炙又需要切制的中药。

（二）药汁的制备方法

1. **捣汁**　将生姜洗净切碎,置适宜容器内捣烂,加适量水,压榨取汁,残渣再加水共捣,再压榨取汁,如此反复2～3次,合并药汁,备用。

2. **煮汁**　取净姜片、甘草、吴茱萸、黑豆等,置适宜容器内,加适量水煎煮两次,滤过,合并两次滤液,适当浓缩,取出备用。

（三）药汁炙的作用

(1) 增强疗效:如远志。

(2) 降低副作用:如厚朴。

(3) 降低毒性:如吴茱萸。

（四）注意事项

(1) 制备药汁时,水的用量不宜过多,一般以最后所得药汁与中药的比例1∶1为宜。药汁煮得汁可略多。

(2) 中药与药汁拌匀后,需充分闷润,待药汁完全被吸尽后,再用文火炒近干,否则,达不到药汁炙的目的。

厚　　朴

【来源】　本品为木兰科植物厚朴 *Magnolia officinalis* Rehd. et Wils. 或凹叶厚朴 *Magnolia officinalis* Rehd. et Wils. var. *biloba* Rehd. et Wils. 的干燥干皮、根皮及枝皮。

【处方用名】　厚朴,姜厚朴。

【炮制沿革】　汉代有去皮炙(《伤寒》)。唐代有姜汁炙(《产宝》),生姜枣制、糯米粥制(《总录》)。明代有炒、盐炒、煮制(《普济方》),醋炙、酥炙(《入门》),酒浸炒(《必读》)等。清代有醋炒(《集解》)等。《药典》载有厚朴和姜厚朴。

炮制作用论述:"味苦,不以姜制,则棘人喉舌。"(《衍义》)

【产地加工】　4～6月剥取,根皮及枝皮直接阴干;干皮置沸水中微煮后,堆置阴湿处,"发汗"至内表面变紫褐色或棕褐色时,蒸软,取出,卷成筒状,干燥。

【炮制工艺】

1. **厚朴**　取原药材,刮去粗皮,洗净,润透,切丝,干燥。

2. **姜厚朴**　取净厚朴丝,加姜汁拌匀,闷润,待姜汁被吸尽后,置炒制容器内,用文火加热,炒干,取出,放凉。或取生姜切片,加水煮汤,另取刮净粗皮的药材,扎成捆,置姜汤中,反复浇淋,并用微火加热共煮,至姜液被吸尽时取出,稍晾,切丝,干燥。

每100 kg厚朴,用生姜10 kg。

【炮制作用】　厚朴味苦、辛,性温,归脾、胃、肺、大肠经,具有燥湿消痰、下气除满的作用。

用于食滞伤中、脘痞吐泻、食积气滞、腹胀便秘、痰饮喘咳。

生品辛辣峻烈,对咽喉有刺激性,故一般内服都不生用。

姜厚朴可降低对咽喉的刺激性,并可增强宽中和胃的功效。如治气郁食滞所致胸胁胀满、胃脘疼痛、嗳气呕恶、食少纳呆的开胸顺气丸(《药典》);治外感风寒、内伤湿滞或夏伤暑湿所致肠胃型感冒的藿香正气水(《药典》);治肝胃不和、湿浊中阻所致胸胁胀满、胃脘痞塞疼痛的舒肝平胃丸(《药典》)。

【质量要求】

1. 厚朴 为弯曲丝条状或单、双卷筒状。外表面灰褐色,内表面紫棕色或深紫褐色,划之显油痕。切面颗粒性。气香,味辛辣、微苦。水分不得过 10.0%;总灰分不得过 5.0%,酸不溶性灰分不得过 3.0%;含厚朴酚与和厚朴酚的总量不得少于 2.0%。

2. 姜厚朴 形如厚朴。表面灰褐色,偶见焦斑。略有姜辣气。水分、总灰分、酸不溶性灰分要求同厚朴;含厚朴酚与和厚朴酚的总量不得少于 1.6%。

【研究述要】 测定不同切制规格的饮片中厚朴酚与和厚朴酚在汤剂中煎出率:细丝＞骨牌片＞宽丝。采用 HPLC - ELSD 法测定厚朴不同炮制品中厚朴酚的含量:不同炮制方法均能影响厚朴中厚朴酚的溶出度,姜制厚朴中厚朴酚的含量最高,厚朴生品的厚朴酚含量最低。厚朴生品与炮制品色谱指纹图谱研究结果:10 个生品样品有 22 个共有峰,厚朴炮制品有 23 个共有峰,炮制品比生品增加了生姜中的有效成分姜酚。

对"发汗"与未"发汗"厚朴药材中化学成分进行研究,结果:"发汗"样品相比于未"发汗"样品,HPLC 图谱中有 6 个峰峰面积差异极显著;GC - MS 图谱中有 10 个特征峰相对峰面积具显著差异。"发汗"与未"发汗"厚朴酚类成分和挥发油类成分在含量上存在差异,其中"发汗"厚朴较未"发汗"者厚朴酚、和厚朴酚含量升高,magnoloside A 和 β-桉叶醇含量降低。"发汗"与去皮等产地加工对厚朴酚类成分含量的影响:"发汗"能使酚含量大幅提高;去皮常常使酚量减少。建议厚朴的产地加工坚持"发汗"处理,取消去皮工序。

研究净厚朴和姜厚朴的主要药理学变化:小肠推进作用净厚朴＞姜厚朴,抗盐酸性溃疡作用净厚朴＜姜厚朴,抗番泻叶腹泻和抗炎作用二者无明显差异。厚朴生品与姜炙品水煎液均可促进小鼠胃排空功能,姜炙品水煎液对小鼠胃排空功能的促进作用强于生品水煎液。

竹 茹

【来源】 本品为禾本科植物青秆竹 *Bambusa tuldoides* Munro、大头典竹 *Sinocalamus beecheyanus* (Munro) McClure var. *pubescens* P. F. Li 或淡竹 *Phyllostachys nigra* (Lodd.) Munro var. *henonis* (Mitf.) Stapf ex Rendle 的茎秆的干燥中间层。

【处方用名】 竹茹,姜竹茹。

【炮制沿革】 宋代有炒令焦(《圣惠方》)或微炒(《总录》)。清代有醋浸(《金鉴》)和姜汁炒(《害利》)等。《药典》载有竹茹和姜竹茹。

炮制作用论述:"入平呕逆药,姜汁炒用。"(《害利》)

【产地加工】 全年均可采制,取新鲜茎,除去外皮,将稍带绿色的中间层刮成丝条,或削成薄片,捆扎成束,阴干。前者称散竹茹,后者称齐竹茹。

【炮制工艺】

1. 竹茹 取原药材,除去杂质和硬皮,切段或揉成小团。

2. **姜竹茹**　取净竹茹段或团,加姜汁拌匀,置炒制容器内,用文火炒至黄色或烙至两面显黄色有焦斑,取出,干燥。

每 100 kg 竹茹,用生姜 10 kg。

【炮制作用】　竹茹味甘,性微寒,归肺、胃经,具有清热化痰、除烦止呕的作用。用于痰热咳嗽、胆火挟痰、烦热呕吐、惊悸失眠、中风痰迷、舌强不语、胃热呕吐、妊娠恶阻、胎动不安。本品质地松泡,揉成小团便于调剂和制剂。

生品长于清热化痰、除烦,多用于痰热咳嗽或热痰郁结不眠。用于小儿风热犯肺所致咳嗽的小儿清肺化痰口服液(《药典》)。

姜竹茹能增强降逆止呕的功效,用于胃热呕吐、呃逆、惊悸等症。如治妊娠恶阻的竹茹汤(《经验各种秘方辑要》)。

【质量要求】

1. **竹茹**　为长条形薄片状或卷曲成团的不规则丝条。体轻松,质柔韧。气微,味淡。水分不得过 7.0%;水溶性浸出物不得少于 4.0%。

2. **姜竹茹**　形如竹茹。表面黄色。微有姜香气。水分、水溶性浸出物同竹茹。

草　果

【来源】　本品为姜科植物草果 *Amomum tsao-ko* Crevost et Lemaire 的干燥成熟果实。

【处方用名】　草果仁,姜草果仁。

【炮制沿革】　宋代有面裹煨(《局方》)、火炮(《总微》)、去壳炒(《扁鹊》)等。明代有炒存性(《奇效》)和茴香制(《准绳》)。清代则有醋煮(《尊生》)和姜制(《幼幼》)等。《药典》载有草果仁和姜草果仁。

【产地加工】　秋季果实成熟时采收,除去杂质,晒干或低温干燥。

【炮制工艺】

1. **草果仁**　取原药材,除去杂质,剥取种仁,打开,置炒制容器内,用中火加热,炒至色泽加深并微鼓起,取出。用时捣碎。

2. **姜草果仁**　取净草果仁,加生姜汁拌匀,闷润,待姜汁被吸尽后,置炒制容器内,用文火加热,炒干,取出放凉。用时捣碎。

每 100 kg 草果仁,用生姜 10 kg。

【炮制作用】　草果仁味辛,性温,归脾、胃经,具有燥湿温中、祛痰截疟的功效。用于寒湿内阻、脘腹胀满、痞满呕吐、疟疾寒热。

生品辛香燥烈,燥湿散寒作用较强,多用于痰饮、瘟疫。如用于消化不良、气胀饱闷、食积引起腹胀腹痛的消食顺气丸(《部颁标准》)。炒后便于煎出有效成分。

姜草果仁燥烈之性有所缓和,温中散寒、止痛止呕力强,用于胃脘冷痛、恶心呕吐、饮食停滞、疟疾。如治饮食积聚、胸满痞闷、腹胀坚结、消化不良的加味烂积丸(《部颁标准》)。

【质量要求】

1. **草果仁**　呈圆锥状多面体,表面棕色至红棕色。种脊为一条纵沟。有特异香气,味辛、微苦。水分不得过 10.0%;总灰分不得过 6.0%;含挥发油不得少于 1.0%(ml/g)。

2. **姜草果仁**　形如草果仁。棕褐色,偶见焦斑。有特异香气,味辛辣、微苦。水分、总灰分同草果仁;含挥发油不得少于 0.7%(ml/g)。

【研究述要】　草果炮制后水煎液中铅含量有所下降,炒草果比姜炙草果更明显。锌、铜、镍等元素的含量均增加,其中以姜炙草果最高,炒草果次之。

生草果、炒草果、姜草果均可拮抗肾上腺素引起的回肠运动抑制和乙酰胆碱引起的回肠痉挛,其中以姜草果的作用较佳。止痛作用:生草果、炒草果、姜炙草果均可拮抗由乙酸腹腔注射引起的小鼠腹痛,且以姜草果效果最佳。说明草果姜制后可使药理作用增强。

远　　志

【来源】　本品为远志科植物远志 *Polygala tenuifolia* Willd. 或卵叶远志 *Polygala sibirica* L. 的干燥根。

【处方用名】　远志,制远志,蜜远志。

【炮制沿革】　南北朝有甘草汤浸(《雷公》)。宋代有炒黄、甘草煮、姜汁炒(《普本》),酒蒸(《鸡峰》)。明代有灯心煮(《奇效》)、泔浸(《医学》)、甘草水和黑豆煮去骨后姜汁炒(《入门》)、猪胆汁煮后姜汁制(《回春》)等。清代蜜蒸(《解要》)、炙(《金鉴》)、炒炭(《治裁》)等。《药典》载有远志和制远志;《规范》还载有蜜远志。

炮制作用论述:"凡使,先须去心,若不去心,服之令人闷。"(《雷公》)

【产地加工】　春、秋二季采挖,除去须根及泥沙,晒干。

【炮制工艺】

1. **远志**　取原药材,除去杂质,略洗,润透,切段,干燥。

2. **制远志**　取甘草,加适量水煎汤,去渣,加入净远志,用文火煮至汤被吸尽,取出,干燥。
每 100 kg 远志,用甘草 6 kg。

3. **蜜远志**　取炼蜜,加适量开水稀释后,淋于制远志段中拌匀,稍闷,置炒制容器内,用文火加热,炒至深黄色,不粘手为度,取出,放凉。
每 100 kg 远志,用炼蜜 25 kg。

【炮制作用】　远志味苦、辛,性温,归心、肾、肺经,具有安神益智、祛痰、消肿的作用。用于心肾不交引起的失眠多梦、健忘惊悸、神志恍惚、咳痰不爽、疮疡肿毒、乳房肿痛。远志生品"载人咽喉",多外用。如用于神志不宁、惊悸健忘、失眠、倦怠的宁神定志丸(《部颁标准》);治咳痰不爽的远志酊(《药典》)。

制远志既能缓其苦燥之性,降低刺激性,又能消除刺喉感,以安神益智为主。治心阴不足之心悸健忘、失眠多梦、大便干燥的天王补心丸(《药典》);治情志不畅、肝郁气滞所致失眠、心烦、焦虑、健忘的解郁安神颗粒(《药典》);治肾阳亏虚、精血不足所致腰膝酸软、精神萎靡的添精补肾膏(《药典》)。

蜜远志增强润肺化痰的作用,多用于咳嗽痰多。如治咳嗽痰多的复方桔梗止咳片(《部颁标准》)。

【质量要求】

1. **远志**　为细圆柱形或小圆筒形结节状小段。外表皮灰黄色至灰棕色,有横皱纹。切面棕黄色,中空。气微,味苦、微辛,嚼之有刺喉感。水分不得过 12.0%;总灰分不得过 6.0%;70%乙醇浸出物不得少于 30.0%;含细叶远志皂苷不得少于 2.0%;含远志𠮿酮Ⅲ不得少于 0.15%;含 3,6′-二芥子酰基蔗糖不得少于 0.50%。

2. **制远志**　形如远志。表面黄棕色。味微甜,嚼之无刺喉感。水分、总灰分、浸出物同远志;酸不溶性灰分不得过 3.0%;含细叶远志皂苷不得少于 2.0%;含远志𠱸酮Ⅲ($C_{25}H_{78}O_{10}$)不得少于 0.10%;含 3,6′-二芥子酰基蔗糖不得少于 0.30%。

3. **蜜远志**　形如远志。色泽加深,略具焦斑。有蜜香气,味甜。

【研究述要】　远志皮和远志木质心的化学成分种类相同。而皮部皂苷含量是木心的 25 倍。生远志、制远志、蜜远志中远志酸含量和远志皂苷元含量均为:制远志＞生远志＞蜜远志。

远志皮的祛痰、抗惊厥和溶血作用及急性毒性均较远志木质心为强。可见远志去心的目的不是减低毒副作用,而是去除祛痰作用较弱的部位。远志木质心的毒性和溶血作用均小于皮部,又同样有镇静、祛痰作用,且抽去木心较为费工,故可不去心。甘草水制远志,可消除远志对咽喉的刺激感,增加远志皂苷的煎出量。有人对远志炮制前后作了色谱比较,并对阈下催眠剂量异戊巴比妥钠的协同作用、祛痰作用进行实验。结果:生远志、蜜远志、甘草水炙远志与对照组比较均有非常显著的镇静、祛痰作用。生远志与炙远志的药理作用和色谱结果无显著差异。生远志与姜远志能显著抑制胃肠运动及消化功能,而其蜜炙品、甘草炮制品的抑制作用相对弱。

吴　茱　萸

【来源】　本品为芸香科植物吴茱萸 *Evodia rutaecarpa* (Juss.) Benth.、石虎 *Evodia rutaecarpa* (Juss.) Benth. var. *officinalis* (Dode) Huang 或疏毛吴茱萸 *Evodia rutaecarpa* (Juss.) Benth. var. *bodinieri* (Dode) Huang 的干燥近成熟果实。

【处方用名】　吴茱萸,制吴茱萸。

【炮制沿革】　汉代有洗(《玉函》)、炒(《金匮》)。南北朝有盐制、醋煮(《雷公》)等。唐代有酒煮服(《食疗》)。宋代炒焦(《圣惠方》)、醋炒(《博济》)、黑豆汤浸洗炒干(《总录》)、童便浸(《局方》)等。明代有盐水炒、黄连水炒(《入门》)等。清代有盐汤洗、焙干(《本草汇》),糯米、萝卜煮(《本草述》)等。《药典》载有吴茱萸和制吴茱萸;《规范》还载有盐吴茱萸。

炮制作用论述:"滚水加盐泡五次,去毒炒用。"(《仁术》)"阴干,须深滚汤泡去苦烈汁七次始可焙用,治疝盐水炒,治血醋炒,止呕姜汁炒,疏肝胃黄连木香汁炒。"(《害利》)

【产地加工】　8～11 月果实尚未开裂时,剪下果枝,晒干或低温干燥,除去枝、叶、果梗等杂质。

【炮制工艺】

1. **吴茱萸**　取原药材,除去杂质及果柄、枝梗,洗净,干燥。

2. **制吴茱萸**　取净甘草片,加适量水,煎煮两次,滤过,合并两次煎液,加入净吴茱萸中拌匀,闷润至汤液被吸尽后,用文火加热,炒至微干,取出,干燥。

每 100 kg 吴茱萸,用甘草 6 kg。

3. **盐吴茱萸**　取净吴茱萸,加食盐水拌匀,稍闷,置炒制容器内,用文火加热,炒至裂开,稍鼓起时,取出,放凉。

每 100 kg 吴茱萸,用食盐 3 kg。

【炮制作用】　吴茱萸味辛、苦,性热,有小毒,归肝、脾、胃、肾经,具有散寒止痛、降逆止呕、助阳止泻的功效。用于厥阴头痛、寒疝腹痛、寒湿脚气、经行腹痛、脘腹胀痛、呕吐吞酸、五更泄泻;外治口疮、高血压。吴茱萸有小毒,生品多外用,散寒定痛力强。治脾胃虚寒所致泄泻的小儿腹泻外敷散(《药典》)。

制吴茱萸能降低毒性,缓和燥性。如治血虚气滞、下焦虚寒所致月经不调、痛经的艾附暖宫丸(《药典》);治肝火犯胃、肝胃不和所致胃脘灼热疼痛、呕吐吞酸、口苦嘈杂、腹痛泻痢的戊己丸(《药典》);治肾阳不足所致泄泻的四神丸(《药典》);治肾不纳气所致喘促、胸闷、久咳、气短、咽干的七味都气丸(《药典》)。

盐吴茱萸宜用于疝气疼痛。如用于经脉不调、行经腹痛、瘀血癥症、下元虚寒、腰膝酸痛、赤白带下的二益丸(《部颁标准》)。

【质量要求】

1. 吴茱萸 为扁球形,略带五棱。表面暗黄绿色或绿黑色。下端有果梗残痕或短果柄。质硬而脆。气香浓烈,味辛辣而微苦。水分不得过 15.0%;总灰分不得过 10.0%;稀乙醇浸出物不得少于 30.0%;含吴茱萸碱和吴茱萸次碱的总量不得少于 0.15%;柠檬苦素不得少于1.0%。

2. 制吴茱萸 形如吴茱萸。色泽加深。气味稍淡。水分、总灰分、浸出物要求同吴茱萸;含吴茱萸碱和吴茱萸次碱的总量不得少于 0.15%;含柠檬苦素不得少于 0.90%。

3. 盐吴茱萸 形如吴茱萸。色泽加深。香气浓郁,味辛辣,微苦咸。

【研究述要】 以吴茱萸内酯、吴茱萸碱和吴茱萸次碱为指标,考察炮制和加辅料与否对吴茱萸的影响,加热炮制(清水制品)可增加吴茱萸中吴茱萸内酯、吴茱萸碱和吴茱萸次碱的含量;加入甘草汁(制吴茱萸、不加热甘草汁制品)的处理对吴茱萸碱和吴茱萸次碱的影响不明显,但会降低制品中吴茱萸内酯的含量。

制吴茱萸最佳炮制工艺为:药材与甘草比例为100∶6,闷润 5 小时,180℃炒制 10 分钟。

(田源红 李 飞)

第十一章

煅 制

> 煅制包括明煅和煅淬。要求掌握明煅、煅淬的炮制工艺、炮制作用及注意事项，掌握重点中药的炮制工艺要点和炮制作用；熟悉一般中药的炮制规格和炮制作用，熟悉重点中药炮制品的质量要求和炮制研究概况；了解明煅和煅淬的含义。

将净制过的中药，置适宜的耐火容器内，高温加热处理至规定程度的操作过程，称为煅制。适用于矿物、贝壳及化石类中药。

煅制工艺历史悠久。《五十二病方》中即对部分矿物药、动物药和少量植物药"燔"制。《神农本草经》对禹余粮、涅石要求"炼"，贝子则有"烧用之良"的记载。《金匮玉函经》提出"有须烧炼炮炙，生熟有定"。因此，古代文献所采用的"燔"、"烧"、"炼"均属煅制工艺。

炮制理论："诸石火煅红，用醋能为末。"

中药经过高温煅烧，发生物理状态和化学成分变化，使中药质地酥脆，利于粉碎，减少或降低副作用，利于有效成分的溶出，提高疗效或产生新的药效。

目前饮片企业生产中使用各种型号和规格的煅药锅和煅药炉，可以自动控制加热温度和时间(彩图8)。

煅制的操作根据所煅中药的种类、性质、目的、加辅料与否，分为明煅和煅淬。

第一节 明 煅

将净制过的中药，置适宜的耐火容器内，高温加热至红透的操作过程，称为明煅。适用于矿物、贝壳及化石类中药。

(一) 明煅工艺

1. **敞锅煅** 取净制过的中药，砸成小块或碾碎，直接放入耐火容器内，武火加热至红透，取出，放凉。适用于含结晶水的矿物药。

2. **煅药炉煅** 取净制过的中药，置煅药炉内，加热至红透或酥脆易碎，取出，放凉。适用于质地坚硬的矿物、动物药。

(二) 明煅的作用

(1) 使中药质地酥脆,易于粉碎和煎出有效成分:如牡蛎、石决明等。

(2) 除去结晶水,增强收敛作用:如白矾、石膏、硼砂等。

(3) 缓和药性:如寒水石、石决明等。

(三) 注意事项

(1) 将中药大小分档,以免煅制时生熟不均。

(2) 含结晶水的矿物药煅制时应一次性煅透,中途不得停火,不要搅拌,以免出现夹生现象。

(3) 控制适宜的煅制温度和时间。如白矾煅制温度过高易使其成分分解,影响质量。

(4) 有些中药在煅烧时产生爆溅,可在容器上加盖(不密闭),防止事故发生。

白   矾 (彩图 28)

【来源】   本品为硫酸盐类矿物明矾石经加工提炼制成,主含含水硫酸铝钾 [$KAl(SO_4)_2 \cdot 12H_2O$]。

【处方用名】   白矾,明矾,枯矾。

【炮制沿革】   汉以前有烧(《病方》)。汉代有炼(《本经》)。晋代提出熬(《肘后》)。南北朝刘宋时代有蜂窠制(《雷公》)。唐代有飞法(《理伤》)。宋代有烧令汁枯(《总录》)、慢火烧枯研成粉(《总微》),另有烧灰(《圣惠方》)、烧存性(《博济》)、炒干存性(《苏沈》)。金元时期有姜汁浸(《丹溪》)。明清以后多用煅法,明确了炮制后称枯矾,如"细研,入瓦罐中,火煅半日,色白如轻粉者,名枯矾"(《入门》);另外还有麸炒黑(《玉尺》)等。《药典》载有白矾和枯矾。

炮制作用论述:"白矾生用解毒,煅用生肌。"(《大法》)

【炮制工艺】

1. 白矾   取原药材,除去杂质,打成碎块或碾成粉末。

2. 枯矾   取净白矾碎块或粗粉,置煅制容器内,用武火加热至熔化,继续煅至膨胀松泡呈白色蜂窝状固体,完全干枯,取出,放凉,碾成粉末。

【炮制作用】   白矾味酸、涩,性寒,归肺、脾、肝、大肠经,外用解毒杀虫、燥湿止痒。用于湿疹、疥癣、聤耳流脓,常制成散剂、洗剂、含嗽剂使用。如治梅毒、顽癣湿疹的黄升丹(《部颁标准》),研末外敷;治疥癣、湿疮瘙痒,常配硫黄、雄黄等,研末外用;治小儿鹅口疮,配朱砂研末外敷。内服止血止泻、祛除风痰。用于久泻不止、便血、崩漏、癫痫发狂。如治毒瘀内结肿瘤的平消胶囊(《药典》)。

枯矾,酸寒之性降低,涌吐作用减弱,增强收湿敛疮、止血化腐作用。用于湿疹湿疮、聤耳流脓、阴痒带下、鼻衄齿衄、鼻瘜肉。如治湿热下注所致带下病的消糜栓(《药典》);治炎性外痔、肛裂及各种内痔出血的治痔灵栓(《部颁标准》)。

【质量要求】

1. 白矾   为不规则碎块或粉末状。无色或淡黄白色,透明或半透明。质硬而脆。气微、味酸、微甘而极涩。含重金属不得过百万分之二十;含含水硫酸铝钾不得少于 99.0%。

2. 枯矾   为粉末状。白色,不透明。体轻质松。味酸涩。

【研究述要】   白矾煅制时 50℃ 开始失重,120℃ 开始出现大量吸热过程,260℃ 左右脱水基本完成,300℃开始分解,但300～600℃之间分解缓慢,至750℃无水硫酸铝钾脱硫过程大量发生,产生硫酸钾、三氧化二铝及三氧化硫,810℃以后持续熔融,成品水溶性差,出现混浊并有沉淀,故煅制温度应控制在180～260℃之间。白矾经煅制后不仅失去结晶水,晶型结构也发生了变化,用X射线分析法得知生白矾为立方晶型,枯矾为六方晶型。用铁锅煅制白矾时,经一系列化学反应能产生红色的三氧化二铁,因白矾是强酸弱碱的盐类,显微酸性,能与铁反应,所以紧贴锅底的白矾是红褐色,产品铁盐含量会超出限度,因此以耐火材料的容器煅制为好。

白矾内服过量能刺激胃黏膜而引起反射性呕吐,至肠不吸收,适量抑制肠黏膜分泌而引起止泻作用。外用稀溶液能起消炎收敛防腐作用,浓溶液侵蚀肌肉引起溃烂。煅枯后形成难溶性铝盐,内服后可与黏膜蛋白络合,形成保护膜覆盖于溃疡面上,有利于黏膜再生,还可抑制黏膜分泌和吸附肠异物。外用能和蛋白质反应生成难溶于水的物质而沉淀,减少疮面的渗出物而起生肌保护作用。180～260℃煅制的枯矾对家兔眼结膜的刺激作用小。抑菌作用研究表明,在180～260℃煅制的枯矾对变形杆菌、金黄色葡萄球菌、痢疾杆菌、铜绿假单胞菌的抑制作用与生品之间没有差异,300℃煅制品与生品之间有差异,500～900℃煅制品与生品之间有显著差异,比生品抑菌作用显著降低。

白矾的烘制工艺为在厚度为2 cm的前提下,取10 mm大小的白矾,将温度控制在240℃,烘制3小时为最佳条件,烘制温度是影响炮制品质量的主要因素,$KAl(SO_4)_2$含量不得少于95.0%为宜。低压恒温干燥法煅制枯矾,压力在41～50kPa之间,同时温度控制在130～180℃之间最为适宜。用远红外炮制白矾,温度(220±20)℃,时间2小时,其炮制品质量能符合《药典》和传统指标规定。以微波法煅制白矾速度快,生产成本低,是一种较理想的白矾煅制方法。

利用傅里叶变换红外分析仪,分别测定白矾与其炮制品枯矾的红外光谱图谱。结果发现在400～4 000 cm^{-1}间,白矾与枯矾的红外吸收峰的峰数、峰位、峰形和峰强等存在明显差异,可作为白矾与枯矾的重要鉴别指标。

石　膏

【来源】　本品为硫酸盐类矿物硬石膏族石膏。主要含含水硫酸钙($CaSO_4 \cdot 2H_2O$)。

【处方用名】　石膏,煅石膏。

【炮制沿革】　南北朝有甘草水飞(《雷公》)。唐代提出煅法(《心鉴》)。宋代有炒(《指迷》)、烧(《苏沈》)、火煅醋淬(《局方》)。明代还有炮(《普济方》)、雪水浸(《奇效》)、糖拌炒过(《纲目》)。清代多沿用煅法。《药典》载有生石膏和煅石膏。

炮制作用论述:"因其性寒,火煅过用,或糖拌炒过,则不伤脾胃。"(《纲目》)"大热生用,煅……性缓,兼敷热疮。"(《说约》)

【产地加工】　采挖后,除去泥沙及杂石。

【炮制工艺】

1. 生石膏　取原药材,打碎,除去杂石,粉碎成粗粉。

2. 煅石膏　取净石膏,置煅制容器内,用武火加热,煅至红透,质地酥松,取出,放凉,碾成粉末。

【炮制作用】　石膏味甘、辛,性大寒,归肺、胃经。具有清热泻火、除烦止渴的功能。

生石膏清热泻火、除烦止渴力胜,用于外感热病、高热烦渴、肺热喘咳、胃火亢盛、头痛、牙痛。如治高热烦燥的紫雪(《药典》)。

煅石膏缓和了大寒之性,免伤脾阳,清热泻火之功减弱,增加了收湿、生肌、敛疮、止血的功能。用于溃疡不敛、湿疹瘙痒、水火烫伤、外伤出血。如治热毒壅盛所致溃疡的九一散(《药典》);用于疔疖痈肿、臁疮、溃流脓血、疮口不敛的提毒散(《部颁标准》)。

【质量要求】

1. 生石膏 为不规则碎块或粉末状。白色、灰白色或淡黄色,有的半透明,纵断面具绢丝样光泽。体重,质软。气微,味淡。

2. 煅石膏 为粉末状。白色,不透明。体较轻,质软。气微,味淡。含重金属不得过百万分之十;含硫酸钙 $CaSO_4$ 不得少于 92.0%。

【研究述要】 生石膏加热至 $80\sim90℃$ 开始失水,至 $225℃$ 可全部脱水转化成煅石膏,其物理性状已不同于石膏,应属长石(硬石膏),但化学成分特征无变化。生、煅石膏粉中无机元素含量以煅石膏含量为高,而溶出液中无机元素含量则以生石膏样品液为高,煅石膏样品液中为低,并随结晶水含量减少,无机元素煎出量随之减少。电镜观察结果表明,生石膏的粉末晶体形状结构整齐而紧密,而煅石膏的粉末结晶形状结构则疏松而无规则。

石膏内服经胃酸作用,一部分变为可溶性钙盐,至肠吸收入血能增加血清钙离子浓度,可抑制神经应激能力,减轻血管渗透性,故能清热泻火、除烦止渴。清热作用则与结晶水的存在、钙离子和其他一些无机元素(铁、钴、硫等)均有一定关系。生石膏对内毒素发热有明显的解热效果,并可减轻口渴状态。石膏提取液能增强家兔巨噬细胞的吞噬能力。煅石膏能促进大鼠伤口成纤维细胞和毛细血管的形成,加快肉芽组织增生,从而促进皮肤创口的愈合。石膏煅制后药效发生改变,具有生肌作用。生石膏对乙酸致痛及热致痛均有镇痛作用,煅石膏仅对乙酸致痛有镇痛作用,$CaSO_4 \cdot 2H_2O$ 对两种致痛法均无作用,所以生石膏具有镇痛作用的物质基础并不是其主要成分 $CaSO_4 \cdot 2H_2O$。

采用正交试验法,以酥脆程度、失水率及 $CaSO_4$ 含量为考察指标,用微波炉煅制 20 分钟的制品,经检验硫酸钙含量达到《药典》要求。用电热烘箱 $150℃$,烘 20 分钟同样可达到《药典》要求。

运用红外光谱技术、X 射线衍射法,对生石膏及煅石膏进行分析,发现炮制前后的石膏红外光谱图、X 射线衍射图谱特征有明显差异,这两种方法可以用于炮制前后石膏的鉴别和质量控制。市售石膏的 As 含量超过药典规定限量,煅石膏中未检出 As,As 含量的检测为评估石膏质量提供依据。

硼 砂

【来源】 本品为硼酸盐类矿物硼砂经精制而成的结晶,主含含水四硼酸钠($Na_2B_4O_7 \cdot 10H_2O$)。

【处方用名】 硼砂,煅硼砂。

【炮制沿革】 宋代有熬、醋熬、米醋芫花熬、酒醋熬(《圣惠方》)。明代有焙(《普济方》)、烧干(《一草亭》)等。清代有"甘草汤煮化,微火炒松"(《逢原》)等,并明确提出了煅制(《良朋》)。

【产地加工】 全年可采,采得矿砂溶于沸水中,滤过,放冷,收取结晶,晾干。

【炮制工艺】

1. 硼砂 取原药材,除去杂质,砸成碎块或碾成粉末。

2. 煅硼砂　取净硼砂,置煅制容器内,用武火加热,煅至鼓起小泡成雪白酥松块状,取出,放凉,碾成粉末。或置炒制容器内,用武火加热,炒至鼓起小泡成雪白酥松块状,取出,放凉,碾成粉末。

【炮制作用】　硼砂味甘、咸,性凉,归肺、胃经,具有清热消痰、解毒防腐的功效。

本品多生用、外用。入清热剂中宜用生品,外用性凉可清热消肿防腐。如治牙龈肿痛、口舌生疮的齿痛冰硼散(《部颁标准》)。内服能清肺化痰,可治咽喉肿痛、目赤翳障、咳嗽痰稠。如治肺热咳嗽的复方贝母散(《部颁标准》)。

煅硼砂具有燥湿收敛作用,能吸收局部渗出物,同时利于粉碎,避免对黏膜的刺激。多用作喉科散剂。如治咽喉口舌肿痛糜烂的珠黄吹喉散(《药典》);用于热毒蕴结所致咽喉疼痛、牙龈肿痛、口舌生疮的冰硼散(《药典》)。

【质量要求】

1. 硼砂　为不规则碎块或粉末。无色透明或白色半透明,有玻璃样光泽。体重,质较重,易破碎。气无,味甜略带咸。

2. 煅硼砂　为粉末状。白色,不透明,无光泽。体轻,质地酥松。气微,味甘、咸

【研究述要】　煅硼砂的质量很不稳定,$Na_2B_4O_7$的含量从 52.88%～91.57%不等。据研究,硼砂煅制时,当温度达 80℃时即失去 8 个结晶水,200℃时失去 9 个结晶水,340℃时失去全部结晶水,878℃时融熔。因此硼砂煅制温度以 350℃为宜,用温控电炉煅制,产品质量以 $Na_2B_4O_7$ 含量 80% 为限。

将硼砂置恒温干燥箱中,于 140℃下保温 4 小时。微波法可将硼砂 30 g 在 30 分钟内煅制完毕。

煅硼砂含水量越低,质量越好,通过红外光谱能够判断硼砂的化学键种类和含水量高低,因此红外光谱法可作为煅硼砂的质量分析与评价研究的方法。

寒　水　石

【来源】　本品为硫酸盐类矿物红石膏或碳酸盐类矿物方解石。前者多用于北方,称北寒水石;后者多用于南方,称南寒水石。

【处方用名】　寒水石,煅寒水石。

【炮制沿革】　南北朝有生姜汁煮(《雷公》)。宋代增加了烧、煅、淬、水飞,如"烧通赤"(《圣惠方》)、"火煅通赤,研为细末"(《总录》)、"猛火烧透红,好酒内淬五七遍取出"(《博济》)、"凡使,并用火煅,醋淬七遍,捣碎水飞令极细,方入药用"(《局方》)。后世基本沿用宋代方法。

炮制作用论述:"火煅,埋土中,出火毒。"(《总微》)

【产地加工】　全年均可采挖,采得后,去净泥沙杂质。

【炮制工艺】

1. 寒水石　取原药材,除去杂质,洗净,砸成碎块或碾成粉末。

2. 煅寒水石　取净寒水石,置煅制容器内,用武火煅至红透,取出,放凉,碾成粉末。

【炮制作用】　寒水石味辛、咸,性大寒,归肺、胃经,具有清热泻火、除烦止渴的功效。

生品清热泻火、除烦止渴力强。多用于温热证、热入气分、积热烦渴。如用于外感热病、热毒壅盛证的新雪颗粒(《药典》)。

煅寒水石降低了大寒之性,消除了伐脾阳的副作用,缓和了清热泻火的功效,增加了收敛

固涩的作用。用于风热火眼、水火烫伤、诸疮肿毒。如治痈疽疔毒的飞龙夺命丸(《部颁标准》)。同时,煅后质地酥松,易于粉碎及煎出有效成分。

【质量要求】

1. 寒水石　红石膏为不规则碎块或粉末。粉红色,半透明,光泽明显。体重,质松,易碎。无臭无味。方解石为不规则碎块或粉末。无色或黄白色,透明或半透明,有玻璃样光泽。体重,质松,易碎。气微,味淡。

2. 煅寒水石　煅红石膏为粉末状。黄白色,不透明,光泽消失。质地酥松。煅方解石为粉末状。白色或黄白色,不透明。体轻质松。

【研究述要】　寒水石为方解石时,主要成分为碳酸钙,在加热条件下分解,释放出二氧化碳气体,生成氧化钙,因此方解石煅后主要成分为氧化钙,在临床上具有钙剂的全部活性。寒水石经不同煅制火候炮制后,其外观性状、煅得率、总钙量、煎剂中 Ca^{2+} 溶出量和总成分煎出率等均较炮制前有改变。炮制使寒水石钙离子含量增加,特别是在 800℃ 以上煅制条件下变化更为明显,而微量元素含量变化不确定,没有显著规律性。说明炮制后其质地变酥脆,易于粉碎和煎出有效成分是有科学依据的。所以,煅制的温度应控制在 800℃ 以上,时间在 30～60 分钟。

寒水石奶制品和生品对正常小鼠均有促进肠运动作用,但小鼠对不同产地寒水石奶制品吸收比率不同;寒水石酒制品和奶制品均可以调节胃液分泌,表明炮制有利于药效的提高。

花 蕊 石

【来源】　本品为变质岩类岩石蛇纹大理岩。

【处方用名】　花蕊石,煅花蕊石。

【炮制沿革】　宋代有火烧(《证类》)和煅(《鸡峰》)。元代有火煅存性研为末(《十药》)、醋煅(《世医》)。明代有"凡入丸散,以罐固济,顶火煅过出火毒,研细,水飞,晒干用"(《纲目》)。清代又有硫黄煅(《逢原》)。《药典》载有花蕊石和煅花蕊石。

炮制作用论述:"煅研粉霜,治诸血证神效。"(《蒙筌》)

【产地加工】　采挖后,除去杂石及泥沙。

【炮制工艺】

1. 花蕊石　取原药材,除去杂质,洗净,干燥,砸成碎块。

2. 煅花蕊石　取净花蕊石,置煅制容器内,用武火加热,煅至红透,取出,放凉,碾成粉末。

【炮制作用】　花蕊石味酸、涩,性平,归肝经,具有化瘀止血的功效。用于咯血、吐血、外伤出血、跌打伤痛。

生花蕊石质地坚硬,很难粉碎。

煅花蕊石质地松脆,易于粉碎,且能缓和酸涩之性,消除伤脾伐胃的副作用,有利于内服,故一般均煅用。如治咯血、便血的花蕊石止血散(《部颁标准》)。

【质量要求】

1. 花蕊石　为不规则的碎块。白色或浅灰白色,其中夹有点状或条状的蛇纹石,呈浅绿色或淡黄色,习称"彩晕",对光观察有闪星状光泽。体重,质硬,不易破碎。气微,味淡。

2. 煅花蕊石　为粉末状。类白色或灰白色,无光泽。质地酥松。

【研究述要】　花蕊石炮制前后的矿物组分基本相同,炮制后的 Ca^{2+} 浓度增大。钙能减低毛细血管的通过性,使血管致密,有防止血浆渗出和促进血液凝固的作用,这与其煅制后增强固涩收敛的作用是相符的。少数几个元素如铅、锶等其含量在炮制前后有较大差异。炮制前后的花蕊石红外光谱图有明显差异,煅制过程中晶体结构发生了改变。花蕊石生、煅品中钙、镁、铝、铁元素含量均较高,尤其是钙元素含量最高;生品经高温煅制后,钙、镁、铝、铁元素含量均有一定程度的升高,而铜、锌、铅等有害重金属元素含量显著下降。

生花蕊石和炮制花蕊石水煎剂给小鼠灌胃,能缩短凝血时间和出血时间,减少出血量,煅制前后无明显差异。另有报道炮制后止血作用略有增强,因此花蕊石炮制后不仅易于粉碎,而且还能提高疗效。花蕊石止血作用的物质基础研究表明,花蕊石止血效果明显好于化学试剂碳酸钙及其他矿物药,花蕊石止血效果与碳酸钙含量多少无关。

以颜色、气味、口感和氧化钙的含量为综合评定指标,确定煅花蕊石的最佳炮制条件为800℃煅制0.5小时。

钟 乳 石

【来源】　本品为碳酸盐类矿物方解石族方解石,主含碳酸钙($CaCO_3$)。

【处方用名】　钟乳石,煅钟乳石。

【炮制沿革】　汉代有炼(《金匮》)。南北朝刘宋时代有沉香等多种药汁制(《雷公》)。唐代有酒制(《新修》)。宋代有用银器煮至变色(《局方》)、竹叶地榆煮甘草制(《总录》)、醋制(《证类》)、蒸制(《证类》)、煅研(《扁鹊》)等。明代有药汤煮炼(《蒙筌》)等。清代有焙研、水飞(《本草汇》)及牡丹皮制(《新编》)等。《药典》载有钟乳石和煅钟乳石。

【产地加工】　采收后,除去杂石,洗净,晒干。

【炮制工艺】

1. 钟乳石　取原药材,除去杂质,洗净,干燥,砸成碎块。

2. 煅钟乳石　取净钟乳石,置煅制容器内,武火煅至红透,取出,放凉,碾成粉末。

【炮制作用】　钟乳石味甘,性温,归肺、肾、胃经,具有温肺、助阳、平喘、制酸、通乳的功效。用于寒痰喘咳、阳虚冷喘、腰膝冷痛、胃痛泛酸、乳汁不通。钟乳石以生用为多,如治妇女带下阴痒、不孕症的子宫锭(《部颁标准》)。

煅钟乳石易于粉碎和煎出有效成分,温肾补虚作用增强,也可用于消肿毒。如治咽喉肿痛、肺热咳嗽的喉痛丸(《部颁标准》)。

【质量要求】

1. 钟乳石　为不规则的碎块。白色、灰白色或棕黄色,粗糙。断面较平整,白色至浅灰白色,对光观察具闪星状的亮光,近中心常有一圆孔,圆孔周围有多数浅橙黄色同心环层。体重,质硬。气微,味微咸。

2. 煅钟乳石　为粉末状。灰白色,无光泽。质地酥松。

【研究述要】　钟乳石生品和炮制品水煎液中 Ca^{2+} 离子含量测定结果表明,炮制后有效成分 Ca^{2+} 离子的煎出率明显升高,这与传统认为钟乳石煅后能提高疗效是一致的。钟乳石中含人体必需元素铁、铜、钠、钾、锰、铬等,而且炮制品水煎液中必需元素的溶出率与生品相比有明显提高,一些在生品中未能煎出的微量元素经炮制后被煎出。据报道,测定碳酸钙的含量,结果为煅品＞煅淬品＞水飞品＞烤品＞生品。钟乳石经炮制后碳酸钙含量均升高,其原因是钟乳石炮制后质变疏松,易于粉碎和煎出有效成分。

钟乳石的最佳炮制工艺为：粉碎成小块,在 950℃煅制 20 分钟。

青　礞　石

【来源】　本品为变质岩类黑云母片岩或绿泥石化云母碳酸盐片岩。

【处方用名】　青礞石,煅青礞石。

【炮制沿革】　宋代有研粉(《圣惠方》)、炭火烧(《总微》)。元代有硝煅。明清有缩砂制(《普济方》)、生姜汁淬(《禁方》)、藜芦汁淬(《本草述》)等。《药典》载有青礞石和煅青礞石。

【产地加工】　采挖后,除去泥沙和杂石。

【炮制工艺】

1. 青礞石　取原药材,除去杂质,砸成碎块。

2. 煅青礞石　取净青礞石,置煅制容器内,用武火加热,煅至红透,取出,放凉,碾成粉末。

【炮制作用】　青礞石味甘、咸,性平,归肺、心、肝经,具有坠痰下气、平肝镇惊的功效。如用于小儿痰热蕴肺所致发热、咳嗽、咳吐黄痰、痰吐不爽的金振口服液(《药典》)。

煅青礞石质地酥松,便于粉碎,易于煎出有效成分。如治痰热阻肺,气喘咳嗽的贝羚胶囊(《药典》)。

【质量要求】

1. 青礞石　为不规则的碎块。青灰色或灰绿色,微带珍珠样光泽,断面呈片状,可见闪光发亮的星点。无臭,味淡。

2. 煅青礞石　为粉末状。褐绿色,光泽消失。质软。

【研究述要】　青礞石中含有一些有害元素,如铅、铬、钡、锶、锰等,经高温煅制后均有不同程度减少,故煅制对消除青礞石的毒性具有一定意义。硅、铁、镁、铝、钙、钾、钠 7 种元素为青礞石、煅青礞石中的主要成分。

石　　燕

【来源】　本品为古生代灰岩中古生物化石,为石燕科动物中华弓石燕 *Cyrtiospirifer sinensis* (Graban)或弓石燕 *Cyrtiospirifer* sp. 的化石。

【处方用名】　石燕,煅石燕,醋石燕。

【炮制沿革】　唐代有炒热酒浸(《食疗》)。宋代有捣末(《证类》)、火煅(《总微》)、火煅醋淬(《总录》)、火煅水淬(《三因》)、火煅酒淬(《扁鹊》)等。《规范》载有石燕、煅石燕和醋石燕。

【产地加工】　采得后,除去杂石,洗净泥沙。

【炮制工艺】

1. 石燕　取原药材,除去杂质,洗净,干燥,砸成碎块。

2. 煅石燕　取净石燕,置煅制容器内,用武火加热,煅至红透,取出,放凉,碾成粉末。

3. 醋石燕　取净石燕,置煅制容器内,用武火加热,煅至红透,取出后立即投入醋中浸淬,取出,干燥,碾成粉末。

每 100 kg 石燕,用醋 30 kg。

【炮制作用】　石燕味咸,性凉,归肾、膀胱经,具有清湿热、利小便、退目翳的功效。用于淋病、小便不利、湿热带下、目翳内障。如治小儿诸淋涩的车前子散(《中医方剂大辞典》);治目翳的八宝丹(《中医方剂大辞典》)。

煅石燕和醋石燕,质地酥脆,便于粉碎,利于有效成分煎出。如治不思乳食、面黄肌瘦、腹部膨胀、消化不良的疳积散(《药典》)。

【质量要求】

1. 石燕 为不规则的碎块。青灰色或土棕色。质硬,可打碎。气微,味淡。

2. 煅石燕 为粉末状,青灰色或灰褐色。质酥松。具醋气。

3. 醋石燕 为粉末状,灰褐色。质酥松。具醋气。

【研究述要】 石燕炮制后水煎液中 Ca^{2+} 浓度是炮制前的 25 倍,因为石燕主含碳酸钙($CaCO_3$),醋淬的作用可能形成易溶于水的乙酸钙。醋淬使石燕质地疏松,所含成分易于溶出,从而增加了 Ca^{2+} 的煎出量。不同炮制方法煅后醋淬、水淬、姜汁淬对人体所必需的宏量和微量元素无明显影响,但醋淬后人体非必需元素钛、铝明显高于水淬、姜汁淬,所以认为石燕采用煅后水淬的炮制方法比较合理。

采用正交实验设计,以 Ca^{2+} 的煎出率为指标,结果为:生石燕压碎成 3～4 mm 的颗粒,于坩锅中,在 700℃温度下,煅烧 30 分钟,趁热入醋中淬之的方法较合理。

鹅 管 石

【来源】 本品为树珊瑚科动物栎珊瑚 *Balanophyllia* sp. 或笛珊瑚 *Sysingora* sp. 的石灰质骨骼。

【处方用名】 鹅管石,煅鹅管石。

【炮制沿革】 宋代有火煅酒淬(《朱氏》)。明、清有火煅细研(《原始》)及火煅醋淬(《保元》)。《规范》载有鹅管石和煅鹅管石。

【产地加工】 采得后,除去杂石,洗净,晒干。

【炮制工艺】

1. 鹅管石 取原药材,除去杂质,洗净,干燥,砸成碎块。

2. 煅鹅管石 取净鹅管石,置煅制容器内,用武火加热,煅至灰白色,取出,放冷,碾成粉末。

【炮制作用】 鹅管石味甘,性温,归肺、肾、胃经,具有温肺、壮阳、通乳的功效。鹅管石擅于温肺化痰、通乳。用于肺虚咳喘、乳汁不下。

煅鹅管石,易于粉碎,以温肺、壮阳力强。如治冷喘哮嗽的八仙丹(《中医方剂大辞典》)。

【质量要求】

1. 鹅管石 为不规则的碎块。乳白色或白色,具玻璃样或瓷状光泽,具纵直细纹。质坚硬而脆。无臭,味微咸。

2. 煅鹅管石 为粉末状。灰白色。质酥松。

牡 蛎

【来源】 本品为牡蛎科动物长牡蛎 *Ostrea gigas* Thunberg.、大连湾牡蛎 *Ostrea talienwhanensis* Crosse 或近江牡蛎 *Ostrea rivularis* Gould 的贝壳。

【处方用名】 牡蛎,煅牡蛎。

【炮制沿革】 汉代采用熬法(《玉函》)。南北朝刘宋时载有盐水煮后烧(《雷公》)。宋代有米泔水浸(《三因》)、炒黄(《总病论》)、火煨通赤(《史载》)、韭菜汁和泥煅水飞(《朱氏》)、童便煅

(《妇人》)、醋煅(《普本》)等。明、清时代主要沿用宋代的方法。《药典》载有牡蛎和煅牡蛎。

炮制作用论述:"咸寒入肾,能益阴潜阳,退虚热,软坚痰,煅之则燥而兼涩,又能固下焦,除湿浊,敛虚汗,则咸寒介类之功,有重镇摄下之意。"(《便读》)

【产地加工】　全年均可采收,去肉,洗净,晒干。

【炮制工艺】

1. 牡蛎　取原药材,漂洗干净,晒干,砸成碎块。

2. 煅牡蛎　取净牡蛎,置煅制容器内,用武火加热,煅至酥脆时取出,放凉,碾成粉末。

【炮制作用】　牡蛎味咸,性微寒,归肝、胆、肾经,具有重镇安神、潜阳补阴、软坚散结的功效。牡蛎生用偏于镇惊安神、潜阳补阴、散结。用于惊悸失眠、眩晕耳鸣、瘰疬痰核、癥瘕痞块。如治肝气犯胃所致胃痛的草香胃康颗粒(《药典》)和治乳腺增生病的乳康片(《部颁标准》)。

煅牡蛎质地酥脆,易于粉碎,利于有效成分的溶出,增强了收敛固涩的作用。用于肾阳不足所致腰膝酸软、头晕耳鸣的锁阳固精丸(《药典》);用于强筋壮骨、和胃健脾的龙牡壮骨颗粒(《药典》)。

【质量要求】

1. 牡蛎　为不规则的碎块。白色。断面层状或层纹状排列。质硬。气微腥,味微咸。含碳酸钙不得少于 94.0%。

2. 煅牡蛎　为不规则的碎块或粗粉。灰白色。质酥脆,断面层状。碳酸钙含量同牡蛎。

【研究述要】　牡蛎煅后醋淬水煎液中 Ca^{2+} 含量高于煅品和生品。生品水煎液中蛋白质的含量略高于醋淬品和煅品。另有报道牡蛎经煅后,铁、锰、锌元素的煎出量较生品显著增加,尤其是锌元素煎出量为生品的 7.6 倍。如用火煅醋淬法炮制,锌、锰元素的煎出量增加更为明显,钾、铝、磷、铁的增加也比较显著。

煅后醋淬品煎剂对兔正常血压呈现降低作用,生品轻微升压,去钙的煎剂具有明显的升压作用。牡蛎在 900℃煅 1 小时的工艺,能明显提高抗大鼠实验性胃溃疡活性。煅牡蛎中 Ca^{2+} 在家兔体内的相对生物利用度为 142.5%。

以牡蛎煎出液中钙含量为指标,优选煅牡蛎的最佳工艺条件为:550℃,煅 2.5 小时,煅后醋淬。

石　决　明

【来源】　本品为鲍科动物杂色鲍 *Haliotis diversicolor* Reeve、皱纹盘鲍 *Haliotis discus hannai* Ino、羊鲍 *Haliotis ovina* Gmelin、澳洲鲍 *Haliotis ruber*（Leach)、耳鲍 *Haliotis asinina* Linnaeus 或白鲍 *Haliotis laevigata*（Donovan)的贝壳。

【处方用名】　石决明,煅石决明。

【炮制沿革】　南北朝时代有用盐五花皮地榆阿胶制法(《雷公》)。唐代最早提到面煨(《海药本草》)。宋代有烧制(《苏沈》)、煨制(《证类》)、蜜炙(《总录》)、盐煮(《局方》)及煅(《急救》)等。元代有煮制(《原机》)。明代有盐炒(《一草亭》)、盐煅(《一草亭》)、火煅童便淬(《粹言》)、醋煅(《瑶函》)等。《药典》载有石决明和煅石决明。

【产地加工】　夏、秋二季捕捉,去肉,洗净,干燥。

【炮制工艺】

1. 石决明　取原药材,除去杂质,洗净,干燥,碾碎。

2. **煅石决明** 取净石决明,置煅制容器内,用武火加热,煅至灰白色或青灰色易碎时,取出,放凉,碾成粉末。

【**炮制作用**】 石决明味咸,性寒,归肝经,具有平肝潜阳、清肝明目的功效。生石决明偏于平肝潜阳。用于头痛眩晕、目赤翳障、视物昏花、青盲雀目。如治风湿瘀阻所致颈椎病的颈复康颗粒(《药典》)。

煅石决明咸寒之性降低,平肝潜阳的功效缓和,增强了固涩收敛、明目的作用。用于目赤、翳障、青盲雀目、痔漏成管。煅后质地酥松,便于粉碎,有利于煎出有效成分。如用于热毒蕴结所致溃疡的复方珍珠散(《药典》)。

【**质量要求**】

1. **石决明** 为不规则的碎块。灰白色,有珍珠样彩色光泽。质坚硬。气微,味微咸。含碳酸钙不得少于93.0%。

2. **煅石决明** 为粉末状。灰白色,无光泽。质酥脆,断面呈层状。含碳酸钙不得少于95.0%。

【**研究述要**】 石决明经煅后,煎液中的钙含量显著增高,为生品的4.5倍。煅醋淬品煎剂对兔正常血压呈降低作用,煅品煎剂不稳定,生品微有上升趋向,除去钙的煎剂有明显的升压作用。石决明对铜绿假单胞菌具有一定的抑制作用,水提液对白内障大鼠的晶状体有保护作用,可延缓白内障的发展。

煅制处理对石决明外观性状、质地、成品得率、总钙含量和煎出量、成分煎出率、微量元素含量均有影响,石决明煅制品质量优于生品。煅淬品优于明煅品,醋液淬优于盐水。根据正交设计,以水煎液中Ca^{2+}含量为指标,在900℃,煅1小时,投入含酸量11%的醋中淬(每100 g石决明用醋40 ml),取出再煅淬,至醋吸尽为最佳工艺。有学者认为800℃以下煅制石决明,pH变化不大,煅制后水煎液pH显著升高,系$CaCO_3$转化为CaO所致,CaO不应是其平肝潜阳、明目退翳的药效成分,故石决明不宜高温煅制,以300℃左右煅制为宜。

瓦 楞 子

【**来源**】 本品为蚶科动物毛蚶 *Arca subcrenata* Lischke、泥蚶 *Arca granosa* Linnaeus 或魁蚶 *Arca inflata* Reeve 的贝壳。

【**处方用名**】 瓦楞子,煅瓦楞子。

【**炮制沿革**】 唐代有煅赤醋淬(《食疗》)。宋代有细研(《圣惠方》)、炙(《总录》)等。元代有煅(《丹溪》)、醋煮(《丹溪》)。明、清沿用火煅醋淬(《蒙筌》)。《药典》载有瓦楞子和煅瓦楞子。

炮制作用论述:"血块痰积心疼不可忍,蚶壳火煅赤醋淬三度,出火毒研粉或醋丸服。"(《蒙筌》)

【**产地加工**】 秋、冬至次年春捕捞,洗净,置沸水中略煮,去肉,干燥。

【**炮制工艺**】

1. **瓦楞子** 取原药材,洗净,捞出,干燥,碾碎。

2. **煅瓦楞子** 取净瓦楞子,置煅制容器内,武火加热,煅至酥脆,取出,放凉,碾成粉末。

【**炮制作用**】 瓦楞子味咸,性平,归肺、胃、肝经,具有消痰化瘀、软坚散结、制酸止痛的功效。瓦楞子偏于消痰化瘀、软坚散结。用于顽痰积结、黏稠难咯、瘿瘤、瘰疬、癥瘕痞块、胃痛泛酸。如治胃脘疼痛、呕恶泛酸、胃及十二指肠溃疡的溃疡胶囊(《部颁标准》)。

煅瓦楞子制酸止痛力强,且煅后质地酥脆,便于粉碎,用于胃痛泛酸。如用于气滞血瘀所致胃脘痛的荜铃胃痛颗粒(《药典》)。

【质量要求】

1. 瓦楞子　为不规则的碎块。白色或灰白色,较大碎块仍显瓦楞线,有光泽。质坚硬。

2. 煅瓦楞子　呈粉末状。灰白色,光泽消失。质地酥松。

【研究述要】　瓦楞子煅品水煎液中碳酸钙($CaCO_3$)含量比生品有较大的增加。煅品水煎液中钙盐含量是生品的 4.6 倍,说明瓦楞煅后,质地酥脆,确实能有利于有效成分煎出,而提高效果。对瓦楞子三种炮制品水煎液中金属元素进行含量测定,结果是:锌、铅、锰、铁、钙、铜在水煎液中含量的高低依次为煅醋淬品＞煅品＞生品,其中煅品煎液中钙的含量增加 50 多倍。瓦楞子生品经过煅制后,其砷含量均有不同幅度的下降,瓦楞子的煅制时间越长,有害元素砷越易除去。但煅制时间过长可能会损失有效成分,影响疗效,以煅制 1 小时比较适宜。瓦楞子宜在 700～750℃范围优选煅制工艺,符合"灰白色、质地酥松"的炮制要求,瓦楞子以炒代煅是不可取的。

蛤　　壳

【来源】　本品为帘蛤科动物文蛤 *Meretrix meretrix* Linnaeus 或青蛤 *Cyclina sinensis* Gmelin 的贝壳。

【处方用名】　蛤壳,煅蛤壳。

【炮制沿革】　汉代有杵为散(《金匮》)。唐代有研炼(《千金翼》)。宋代有烧通赤细研(《总录》)、煅(《急救》)等。金元有焙制(《儒门》)、炒制(《儒门》)。明代有醋淬(《医学》)。清代有煨制(《大成》)、童便制(《逢原》)。《药典》载有蛤壳和煅蛤壳。

炮制作用论述:"煅粉用,又能燥湿。"(《便读》)

【产地加工】　夏、秋二季捕捞,去肉,洗净,晒干。

【炮制工艺】

1. 蛤壳　取原药材,漂洗干净,干燥,碾碎。

2. 煅蛤壳　取净蛤壳,置煅制容器内,煅至酥脆,取出,放凉,碾成粉末。

【炮制作用】　蛤壳味苦、咸,性寒,归肺、肾、胃经,具有清热化痰、软坚散结、制酸止痛的功效。生蛤壳偏于软坚散结,用于瘰疬、瘿瘤、痰核等。如治肝火犯肺所致头晕耳鸣、咳嗽吐衄、痰多黄稠的黛蛤散(《药典》);消瘿瘤的消瘿丸(《药典》)。

煅蛤壳质酥脆,易于粉碎,化痰制酸作用增强。用于痰火咳嗽、胸胁疼痛、痰中带血、胃痛吞酸。外治湿疹、烫伤。如治皮肤湿疮、黄水疮的青蛤散(《部颁标准》)。

【质量要求】

1. 蛤壳　为不规则的碎片。碎片外面黄褐色或棕红色,可见同心生长纹。内面白色。质坚硬。断面有层纹。气微,味淡。

2. 煅蛤壳　为不规则的碎片或粗粉。灰白色,碎片外面有时可见同心生长纹。质酥脆。断面有层纹。含碳酸钙不得少于 95.0%。

【研究述要】　蛤壳煅品水煎液中碳酸钙含量比生品有较大的增加,这进一步证明蛤壳制酸止痛宜煅用的道理。不同煅制温度对蛤壳的质量有一定影响,且高温优于低温,采用多指标综合评价确定蛤壳的最佳煅制温度在 700℃左右。

珍 珠 母

【来源】 本品为蚌科动物三角帆蚌 *Hyriopsis cumingii*(Lea)、褶纹冠蚌 *Cristaria plicata*(Leach)或珍珠贝科动物马氏珍珠贝 *Pteria martensii*(Dunker)的贝壳。

【处方用名】 珍珠母,煅珍珠母。

【炮制沿革】 宋代有水磨控干(《博济》)、研粉(《百问》)等。明代有研细用、碾(《医学》)。《药典》载有珍珠母和煅珍珠母。

【产地加工】 全年均可采收,去肉,洗净,干燥。

【炮制工艺】

1. 珍珠母 取原药材,除去杂质及灰屑,漂洗干净,干燥,打碎。

2. 煅珍珠母 取净珍珠母,置煅制容器内,用武火加热,煅至酥脆,取出,放凉,碾成粉末。

【炮制作用】 珍珠母味咸,性寒,归肝、心经,具有平肝潜阳、定惊明目的功效。用于头痛眩晕、烦躁失眠、肝热目赤、肝虚目昏。如治肝火亢盛、心神不宁所致失眠多梦、心烦、神经衰弱的泻肝安神丸(《药典》)。

煅珍珠母,质地酥脆,易于粉碎,有利于成分的溶出。如治肝胃不和所致胃脘疼痛、胃酸过多、嘈杂吞酸的胃药胶囊(《药典》)。

【质量要求】

1. 珍珠母 为不规则的碎块。类白色,有光彩,习称珠光。质坚硬。气微腥,味淡。

2. 煅珍珠母 为粉末状。青灰色,珠光少见或消失。质轻酥松。

【研究述要】 珍珠母经加热煅后,性状有明显的改变,质地变得酥脆,易于粉碎,碳酸钙含量增加。珍珠母煅后总氨基酸含量明显下降,其原因可能是珍珠母经火煅后,致使其中部分氨基酸破坏。所以临床上虚阳上亢之疾,仍以生用为宜。火煅后碳酸钙被分解成氧化钙。煎汁时,Ca^{2+} 在水中的溶解度增大,定惊、止血作用增强。

第二节 煅 淬

将中药按明煅法灼烧至红透后,立即投入规定的液体辅料中骤然冷却的操作过程,称为煅淬。煅后趁热投入液体中的操作程序称为"淬",所用的液体辅料称为"淬液"。常用的淬液有醋、黄酒、药汁等,按临床需要而选用。煅淬法适用于质地坚硬,经过高温煅制仍不能酥脆的矿物药,以及临床上因特殊需要而必须煅淬的中药。

某些矿物药由于质地较均一,膨胀系数相同或相似,受热时晶格间未能形成足以裂解的缝隙,冷却后仍保持原形,晶格相互间引力发生变化小或未发生变化。若在受热后立即投入淬液中迅速冷却,则表面晶格迅速缩小,内部晶格仍处在原状态,从而产生裂隙,淬液浸入裂隙继续冷却,产生新的裂隙,反复煅淬使内外晶格胀缩产生差异而导致中药酥脆。

(一) 煅淬工艺

取净制的中药,按明煅法煅烧至红透时,取出,立即投入规定的液体辅料中浸泡,使之酥脆(可反复煅至酥脆),取出,干燥,打碎或研粉。

(二) 煅淬的作用

(1) 使中药质地酥脆,易于粉碎,利于有效成分煎出:如赭石、磁石。

(2) 增强疗效:如自然铜,

(3) 清除杂质,洁净中药:如炉甘石。

(三) 注意事项

(1) 质地坚硬的矿物药煅淬时要反复进行,使淬液全部吸尽、完全酥脆为度,避免生熟不均。

(2) 所用的淬液种类和用量,应根据中药的性质和煅淬目的要求而定。

自 然 铜

【来源】 本品为硫化物类矿物黄铁矿族黄铁矿。主含二硫化铁(FeS_2)。

【处方用名】 自然铜,煅自然铜。

【炮制沿革】 南北朝有甘草和醋处理后煅(《雷公》)。唐代有煅(《理伤》)、火煅醋淬(《理伤》)、火煅酒淬(《理伤》)。宋代有酒磨(《证类》)、醋炒(《传信》)等。元代有煨(《瑞竹》)、水飞(《世医》)。明代有煅后童便浸醋淬(《普济方》)、火煅水淬(《保元》)。清代有火煅醋淬研细水飞(《备要》)。《药典》载有自然铜和煅自然铜。

炮制作用论述:"大抵骨折在补气、补血、补胃,而铜非煅不可用。若新出火者,其火毒、金毒相扇,挟热毒香药,虽有接骨之功,燥散之祸,甚于刀剑,戒之。"(《本草衍义补遗》)"宜火煅醋淬末,研绝细,水飞。治跌损接骨续筋。"(《蒙筌》)

【产地加工】 采挖后,除去杂质。

【炮制工艺】

1. 自然铜 取原药材,除去杂质,洗净,干燥,用时砸碎。

2. 煅自然铜 取净自然铜,置煅制容器内,用武火加热,煅至红透立即取出,投入醋中淬制,待冷后取出,反复煅烧醋淬至黑褐色,外表脆裂,光泽消失,质地酥松,取出,摊开放凉,干燥后碾成粉末。

每 100 kg 自然铜,用醋 30 kg。

【炮制作用】 自然铜味辛,性平,归肝经,具有散瘀、接骨、止痛的功效。用于跌打肿痛、筋骨折伤。生品多外用,用于头风疼痛、项下气瘿。如治头风疼痛至甚的自然铜散(《杨氏家藏方》)。

煅自然铜质地酥脆,便于粉碎,利于煎出有效成分,醋淬者可增强散瘀止痛的作用。临床多煅用,用于跌打肿痛、筋骨折伤、关节疼痛、心气刺痛。如用于跌打损伤、闪腰岔气、伤筋动骨的舒筋活血定痛散(《药典》);用于风寒湿闭阻、瘀血阻络所致痹病的疏风定痛丸(《药典》)。

【质量要求】

1. 自然铜 为小方块状。表面金黄色或黄褐色,断面有金属光泽,可见银白色亮星,无磁性。质重而硬。

2. 煅自然铜 为粉末状。黑褐色或黑色,无金属光泽。质地酥脆。有醋气。

【研究述要】　自然铜经火煅后使中药质地松脆易碎,二硫化铁分解成硫化铁,经醋淬后表面部分生成乙酸铁,可增加铁离子溶出量。自然铜中 As 含量比煅制品高约 10 倍,说明自然铜经炮制后,可除去或降低其毒性。采用矿相显微镜、电子探针微区分析技术对自然铜不同炮制品的微结构、形貌、物相和化学成分进行分析,研究炮制对自然铜矿相及化学成分的影响,结果发现自然铜煅烧后成分发生了较大变化:其中黄铁矿变为磁黄铁矿。也有报道生品主要物相为 FeS_2,煅品出现了 Fe_7S_8、$FeO(OH)$、Fe_2O_3、Fe_3O_4 等复杂物相。全铁含量由 400℃煅制 3 小时的 47.10%升高至 900℃煅制 3 小时的 65.81%;由 600℃煅制 1 小时的 52.55%升高至 600℃煅制 4 小时的 62.18%。所以认为自然铜在不同温度和不同时间煅制,其物相及铁含量变化较大。自然铜醋淬品中铅、硫等元素含量降低,其他如钙、铬、锰、铁、钴、镍、铜、锌等被测元素的含量均有不同程度的增加。

自然铜颗粒以 850℃、煅 1.5 小时、装药厚度 1~2 cm 为佳。自然铜煅至红透,每 50 kg 自然铜加醋 20 kg 淬为好。通过对不同炮制条件下煅自然铜总硫量、总铁量等比较,400℃煅 4 小时,仅表面层呈黄褐色,总硫量、总铁量和生品接近,无失重现象,表明 FeS_2 成分基本未分解。自然铜煅至 700℃ 1 小时,2 次醋淬和 800℃ 1 小时,1 次醋淬均可使其质地酥脆,内心无金属光泽,符合传统煅制品外观性状要求,FeS_2 已较完全转变为 FeS,在 800℃煅时自然铜呈现红色。900℃ 1 小时,2 次煅醋淬样品的总硫量比生品下降 57%,FeS 转化为 Fe_3O_4 的反应已有发生,提示自然铜在过高温度煅制将对有效成分的溶出产生不利的影响。

自然铜生品可采用密度作为质量检测指标评价指标,密度与其主要成分 FeS_2 含量呈极显著正相关,并随 FeS_2 含量降低而变小;与全铁含量呈极显著负相关,并随全铁含量升高而变小。

磁　石

【来源】　本品为氧化物类矿物尖晶石族磁铁矿。主含四氧化三铁(Fe_3O_4)。

【处方用名】　磁石,煅磁石。

【炮制沿革】　南北朝有用五花皮、地榆、故绵、东流水煮后捶细水飞(《雷公》)。唐代有研以水浮去油汁(《心鉴》)。宋代有烧醋淬水飞(《圣惠方》)、烧酒淬后细研(《圣惠方》)等。明代基本沿用前法。《药典》载有磁石和煅磁石。

炮制作用论述:"炼汁饮之,但久服必有大患。"(《入门》)

【产地加工】　采挖后,除去杂石。

【炮制工艺】

1. **磁石**　取原药材,除去杂质,洗净,干燥,砸碎。

2. **煅磁石**　取净磁石,砸成碎块,置煅制容器内,用武火煅至红透,趁热倒入醋内淬制,冷却后取出,反复煅淬至松脆,取出干燥,碾成粗粉。

每 100 kg 磁石,用醋 30 kg。

【炮制作用】　磁石味咸,性寒,入肝、心、肾经,具有平肝潜阳、聪耳明目、镇惊安神、纳气平喘的功效。生磁石偏于平肝潜阳、镇惊安神。用于惊悸失眠、头晕目眩。如治肝阳上亢、头目眩晕的脑立清丸(《药典》)。

煅磁石聪耳明目,补肾纳气力强,缓和了重镇安神的功效,并且质地酥脆,易于粉碎及煎出有效成分。用于耳鸣、耳聋、视物昏花、白内障、肾虚气喘、遗精等。如治肝肾阴虚,耳鸣耳聋的耳聋左慈丸(《药典》);治肝阳上亢所致眩晕的清脑降压片(《药典》)。

【质量要求】

1. 磁石 为不规则碎块。表面灰黑色或褐色。质坚硬。具磁性,有土腥气,味淡。含铁不得少于 50.0%。

2. 煅磁石 为粉末状。表面黑色,质硬而酥。无磁气,有醋香气。含铁不得少于 45.0%。

【研究述要】 煅醋淬水飞、煅醋淬及醋煮三日三夜三种炮制方法制备的产品,含铁量与生品的有显著差异,含铁量次序为煅醋淬水飞法>煅醋淬法>醋煮法>生品。同样有报道,煅磁石含铁量最高,生磁石次之,而水煮磁石含铁量最低。磁石质地坚硬,而经高温煅烧后,可改变其原有性状,使其质地变得疏松,因此有利于粉碎和有效成分的煎出。对磁石炮制前后含砷量进行比较,发现磁石经煅醋淬后,砷含量显著降低。采用原子发射光谱分析炮制前后微量元素的变化,发现磁石中含有的有害元素钛、铝、铬、钡、锶等,煅制后均有变化,尤其锶煅制后未检出,说明磁石煅制对消除其含有的有害元素具有一定意义。磁石中其他元素经醋淬后也发生了变化。利用吸收光度法测定磁石生品和炮制品的水煎液中铁的含量,用电感耦合等离子体发射光谱法测定其余 14 种元素的含量,经煅淬后主成分铁及大部分微量元素的溶出量都有明显增加,而砷、铅的溶出量显著降低。对磁石进行 660℃煅烧 20 分钟、醋淬 1 次时,炮制品中微量元素钙、镁、钾、钠、铬、锰、镉、铜、锌明显升高。磁石煅烧后保持了原有的主要物相 Fe_3O_4,而 Fe_2O_3 基本消失,有害元素镉和铅含量明显降低,晶粒变大,表面变疏松。煅磁石主要成分为 Fe_3O_4,在水中溶解度很小,而其他成分在煎液中溶解较多,占水煎出物的 98% 以上,可见其功效是否取决于 Fe_3O_4 还是非铁成分,有待探讨。

磁石能明显降低角叉菜胶引起小鼠足肿胀度,抑制乙酸诱发小鼠扭体反应,内服后能显著缩短止血、凝血时间,说明磁石具有抗炎、镇痛、止血、凝血作用。对磁石的镇静催眠作用进行研究,结果表明磁石可显著减少小鼠自发活动,能明显增加小鼠的入睡率,可显著缩短小鼠的入睡时间并能延长其睡眠时间。炮制后镇静及抗惊厥作用明显增强,煅磁石与异戊巴比妥钠有协同作用,能显著延长异戊巴比妥钠对小鼠的睡眠作用。对士的宁引起的小鼠惊厥有对抗作用,使惊厥潜伏期明显延长。对抑制乙酸诱发小鼠扭体反应,对戊巴比妥钠的协同作用,煅磁石优于生磁石。拮抗戊四氮致小鼠惊厥作用,降低角叉菜胶引发小鼠足肿胀度及止凝血作用,生磁石优于煅磁石。

煅磁石以煅温 900℃(样品红透),2 小时,煅 1 次,粒径(2.5 ± 0.2)cm 时的含铁量最高。

紫 石 英

【来源】 本品为氟化物类矿物萤石族萤石。主含氟化钙(CaF_2)。

【处方用名】 紫石英,煅紫石英。

【炮制沿革】 唐代有醋淬(《日华子本草》)。宋代有火煅醋淬水飞(《局方》)、煅制(《济生方》)、葵菜煮(《总录》)等。明代有煨制(《奇效》)。清代沿用前法,但也有主张不煅用的,如"紫石英……具温养润泽之功,不可火炼,若一经火煅,则失其温润之性,而有毒烈之祸矣"(《便读》)。《药典》载有紫石英和煅紫石英。

【炮制工艺】

1. 紫石英 取原药材,除去杂质,洗净,干燥,砸成碎块。

2. 煅紫石英 取净紫石英块,置煅制容器内,加盖,用武火加热,煅至红透,立即倒入醋中淬制,取出,再煅淬一次,冷却后取出,干燥,碾成粉末。

每 100 kg 紫石英,用醋 30 kg。

注意事项:淬制时中药冷却后迅速取出,不宜长期浸泡,否则时间过长中药颜色转白,影响质量。

【炮制作用】 紫石英味甘,性温,归心、肺、肾经,具有镇心安神、温肺、暖宫的功效。生紫石英偏于镇心安神。多用于心悸易惊、失眠多梦。如治各种类型癫痫的止痫散(《部颁标准》)。

煅紫石英质地松脆,便于粉碎,易于煎出有效成分,温肺降逆、散寒暖宫力强。多用于虚寒咳、宫冷不孕等。如治操劳过度、血气耗损、冲任不固、白带频下的震灵丸《部颁标准》)。

【质量要求】

1. **紫石英** 为不规则碎块。紫色或绿色,半透明或透明,有玻璃样光泽。质坚硬。气微,味淡。含氟化钙不得少于 85.0%。

2. **煅紫石英** 为不规则碎块或粉末。表面黄白色、棕色或紫色,无光泽。质地酥脆。有醋香气,味淡。含氟化钙不得少于 80.0%。

【研究述要】 紫石英是一个相当稳定的物质,经醋淬或煅制后光学特性、物相组成,所含微量元素的种类及数量均没有发生本质的变化。生品经煅或醋淬后,沿一定裂解方向裂成小块,这些小块变得酥脆,用手捏即可变成粗颗粒,这就是紫石英经炮制后易于粉碎的原因。通过对紫石英不同炮制品氟化钙含量及各样品水煎液中钙含量比较,煅醋淬品和煅醋淬水飞品的含量明显高于生品和煅制品。说明煅醋淬有利于紫石英主成分氟化钙的保留,有利于钙的溶出。经煅淬后,紫石英中所含铅、镉、砷、汞、铜等有害元素的含量均有不同程度的降低。

紫石英对小鼠没有明显毒性反应,可减少小鼠自主活动次数、延长戊巴比妥钠小鼠睡眠时间,与戊巴比妥钠具有协同作用,对惊厥发作次数和惊厥潜伏时间没有明显影响。紫石英具有一定的镇静安神的作用,不同色泽紫石英在药效方面没有显著性差异。

以水煎液及人工胃液浸液中 Ca^{2+} 含量为指标,优选煅淬紫石英最佳炮制工艺为:600℃下煅烧 10 分钟,以总酸含量为 6.19 g/100 ml 的醋煅淬 3 次,醋用量 30%(*V/W*)。

禹 余 粮

【来源】 本品为氢氧化物类矿物褐铁矿。主含碱式氧化铁[FeO(OH)]。

【处方用名】 禹余粮,煅禹余粮,醋禹余粮。

【炮制沿革】 汉代有炼(《本经》)、烧(《金匮》)。南北朝时有用黑豆黄精煮制(《雷公》)。唐代有火烧醋淬捣研(《圣惠方》)、火煅酒淬水飞(《局方》)等。明、清以后一直研细生用或火煅醋淬用。《药典》载有禹余粮和煅禹余粮;《规范》还有醋禹余粮。

炮制作用论述:"赤白带下禹余粮火煅醋淬⋯⋯"(《握灵》)

【产地加工】 采挖后,除去杂石。

【炮制工艺】

1. **禹余粮** 取原药材,除去杂质,洗净,干燥,砸成碎块。

2. **煅禹余粮** 取净禹余粮块,置煅制容器内,用武火加热,煅至红透,取出,放凉,碾成粉末。

3. **醋禹余粮** 取净禹余粮块,置煅制容器内,用武火加热,煅至红透,取出,立即投入醋中淬制,反复多次煅淬,取出,干燥,碾成粉末。

每 100 kg 禹余粮,用醋 30 kg。

【炮制作用】　禹余粮味甘、涩,微寒,归胃、大肠经,具有涩肠止泻、收敛止血的功效。用于白脉病、神志不清、身体麻木、头昏目眩、脑部疼痛的二十五味珊瑚丸(《药典》)。

煅禹余粮质地松脆,便于粉碎,易于煎出有效成分,并能增强收敛作用。多用于久泻不止、赤白带下。如治感受暑邪,时行痧气,头晕胸闷的庆余辟瘟丹(《药典》)。

醋禹余粮收敛止血益血作用增强。如治疗崩漏、吐血、咳血的震灵丸(《部颁标准》)。

【质量要求】

1. 禹余粮　为不规则的斜方碎块。表面淡棕色或红棕色。质硬。

2. 煅禹余粮　为粉末状。层间色泽分明不同,呈铁黑色处失去光泽,表面粉性消失。质较酥脆,轻砸即碎,基本不染指。

3. 醋禹余粮　为粉末状。黄褐色或褐色。具醋气。

【研究述要】　禹余粮生品主为针铁矿、赤铁矿、黏土矿及少量石英组成,煅制品及醋制品均含赤铁石及方解石。炮制品与生品中铁的含量顺序为明煅品＞煅淬品＞黑豆汁煮品＞醋煮品＞生品。

生品水煎液具有明显缩短小鼠凝血、出血时间的作用;经煅制、醋制后则不明显。禹余粮体内外均有明显的抑瘤作用,并提高机体总状况和促进非特异性抗肿瘤功能。禹余粮富含铁、锰、硒、锌等机体所必需的微量元素,可能是其具有抗肿瘤作用的原因。

以水溶性成分的煎出率为指标,粒径 0.5 cm 样品,煅制温度 550℃,时间 25 分钟,醋淬 3 次为较好的炮制工艺。同时该工艺炮制品水煎液中铁、铜、锌的含量明显高于生品。

赭　　石

【来源】　本品为氧化物类矿物刚玉族赤铁矿。主含三氧化二铁(Fe_2O_3)。

【处方用名】　赭石,代赭石,煅赭石。

【炮制沿革】　南北朝有煮(《雷公》)。宋代有火煅醋淬水飞(《局方》)、烧制(《圣惠方》)、煅(《总录》)等。明、清还有煨赤研(《普济方》)、醋淬(《本草述》)、酒醋煮制(《纲目》)。《药典》载有赭石和煅赭石。

炮制作用论述:"煅赤醋淬,三次或七次,研末水飞,取其相制,并为肝经血分引用也。"(《纲目》)

【产地加工】　采挖后,除去杂石。

【炮制工艺】

1. 赭石　取原药材,除去杂质,洗净,晒干,砸成碎块。

2. 煅赭石　取净赭石,置煅制容器内,用武火加热,煅至红透,立即倒入醋中淬制,如此反复煅淬至质地松脆,淬液吸尽为度,干燥,碾成粉末。

每 100 kg 赭石,用醋 30 kg。

【炮制作用】　赭石味苦,性寒,归肝、心、肺、胃经,具有平肝潜阳、降逆、止血的功效。用于眩晕耳鸣、呕吐、噫气、呃逆、喘息,以及血热所致吐血、衄血。如治肝阳上亢、头晕目眩、耳鸣口苦、心烦难寐的脑立清丸(《药典》)。

煅赭石质地松脆,易于粉碎和煎出有效成分,降低了苦寒之性,缓和重镇降逆之功,增强了平肝止血作用。如治崩漏、吐血、咳血、便血、尿血的震灵丸(《部颁标准》)。

【质量要求】

1. 赭石　为不规则碎块,大小不一。红棕色,表面有圆形乳头状突起,与之相对的另一面有同样大小的凹窝。质坚,体重,气微味淡。

2. 煅赭石　为粉末状。暗褐色或紫褐色,光泽消失。质地酥脆。略带醋气。

【研究述要】　赭石煅制后使有效成分易于溶出,煅品比生品 Ca^{2+} 的溶出量增加了 26 倍,因此煅赭石比生赭石增强了平肝止血作用,可能与 Ca^{2+}、Fe^{2+} 的大量溶出有关。赭石经醋淬一次,水煎液中测不出亚铁盐,说明古人对赭石要煅淬 3 次或 7 次是具有一定科学道理的。赭石经煅淬后比生品亚铁含量增高,且与煅淬次数成正比,合理增加煅淬次数可提高亚铁含量,同时降低砷的含量。以含砷量为指标,得出含砷量由高到低的顺序为:生品干研>煅干研>煅醋淬干研>生品水飞>煅水飞>煅醋淬水飞,其中煅淬水飞是最好的除砷方法。煅赭石比生赭石锰、铁、钙、镁、硅等成分溶出量都有较大的增加,而对人体有害成分砷的溶出量大大减少,毒性降低。

生、煅赭石虽对戊巴比妥钠无协同作用但能提高入睡动物百分率,且煅赭石能拮抗戊四氮致惊作用,说明赭石对中枢神经有一定的抑制作用。生、煅赭石均能显著降低角叉菜胶引发的足肿胀度,缩短止凝血时间,说明二者均具有抗炎、止凝血作用,且生赭石优于煅赭石。

以亚铁离子为指标,850℃煅制 2 小时,30%的醋淬 1 次为最佳工艺。

皂 矾 (绿 矾)

【来源】　本品为硫酸铁盐类矿物水绿矾的矿石。主含含水硫酸亚铁($FeSO_4 \cdot 7H_2O$)。

【处方用名】　皂矾,绿矾,煅皂矾,醋皂矾。

【炮制沿革】　宋代有火煅醋淬(《证类》)、炼(《总录》)、盐与硫黄制(《洪氏》)、煅(《疮疡》)的记载。明代有姜制(《保元》)、炒制(《仁术》)、米炒制(《入门》)、童便制(《普济方》)等。清代尚有面裹火煨焦(《串雅内》)。《规范》载有皂矾和煅皂矾。

炮制作用论述:"烧之则赤,以破血之积垢,甚效甚速。"(《求真》)"煅赤用(煅赤名绛矾,能入血分,伐肝木,燥脾湿)。绛矾一斤醋拌晒干,入瓶火煅为末,醋糊丸酒下……用醋制以平肝,胜于针铁。"(《辑要》)

【产地加工】　采得后,除去杂石。

【炮制工艺】

1. 皂矾　取原药材,除去杂质,打碎。

2. 煅皂矾　取净皂矾,置煅制容器内,用武火加热,煅至汁尽、红透,取出。放凉,碾成粉末。

3. 醋皂矾　取净皂矾,置煅制容器内,加入醋,盖好,置炉火上武火加热,待皂矾溶解后搅拌均匀,继续煅至汁尽,全部呈绛色为度,取出,放凉,碾成粉末。

每 100 kg 皂矾,用醋 20 kg。

【炮制作用】　皂矾味酸,性凉,归肝、脾经,具有解毒燥湿、杀虫补血的功效。皂矾一般不内服,多作外用洗涂剂,偏于燥湿止痒杀虫。用于湿疹、疥癣、疮毒。可用于再生障碍性贫血、白细胞减少症、血小板减少症等的复方皂矾丸(《药典》)。

煅皂矾可内服,煅后失水变枯,不溶于水,降低了致吐的副作用,增强了燥湿止痒的作用。如用于健脾燥湿、补气生血的和血胶囊(《部颁标准》)。

醋皂矾不但降低了致吐的副作用,以利内服,并增强了入肝补血、解毒杀虫的功效。用于黄肿胀满、血虚萎黄、疳积久痢、肠风便血。如治臌症、胸腹胀满、四肢浮肿的臌症丸(《部颁标准》)。

【质量要求】

1. **皂矾** 为不规则碎块。绿色,半透明,有玻璃样光泽。质较脆。无臭,味涩而甜。

2. **煅皂矾** 为粉末状。绛红色,不透明,光泽消失。无臭,味涩。

3. **醋皂矾** 为粉末状。绛红色或红棕色,不透明,无光泽。质酥松。无臭,味涩,有醋气。

【研究述要】 皂矾生品及炮制品中的铁基本是以硫酸亚铁形式存在,同时含少量 Fe^{3+},皂矾生品经酸性溶液浸泡后,其中部分 Fe^{3+} 形成了有机化合物,而且 Fe^{2+}/Fe^{3+} 比值及铁离子的离子性比绿矾生品均有显著提高。可采用铈量法测定皂矾中硫酸亚铁、EDTA 滴定法测定煅皂矾中三氧化二铁的含量,控制其质量。

阳 起 石

【来源】 本品为硅酸盐类矿石透闪石 Tremolitum 或阳起石 Actinolitum 的矿石。主要含硅酸镁($MgSiO_3$)、硅酸钙($CaSiO_3$)、硅酸铁($FeSiO_3$)。

【处方用名】 阳起石,煅阳起石,酒阳起石。

【炮制沿革】 唐代有酒渍(《千金翼》)。宋代有煅(《总录》)、火烧酒淬(《局方》)、火烧醋淬(《百问》)等。明代有火煅醋淬后水飞(《入门》)。清代有驴鞭汁制(《新编》)。

【产地加工】 采得后,去净泥土、杂石。

【炮制工艺】

1. **阳起石** 取原药材,除去杂质,洗净,干燥,打碎。

2. **煅阳起石** 取净阳起石,置煅制容器内,用武火加热,煅至红透,取出,放冷,碾成粉末。

3. **酒阳起石** 取净阳起石,置煅制容器内,用武火加热,煅至红透后,倒入黄酒中淬,如此反复煅淬至酥脆、酒尽为度,取出,干燥,碾成粉末。

每 100 kg 阳起石,用黄酒 20 kg。

【炮制作用】 阳起石味咸,性温,归肾经,具有温肾壮阳的功效。临床均煅用。

煅阳起石煅后质地酥脆,易于粉碎,便于煎出有效成分。如治肾阳虚或肾阴虚的锁阳补肾胶囊(《部颁标准》)。

酒阳起石其质地酥脆,利于粉碎,便于煎出有效成分,并可增强温肾壮阳的作用。用于下焦虚寒之腰膝酸软、遗精、阳痿、宫冷不孕、崩漏。如用于肾阳不足所致腰酸腿软、精神倦怠、阳痿遗精的强阳保肾丸(《药典》)。

【质量要求】

1. **阳起石** 为不规则碎碎块。乳白色,具纤维状构造,有绢丝样光泽。体重,味淡。

2. **煅阳起石** 为粉末状。乳白色,纤维明显分离,无光泽,纤维有光滑感。质地松脆。气、味皆无。

3. **酒阳起石** 为粉末状。青灰色,无光泽,纤维有光滑感。质地松脆。略具酒气。

【研究述要】 以阳起石中含量较高的钙、镁、锌、铁、铜、铝、锰元素在水煎液中的含量作为测定指标,其炮制方法的优劣顺序为:煅赤酒淬 7 次>煅赤酒淬 3 次>煅赤酒淬 1 次>煅赤水淬 3 次>生品,所以煅淬时以黄酒作液体辅料为好,煅淬次数以 7 次为佳。

炉 甘 石

【来源】　本品为碳酸盐类方解石族菱锌矿。主含碳酸锌($ZnCO_3$)。

【处方用名】　炉甘石,煅炉甘石,制炉甘石。

【炮制沿革】　宋代有火煅童便淬、火煅黄连汁童便共淬(《急救》)。明代仍有煅制,辅料种类较多,如童便制(《普济方》),童便、黄连、龙胆草、当归制(《普济方》),三黄汤制(《粹言》),童便、灰、火硝制(《保元》)等。清代尚有黄连、黄柏、黄芩、甘菊、薄荷、童便制(《拾遗》),黄连、归身、木贼、羌活、麻黄制(《治裁》),黄连、黄柏、荆芥制(《增广》),火煅醋淬(《良朋》)。《药典》载有炉甘石和煅炉甘石。

炮制作用论述:"一切目疾,真炉甘石半斤,火煅,童尿淬五、七次,用黄连四两锉豆大,水二碗,煮二伏时,去黄连韦末……点眼。"(《握灵》)"火煅醋淬五次,治下疳阴疮。"(《良朋》)"用三黄煎水而煅炼,善疗目疾。"(《便读》)

【产地加工】　采挖后,洗净,晒干,除去杂石。

【炮制工艺】

1. 炉甘石　取原药材,除去杂质,打碎。

2. 煅炉甘石　取净炉甘石,置煅制容器内,用武火加热,煅至红透,取出,立即倒入水中浸淬,搅拌,倾取上层水中混悬液,残渣继续煅淬3～4次,至不能混悬为度,合并混悬液,静置,待澄清后倾去上层清水,残渣再按水飞法水飞成细粉,干燥。

3. 制炉甘石

(1) 黄连汤制炉甘石　取黄连加水煎汤2～3次,滤过去渣,合并药汁浓缩,加入煅淬炉甘石细粉中拌匀,吸尽后,干燥。

每100 kg炉甘石,用黄连12.5 kg。

(2) 三黄汤制炉甘石　取黄连、黄柏、黄芩,加水煮汤2～3次,至苦味淡薄,过滤去渣,加入煅淬炉甘石细粉中拌匀,吸尽后,干燥。

每100 kg炉甘石,用黄连、黄柏、黄芩各12.5 g。

注意事项:本品多作眼科外用药,临床要求用极细药粉,大多煅淬后还需水飞制取,制炉甘石应选用水飞后的细粉。

【炮制作用】　炉甘石味甘,性平,归肝、脾经,具有解毒明目退翳、收湿止痒敛疮的功效。炉甘石不生用,也不作内服,多作外用。

煅炉甘石质地纯洁细腻,适宜于眼科及外敷用,消除了由于颗粒较粗而造成的对局部黏膜的刺激性。如用于痔疮肿痛出血、痔漏、肠风下血的熊胆痔灵栓(《药典》);治湿热瘀阻所致各种痔疮、肛裂的马应龙麝香痔疮膏(《药典》)。

制炉甘石可增强清热明目、敛疮收湿的功效。用于目赤肿痛、眼缘赤烂、翳膜胬肉、溃疡不敛、脓水淋漓、湿疮、皮肤瘙痒。如治喉痹乳蛾、口舌生疮、牙龈肿痛的清咽解毒散(《部颁标准》);治目赤肿痛、眼缘溃烂的八宝眼药(《部颁标准》)。

【质量要求】

1. 炉甘石　为不规则碎块。表面白色或淡红色。体轻,易碎。无臭,味微涩。

2. 煅炉甘石　为粉末状。白色或灰白色。质轻松细腻。含氧化锌不得少于56.0%。

3. 制炉甘石　为粉末状。黄色或深黄色。质轻松细腻。味苦。

【研究述要】　炉甘石经煅烧后,其主要成分碳酸锌受热分解成氧化锌。据研究,生炉甘石溶出物中铅含量>3%,而煅、水飞后只占 0.4%,故煅、水飞后,都减少了炉甘石的毒性成分。炉甘石煅制后氧化锌的含量约提高 36%,三黄汤拌品及三黄汤淬后水飞品约提高 18%。通过 X 射线衍射对炉甘石的物相进行分析,运用红外分光光度法和滴定法对炉甘石的化学成分进行分析,运用差热分析对炉甘石的热稳定性进行研究,结果表明炉甘石经炮制后主要物相从单斜晶系的 $Zn_5(CO_3)_2(OH)_6$ 转化成六方晶系的 ZnO,碳酸根的伸缩振动及弯曲振动明显减弱,氧化锌的质量分数从 63.36% 增高到 82.95%,样品升温至约 250℃ 时放热,当接近 315℃ 左右时热量不再变化。所以炉甘石的炮制不仅使化学成分发生变化,而且物相也发生变化,差热分析可以规范炉甘石的明煅温度。

氧化锌内服不吸收,外敷于黏膜疮疡面有收敛吸湿消炎作用。在眼内吸收还可参与维生素 A 还原酶的构成,因而可治疗暗适应能力下降等症。用黄连汤等药汁制可增加新的成分,并可形成络合物促进锌的吸收。

以煅炉甘石中 ZnO 的含量为指标,优选炉甘石煅后水飞的最佳工艺为:取炉甘石 100 g,砸成 8 cm 大小,300℃煅 4 小时,研磨时间为 20 分钟。

(修彦凤)

第十二章

蒸 煮 燀 制

蒸煮燀制包括蒸制、煮制和燀制。要求掌握蒸、煮、燀制的炮制工艺、炮制作用及注意事项,掌握重点中药的炮制工艺要点和炮制作用;熟悉一般中药的炮制规格和炮制作用,熟悉重点中药炮制品的质量要求及炮制研究概况;了解蒸、煮、燀制的含义。

蒸、煮、燀制,既要用水又要用火,故属于水火共制法。

蒸制主要适用于具有滋补作用或有毒副作用的中药,制后可使其补益作用增强,其毒副作用降低。煮制主要适用于有毒中药,制后可降低毒副作用。燀制主要适用于须去皮的种子类中药,制后便于分离种皮和种仁。

目前饮片企业生产中使用各种型号和规格的蒸煮锅、蒸药箱等。现代蒸煮的机械设备主要有 ZYG 型可倾式蒸煮锅、ZX 型蒸药箱、回转式蒸药机、卧式热压灭菌柜、动态循环浸泡蒸煮设备等。

第一节 | 蒸 制

将净制或切制过的中药,不加辅料或加辅料拌润,置适宜容器内,用水蒸气加热至规定程度的操作过程,称为蒸制。其中,利用流通蒸汽直接加热者,称为直接蒸法;将中药放在密闭的容器内,隔水或隔蒸汽加热者,称为间接蒸法,又称炖法。一般加液体辅料蒸制者,常采用间接蒸法,以防辅料很快挥散或辅料与中药成分流失(如笼屉蒸),并利于液体辅料渗入中药内部,更好地达到炮制要求。

蒸法历史悠久,早在《神农本草经》就记载了蒸桑螵蛸。后来到《雷公炮炙论》就大量用蒸法炮制中药,很多一直沿用至今。

蒸制理论:"蒸者取味足。"(《指南》)

(一) 蒸制的工艺

传统按其所用工具的不同,可分为笼屉蒸、木甑蒸和蒸罐蒸;现代则可根据所用蒸制设备的不同分为常压蒸制和加压蒸制。按蒸制前是否拌加辅料可将蒸制工艺分为单蒸和加辅料蒸两类。

1. **单蒸**　取原药材,除去杂质,大小分档,洗净,或取净药材,置适宜的蒸制容器内,用水蒸气加热至规定程度,取出,干燥,或及时切片后干燥。单蒸的时间应视不同中药的炮制要求而定,一般要求蒸热(软)者所需时间短,如黄芩、天麻;要求蒸熟或蒸黑者所需时间长,如何首乌、地黄。

2. **加辅料蒸**　取大小分档的净制或切制过的中药,加入定量的液体辅料拌匀,润透,置适宜的蒸制容器内,用水蒸气蒸至规定程度,或密闭后隔水或隔蒸汽加热至规定程度,取出,干燥或切片后干燥。蒸制时间一般视中药性质和炮制要求而有所不同,短者 1～2 小时,长者数十小时,有的还须反复蒸制,直至达到炮制要求。如黑豆汁蒸何首乌,九蒸九晒熟地等。

(二)蒸制的辅料

常用的辅料有黄酒、黑豆汁、醋等(见药汁制)。

(三)蒸制的作用

(1) 改变中药性能,扩大用药范围:如地黄、何首乌等。

(2) 减少毒副作用:如川乌、黄精、桑螵蛸、何首乌等。

(3) 保存药效,利于贮存:如桑螵蛸、黄芩等。

(4) 便于软化切片:如木瓜、天麻、黄芩等。

(5) 增强疗效:如五味子、山茱萸、肉苁蓉等。

(四)注意事项

(1) 需用液体辅料拌蒸的中药应待辅料被吸尽后再蒸制。

(2) 采用隔水蒸制时应先用武火,待圆汽一段时间后改为文火慢蒸,并随时往锅内添加沸水,保持一定水量,使锅内始终保持充足的蒸汽。在非密闭容器中酒蒸时,要先用文火,防止酒气很快挥散,达不到蒸制的目的。

(3) 蒸制时要注意时间,若时间太短则达不到蒸制目的;若蒸得过久,则影响药效。

(4) 加辅料蒸制完毕后,若容器内有剩余的液体辅料,滋补类中药宜拌回该蒸制品后再进行干燥。

(5) 需日夜连续蒸制者应有专人值班,以保安全。

地　黄(彩图 29)

【来源】　本品为玄参科植物地黄 *Rehmannia glutinosa* Libosch. 的新鲜或干燥块根。

【处方用名】　地黄,鲜地黄,生地黄,干地黄,熟地黄,生地炭,熟地炭。

【炮制沿革】　汉代有蒸后绞汁(《金匮》)。南齐有蒸焙(《鬼遗方》)。梁代有渍酒良(《集注》)。南北朝有酒拌蒸(《雷公》)。唐代还有蜜煎(《食疗》),熬、反复蒸制(《千金翼》)。宋代有炒炭(《圣惠方》)、醋炒(《博济》)、生姜同炒(《传信》)等。在酒制地黄的质量上提出了"光黑如漆,味甘如饴糖"的要求。明代有盐煨浸炒(《普济方》)、砂仁及酒拌蒸(《纲目》)、"砂仁、茯苓及酒煮七次,去茯苓不用"(《景岳》)等。清代有青盐制、童便制(《得配》),蛤粉炒、红花炒(《医醇》),人乳、粉山药拌蒸(《治裁》)等。《药典》载有鲜地黄、生地黄和熟地黄;《规范》还载有生地炭和熟地炭。

炮制作用论述:"酒洒蒸如乌金,假酒力则微温大补,血衰者须用之。""生则性大寒而凉血,熟则性温而补肾。"(《汤液》)"鲜用则寒,干用则凉,上升酒炒,痰膈姜汁炒,入肾青盐水炒,阴火咳嗽,童便拌炒。"(《得配》)

【产地加工】 秋季采挖,除去芦头、须根及泥沙,鲜用;或将地黄缓缓烘焙至约八成干。前者习称鲜地黄,后者习称生地黄。

【炮制工艺】

1. 鲜地黄 取鲜药材,除去须根,洗净,干燥。用时趁鲜切厚片或绞汁。

2. 生地黄 取干药材,除去杂质,洗净,闷润,切厚片,干燥。

3. 熟地黄

(1) 取净生地黄,加黄酒拌匀,密闭,炖至酒被吸尽,显乌黑色光泽,味转甜,取出,晒至外皮黏液稍干时,切厚片或块,干燥。

每 100 kg 生地黄,用黄酒 30~50 kg。

(2) 取净生地黄,蒸至黑润,取出,晒至八成干,切厚片或块,干燥。

4. 生地炭 取生地黄片,武火炒至焦黑色,发泡,鼓起时,取出放凉。或取生地黄块用闷煅法煅炭。

5. 熟地炭 取熟地黄片,武火炒至黑色时,取出放凉,或取熟地黄块用闷煅法煅炭。

【炮制作用】 鲜地黄味甘、苦,性寒,归心、肝、肾经,具清热生津、凉血、止血的功效。用于热邪伤阴,舌绛烦渴、发斑发疹、吐血、衄血、咽喉肿痛。如具有清润心包、濡血增液作用的五汁一枝煎(《重订通俗伤寒论》)。外用具有凉血散瘀、解毒止痛作用,用于乳痈、水火烫伤。

生地黄味甘、性寒,归心、肝、肾经,为清热凉血之品,具有清热凉血、养阴、生津的功效。用于热病舌绛烦渴、阴虚内热、骨蒸劳热、内热消渴、吐血、衄血、发斑发疹。如养阴生津、清热利咽的金果含片(《药典》)。

熟地黄药性由寒转温,味由苦转甘,功能由清转补。具有滋阴补血、益精填髓的功效。用于肝肾阴虚之腰膝酸软、骨蒸潮热、盗汗遗精、内热消渴、血虚萎黄、心悸怔忡、月经不调、崩漏下血、眩晕、耳鸣、须发早白。如滋肝肾、补阴血、清虚热的归芍地黄丸和用于血虚所致面色萎黄、头晕眼花的四物合剂(《药典》);滋阴补肾的六味地黄丸(《药典》)等。

生地炭入血分凉血止血。用于吐血、衄血、尿血、崩漏。如清热凉血、止血的止红肠澼丸(《药典》);用于血热所致咯血、尿血、便血、崩漏的荷叶丸(《药典》)。

熟地炭以补血止血为主。用于崩漏或虚损性出血。如治操劳过度、血气耗损、冲任不固、白带频下的加味震灵丹(《中医方剂大辞典》)。

【质量要求】

1. 鲜地黄 为纺锤形或条状。外皮薄,表面浅红黄色,具弯曲的纵皱纹,肉质,易断,断面皮部淡黄白色。气微,味微甜、微苦。

2. 生地黄 为不规则类圆形厚片。切面棕黑色或乌黑色,有光泽,有黏性。质地较软而韧,气微,味微甜。水分不得过 15.0%;总灰分不得过 8.0%,酸不溶性灰分不得过 3.0%;水溶性浸出物不得少于 65.0%;含梓醇不得少于 0.20%;含毛蕊花糖苷不得少于 0.020%。

3. 熟地黄 为不规则的块片。表面乌黑色,有光泽,黏性大。质柔软而带韧性,不易折断,断面乌黑色,有光泽。气微或微有酒气,味甜。水分、总灰分、酸不溶性灰分要求同生地黄;浸出物要求同生地黄;含毛蕊花糖苷不得少于 0.020%。

4. 生地炭 形如生地黄。表面焦黑色,质轻松而鼓胀,外皮焦脆,中心部呈棕黑色并有蜂窝状裂隙。有焦苦味。

5. **熟地炭** 形如熟地黄。表面黑色,质脆,味甜微苦。

【研究述要】 鲜地黄采收后直接冷冻干燥,其干品中的梓醇含量明显较高。经过冷冻干燥贮藏、自然阴干、晒干、烘干等不同条件干燥后,梓醇含量均有不同程度的降低。随着鲜地黄干燥温度增高,干燥时间的延长,地黄的颜色不断加深,梓醇含量不断降低。地黄在冷冻(-15℃)条件下保存时,其梓醇的含量也有所降低,且部分地黄变黑。地黄炮制后梓醇含量降低率为 40%～80%。熟地酒制品与蒸制品之间,生地炭与熟地炭之间梓醇含量无明显差异。梓醇含量的变化与酸、碱性条件有关,而在水溶液中加热时间对其含量无明显改变。与单糖、低聚糖混合并长时间加热梓醇的含量也未见显著变化。

生地黄含有多种糖类物质,经长时间加热蒸熟后,部分多糖和低聚糖可水解转化为单糖。单糖含量熟地比生地高 2 倍以上。单糖类物质在体内易于吸收,有利于更好地发挥其作用。另有研究认为,生地经加热蒸制后有部分多糖和低聚糖水解成还原糖,随着蒸制时间的增加,还原糖含量也增加,炮制成熟地黄后还原糖含量增加 3 倍左右。地黄炮制前后总糖含量无明显差别,但熟地黄中水苏糖、绵子糖较生地黄明显降低,果糖含量增加。地黄在清蒸和九蒸九晒过程中,还原糖含量在一定时间和蒸晒次数范围内随着蒸制时间的延长和蒸晒次数的增多而增加。清蒸 22 小时和反复蒸晒 7 次含量最高,随后含量有所降低。

地黄炮制过程中生成一化合物,经鉴定为 5-羟甲基糠醛,地黄炮制成熟地黄后 5-羟甲基糠醛含量增加 20 倍左右。考察发现,地黄在蒸制过程中,5-羟甲基糠醛的含量在一定时间范围内随着时间的延长而增加,但蒸制 52 小时左右时,其含量逐步下降。梓醇的含量随着蒸制时间的延长而逐步降低。地黄炮制后,氨基酸含量减低,微量元素和溶出率变化不大。熟地中氨基酸含量低,主要是由于糖类生成的果糖或 5-羟甲基糠醛与氨基酸类反应形成蛋白黑素之故。

鲜地黄汁、鲜地黄水煎液对乙酸泼尼松龙诱导的免疫低下小鼠腹腔巨噬细胞吞噬功能有明显的促进作用,说明能增强机体非特异性免疫功能。干地黄水煎液对免疫低下小鼠的巨噬细胞吞噬功能和类阴虚小鼠的脾脏 B 淋巴细胞功能也有明显的增强作用,但其作用弱于鲜地黄汁。生地黄有增强免疫作用,炮制成熟地黄后,增强免疫的作用减弱。酒熟地黄与蒸熟地黄均有利尿、镇静、降压、降低胆固醇、改善脑血流量的功效,并对心肌劳损的冠状动脉供血不足有一定的改善作用,两者之间无明显差异。研究结果还显示,熟地黄有改善 $AlCl_3$ 小鼠和 MSG 大鼠学习记忆的作用。鲜地黄汁或鲜地黄煎液均能明显拮抗阿司匹林诱导的小鼠凝血时间延长,其中鲜地黄汁的作用更强。而这一结果与历史上治疗出血性疾病多用鲜地黄捣汁服用的临床应用经验吻合。比较生地黄、生地炭、熟地黄、熟地炭的止血作用,结果表明,地黄炒炭前后均有止血作用,四种饮片的止血效果无显著性差异。

常压蒸制 24 小时或加压蒸制 4 小时,均符合"黑如漆,甜如饴"的传统质量标准,常压蒸制 24 小时的熟地黄中还原糖含量最高,为 46.99%。加压蒸制 4 小时的熟地黄中还原糖含量 44.17%,其 5-羟甲基糠醛含量为 0.2%～0.3%。

何 首 乌

【来源】 本品为蓼科植物何首乌 *polygonum multiflorum* Thunb. 的干燥块根。

【处方用名】 何首乌,制何首乌。

【炮制沿革】　唐代始有黑豆蒸、黑豆酒煮、醋煮、水煮熟等(《理伤》)。宋代增加了单蒸、米泔浸后九蒸九曝(《圣惠方》),麸炒、酒炒(《总录》)等,并加用生姜、甘草(《朱氏》)及牛膝(《履巉岩》)等作为辅料;炮制程度多为"九蒸九晒"或"豆熟为度";提出"忌铁器"的要求(《证类》)。金代出现了泔豆枣蒸(《儒门》)。明清以后有乳拌蒸(《景岳》)。《药典》载有何首乌和制何首乌。

炮制作用论述:"临用留皮,以竹刀切,米泔浸经宿,同黑豆九蒸九晒,木杵臼捣之,按盖晒乃用以补益者,至于散气血结壅等证,似当生用。"(《钧元》)"蒸熟能黑须发,但尤恶铁器。"(《新编》)"大抵生用则流利,制用则固补。"(《便读》)

【产地加工】　秋、冬二季叶枯萎时采挖,削去两端,洗净,个大的切成块,干燥。

【炮制工艺】

1. **何首乌**　取原药材,除去杂质,洗净,稍浸,润透,切厚片或块,干燥。

2. **制何首乌**　取何首乌片或块,用黑豆汁拌匀,置非铁质蒸制容器内,密闭,炖至汁液吸尽;或加黑豆汁拌匀,蒸至内外均呈棕褐色时,取出,干燥。

每 100 kg 何首乌,用黑豆 10 kg。

黑豆汁制法:取黑豆 10 kg,加水适量,煮约 4 小时,熬汁约 15 kg,豆渣再加水煮约 3 小时,熬汁约 10 kg,合并得黑豆汁约 25 kg。

【炮制作用】　何首乌味苦、甘、涩,性温,归肝、心、肾经,具解毒消肿、润肠通便、截疟的功效。

生首乌苦泄性平兼发散,用于瘰疬疮痈、风疹瘙痒、肠燥便秘、高血脂。如用于肝肾两虚型乙型肝炎的乙肝扶正胶囊(《部颁标准》)

制何首乌味转甘厚而性转温,具有补肝肾、益精血、乌须发、强筋骨的功效。同时消除了生首乌滑肠致泻的副作用,使慢性病患者长期服用而不造成腹泻。用于血虚萎黄、眩晕耳鸣、须发早白、腰膝酸软、肢体麻木、崩漏带下、久疟体虚、高脂血。如补肝肾、强筋骨、乌须发的首乌丸和滋补肝肾的七宝美髯颗粒(《药典》)。

【质量要求】

1. **何首乌**　为不规则圆形厚片或小方块,表面淡红色或棕黄色,中心部散列云锦状花纹。质坚实,粉性,味稍苦涩。水分不得过 10.0%;总灰分不得过 5.0%;含二苯乙烯苷不得少于 1.0%;含游离蒽醌以大黄素和大黄素甲醚的总量计,不得少于 0.05%。

2. **制首乌**　为不规则皱缩状的块片,表面黑褐色或棕褐色。质坚硬,断面角质样,棕褐色或黑色。气微,味微甘而苦涩。水分不得过 12.0%;总灰分不得过 9.0%;醇溶性浸出物不得少于 5.0%;含二苯乙烯苷不得少于 0.70%;含游离蒽醌以大黄素和大黄素甲醚的总量计,不得少于 0.10%。

【研究述要】　首乌蒸制过程中,外表颜色加深,总蒽醌、结合蒽醌含量随着蒸制时间延长而减少,游离蒽醌开始增加,致使泻下作用减弱。制首乌的磷脂类成分和糖的含量增加,使补益作用更加突出。采用 HPLC 法检测,何首乌炮制后没食子酸含量明显增加,但随着炮制时间延长其含量变化不大;5-羟甲基糠醛为炮制后新产生的成分,其含量随着炮制时间的延长而有所增加;二苯乙烯苷随着炮制时间的延长,其含量呈下降趋势;游离蒽醌类物质大黄素与大黄素甲醚,两者炮制后均比炮制前要高,而且都在炮制后 32 小时达最高峰。随炮制时间的延长,何首乌中 D-葡萄糖含量逐渐升高,而 D-果糖和蔗糖含量逐渐降低,它们的总量也随炮制时间的延长而降低,而且在炮制的前 16 小时各种成分含量的变化幅度最大。

生首乌对小鼠有泻下作用,其泻下作用随时间延长而减弱,而制首乌对小鼠免疫器官的重量,正常白细胞及免疫抑制剂引起白细胞下降和脏器重量下降有对抗免疫抑制作用,且与炮制时间有密切关系。制首乌温水浸液能使切除肾上腺饥饿小鼠的肝糖原升高,采用加压法炮制的何首乌,与药典法相比,两者在补血和升高肝糖原积累等方面的药效基本相同,但高压法具有操作简便及成本低等优点。生品、黑豆汁蒸品、清蒸品、酒蒸品及熟地汁蒸品水煎剂作体外抑菌实验,均有不同程度的抑菌作用。制首乌水煎液能明显提高小鼠全血及脑组织 SOD 的活性,加速体内脂质过氧化物的清除,减少自由基对组织细胞的损害。

何首乌与黑豆汁拌蒸 32 小时制品的颜色乌黑发亮,外观质量最好,炮制后发霉情况也相应减少。但制品中的大黄素、大黄素甲醚随着炮制时间的延长而降低,结合药理作用提示炮制时间以常压下蒸制 32 小时为好。将何首乌传统炮制工艺改为蒸汽压力锅单蒸或用高压灭菌锅蒸,均可提高效率并降低成本。

黄　精

【来源】　本品为百合科植物滇黄精 *Polygonatum kingianum* Coll. et Hemsl.、黄精 *Polygonatum sibiricum* Red. 或多花黄精 *Polygonatum cyrtonema* Hua 的干燥根茎。

【处方用名】　黄精,酒黄精,蒸黄精。

【炮制沿革】　南北朝有蒸(《雷公》)。唐代有九蒸九曝。宋代有焙制(《总录》)。明代有黑豆煮(《禁方》)、酒蒸(《保元》)。清代有乳浸晒(《治裁》)。《药典》载有黄精和酒黄精;《规范》还载有蒸黄精。

炮制作用论述:"若生则刺人咽喉,曝使干,不尔朽坏。"(《食疗》)"水煮可去苦味。"(《指南》)

【产地加工】　春秋二季采挖,除去须根,洗净,置沸水中略烫或蒸至透心,干燥。

【炮制工艺】

1. 黄精　取原药材,除去杂质,洗净,略润,切厚片,干燥。

2. 酒黄精　取净黄精,加黄酒拌匀,密闭,炖至酒被吸尽,色泽黑润或蒸至内外滋润,色黑时,取出,稍晾,切厚片,干燥。

每 100 kg 黄精,用黄酒 20 kg。

3. 蒸黄精　取净黄精,蒸至色棕黑滋润时取出,切厚片,干燥。

【炮制作用】　黄精味甘,性平,归脾、肺、肾经,具有补气养阴、健脾、润肺、益肾的功效。生黄精具麻味,刺人咽喉。一般不直接入药。

蒸黄精增强了补脾润肺益肾的功能,并可除去麻味,以免刺激咽喉。用于肺虚燥咳、脾胃虚弱、肾虚精亏。如用于滋肾健脾、补脑安神的古汉养生精口服液(《药典》)。

酒黄精能助其药势,使之滋而不腻,避免多服久服妨碍脾胃运化的弊病,更好地发挥补益作用。如滋补强壮、镇静安神的健脑安神片(《药典》)。

【质量要求】

1. 黄精　为不规则的厚片,外皮淡黄色至黄棕色,并见有鸡眼状的茎痕,切面角质,淡黄色至黄棕色,质稍硬而韧,气微,味甜,嚼之有黏性。水分不得过 15.0%;总灰分不得过 4.0%;醇溶性浸出物不得少于 45.0%;含黄精多糖以无水葡萄糖计,不得少于 7.0%。

2. 酒黄精　形如黄精。表面黑色,有光泽,中心深褐色,质柔软,味甜,略有酒气。水分不得过 15.0%;含黄精多糖以无水葡萄糖计,不得少于 4.0%。

3. **蒸黄精** 形如黄精。表面棕黑色,有光泽,质柔软,味甜。

【研究述要】 黄精蒸制后,水浸出物比生品增加 29.30%(冷浸法)和 24.62%(热浸法),醇浸物增加 32.54%。对生、制品水、醇浸出物的测定表明,两者均随蒸制时间的增长而增加。多糖类成分经炮制后有所降低,生品 11.74%,制品 3.77%。总糖量比生品略有减少,还原糖则增加 82%以上。游离氨基酸由 4 个增加到 10 个。从黄精不同炮制品(清蒸个黄精、清蒸片黄精、酒炖个黄精、酒炖片黄精)中都检测出 5-羟甲基糠醛,蒸制 30 小时内含量基本稳定,但受热 30 小时以后含量急剧上升,继续加热含量下降。

黄精炮制后,刺激性消失。将生黄精及清蒸品、酒蒸品的水提醇沉液按 450 g/kg(相当于原生药)的剂量给小鼠灌服。结果,生品组小鼠全部死亡,而炮制组小鼠均无死亡,且活动正常。说明制后毒性明显降低,且单蒸品与酒蒸品毒性相近。黄精生品、制品均能明显提高小鼠平均吞噬指数和平均校正廓清指数,其中制品浸膏的作用又明显优于生品。提示黄精生、制品均能提高小鼠的非特异性免疫功能,且经酒制后,其药效显著增强。黄精炮制前后黄精多糖具有相同的药理作用,均有延长小鼠游泳时间和常压耐缺氧存活时间,提高血红蛋白水平和白细胞计数,增加胸腺、脾脏的重量和未成年雄性小鼠睾丸和前列腺贮精囊的重量,提高血清中免疫球蛋白 IgA、IgM、IgG 的含量等作用。提示黄精一般制品入药具有科学性。

比较黄精三种炮制品中的 5-羟甲基糠醛、水浸出物、乙醇浸出物、正丁醇浸出物、多糖、总糖含量,综合评判结果为,加压酒蒸制品>常压酒蒸制品>加压清蒸品。

人 参

【来源】 本品为五加科人参 *Panax ginseng* C. A. Mey. 的干燥根及根茎。

【处方用名】 人参,红参。

【炮制沿革】 唐代有细锉、切(《外台》)。宋代有制炭(《证类》),焙、微炒(《总微》),上蒸(《疮疡》),黄泥裹煨(《朱氏》)等。元代有蜜炙(《世医》)。明代有盐炒、湿纸裹煨(《普济方》),酒浸(《保元》),人乳制(《醒斋》)等。清代有五灵脂制(《新编》)、川乌制(《从众录》)等。《药典》载有人参和红参。

炮制作用论述:"采根用时,去其芦头,不去者吐人,慎之。"(《证类》)

【产地加工】 多于秋季采挖,洗净经晒干或烘干。栽培的俗称"园参";播种在山林野生状态下自然生长的称"林下山参",习称"籽海"。

【炮制工艺】

1. **人参** 取原药材,除去杂质,洗净,润透,切薄片,干燥。用时粉碎或捣碎。

2. **红参** 取边条鲜参,洗净,蒸 2~3 小时,至内外均呈红棕色,干燥。用时蒸软或润透,切薄片。或直接粉碎、碾捣成末。

【炮制作用】 人参味甘、微苦,性平,归脾、肺、心经,具有大补元气、复脉固脱、补脾益肺、生津、安神的功效。

人参多用于体虚欲脱、肢冷脉微、脾虚食少、肺虚喘咳、津伤口渴、内热消渴、久病虚羸、惊悸失眠、阳痿宫冷以及心力衰竭、心源性休克等。如补脾胃、益肺气的参苓白术散(《药典》)和温补气血的人参养荣丸(《药典》)。

红参,味甘、微苦,性温。具有大补元气、复脉固脱、益气摄血的功效。多用于体虚欲脱、肢冷脉微、气不摄血、崩漏下血者。如治气阴两亏之心悸气短、脉微自汗的生脉饮(《药典》)和补肾生精、益气养血的补肾益脑片(《药典》);回阳救逆、益气固脱的参附注射剂(《部颁标准》)。

【质量要求】

1. 人参　为圆形或类圆形薄片。表面灰白色,显菊花纹,粉性,体轻,质脆。有特异香气,味微苦、甘。

2. 红参　形如人参。表面红棕色或深红色,质硬而脆,角质样,气微香,味甘,微苦。水分不得过 12.0%;含人参皂苷 Rg_1 和人参皂苷 Re 的总量不得少于 0.25%,人参皂苷 Rb_1 不得少于 0.20%。

【研究述要】　人参皂苷是人参的主要有效成分,可被人参中含有的酶水解,生成皂苷元后,药效降低或丧失。35℃左右酶的活性最强,70℃以上加热可变性失活。因此人参进行加热处理是完全必要的。人参经蒸制成红参,可破坏水解酶,防止人参皂苷的水解。在加工红参时,人参中的淀粉经过蒸制和烘烤而糊化,转变为白糊精,最后变为红糊精,使人参颜色变红。人参经蒸制干燥后,质地坚硬,角质透明,还可起到杀酶保苷作用。采用 HPLC/MS 方法对生晒人参和红参中的二醇型、三醇型和齐墩果酸型人参皂苷进行比较,结果发现,在红参加工过程中丙二酸单酰人参皂苷酯键水解产生相应的人参皂苷,脱羧产生相应的糖乙酰化人参皂苷。在加工过程中达玛烷型人参皂苷主要发生 20 位糖苷键水解和异构化。齐墩果酸型皂苷发生酯苷键和醚苷键的水解,认为人参加工可能产生红参的特异成分。具有神经毒样作用的田七素(又名山黎豆素)是人参产生副作用的成分,研究发现,田七素在鲜人参和生晒参中的含量分别为 0.51% 和 0.50%,加工成红参后含量降低为 0.26%,其机制在于田七素受热发生脱羧降解反应,生成 1-醛基二氨基丙酸,并生成 CO_2 和 H_2O,从而降低人参的毒性。

红参比生晒参有更强的抗肝毒活性。在对循环系统的作用强度、增强单核吞噬细胞的吞噬能力、增强动物活动能力、抗利尿作用、增强心脏收缩幅度、增加动物动情期方面红参的作用均强于生晒参。而在降压、抗疲劳和促进小鼠体重增长方面生晒参强于红参。麦芽酚是红参的特有成分之一,有显著的抗过氧化作用,起到延缓衰老的效果。在不同人参加工品中,红参中精氨酸双糖苷含量最高,该成分具有增强免疫功能、扩张血管、抑制小肠麦芽糖酶的活性。

天　麻

【来源】　本品为兰科植物天麻 *Gastrodia elata* Bl. 的干燥块茎。

【处方用名】　天麻。

【炮制沿革】　唐代有酒浸(《颅囟》)。宋代去芦、微炒(《圣惠方》),炙令通黄色(《博济》),湿纸裹煨、炮、面裹煨(《史载》),煮、蒺藜子药汁制(《证类》),酒炙、浆水煮切片(《总录》)等。明代出现火煨(《保元》)、麸炒(《普济方》)、火煅(《回春》)、焙(《婴童》)、酒洗(《医学》)、酒煮(《准绳》)、饭上蒸(《辨义》)等。清代有姜制(《幼幼》)。《药典》载有天麻。

【产地加工】　立冬后至次年清明前采挖,立即洗净,蒸透,低温干燥。

【炮制工艺】　天麻　取原药材,除去杂质及黑色泛油者,洗净,润透或蒸软,切薄片,干燥。

【炮制作用】　天麻味甘,性平,归肝经,具有平肝熄风止痉的功效。用于头痛眩晕、肢体麻木、小儿惊风、癫痫抽搐、破伤风症。如治肢体拘挛、手足麻木、腰腿酸痛的天麻丸(《药典》)和清热化痰、镇惊定搐的牛黄千金散(《药典》)。

天麻产地加工的蒸制可破坏酶,保存苷类成分。天麻蒸制后便于软化切片。

【质量要求】　天麻　为不规则薄片。角质样,半透明,有光泽,表面黄白色或淡棕色,质脆,气微,味淡。水分不得过 12.0%;总灰分不得过 4.5%;醇溶性浸出物不得少于 10.0%;含天麻素不得少于 0.20%。

【研究述要】　鲜天麻直接晒干和烘干,天麻素含量明显降低,而天麻苷元的含量相应增加。在蒸制后的干燥过程中,其变化恰好相反,天麻素含量明显增加而苷元的含量减少。提示,鲜天麻直接干燥时,同时存在酶解和缩合两种相反的作用,由于两者变化速度不同,其综合作用的结果使天麻素减少,苷元增加;经蒸制杀酶的干燥仅有因干燥脱水的缩合作用,因此天麻素增加,苷元减少。天麻素及其苷元虽有相同的药理作用,但因苷元易氧化损失,因此天麻加工时加热处理,对保证药材质量有较大意义。蒸切、润切、烘切天麻饮片中天麻素的含量以蒸切片含量最高,为 0.692 6%,润切片为 0.158 5%,烘切片为 0.306 8%。水、醇浸出物均以蒸切片为最高。研究表明,加工天麻饮片以蒸切法为好。

天麻常压蒸制最佳工艺为:洗净,上笼 105℃ 蒸汽蒸制 20 分钟,切薄片,70℃±2℃ 干燥 4 小时;天麻加压蒸制最佳炮制工艺为:105℃,1.0 MPa 条件下蒸制 1 小时,蒸制 1 次。

女 贞 子

【来源】　本品为木犀科植物女贞 *Ligustrum lucidum* Ait. 的干燥成熟的果实。

【处方用名】　女贞子,酒女贞子。

【炮制沿革】　宋代有酒浸(《证类》)、饭上蒸(《疮疡》)。明代有用复合辅料酒、旱莲草及地黄制(《蒙筌》),酒浸蒸晒(《通玄》),酒拌黑豆蒸九次(《大法》),酒蜜拌蒸(《瑶函》)等。清代有盐水拌炒(《得配》),白芥子、车前水浸(《拾遗》)等。《药典》载有女贞子和酒女贞子。

炮制作用论述:"浸酒,去风补血。"(《证类》引《图经本草》)

【产地加工】　冬季果实成熟时采收,除去枝叶,稍蒸或置沸水中略烫,干燥或直接干燥。

【炮制工艺】

1. 女贞子　除去梗叶及杂质,洗净,干燥。

2. 酒女贞子　取净女贞子,加黄酒拌匀,置蒸罐内,密闭炖,或置适宜容器内蒸,至酒完全被吸尽,女贞子黑润时,取出,干燥。

每 100 kg 女贞子,用黄酒 20 kg。

【炮制作用】　女贞子味甘、苦,性凉,归肝、肾经,具有滋补肝肾、明目乌发的功效。用于眩晕耳鸣、腰膝酸软、须发早白、目暗不明。

生女贞子以清肝明目、滋阴润燥为主,多用于肝热目眩、阴虚肠燥便秘。如用于肝肾阴虚所致头晕目眩、头痛耳鸣、口苦咽干、腰膝酸软的天麻首乌片(《药典》)。

酒女贞子增强了补肝肾作用,多用于头晕耳鸣、视物不清、须发早白。如治肝肾阴虚之眩晕耳鸣、腰膝酸痛、月经量多的二至丸(《药典》)。

【质量要求】

1. 女贞子　为椭圆形或倒卵形,略弯曲。表面灰黑色或紫黑色,皱缩,皮软而薄,味甘而微苦涩。水分不得过 8.0%;总灰分不得过 5.5%;醇溶性浸出物不得少于 25.0%;含特女贞苷不得少于 0.70%。

2. 酒女贞子　形如女贞子。黑褐色,表面附有白色粉霜,微有酒气。水分、总灰分、浸出物同女贞子;特女贞苷含量同女贞子。

【研究述要】 采用 HPLC 法对女贞子不同炮制品中的齐墩果酸进行含量比较,结果含量高低依次为酒炖品＞酒蒸品＞盐水蒸品＞盐炙品＞生品。女贞子炮制后,表面析出的一层白色粉霜为齐墩果酸。酒制使女贞子中的齐墩果酸能较好地从药材组织内溶解扩散出来,改变分子细胞壁的通透性,产生了某些助溶作用和脱吸附作用,从而提高了齐墩果酸的溶出效率。

对女贞子生品和加黄酒炖制不同时间(4、8、12、16、20、24 小时)酒炖品中多糖和 5 -羟甲基糠醛含量进行测定比较。发现六种酒炖品中多糖含量较生品降低 5.54%～49.88%;女贞子生品中 5 - HMF 含量仅有 0.015%,而六种酒炖品中 5 - HMF 含量较生品增加2146.67%～7326.67%。

采用 HPLC 法测定女贞子不同炮制品中的红景天苷和酪醇的含量,发现酒炖品的红景天苷和酪醇的含量分别是生品的 3.75 倍和 2.17 倍,酒炖品高于酒蒸品,酒炖品的炖制时间为 12 小时,而酒蒸品的蒸制时间均为 4 小时,提示加热时间对女贞子中红景天苷和酪醇的含量有显著的影响。

女贞子不同炮制品中,以酒蒸品齐墩果酸含量最高,降谷丙转氨酶的作用最强。抗炎、抑菌作用最显著。女贞子酒蒸品对小鼠免疫系统的调节作用也较清蒸品、生品为强。

女贞子加压酒蒸最佳炮制工艺为:取饮片质量 20% 的黄酒,用黄酒质量 50% 的水进行稀释搅匀,闷润 2 小时,在压力 80 kPa、温度 105℃条件下,蒸制 2.5 小时(大档)或 2 小时(小档)。女贞子常压酒蒸最佳炮制工艺:取净女贞子,加其重量 20% 的黄酒,不加水,闷润 1 小时,蒸汽加热炖制 10 小时。

五 味 子

【来源】 为木兰科植物五味子 Schisandra chinensis (Turcz.) Baill. 的干燥成熟果实。前者习称北五味子,后者习称南五味子。

【处方用名】 五味子,醋五味子,酒五味子,蜜五味子。

【炮制沿革】 汉代有打碎(《玉函》)。宋代有去梗(《总病论》)、炒(《指迷》)、酒浸(《局方》)、蜜蒸(《证类》)、酒蒸(《朱氏》)等。明代有焙(《理例》)、麸炒(《济阴》)等。清代还有蒸(《汇纂》)、蜜酒拌蒸(《四要》)等。《药典》载有醋五味子;《规范》还载有酒五味子和蜜五味子。

炮制作用论述:"酒蒸,研。治元气虚弱,肾水不能滋肝木。"(《朱氏》)"入补药熟用,入嗽药生用。"(《纲目》)

【产地加工】 北五味子:秋季果实成熟时采摘,晒干或蒸后晒干,除去果梗及杂质。南五味子:秋季果实成熟时采摘,晒干,除去果梗及杂质。

【炮制工艺】

1. 五味子 除去杂质,用时捣碎。

2. 醋五味子 取净五味子,加醋拌匀,稍闷,蒸至醋被吸尽,表面显紫黑色,取出,干燥。
每 100 kg 五味子,用醋 15 kg。

3. 酒五味子 取净五味子,加酒拌匀,密闭,炖至酒被吸尽,表面呈紫黑色或黑褐色,取出,晒干。
每 100 kg 五味子,用黄酒 20 kg。

4. 蜜五味子 取炼蜜用适量开水稀释后,加入净五味子,拌匀,闷透,置锅内,用文火加热,炒至不黏手时,取出,放凉。
每 100 kg 五味子,用炼蜜 10 kg。

【炮制作用】　五味子味酸、甘,性温,归肺、心、肾经,具有收敛固涩、益气生津、补肾宁心的功效。

五味子生品以敛肺止咳止汗为主。用于久嗽虚喘、咳喘、自汗、盗汗、口干作渴。如治气阴两亏之心悸气短、脉微自汗的生脉饮(《药典》)。

醋五味子增强酸涩收敛之性,涩精止泻作用更强。用于梦遗滑精、遗尿尿频、久泻不止。如治脾肾虚寒,五更泄泻的四神丸(《药典》);用于肾不纳气所致喘促、胸闷、久咳、气短、咽干的七味都气丸(《药典》)。

酒五味子增强益肾固精作用,用于肾虚遗精。如用于肾气不足,腰膝疼痛、记忆衰退、头晕耳鸣、四肢无力的五味子丸(《部颁标准》)

蜜五味子补益肺肾作用增强,用于肺肾两虚之久咳虚喘。

【质量要求】

1. 北五味子　为不规则的球形或扁球形,表面红色、紫红色或暗红色,皱缩,显油润,果肉柔软。种子肾形,表面黄棕色。果肉气微,味酸,种子破碎后有香气,味辛微苦。水分不得过16.0%;总灰分不得过 7.0%;含五味子醇甲不得少于 0.40%。

2. 醋五味子　形如五味子。表面乌黑色,油润,稍有光泽,果肉柔软,有黏性,种子表面棕红色,有光泽。微有醋气。水分、总灰分要求同五味子;醇溶性浸出物不得少于 28%;五味子醇甲含量要求同五味子。

3. 酒五味子　形如五味子。表面棕黑色或黑褐色,质柔润或稍显油润。微具酒气。

4. 蜜五味子　形如五味子。色泽加深,略显光泽。味酸,兼有甘味。

【研究述要】　炒五味子、酒蒸、醋蒸五味子中具强壮作用的木脂素类成分煎出量较生品提高,说明古人认为五味子"入补药熟用"是有一定道理的。醋制五味子中有机酸的煎出量较生品显著增加,这与醋制增强其收敛作用的传统之说相符合。北五味子经过不同方法炮制后,并没有新成分的生成,只是木脂素类成分含量有不同程度的增加。南五味子炮制品炮制后五味子酯甲和五味子甲素含量均降低。在生五味子、醋五味子、酒五味子不同炮制品中,以醋制品的抗脂质过氧化及提高免疫的作用最为明显。五味子醋制的最佳炮制工艺为:蒸煮时间 3 小时,加醋量为 20%,闷润时间 2 小时。

山　茱　萸

【来源】　本品为山茱萸科植物山茱萸 *Cornus officinalis* Sieb. et Zucc. 的干燥成熟果肉。

【处方用名】　山茱萸,山萸肉,制山萸肉。

【炮制沿革】　南北朝有去内核(《雷公》)。唐代多打碎用(《千金》)。宋代有酒浸取肉、焙、麸炒、洗焙(《总录》),炒(《苏沈》),炮(《百问》)等。元代有微烧(《世医》),"酒浸润,蒸透,去核取皮为用"(《活幼》)等。明代有蒸制(《准绳》)、酒制(《瑶函》)、慢火炒(《一草亭》)等。清代又有酒洗(《说约》)。《药典》载有山萸肉和酒萸肉。

炮制作用论述:"缓火熬之方用,能壮元气,秘精。核能滑精。"(《证类》)

【产地加工】　秋末冬初果皮变红时采收果实,用文火烘或置沸水中略烫后,及时除去果核,干燥。

【炮制工艺】

1. 山萸肉　取原药材,洗净,除去杂质及果核。

2. 酒山萸肉　取净山萸肉,用黄酒拌匀,密闭,隔水炖或蒸至酒被吸尽,色变黑润,取出,干燥。

每 100 kg 山萸肉,用黄酒 20 kg。

【炮制作用】　山茱萸味酸、涩,性微温,归肝、肾经,具有补益肝肾、涩精固脱的功效。

山茱萸核为非药用部位,去核后的山萸肉敛阴止汗力强,多用于自汗、盗汗、遗精、遗尿。如治真阴不足,腰酸膝软、盗汗遗精、神疲口燥的左归丸(《部颁标准》)。

酒山萸肉补肾涩精、固精缩尿力胜,并借酒力温通,助药势,降低其酸性。多用于头目眩晕、腰部冷痛、阳痿早泄、尿频遗尿。如滋阴降火的知柏地黄丸(《药典》)。

【质量要求】

1. 山萸肉　为不规则的片状或扁筒状。肉厚质软,滋润,显皱缩,紫红色或紫黑色,略有光泽,味酸涩微苦。水分不得过 16.0%;总灰分不得过 6.0%;水溶性浸出物不得少于50.0%;含马钱苷不得少于 0.60%。

2. 酒山萸肉　形如山萸肉。表面显紫黑色,质滋润柔软,微有酒气。水分、总灰分、浸出物同山萸肉;含马钱苷不得少于 0.50%。

【研究述要】　山茱萸果核与果肉均含有没食子酸、苹果酸等多种相同成分。果肉含没食子酸 0.0623%,含 *dl* -苹果酸 0.907%;果核含没食子酸 0.1276%,含 *dl* -苹果酸 0.544%。果核 LD_{50} 为 90.8 g /kg,毒性比果肉(LD_{50} 为 53.55 g /kg)更低;两者对金色葡萄球菌和痢疾杆菌等均显示相当的抑制作用。山茱萸果核与果肉的差别还需深入研究。

炮制工艺对山茱萸中莫诺苷的含量有一定影响,由高到低依次为清蒸＞生品＞酒蒸品＞酒炖品＞加压酒蒸品。酒浸、酒炖、酒蒸样品中熊果酸含量明显高于生品,清蒸品含量较生品有所降低。另有研究表明,山茱萸经炮制后环烯醚萜苷的含量均有所下降,盐蒸制后莫诺苷由1.79%下降至 1.02%,降低了 40%;马钱苷由 0.92%下降至 0.89%,降低了 3.3%。清蒸山萸肉、酒蒸山萸肉、生山萸肉中熊果酸含量分别为 0.215%、0.18%、0.234%,酒萸肉熊果酸含量最低。用 HPLC 法测定山茱萸炮制前后没食子酸的溶出及煎出量,结果表明生品中没食子酸溶出量明显低于炮制品,炮制辅料对溶出及煎出量影响不大,故认为炮制(蒸)与煎煮均可使山茱萸鞣质水解;没食子酸测得量无明显差异。从山茱萸生、制品多糖中分离得到了药理活性有差异的两种均质多糖;两者的单糖组成种类相同,但比例不同,制品多糖相对分子量较生品小。有人根据山茱萸酒蒸后总苷含量降低,多糖含量增加,推测山茱萸酒蒸后有可能提高免疫增强作用。山茱萸炮制前后水煎液对小鼠非特异性免疫功能都有抑制作用,且炮制后作用更强。认为从制山茱萸中得到的 5 -羟甲基糠醛是山茱萸炮制后补益肝肾作用增强的物质基础之一。有研究结果显示山茱萸石油醚部位是提高机体免疫功能的活性部位,炮制后其作用增强。

采用高压蒸法代替传统的酒蒸法制得的酒山茱萸完全符合质量要求,酒蒸山茱萸高压蒸制最佳工艺:取山茱萸 100 g,加入 20%酒,闷润 1 小时,115℃高压蒸 1 小时。酒蒸山茱萸最佳炮制工艺为:酒的用量 25%,闷润时间 2 小时,蒸制时间 4 小时。山萸肉蒸制最佳炮制工艺为:蒸制 4 小时,闷润 6 小时。

黄　芩

【来源】　本品为唇形科植物黄芩 *Scutellaria baicalensis* Georgi 的干燥根。

【处方用名】　黄芩,酒黄芩,黄芩炭。

【炮制沿革】　唐代有切(《外台》)。宋代有炒焦(《妇人》)、微炒(《局方》)、煅存性(《洪氏》)、姜汁作饼(《三因》)等。元代有去芦(《脾胃论》),米醋浸炙七次(《瑞竹》),酒浸焙(《宝鉴》),姜汁炒、土炒(《丹溪》)等。明代有童便炒(《入门》),炒紫黑、醋炒、猪胆汁炒(《保元》),米泔浸(《济阴》)等。清代有吴茱萸制(《本草述》),水炒(《钩元》),柴胡制、芍药制、桑白皮制、白术制(《指南》)。《药典》载有黄芩片和酒黄芩;《规范》还载有黄芩炭。

炮制作用论述:"酒炒上行,便炒下行,寻常生用。"(《入门》)"欲其上者酒炒,欲其下者生用。""泻肝胆火猪胆汁炒。"(《从新》)

【产地加工】　春秋二季采挖,除去须根及泥沙,晒后撞去粗皮,晒干。

【炮制工艺】

1. 黄芩片　取原药材,除去杂质,大小分档,洗净,隔水加热,蒸至"圆气"后0.5小时,候质地软化,取出,趁热切薄片。干燥。或取净黄芩,置沸水中煮10分钟,取出,闷8～12小时,至内外湿度一致时,切薄片,干燥。

2. 酒黄芩　取净黄芩片,加黄酒拌匀,稍闷,待酒被吸尽后,用文火炒干,取出,晾凉。

每100 kg黄芩,用黄酒10 kg。

3. 黄芩炭　取净黄芩片,置热锅内,用武火加热,炒至表面黑褐色,内部深黄色,取出。

【炮制作用】　黄芩味苦,性寒,归肺、胆、脾、大肠、小肠经,具有清热燥湿、泻火解毒、止血、安胎的功效。

黄芩经蒸或沸水煮的目的在于使酶灭活,保存药效,又能软化药材,便于切片。黄芩清热泻火解毒力强,用于热病、湿温、黄疸、泻痢和乳痈发背。如泻火明目的黄连羊肝丸(《药典》);疏风解表、清热解毒的双黄连口服液(《药典》)。

酒黄芩入血分,并可借黄酒升腾之力,用于上焦肺热及四肢肌表之湿热;同时因酒性大热,可缓和黄芩的苦寒之性,以免伤害脾阳,导致腹泻。如用于痰热阻肺所致咳嗽痰多、痰黄稠黏、胸腹满闷的清气化痰丸(《药典》)。

黄芩炭,以清热止血为主,用于崩漏下血、吐血衄血。如治热伤肺络之咳血的荷叶丸(《药典》)。

【质量要求】

1. 黄芩片　为类圆形或不规则形薄片。外表皮黄棕色至棕褐色。切面黄棕色,边缘粗糙,质硬而脆。气微,味苦。含黄芩苷不得少于8.0%。

2. 酒黄芩　形如黄芩。表面棕黄色,略有酒气。黄芩苷含量同黄芩片。

3. 黄芩炭　形如黄芩。表面黑褐色,体轻,有焦炭气。

【研究述要】　测定生黄芩与不同切制品黄芩中黄芩苷、汉黄芩苷、黄芩素、汉黄芩素四种黄酮类成分的含量,结果冷浸黄芩中两种苷含量大大减少,两种苷元含量增多,而其总黄酮成分含量最低。利用HPLC法检测黄芩炮制品中黄芩苷的含量,结果表明,生黄芩、酒黄芩、炒黄芩、黄芩炭中黄芩苷含量依次降低。也有研究发现,黄芩苷随酒炙时间的延长,含量呈上升趋势,以闷润5～7小时含量最高,7小时后不再增加;而黄芩苷元在闷润7小时内几乎不变,7小时后稍有增加。

生黄芩、冷浸黄芩对抗白喉杆菌、铜绿假单胞菌、溶血性链球菌、大肠杆菌的作用,比经过煮、蒸制品低;而生黄芩、冷浸黄芩、烫黄芩对中和白喉毒素,也比经过煮、蒸黄芩的效价低。比较黄芩不同炮制品的体外抗菌作用,结果表明:黄芩生品与炮制品对不同菌种的抑制活性各有特点,生品抑菌效力优于炮制品,酒炒黄芩仅对宋氏痢疾杆菌的抑菌活性高于生品。生黄芩抗炎作用明显强于制品。酒炙黄芩免疫吞噬能力优于生黄芩。

　　黄芩在软化过程中,如用冷水处理,易变绿色。这是由于黄芩中所含的酶在一定温度和湿度下,可酶解黄芩中的黄芩苷和汉黄芩苷,产生葡萄糖醛酸和两种苷元,即黄芩素和汉黄芩素。其中黄芩苷元是一种邻位三羟基黄酮,本身不稳定,容易被氧化成醌类物质而变绿,使疗效降低。黄芩苷的水解与酶的活性有关,以冷水浸,酶的活性最大。而蒸或煮可破坏酶使其活性消失,有利于黄芩苷的保存。黄芩经过蒸制或沸水煮既可杀酶保苷,又可使药材软化,便于切片,还可保证饮片质量和原有的色泽。

　　以黄芩所含黄酮类成分及浸出物为指标,探讨蒸制时间、切制厚度、干燥温度对黄芩饮片质量的影响,经实验证明,采用沸水煮制 5～10 分钟或蒸制 30 分钟,切制 1～1.5 mm 的饮片,80℃干燥的炮制方法质量极佳。

肉 苁 蓉

【来源】　本品为列当科植物肉苁蓉 *Cistanche deserticola* Y. C. Ma 或管花肉苁蓉 *Cistanche tubulosa* (Schrenk) Wight 的干燥带鳞叶的肉质茎。

【处方用名】　肉苁蓉,酒肉苁蓉。

【炮制沿革】　南北朝有酒浸、蒸、酥炙(《雷公》)。宋代有酒洗、水煮制(《证类》),焙(《博济》),酒煮(《局方》),酒蒸(《济生方》),焙(《洪氏》)等。金代有面煨(《儒门》)。明代有酒炒法(《普济方》)。清代有泡淡(《条辨》),在酒蒸时强调"以甑蒸之"并"忌铁器"(《本草述》)。《药典》载有肉苁蓉片和酒苁蓉。

【产地加工】　多于春季苗未出土或刚出土时采挖。除去花序,切段,晒干。

【炮制工艺】

1. **肉苁蓉片**　取原药材,除去杂质,洗净,润透,切厚片,干燥。有盐质者,先将盐分漂净后再切厚片,干燥。

2. **酒苁蓉**　取净肉苁蓉片,加黄酒拌匀,密闭,炖或蒸至酒被吸尽,表面显黑色或灰黄色,取出,干燥。

　　每 100 kg 肉苁蓉,用黄酒 30 kg。

【炮制作用】　肉苁蓉味甘、咸,性温,归肾、大肠经,具有补肾阳、益精血、润肠通便的功效。

肉苁蓉片以补肾止浊、滑肠通便力强，多用于便秘、白浊。如泻热导滞、润肠通便的通便灵胶囊（《部颁标准》）。

酒苁蓉增强补肾助阳的作用，减少滑肠之弊。多用于阳痿、腰痛、不孕。如治肾阳亏虚的益肾兴阳胶囊（《部颁标准》）；治中焦虚寒所致胃痛的温胃舒胶囊（《药典》）。

【质量要求】

1. 肉苁蓉片　为不规则形切片，表面棕褐色或灰棕色。质坚脆。气微，味甜，微苦。管花肉苁蓉片切面散生点状维管束。水分不得过 10.0%；总灰分不得过 8.0%；稀乙醇浸出物：肉苁蓉不得少于 35.0%，管花肉苁蓉不得少于 25.0%；肉苁蓉含松果菊苷和毛蕊花糖苷的总量不得少于 0.30%，管花肉苁蓉含松果菊苷和毛蕊花糖苷的总量不得少于 1.5%。

2. 酒苁蓉　形如肉苁蓉片。表面棕褐色至黑褐色，质柔软，味微甜，微有酒气。水分、总灰分要求同肉苁蓉片；浸出物要求同肉苁蓉片；松果菊苷和毛蕊花糖苷含量要求同肉苁蓉片。

【研究述要】　肉苁蓉炮制后，甜菜碱含量明显提高，生品为 4.21%，酒制品为 7.75%。肉苁蓉和盐肉苁蓉两者的苯丙苷类化合物种类相似，但各化合物含量有差别，而两者邻二羟基化合物含量一致。蒸制盐肉苁蓉对阳虚动物脱氧核糖核酸合成率和微量元素锌、锰、铜、铁的含量，均高于其他传统炮制品，认为盐肉苁蓉在漂洗过程中其水溶性成分会大量流失，将其盐分洗净直接蒸制，即可减轻繁琐工序，又可提高临床疗效。采用高效液相色谱法检测肉苁蓉中助阳活性成分麦角甾苷的含量，结果表明，肉苁蓉生品为 0.34%，酒炖品为 0.14%，清蒸品为 0.17%，高压酒炖品为 0.06%，随炮制的温度越高，时间愈长，则含量愈低。

肉苁蓉通便作用最强，沙苁蓉最弱。药材炮制后，通便作用减弱。无论是生品还是炮制品，均可显著提高小鼠的非特异性免疫功能。肉苁蓉和盐肉苁蓉均有壮阳、通便作用，均对大鼠胃底条和豚鼠回肠有收缩作用；盐生肉苁蓉的正丁醇部位有清除氧自由基的活性；小鼠口服急性毒性实验显示两者毒性均较小。认为盐生肉苁蓉可作为肉苁蓉使用或两者混用。

以具有补肾壮阳、润肠通便功效的活性成分甜菜碱、甘露醇、麦角甾苷、氨基酸的含量为考察指标，比较酒炖片、浸泡片、清炖片、清蒸片及高压酒炖片。结果表明，清蒸、清炖片外观不符合传统要求，加黄酒常压炖的方法最佳。肉苁蓉最佳炮制工艺为：加黄酒 30%、水 25%，拌匀闷润 3 小时，置密闭罐内隔水炖 12 小时。

木　瓜

【来源】　本品为蔷薇科植物贴梗海棠 *Chaenomeles speciosa* (Sweet) Nakai 的干燥近成熟果实。

【处方用名】　木瓜。

【炮制沿革】　南北朝有黄牛乳蒸（《雷公》）。宋代有蒸制（《圣惠方》），去瓤、焙（《总录》），酒浸焙干（《朱氏》）。明代有酒洗、盐水炒（《回春》），炒（《启玄》），切片晒干（《纲目》）等。清代有酒炒（《医醇》）、姜汁炒（《治裁》）等。《药典》载有木瓜。

【产地加工】　夏、秋两季果实绿黄时采摘，置沸水中烫至外皮灰白色，对半纵剖后干燥。若日晒夜露经霜，则颜色更加鲜艳。

【炮制工艺】　木瓜　取原药材，除去杂质，洗净，略泡，蒸透，趁热切薄片，干燥，筛去碎屑。

【炮制作用】　木瓜味酸，性温，归肝、脾经，具有平肝舒筋、和胃化湿的功效。用于湿痹拘挛、腰膝关节酸重疼痛、吐泻转筋、脚气水肿。如治风寒湿闭阻所致痹病的木瓜丸（《药典》）；治寒湿闭阻经络所致痹病的风湿骨痛胶囊(《药典》)。

木瓜质地坚硬,水分不易渗入,软化时久泡则损失有效成分。蒸制软化后切片,既缩短软化时间,又容易干燥,便于调剂制剂。

【质量要求】　木瓜　为类月牙形薄片。表面棕红色,有皱纹,周边红色或棕红色,气味香,味酸。水分不得过 15.0%;总灰分不得过 5.0%;酸度:pH 值应为 3.0~4.0。

【研究述要】　皱皮木瓜总黄酮含量生品为 0.9995%,蒸制品为 2.525%,炒制品为 3.830%;光皮木瓜总黄酮含量生品为 2.301%,蒸制品为 3.510%,炒制品 4.387%。说明蒸制和炒制可显著增加木瓜中总黄酮的含量。

桑　螵　蛸

【来源】　本品为螳螂科昆虫大刀螂 *Tenodera sinensis* Saussure、小刀螂 *Statilia maculata* (Thunberg) 或巨斧螳螂 *Hierodula patellifera* (Serville) 的干燥卵鞘。以上三种分别习称团螵蛸、长螵蛸及黑螵蛸。

【处方用名】　桑螵蛸,盐桑螵蛸。

【炮制沿革】　汉代载有蒸(《本经》)。南齐有炙(《鬼遗》)。南北朝有"去核子,用沸浆水浸淘七次,锅中熬干"(《雷公》)。唐代有炒(《外台》)。宋代有麸炒(《总录》)、酒浸炒(《局方》)、酥制(《普本》)、米泔水煮(《总微》)、火炮(《证类》)、炒令黄(《圣惠方》)等。明代有蜜炙、面粉制、盐水炒(《普济方》)。清代有烧存性(《增广》)、醋煮(《备要》)等。《药典》载有桑螵蛸;《规范》还载有盐桑螵蛸。

炮制作用论述:"三月采,蒸之,当火炙,不尔令人泻。"(《千金翼》)"炮熟空心食之,可止小便不禁。"(《本草述》)

【产地加工】　深秋至次春采收,除去杂质,蒸至虫卵死后,干燥。

【炮制工艺】

1. 桑螵蛸　取原药材,除去杂质,用清水洗净泥屑,置蒸制容器内,用武火蒸至"圆气"后约 1 h,取出,晒干或烘干。用时剪碎。

2. 盐桑螵蛸　取净桑螵蛸,加盐水拌匀,闷润后置锅内,用文火加热,炒至有香气逸出时,取出放凉。

每 100 kg 桑螵蛸,用食盐 2.5 kg。

【炮制作用】　桑螵蛸味甘、咸,性平,归肝、肾经,具有益肾固精、缩尿、止浊的功效。

生桑螵蛸令人泄泻,临床一般不生用。蒸后可消除致泻的副作用,又可杀死虫卵,有利于保存药效。桑螵蛸用于肾虚阳痿、遗精滑精、尿频遗尿、小便白浊。如气血两虚,身体瘦弱、腰膝酸软的乌鸡白凤丸(《药典》)。

盐桑螵蛸可引药下行,入肾经,增强益肾固精、缩尿止浊的作用。

【质量要求】

1. 桑螵蛸　为卵圆形,长条形或类平行四边形。表面棕黄色。体轻,气微腥,味淡。蒸桑螵蛸色泽较深。

2. 盐桑螵蛸　形如桑螵蛸。色泽加深,略带焦斑,味微咸。

【研究述要】　历代采用加热制或应用辅料制,均可达到消除泄泻、杀死虫卵、保存药效等目的。有实验表明,高压蒸制可以替代传统的蒸法炮制桑螵蛸,但采用的工艺及蒸制时间有差异。桑螵蛸盐炙最佳工艺为：每 100 g 药材用 30 ml 盐水(含 2.5 g 盐)，闷润 1 小时，100℃(锅底温度)炒 10 分钟。

第二节 煮 制

将净制过的中药，加辅料或不加辅料，置适宜容器内，加适量清水共同加热至规定程度的操作过程，称为煮制。因加入辅料不同，一般分为清水煮和豆腐煮等。主要适用于有毒的中药。

早在《本经》就有酒煮刺猬皮，《金匮玉函经》有麻黄煮数沸，《雷公炮炙论》更以煮法为多，如辛夷浆水煮、吴茱萸醋煮等。

煮法的理论是："煮者取易烂。"(《指南》)

(一) 煮制的工艺

煮制的操作因辅料的不同，分为以下两种：

1. **清水煮** 先将待煮中药大小分开，淘洗干净，浸泡至内无干心，置适宜容器内，加入清水没过药面，武火煮沸，改用文火煮至取大个实心者切开检视内无白心，口尝微有麻舌感时，取出，晾晒至六成干后，切片，干燥，如制川乌和制草乌。

2. **豆腐煮** 先将大块豆腐，中间挖一不透底的长方形槽，取中药置槽中，再用豆腐盖严，置适宜容器内，加入清水没过豆腐，煮至规定程度，取出放凉，除去豆腐，如制藤黄。

(二) 煮制的作用

降低毒性：如生川乌、生草乌有大毒，经炮制后的制川乌、制草乌毒性降低。藤黄煮制后亦可降低毒性。

(三) 注意事项

(1) 适当掌握加水量。加水量多少需视要求而定。清水煮时加水量宜大，要求药透汁不尽，煮后将药捞出，煮过有毒中药的剩余汁液要妥善处理。煮制中途需加水时，应加沸水。

(2) 适当掌握火力。先用武火煮至沸腾，再改用文火，保持微沸，防止水分迅速蒸发，不易煮透或出现煮干锅的现象。

(3) 出锅后及时干燥。一般晒干或烘干，如需切片，则适当晾晒，再切片，干燥，如川乌。

川 乌

【来源】 本品为毛茛科植物乌头 *Aconitum carmichaelii* Debx. 的干燥母根。

【处方用名】 生川乌，制川乌。

【炮制沿革】 汉代有炮、蜜煮(《金匮》)。晋代有醋渍(《肘后》)。唐代有熬令黑(《千金》)、烧作灰(《产宝》)、煨、米炒、醋煮(《理伤》)、蜜炙(《外台》)等。宋代有微炒、黑豆煮、酒浸、酒拌炒、童便制(《圣惠方》)，盐炒(《博济》)，酒煮(《苏沈》)，黑豆同炒、盐煮(《总录》)，蚌粉炒、米泔浸、乌豆蒸(《局方》)，猪脂油煎、煅存性(《总微》)，米泔浸后麸炒(《三因》)，麻油煎(《朱氏》)、姜汁浸(《扁鹊心书》)等；元代有土制(《丹溪》)。明、清有酒和童便制(《普济方》)、盐酒浸(《医学》)、酒醋制(《纲目》)、草果蒸(《串雅外编》)等。《药典》载有生川乌和制川乌。

炮制作用论述:"须炮以制毒也。"(《活幼》)"童便浸炒去毒。"(《丹溪》)"大豆同煮熟去其毒用。"(《本草述》)

【产地加工】 6月下旬至8月上旬采挖,除去子根、须根及泥沙,晒干。

【炮制工艺】

1. 生川乌 取原药材,拣净杂质,洗净灰屑,晒干。

2. 制川乌 取净川乌,大小分档,用水浸泡至内无干心,取出,加水煮沸4～6小时,或蒸6～8小时,至取个大及实心者切开无白心,口尝微有麻舌感时,取出晾至六成干,切厚片,干燥。

【炮制作用】 川乌味辛、苦,性热,有大毒,归心、肝、脾、肾经,具有祛风除湿、温经止痛的功效。

生川乌,有大毒,多外用。用于风冷牙痛、疥癣、痈肿。如用醋渍后洗患处治痈肿(《外台》);治伤处瘀肿疼痛、腰肢酸麻的少林风湿跌打膏(《药典》)。

制川乌毒性由大毒降为低毒,可供内服。多用于治疗风寒湿痹、关节疼痛、心腹冷痛、寒疝作痛及麻醉止痛。如治寒湿闭阻经络所致痹病的风湿骨痛胶囊(《药典》)。

【质量要求】

1. 生川乌 呈倒圆锥形,或稍弯曲,散生有小瘤状侧根。表面灰褐色,有细纵皱纹。质坚实,断面粉白色。无臭,口尝有强烈麻舌感。水分不得过12.0%;总灰分不得过9.0%,酸不溶性灰分不得过2.0%;含乌头碱、次乌头碱及新乌头碱的总量应为0.050%～0.17%。

2. 制川乌 为不规则厚片,表面灰褐色或暗黄色,有光泽,可见灰棕色多角形环纹,质轻脆,无臭,口尝微有麻舌感。水分不得过11.0%;含双酯型生物碱以乌头碱、次乌头碱及新乌头碱的总量计,不得过0.040%;含苯甲酰乌头原碱、苯甲酰次乌头原碱、苯甲酰新乌头原碱的总量应为0.070%～0.15%。

【研究述要】 乌头碱、中乌头碱、次乌头碱既是川乌中的主要毒性成分,又是镇痛、抗炎的有效成分。去甲乌药碱和去甲猪毛菜碱为川乌中的水溶性强心有效成分。

炮制减毒原理:双酯型生物碱乌头碱、中乌头碱、次乌头碱性质不稳定,遇水、加热易被水解或分解,使极毒的双酯型生物碱C_8位上的乙酰基水解(或分解),失去一分子乙酸,得到相应的苯甲酰单酯型生物碱:苯甲酰乌头胺(乌头次碱)、苯甲酰中乌头胺、苯甲酰次乌头胺。其毒性为双酯型乌头碱的1/50～1/500;再进一步水解,使C_{14}位上的苯甲酰基水解(或分解),失去一分子苯甲酸,得到亲水性醇胺型生物碱:乌头胺(乌头原碱)、中乌头胺、次乌头胺。其毒性仅为双酯型乌头碱的1/2 000～1/4 000。另一原因可能是炮制过程中脂肪酰基取代了C_8-OH上的乙酰基,生成脂碱,脂碱的毒性比双酯型生物碱小,从而降低了毒性。在炮制工艺中,加水、加热处理(包括干热法、湿热法),都能促进水解反应,从而达到降低毒性的目的。故采用蒸、煮法炮制乌头可降低毒性,加压蒸制亦可达到减毒效果。

川乌浸泡时间越长,总生物碱损失越多,但对酯型生物碱影响不大。乌头毒性的降低主要取决于毒性强的双酯型生物碱的水解程度。川乌经蒸煮处理可促使双酯型生物碱水解以降低毒性,但若炮制太过,水解完全或总生物碱流失严重,其镇痛、抗炎作用也减弱。故应注意控制川乌适中的炮制程度,以便在降毒的同时保存药效,确保临床用药的安全和有效。

比较乌头母根、子根、须根的总生物碱、酯型生物碱、三种双酯型生物碱及多糖的含量,结

乌头碱　　乌头次碱　　乌头原碱

果主要化学成分类别没有明显区别,但含量有差异,须根的三种双酯型生物碱含量之和是母根的两倍多。有研究证实乌头须根毒性较母根、子根大,母根、子根毒性接近。表明乌头除去须根用母根入药的主要目的是降低毒性。

川乌高压蒸制的最佳工艺为:川乌润湿后,于 1.5 kg/cm² 压力下蒸制 150 分钟。

草　乌

【来源】　本品为毛茛科植物北乌头 *Aconitum kusnezoffii* Reichb. 的干燥块根。均系野生。

【处方用名】　生草乌,制草乌。

【炮制沿革】　晋代有醋渍(《肘后》)。唐代有姜汁煮、醋煮(《理伤》)等。宋代有炒焦(《伤寒总病论》),炒黑、盐水浸后麸炒、童便浸(《总录》),盐炒(《普济本事方》),炮(《局方》),水煮(《卫济宝书》),米泔浸、黑豆同煮(《三因》),酒浸(《传信适用方》),豆腐煮(《急救仙方》)等。元代有煨制(《丹溪》)。明代有姜汁浸、醋炒、醋淬、醋浸(《普济方》),酒煮(《醒斋》)等。清代有绿豆同煮(《全生集》)、面裹煨(《增广》)等。《药典》载有生草乌和制草乌。

炮制作用论述:"生用有力,恐太猛,所以用温火略炮。"(《朱氏》)"童便浸炒,去毒。"(《丹溪》)"以乌大豆同煮熟,去其毒。"(《纲目》)

【产地加工】　秋季茎叶枯萎时采挖、除去须根和泥沙,干燥。

【炮制工艺】

1. **生草乌**　取原药材,除去杂质,洗净,干燥。

2. **制草乌**　取净草乌,大小分档,用水浸泡至内无干心,取出,加水煮沸至取大个及实心者切开内无白心,口尝微有麻舌感时,取出,晾至六成干,切薄片,干燥。

【炮制作用】　草乌味辛、苦,性热,有大毒,归心、肝、脾、肾经,具有祛风除湿、温经止痛的功效。

生草乌有大毒,多作外用。用于喉痹、痈疽、疔疮、瘰疬。如治伤处瘀肿疼痛、腰肢酸麻的少林风湿跌打膏(《药典》)。

制草乌毒性由大毒降为低毒,可供内服。多用于治疗风寒湿痹、关节疼痛、心腹冷痛、寒疝作痛及麻醉止痛。如散结消肿、化瘀止痛的小金丸(《药典》);祛风散寒、化痰除湿、活血止痛的小活络丸和祛风止痛的骨刺消痛片(《药典》)。

【质量要求】

1. **生草乌** 呈倒圆锥形,稍弯曲而瘦长,表面暗棕色或灰褐色,外皮皱缩。质坚。无臭,味辛辣,麻舌。杂质(残茎)不得过 5%;水分不得过 12.0%;总灰分不得过 6.0%;含乌头碱、次乌头碱及新乌头碱的总量应为 0.10%～0.50%。

2. **制草乌** 呈不规则类圆形或近三角形片状,表面黑褐色。质脆,气微,味微辛辣,稍有麻舌感。水分不得过 12.0%;含双酯型生物碱以乌头碱、次乌头碱及新乌头碱的总量计,不得过 0.040%;含苯甲酰乌头原碱、苯甲酰次乌头原碱、苯甲酰新乌头原碱的总量应为 0.020%～0.070%。

【研究述要】 草乌的主要成分和炮制减毒机制与川乌类似(参看川乌项)。

草乌最佳炮制工艺:水浸润透,切厚片,加压(127℃,0.15 MPa)蒸 3 小时。或者在 115℃,0.5 kg/cm² 下蒸 2 小时或蒸 4 小时。

草乌饮片质量的传统经验判断标准是"口尝微有麻舌感"。由于口尝者的味觉敏感度、样品取样量及口尝方式和咀嚼时间等的不同,其结果有很大差异。故有人提出使用这种经验方法应遵循如下原则以减少误差:① 舌尝部位应在舌前 1/3 处;② 取样 100～150 mg;③ 在口中嚼半分钟;④ 咀嚼当时不麻,2～5 分钟后出现麻辣感;⑤ 舌麻时间维持 20～30 分钟才逐渐消失。

藤 黄

【来源】 本品为藤黄科植物藤黄 *Garcinia morella* Desv. 或 *Garcinia hanburyi* Hook. f. 所分泌的胶质树脂。

【处方用名】 生藤黄,制藤黄。

【炮制沿革】 清代始记载有荷叶泡、山羊血制(《金鉴》),水蒸燁(《拾遗》)。《规范》载有藤黄和制藤黄。

【产地加工】 在开花之前,于离地约 3 m 处将茎干的皮部作螺纹状的割伤,伤口内插一竹管,盛受流出的树脂,加热蒸干,用刀刮下,即得。

【炮制工艺】

1. **生藤黄** 取原药材,除去杂质,打成小块或研成细粉。

2. **制藤黄** 取豆腐一块置盘内,中间挖一不透底的长方形槽,放入藤黄,再用豆腐盖严,置蒸笼内,蒸 3～4 小时,候藤黄全部熔化,取出,放凉,待凝固后,取出藤黄,晾干。

每 100 kg 藤黄,用豆腐 400～500 kg。

【炮制作用】 藤黄味酸、涩,性寒,有大毒,归胃、大肠经,具有消肿排脓、散郁解毒、杀虫止痒的功效。

生藤黄有大毒,不能内服。外用于痈疽肿毒、顽癣。

制藤黄毒性降低,可供内服,并可提高药物的净度。用于跌打损伤、金疮肿毒、肿瘤。如治金疮肿毒的黎洞丸(《部颁标准》)。

【质量要求】

1. **生藤黄**　呈不规则碎块状或片状或细粉状。表面棕黄色或红黄色或橙棕色,质脆易碎,有光泽。无臭,味辛。

2. **制藤黄**　为细粉末状。深红黄色或深橙棕色。味辛。

【研究述要】　藤黄中藤黄酸及新藤黄酸为其抗肿瘤的活性成分。藤黄具有抗微生物、抗肿瘤、泻下、抗炎、抗惊厥等作用,并有毒性和刺激性。以毒性和抗菌为指标,对藤黄生品及其炮制品(荷叶制、豆腐制、山羊血制、清水制)等进行比较,结果以清水蒸 6 小时为最好。初步证明了藤黄炮制解毒是确切的。比较藤黄生品及其炮制品的急性毒性和抗炎作用。结果表明藤黄经炮制后毒性降低,并具有较强的抗炎作用,其中荷叶制品和高压蒸制品为较好的炮制品。以小鼠骨髓细胞中嗜多染红细胞微核和姐妹染色单体互换为指标,观察不同炮制方法对藤黄致变性的影响。结果表明,藤黄经炮制后可降低其致变性,各炮制品之间无显著性差异。

藤黄蒸制最佳工艺为:126℃蒸制 0.5 小时为最佳。

各地藤黄炮制品中藤黄酸含量范围在 9.26%～49.31%之间,新藤黄酸含量范围在8.01%～37.8%之间。说明不同产地的藤黄炮制品质量差异较大。

(李　飞)

第三节　燀　制

将净制过的中药,置多量沸水中浸煮短暂时间,取出,分离种皮的操作过程,称为燀制。适用于种子类中药。

(一) 燀制工艺

取多量水加热至沸,投入净制分档后的中药,浸煮短暂时间,至种皮膨胀、易于挤脱时,立即取出,投入冷水中,浸泡片刻,捞起,搓去种皮,干燥,簸去或筛取种皮。

(二) 燀制的作用

(1) 杀酶保苷,利于贮存:如苦杏仁。

(2) 除去非药用部位:如苦杏仁、桃仁。

(3) 分离不同的药用部位:如白扁豆。

(4) 降低毒性:如白扁豆。

(三) 注意事项

(1) 水量要大,以保证水温。一般为药量的 10 倍以上。若水量少,投药后,水温降低过快,含苷类中药不但达不到破坏酶的目的,反而造成苷类成分被酶解或溶出,降低药效。另外也影响部分中药的去毒效果。

(2) 待水沸腾后投入药物,加热时间以 5～10 分钟为宜。以免烫制时间过长,成分损失。

(3) 燀去皮后,宜当天晒干或低温烘干。否则易泛油,色变黄,影响成品质量。

苦杏仁

【来源】　本品为蔷薇科植物山杏 *Prunus armeniaca* L. var. *ansu* Maxim.、西伯利亚杏 *Prunus sibirica* L.、东北杏 *Prunus mandshurica*（Maxim.）Koehne 或杏 *Prunus armeniaca* L. 的干燥成熟种子。

【处方用名】　苦杏仁,燀苦杏仁,炒苦杏仁。

【炮制沿革】　汉代有去皮尖炒(《金匮》)、熬黑(《伤寒》)、捣令如膏(《玉函》)等。晋代有熬、熬令黄(《肘后》)。南北朝有沸汤浸少时去皮膜(《雷公》)。唐代有麸炒(《外台》)。宋代有面炒(《脚气》)、制霜(《总录》)。明代有蜜拌炒、蛤粉炒(《普济方》),童便浸(《禁方》),酒浸、盐水浸(《通玄》)等。《药典》载有苦杏仁、燀苦杏仁和炒苦杏仁。

炮制作用论述:"得火良。"(《集注》)"治风寒肺病药中,亦有连皮尖用者,取其发散也。"(《纲目》)"咳逆上气或喘急,并可用杏仁制炒,研膏入蜜,杵熟……劳伤咳嗽,杏仁以童子小便浸,春七日,冬二七日,连皮尖研滤取汁,煮令鱼眼沸,如糊,以粗布摊爆之,可丸。"(《握灵》)"不去皮尖……杏仁留尖,取其发,连皮,取其涩。"(《集解》)

【产地加工】　夏季采收成熟果实,除去果肉及核壳,取出种子,晒干。

【炮制工艺】

1. 苦杏仁　取原药材,除去杂质、残留的核壳及褐色油粒。用时捣碎。

2. 燀苦杏仁　取净苦杏仁,置 10 倍量沸水中,加热煮约 5 分钟,至种皮微胀时,捞出,置冷水稍浸,取出,搓开种皮与种仁,干燥,筛去种皮。用时捣碎。

3. 炒苦杏仁　取燀苦杏仁,置锅内,用文火炒至表面微黄色,略带焦斑,有香气时,取出放凉。用时捣碎。

【炮制作用】　苦杏仁性味苦,微温,有小毒。归肺、大肠经。具有降气止咳平喘、润肠通便的功能。

生品性微温而质润,长于润肺止咳,润肠通便。多用于新病喘咳(常为外感咳喘)、肠燥便秘。如用于风寒感冒咳嗽气逆的杏苏止咳糖浆(《药典》)。生用有小毒,剂量过大或使用不当易中毒。

燀苦杏仁作用与生品相同。燀去皮后,除去非药用部位,便于有效成分煎出,提高药效。如用于清热解毒、疏风利咽的金嗓开音丸(《药典》)。

炒苦杏仁可去小毒,性温,长于温肺散寒,并多用于肺寒咳嗽、久患肺喘。如治肺热咳嗽、喘息的复方贝母散(《部颁标准》)。

【质量要求】

1. 苦杏仁　为扁心形,表面黄棕色至深棕色,有微细纵皱,顶端略尖。气微,味苦。其过氧化值不得过 0.11;苦杏仁苷不得少于 3.0%。

2. 燀苦杏仁　无种皮或分离成单瓣,表面乳白色,有特殊的香气,味苦。过氧化值同苦杏仁;苦杏仁苷不得少于 2.4%。

3. 炒苦杏仁　形如燀杏仁,表面微黄色,偶带焦斑,有香气。过氧化值同苦杏仁,苦杏仁苷不得少于 2.1%。

【研究述要】　苦杏仁中的苦杏仁苷是其止咳平喘的有效成分,脂肪油具有润肠通便作用。在一定的温度和湿度条件下,苦杏仁苷易被共存的苦杏仁苷酶水解,生成野樱苷;野樱苷在野樱酶的作用下生成杏仁腈;杏仁腈不稳定,分解为苯甲醛和氢氰酸。若大量口服生苦杏仁,在苦杏仁酶的作用下,可迅速分解大量的氢氰酸而导致中毒,甚至使呼吸麻痹而死亡。苦杏仁经加热炮制后,酶被破坏,苦杏仁苷就不易水解而利于保存。服用后在体内胃酸作用下,苦杏仁苷缓缓分解,产生适量的氢氰酸,只起镇咳平喘作用而不致引起中毒。

不同炮制方法对苦杏仁成分有一定影响,苦杏仁炮制后蛋白质含量均较生品降低,其中清炒苦性仁降低较多;苦杏仁燀制后,苦杏仁苷的含量是生品的两倍。不同炮制品的煎出率也不同,先煎为炒燀苦杏仁>炒苦杏仁>燀苦杏仁>生苦杏仁;后煎时为炒燀苦杏仁>燀苦杏仁>炒苦杏仁>生苦杏仁。另外,粉碎度也影响苦杏仁的煎出率,以燀后粉碎成原药材的 1/4～1/8粗颗粒时煎出率最高。

生苦杏仁的醚提取物和水煎液在体外培养的 Raji 细胞上有诱导 EBVEA 的激活作用,提示有一定的促癌活性。炒法、燀法和炒燀法均能降低对 EBVEA 的激活作用,并以炒及炒燀法更好。三种炮制方法均能增强其润肠作用,其醚提取物润肠作用顺序为:炒燀苦杏仁>燀苦杏仁>生苦杏仁。经酚红排泌法祛痰实验、柠檬酸引咳法镇咳实验,药物引喘法平喘实验发现,蒸制品比沸水燀制品的止咳、祛痰、平喘效果好,且毒性最低。

蒸、煮、炒、燀均可使苦杏仁酶变性,少量苦杏仁在 10 倍量 100℃的沸水中煮 5 分钟为佳;大量炮制时可采用流通蒸汽加热 30 分钟,苦杏仁中的酶被完全破坏,苦杏仁苷含量稳定;微波法炮制苦杏仁,温度80℃,加热 4～5 分钟,苦杏仁酶完全灭活,苦杏仁苷不受损失。蒸法比燀法及炒燀法效果好,这是因为蒸法中,蒸汽的热量高,穿透能力强,杀酶效果好。燀法中苦杏仁要接触到水,会使部分苦杏仁苷溶于水,也能使很少一部分苦杏仁苷水解,故时间不宜长。

判断杀酶效果的方法:取样品 10～20 粒,打碎后放玻璃杯中,加水湿润,加盖,如有杏仁香气,说明酶还存在,正在释放苯甲醛。或将苦味酸试纸先用碳酸氢钠碱性液浸湿,悬空挂在上述杯中,如试纸从黄变红,说明有酶存在。

桃 仁

【来源】 本品为蔷薇科植物桃 *Prunus persica*（L.）Batsch 和山桃 *Prunus davidiana* (Carr.) Franch. 的干燥种子。

【处方用名】 桃仁,燀桃仁,炒桃仁。

【炮制沿革】 汉代有去皮尖和熬(《玉函》)。南北朝有白术乌豆制、酒蒸(《雷公》)。唐代有"去皮尖,炒熟研加膏"(《产宝》)、酒煮(《食疗》)。宋代有麸炒、炒焦(《圣惠方》),面炒(《博济》),黑豆汤浸炒(《总录》),童便浸(《局方》)及盐炒(《朱氏》)等。元代有焙(《世医》)。明代有吴茱萸炒、蛤壳粉炒、酒制、炒微黄、炙令微黑(《普济方》),水洗去毒(《奇效》),烧存性(《纲目》),盐水炒、黄连水炒法(《入门》)等。清代有干漆炒(《逢原》)、童便酒炒(《金鉴》)、制炭(《医案》)等。《药典》载有桃仁、燀桃仁和炒桃仁。

炮制作用论述:"行血宜连皮尖生用;润燥活血,宜汤浸去皮尖炒黄用。"(《纲目》)

【产地加工】　果实成熟后采收,除去果肉及核壳,取出种子,晒干。

【炮制工艺】

1. 桃仁　取原药材,除去杂质、残留的核壳及褐色油粒。用时捣碎。

2. 燀桃仁　取净桃仁,置多量沸水中,加热烫至种皮微胀时,捞出,置冷水稍浸,取出,搓开种皮与种仁,干燥,筛去种皮。用时捣碎。

3. 炒桃仁　取燀桃仁,置热锅内,用文火炒至表面黄色,略带焦斑时,取出放凉。用时捣碎。

【炮制作用】　桃仁味苦、甘,性平,归心、肝、大肠经,具有活血祛瘀、润肠通便的功效。用于经闭、痛经、癥瘕痞块、跌打损伤、肠燥便秘。如治妇女月经不调、闭经的桃红四物汤(《金鉴》);治癥瘕积聚的桂枝茯苓丸(《药典》)。

燀桃仁易于去皮,除去非药用部位,使有效成分易于煎出,提高药效,以降气止咳、消痈除痰为主。用于热毒蕴结、气滞血瘀所致声音嘶哑、声带充血、肿胀的金嗓散结丸(《药典》)。

炒桃仁偏于润燥和血,多用于肠燥便秘、心腹胀满等。如瘀血凝聚、湿热下注所致淋证的前列欣胶囊(《药典》)。

【质量要求】

1. 桃仁　呈扁长卵形。表面黄棕色至红棕色,密布颗粒状突起。一端尖,中部膨大,另端钝圆稍偏斜。气微,味微苦。其酸值不得过 10.0;羰基值不得过 11.0;含苦杏仁苷不得少于 2.0%。每 1000 g 含黄曲霉毒素 B_1 不得过 $5\mu g$,含黄曲霉毒素 G_2、黄曲霉毒素 G_1、黄曲霉毒素 B_2 和黄曲霉毒素 B_1 的总量不得过 $10\mu g$。

2. 燀桃仁　无种皮,表面呈淡黄白色,有细皱纹。含苦杏仁苷不得少于 1.50%。

3. 炒桃仁　形如桃仁,微黄色,略具焦斑,有香气。含苦杏仁苷不得少于 1.60%。

【研究述要】　桃仁不粉碎,直接煎煮,其水溶性浸出物的含量顺序为:燀桃仁＞炒桃仁＞带皮桃仁＞生桃仁,说明燀制去皮利于其水溶性成分的溶出。桃仁粉碎煎煮时,生桃仁粉的水溶性煎出物含量高于燀桃仁粉、带皮桃仁粉和炒桃仁粉。桃仁燀、炒、蒸制品中醇溶性浸出物含量均较生品降低。桃仁皮中苦杏仁苷的含量,去尖桃仁＞不去尖桃仁＞去皮尖桃仁,说明皮中含有较多的苦杏仁苷,去皮尖可降低毒性。生桃仁入煎剂,苦杏仁苷在煎液中的留存量甚微,不会导致中毒。桃仁多净制后捣碎使用。

桃仁的水溶性成分具有抗浮肿活性和抗炎活性,其中抗浮肿的活性成分为蛋白质 PRA/PRB,抗炎作用的活性物质为蛋白质 F、蛋白质 G 和蛋白质 PRB;其醇溶性成分具抗凝、溶血、收缩子宫等作用。桃仁及五种不同炮制品对小鼠的抗凝血、抗血栓、抗炎、润肠通便作用实验研究,结果表明生桃仁各种作用最强,燀、炒、蒸桃仁抗凝血作用趋向缓和,炒、蒸桃仁抗血栓作用明显降低;桃仁皮也有明显的抗凝血和抗血栓作用。燀桃仁和桃仁皮有一定的抗炎作用。故认为桃仁用于活血抗炎以生品为宜。

白 扁 豆

【来源】   本品为豆科植物扁豆 *Dolichos lablab* L. 的干燥成熟种子。

【处方用名】   扁豆,白扁豆,炒扁豆,炒白扁豆,扁豆衣。

【炮制沿革】   宋代有炒(《博济》)、焙(《苏沈》)、蒸(《普本》)、炮(《总微》)、姜汁炒(《局方》)。元代有煮、去皮(《世医》)。明代有连皮炒熟、水浸去皮(《纲目》)。清代有炒黑(《逢原》),同陈皮炒、醋制(《得配》)。《药典》载有白扁豆和炒白扁豆。

炮制作用论述:"恐气滞同陈皮炒,治吐血醋制,治湿火吐血,炒炭。"(《得配》)"炒则微温,多食壅气。"(《本经》)

【产地加工】   秋、冬季采收成熟的果实,晒干,取出种子,晒至全干。

【炮制工艺】

1. 白扁豆   取原药材,除去杂质。用时捣碎。

2. 白扁豆衣   取净白扁豆置沸水中,稍煮至皮软后,捞出,在冷水中稍泡,取出,搓开种皮与种仁,干燥,筛取种皮(其仁亦药用)。

3. 炒白扁豆   取净白扁豆或白扁豆仁,置热锅中,用文火炒至微黄,略有焦斑,有香气溢出时,取出放凉。用时捣碎。

【炮制作用】   白扁豆味甘,性微温,归脾、胃经,具有健脾化湿、和中消暑的功效。用于脾胃虚弱、食欲不振、大便溏泻、白带过多、暑湿吐泻、胸闷腹胀。

扁豆生用清暑、化湿力强。

燀白扁豆可分离不同的药用部位,增加药用品种。扁豆衣,气味俱弱,以祛暑化湿为主。炒白扁豆性微温,偏于健脾止泻。多用于脾虚泄泻、白带绵下。如治脾虚泄泻的参苓白术散(《药典》)。

【质量要求】

1. 白扁豆   为扁椭圆形或扁卵圆形,表面淡黄白色或淡黄色,平滑而略有光泽。质坚硬。种皮薄而脆,种仁黄白色。气微,味淡,嚼之有豆腥气。水分不得过 14.0%。

2. 白扁豆衣   为不规则的卷缩状或片状,淡黄白色,质脆,易碎。

3. 炒白扁豆   形如白扁豆,表面微黄色,略具焦斑,有香气。

【研究述要】   用薄层扫描法和钼蓝比色法对白扁豆炒制前后磷脂成分变化进行分析比较,结果表明白扁豆经炒制后,总磷脂含量减少 6.5%~9.4%。磷脂酰胆碱的摩尔百分比较生品减少 18%~25%,而其他组分的相对摩尔百分比略有增高。

白扁豆中含有对人体红细胞的非特异性凝集素,凝集素 A 不溶于水,无抗胰蛋白酶活性作用,如与饲料相混喂食大鼠,则可抑制其生长,甚至引起肝脏的区域性坏死,加热后则毒性大大降低。凝集素 B 可溶于水,有抗胰蛋白酶活性作用,加压蒸汽消毒或煮沸 1 小时后,活力损失 86%~94%。

现代研究有用浸润砂烫法炒白扁豆,取净的白扁豆用清水浸泡(冬天可用温水)约 1 小时,待种皮稍软后捞起,置容器中润至略膨胀,晾干。用砂炒法炒至多数种皮爆裂,透出香气即可。

(孟　江)

第十三章

复　制

复制法包括天南星、半夏、白附子、附子等药的炮制。要求掌握复制的炮制工艺、炮制作用及注意事项,掌握各中药的炮制工艺要点和炮制作用;熟悉各中药的饮片规格、成品质量及现代研究概况;了解复制的含义和特点。

将净制或切制过的中药,加入一种或数种辅料,分步操作至规定程度的操作过程,称为复制。复制是指工序复杂,分步进行的意思,并非一道工序反复操作。这种方法目前主要用于天南星、半夏、白附子、附子等有毒中药的炮制。

复制早在汉以前就有记载,唐代某些中药就有了较为完整的复制方法论述,如《千金翼方》中的造熟地黄、造干地黄等。部分中药从古至今有几十种复制方法,但工艺和辅料等并不完全一致,具有鲜明的地方炮制特色。

复制的工艺较复杂,一般是经过水处理和水火共制或数法共用,炮制至规定程度,其特点是炮制时间长,工序多,加入辅料品种多。

(一) 复制工艺

将净制或切制过的中药,置适宜的容器内,加入一种或数种辅料,按规定的工艺程序,浸、泡、漂,或蒸、煮,或数法共用,分步操作,以达到规定的质量要求为度。其方法和辅料的选择视具体中药而定。

(二) 复制的作用

(1) 降低或消除毒性:如半夏、附子。

(2) 改变药性:如天南星。

(3) 增强疗效:如白附子。

(三) 注意事项

(1) 时间可选择在春、秋季,避免出现"化缸"。地点应选择在阴凉处,避免暴晒,以免腐烂。

(2) 中药用水浸漂时,每日换水 2～3 次。若气温较高,水面易起白沫,可在换水后加入一定量的白矾(一般 100 kg 中药,用白矾 2 kg),泡一昼夜后,再继续换水浸漂,达到防腐作用。

(3) 加辅料浸泡时,一般每日搅拌 1～2 次,使辅料与中药充分作用。

(4) 如要加热处理,火力要均匀,水量要多,以免糊汤。

半　夏

【来源】　本品为天南星科植物半夏 *Pinellia ternata*（Thunb.）Breit. 的干燥块茎。

【处方用名】　生半夏，清半夏，姜半夏，法半夏。

【炮制沿革】　在汉以前有治半夏（《内经》）。汉、唐有汤洗（《玉函》）、姜制（《肘后》）、水煮制（《集注》）等。宋代始有麸炒（《圣惠方》），姜汁浸炒、制曲（《药证》）等。明代有吴茱萸制（《普济方》），姜、竹沥制（《纲目》），甘草制、制炭（《准绳》）等。清代有姜与桑叶及盐制（《新编》）、皂荚白矾煮制（《逢原》）、姜汁青盐制（《便读》）等。《药典》载有半夏、清半夏、姜半夏、法半夏。

炮制作用论述："凡半夏不㕮咀，以汤洗数十度，令水清滑尽，洗不熟有毒也。"（《玉函》）"令滑尽，不尔戟人咽喉；有毒，用之必须生姜，此是取其所畏，以相畏耳。"（《集注》）"半夏上有隙涎，若洗不净，令人气逆，肝气怒满。"（《证类》）

【产地加工】　夏秋二季采挖，洗净，除去外皮及须根，晒干。

【炮制工艺】

1. **生半夏**　取原药材，除去杂质，洗净，干燥。

2. **清半夏**　取净半夏，加8%白矾水溶液浸泡至内无干心，口尝微有麻舌感为度，取出，用清水洗净，切厚片，干燥。

每100 kg半夏，用白矾20 kg。

3. **姜半夏**　取净半夏，加水浸泡，如起白沫加白矾适量，泡至内无干心，另取生姜切片煎汤，加白矾与半夏共煮透，取出，晾至半干，切薄片，干燥。

每100 kg半夏，用生姜25 kg，白矾12.5 kg。

4. **法半夏**　取净半夏，加清水浸泡至内无干心，取出；加甘草、石灰液浸泡（取甘草适量，加水煎煮2次，合并煎液，倒入用适量石灰水配制的石灰液中），每日搅拌1～2次，并保持浸液pH12以上，至剖面黄色均匀，口尝微有麻舌感为度，取出，洗净，阴干或烘干。

每100 kg半夏，用甘草15 kg，生石灰10 kg。

【炮制作用】　半夏味辛，性温，有毒，归脾、胃、肺经，具有燥湿化痰、降逆止呕、消痞散结的功效。用于痰多咳喘、痰饮眩悸、痰厥头痛、呕吐反胃、胸脘痞闷、梅核气证，外用治痈肿痰核。

半夏生品有毒，对局部有强烈的刺激性，生食能使人呕吐，舌、咽、口腔产生麻木、肿痛、张口困难等。一般不作内服，多作外用，但可随方入煎剂使用，而不宜入丸散剂使用。生半夏以化痰止咳、消肿散结为主，用于疮痈痰核。如用于外感风寒、内伤湿滞或夏伤暑湿所致感冒的藿香正气水（《药典》）。

半夏经炮制后，降低毒性，缓和药性，消除副作用。

清半夏长于化痰，以燥湿化痰为主，用于湿痰咳嗽、痰热内结、风痰吐逆、痰涎凝聚、咯吐不出。用于感冒咳嗽、小儿百日咳、支气管炎的清肺止咳散（《部颁标准》）。

姜半夏善于止呕，以温中化痰、降逆止呕为主，用于胃阳不足、湿阻气滞所致胃痛、痞满的香砂养胃颗粒（《药典》）。

法半夏偏于祛寒痰，同时具有调和脾胃的作用，用于寒痰、湿痰、胃有寒痰不得卧等证。亦多用于中药成方制剂中，如用于脾虚湿盛、痰浊内阻所致眩晕、头痛、如蒙如裹的半夏天麻丸（《药典》）。

【质量要求】

1. **生半夏** 为类球形或偏斜形,表面类白色或浅黄色,顶端有凹陷的茎痕,周围密布麻点状根痕。质坚实。无臭,味辛辣,麻舌而刺喉。水分不得过14%;总灰分不得过4.0%;水溶性浸出物不得少于9.0%;含总酸以琥珀酸计,不得少于0.25%。

2. **清半夏** 为椭圆形、类圆形或不规则片状,切面淡灰色至灰白色。质脆,易折断。气微,味微涩,微有麻舌感。水分不得过13%;总灰分不得过4.0%;含白矾以含水硫酸铝钾计不得过10.0%;水溶性浸出物不得少于7.0%;含总酸以琥珀酸计,不得少于0.30%。

3. **姜半夏** 为片状、不规则颗粒状或类球形。表面棕色至棕褐色。质硬脆,断面淡黄棕色。气微香,味淡,微有麻舌感,嚼之略黏牙。水分不得过13%;总灰分不得过7.5%;含白矾以含水硫酸铝钾计不得过8.5%;水溶性浸出物不得少于10.0%。

4. **法半夏** 为类球形或破碎成不规则颗粒状。表面淡黄白色、黄色或棕黄色。质较松脆或硬脆。气微,味淡略甘,微有麻舌感。水分不得过13%;总灰分不得过9.0%;水溶性浸出物不得少于5.0%。

【研究述要】 对半夏生品及各炮制品对比分析发现,总生物碱含量:生半夏＞法半夏＞姜半夏＞清半夏。麻黄碱含量:姜矾半夏＞生半夏＞姜浸半夏＞姜煮半夏＞矾浸半夏。总氨基酸含量:清半夏＞姜半夏＞生半夏＞法半夏。β-谷甾醇的含量:生半夏＞姜浸半夏＞矾半夏＞姜矾半夏＞姜煮半夏。鸟苷含量:以生半夏最高,其次为姜半夏、清半夏、姜煮半夏和姜浸半夏。多糖含量:法半夏高于生半夏。由于辅料中含有丰富的微量元素,故半夏炮制品锌、镍、铁含量亦高于生品。

生半夏具有强烈的刺激性,刺激咽喉而导致失音,各种制半夏均无失音和刺激的副作用。刺激性成分目前认为是尿黑酸(2,5-二羟基苯乙酸,homengenstic acid)及其葡萄糖苷、3,4-二羟基苯甲醛及其苷、毒针晶等成分。毒针晶主要由草酸钙、凝集素类蛋白和微量多糖组成。毒针晶具有强烈的刺激性毒性,所产生的刺激性可引起炎症反应,可使小鼠毛细管通透性增加,腹腔渗出液中炎症介质 PGE_2 含量增加,也可引起家兔眼结膜严重肿胀。半夏毒针晶中凝集素类蛋白,具有显著的致炎作用,可诱导中性粒细胞向大鼠腹腔迁移,可诱导小鼠腹腔渗出液中蛋白及炎症介质 PGE_2、NO、TNF-α 含量显著提高,可加重针晶刺激家兔眼结膜强烈水肿。半夏炮制后可不同程度地降低其刺激强度,家兔眼结膜及小鼠腹腔刺激性实验均表明,刺激性程度依次为:生半夏＞清半夏＞姜半夏＞法半夏。

半夏或制半夏对碘液注入猫胸腔或电刺激喉上神经所致咳嗽有明显的镇咳作用。制半夏对去水吗啡、洋地黄、硫酸铜引起的呕吐都有镇吐作用。生半夏对小鼠胃肠运动呈显著促进,能明显抑制胃液中 PGE_2 的含量,对胃黏膜损伤较大,而姜矾半夏、姜煮半夏对大鼠的胃分泌功能在胃蛋白酶和 PGE_2 的含量上均无明显影响,显著抑制小鼠胃肠运动,保护胃黏膜正常功能。半夏各炮制品总生物碱对 K562 肿瘤细胞生长具有抑制作用,以姜浸半夏、矾半夏、姜矾半夏作用较为明显,而其中姜浸半夏作用最强。

有关炮制工艺和技术研究表明,115℃、80kPa 压力加热 2 小时,可消除半夏的麻辣味。生半夏在 120℃焙 2 小时,可去除催吐作用而不损害其镇吐作用。清半夏改进工艺为:30℃以下,8%白矾溶液浸泡 24 小时。姜半夏新工艺:每 100 kg 半夏浸泡至透后加 15 kg 姜汁、8 kg白矾,煮 2~3 小时,汁被吸尽。该工艺具有炮制时间短、辅料用量少、工艺易控制等优点。法半夏新工艺:在 30℃下,每 100 g 半夏,用生石灰 10 g、甘草 15 g,浸泡 48 小时,降低半夏刺激性毒性,同药典法比较明确了炮制时间和炮制温度,显著缩短了炮制时间。

天 南 星

【来源】 本品为天南星科植物天南星 *Arisaema erubescens*（Wall.）Schott、异叶天南星 *Arisaema heterophyllum* Bl. 或东北天南星 *Arisaema amurense* Maxim. 的干燥块茎。

【处方用名】 生天南星,制天南星,制南星,胆南星。

【炮制沿革】 唐代有石灰炒黄、面裹煨、姜汁浸(《理伤》)等。宋代有黄酒炒、生姜拌炒、牛乳拌炒(《圣惠方》),牛胆汁制(《药证》),酒煮、姜酒制(《总录》),浆水姜汁煮、羊胆汁制(《普本》),白矾皂荚同煮(《疮疡》)等。金元时期有九蒸九晒(《宝鉴》)、皂角水浸(《丹溪》)等。明代又有了蜜制、酒制、生姜制、白矾汤泡去毒水(《普济方》)等,并发展了姜汁、矾汤和天南星末作饼造曲(《从新》)等。胆南星制法(《幼幼》)、南星曲制法(《得配》)等已比较具体。《药典》载有生天南星、制南星、胆南星。

炮制作用论述:"性烈有毒,姜汁制用,善行脾肺。"(《本草正》)"白矾汤泡去毒水。"(《普济方》)"火制则毒性缓。"(《备要》)

【产地加工】 秋冬二季茎叶枯萎时采挖,除去须根及外皮,干燥。

【炮制工艺】

1. **生天南星** 取原药材,除去杂质,洗净,干燥。

2. **制天南星** 取净天南星,用清水浸漂,每日换水 2～3 次,如水面起白沫时,换水后加白矾(每 100 kg 天南星,加白矾 2 kg),泡 1 日后,再换水,漂至切开口尝微有麻舌感时取出。取白矾、生姜片置适宜容器内,加适量水煮沸后,倒入天南星共煮至无干心时取出,除去姜片,晾至四至六成干,切薄片,干燥。

每 100 kg 天南星,用生姜、白矾各 12.5 kg。

3. **胆南星** 取制天南星细粉,加入净胆汁(或胆膏粉及适量清水)拌匀。蒸 60 分钟至透,取出放凉,制成小块,干燥。或取生南星粉,加入净胆汁(或胆膏粉及适量清水)拌匀,放温暖处,发酵 7～15 日后,再连续蒸或隔水炖九昼夜,每隔 2 小时搅拌一次,除去腥臭气,至呈黑色浸膏状,口尝无麻味为度,取出,晾干。再蒸软,趁热制成小块,干燥。

每 100 kg 制天南星细粉,用牛(或羊、猪)胆汁 400 kg(胆膏粉 40 kg)。

【炮制作用】 天南星味苦、辛,性温,有毒,归肺、肝、脾经,具有燥湿化痰、祛风止痉、散结消肿功效。多用于顽痰咳嗽、风痰眩晕、中风痰壅、口眼歪斜、半身不遂、癫痫、惊风、破伤风。

生天南星辛温燥烈,有毒,多外用。也有内服者,以祛风止痉为主,多用于破伤风如玉真散(《药典》);外用治痈肿疮疥、蛇虫咬伤,如治各种疔痛脓肿的伤疖膏(《药典》)。

制南星毒性降低,增强燥湿化痰的作用。用于顽痰咳嗽。如用于小儿冷积、停乳停食、大便秘结、腹部胀满、痰多的保赤散(《药典》)。

胆南星缓和燥烈之性,降低毒性,药性发生转变,性由温转凉,味由辛转苦,功能由温化寒痰转为清化热痰,长于清化热痰、息风定惊,多用于痰热咳喘、急惊风、癫痫等症。如治痰热惊风的牛黄抱龙丸(《药典》);治痰湿内阻、肝郁气滞所致咽部异物感、咽部不适的金嗓利咽丸(《药典》)等。

【质量要求】

1. **生天南星** 呈扁圆形,表面类白色或淡棕色,较光滑,顶端有凹陷的茎痕,周围有麻点状根痕。质坚硬,断面白色,粉质,气微辛,味麻辣。水分不得过 15.0%;总灰分不得过 5.0%;醇溶性浸出物不得少于 9.0%;含总黄酮以芹菜素计,不得少于 0.050%。

2. **制天南星**　黄白色或淡棕色薄片,半透明,质脆易碎,味涩微麻。水分不得过 12.0%;总灰分不得过 4.0%;含总黄酮以芹菜素计,不得少于 0.050%;含白矾以含水硫酸铝钾计不得过 12%。

3. **胆南星**　呈方块状,表面棕黄色或棕黑色,断面色稍浅,质坚实,有特异的腥气,味苦。

【研究述要】　掌叶半夏碱乙是天南星中有效成分之一,具有抗血栓作用,天南星不同炮制品中掌叶半夏碱乙的含量均较生品含量下降。总氨基酸含量生品明显高于各炮制品,胆南星含量最低,其他各炮制品含量相当。总黄酮的含量生品高于炮制品。生天南星中 β-谷甾醇含量是制天南星的 2.4 倍。

天南星生品有毒,对黏膜有刺激性,可使兔眼结膜出现明显的水肿反应,可对小鼠腹膜刺激引起扭体反应,口尝有麻辣味,其刺激性成分目前认为是毒针晶,毒针晶主要由草酸钙、凝集素类蛋白和微量多糖组成。经过白矾、生姜炮制后,明显去除麻辣味和消除刺激性,毒性降低。其解毒机制可能与吸附毒物,改变毒物的理化性质、生理活性及增强机体解毒能力有关。辅料中生姜具有解毒功能,白矾在水中成 $Al(OH)_3$ 凝胶,吸附毒物或与毒物中和而解毒。

天南星生品、制天南星和胆南星(混合蒸制和发酵法)水溶液均可增强戊巴比妥钠催眠作用,其中混合蒸制法较发酵法作用明显。生品和制南星具有较好的抗炎作用,对大鼠蛋清性关节肿、鼠耳壳肿胀和小鼠棉球肉芽增生有明显的抑制作用,其中制天南星对大鼠蛋清性关节肿抑制作用优于生品。生品和制天南星均具有祛痰和镇痛作用,但制天南星作用明显弱于生品。除胆南星外,天南星及各炮制品的水煎液均有促凝血作用,而它们的水浸液则具有抗凝血作用。

天南星和胆汁均有抗惊厥和中枢抑制作用,胆南星作用的强弱与胆汁的多少有关,两者起协同作用。提示胆南星的质量可用总胆汁酸的含量作为控制标准之一。

制天南星炮制新工艺为:用清水浸泡,当起白沫时加白矾处理,至口尝微有麻舌感时取出,晾干,切片。所得炮制品中 β-谷甾醇的含量提高 1 倍左右,醇浸出物的含量提高 20%～50%,而毒性及副作用可有效地解除。天南星生片经 8% 白矾溶液闷润后加热加压 60 分钟,麻辣味消失,水浸出物含量也大大提高。天南星用水浸润切片后,放入 5% 明矾水溶液中浸泡 5 日,取出干燥,该新工艺制品中 β-谷甾醇含量高于药典法 1 倍以上。利用正交设计,以口尝麻辣味为指标,优选出天南星的最佳炮制工艺:加 12.5% 的白矾,100℃,不水漂,加热 4 小时。另外胆南星采用直接拌和法、用浓缩胆汁与白酒等拌制或蒸制后烘干的方法,缩短了时间,并可保证胆汁中胆酸含量。

白　附　子

【来源】　本品为天南星科植物独角莲 *Typhonium giganteum* Engl. 的干燥块茎。

【处方用名】　生白附子,制白附子。

【炮制沿革】　宋代有热灰中炮裂方可入药用、生姜汁拌抄(《圣惠方》),米泔浸焙、酒浸炒、酒煮炒、醋拌抄(《总录》),炮裂捣碎炙微黄(《普本》),炒制(《传信》),姜汁泡后甘草浸焙(《朱氏》),面包煨(《扁鹊》)等。明代有水浸后炒黄、湿纸裹煨(《普济方》),面裹或湿纸包火煨炮用(《品汇》),煨裂(《医学》)等。清代有童便酒炒(《金鉴》)、姜汁蒸(《增广》)等。《药典》载有生白附子和制白附子。

【产地加工】　秋季采挖,除去须根及外皮,晒干。

【炮制工艺】

1. 生白附子　取原药材,除去杂质。

2. 制白附子　取净白附子,大小分开,用清水浸泡,每日换水 2～3 次,数日后,如起泡沫,换水后加白矾(每 100 kg 白附子,用白矾 2 kg),泡 1 日后再进行换水,至口尝微有麻舌感为度,取出。将生姜片、白矾粉置适宜容器内,加适量水,煮沸后,倒入白附子共煮至内无白心,捞出,除去生姜片,晾至六七成干,切厚片,干燥。

每 100 kg 白附子,用生姜、白矾各 12.5 kg。

【炮制作用】　白附子味辛,性温,有毒,归胃、肝经,具有祛风痰、定惊搐、解毒散结止痛的功效。用于中风痰壅、口眼㖞斜、语言謇涩、痰厥头痛、偏正头痛、喉痹咽痛、破伤风;外治瘰疬痰核、毒蛇咬伤。

生白附子一般多外用,长于祛风痰、定惊搐、解毒止痛。如治破伤风的玉真散(《药典》)。

制白附子毒性降低,消除麻辣味,增强祛风痰的作用。多用于偏头痛、痰湿头痛、咳嗽痰多等证。如用于镇静安神、祛风豁痰的牛黄镇惊丸(《药典》)。

【质量要求】

1. 生白附子　为椭圆形或扁圆形,表面白色至黄白色,略粗糙,有环纹及须根痕,顶端有茎痕或芽痕,质坚硬。气微,味淡,麻辣刺舌。水分不得过 15%;总灰分不得过 4.0%;70% 乙醇浸出物不得少于 7.0%。

2. 制白附子　为类圆形或椭圆形厚片,周边淡棕色,切面黄色,角质。味淡,微有麻舌感。水分不得过 13%;总灰分不得过 4.0%;稀乙醇浸出物不得少于 15.0%。

【研究述要】　白附子炮制后去掉麻舌味,其毒性成分草酸钙针晶含量炮制后降低。但有效成分大量流失,生品中油酸是炮制品的 10 倍,β-谷甾醇是炮制品的 2.5 倍,总氨基酸高于制品 30%。生白附子铝含量很低,而制白附子中铝含量增加,说明是制白附子过程中白矾的残留所致,应引起注意。炮制品中镁、锡含量较生品有所降低,铝、铁、锶含量较生品有所增加,其中铁增加 20 倍左右。另外炮制后可产生 5-羟甲基糠醛和双[5-羟甲基糠醛]醚。

对白附子生品和制品进行镇静、抗惊厥及镇痛作用的比较研究,结果表明白附子生、制品均有明显的镇静作用,能明显推迟因戊四唑及士的宁所致小鼠惊厥出现的时间和死亡时间,减少小鼠扭体反应次数。抗炎作用实验证明,白附子生、制品均对大鼠蛋清性、酵母性、甲醛性关节肿有明显抑制作用,对棉球肉芽肿增生有明显抑制作用。另外白附子生品、药典炮制品、矾制品水提物均有一定的抗肿瘤作用,且生品高剂量对 S_{180} 肉瘤抑制作用最强。毒性实验结果表明,炮制品刺激作用均较生品有明显减弱或消失。说明白附子经炮制后,毒性降低。

制白附子新工艺矾制法减少了浸泡时间和辅料用量,化学成分水溶性游离氨基酸、总氨基酸等含量,新法与药典法无明显差异,均低于生品;脂溶性成分 β-谷甾醇含量新法比药典法高 2 倍;油酸含量新法比药典法高 10 倍,接近于生品,而毒性和刺激性大大降低,同时具有和生品相似的镇静、抗惊厥、抗炎及镇痛作用。

附　子

【来源】　本品为毛茛科植物乌头 *Aconitum carmichaelii* Debx. 的子根的加工品。

【处方用名】 生附片,淡附片,盐附子,黑顺片,白附片,炮附片。

【炮制沿革】 汉代首载火炮(《玉函》)。晋代有炒炭(《肘后》)。南北朝有用东流水并黑豆浸(《雷公》)。唐代有蜜炙(《千金翼》)、纸裹煨(《理伤》)。宋代有水浸、醋浸(《圣惠方》),醋炙、黑豆青盐制、浆水制、黄连制(《总录》),姜制(《博济》),盐制(《三因》)。明代有地黄制(《普济方》)、甘草汤炒(《景岳》)、童便制(《回春》)等。清代有甘草防风童便同制(《说约》)。《药典》载有附片、盐附子、黑顺片、白附片、淡附片、炮附片。

炮制作用论述:"烧灰存性,用冷灰焙去火毒。"(《圣济总录》)"如治风治寒有必须用附子、乌头者,当以童便浸之以杀其毒,且可以助行下之力,入盐尤捷也。"(《发挥》)"生用发散,熟用则峻补。"(《钧元》)

【产地加工】 6月下旬至8月上旬采挖,除去母根、须根及泥沙,习称泥附子。

1. 盐附子 选个大、均匀净制过的泥附子,浸入食用胆巴水溶液中过夜,再加食盐,继续浸泡,每日取出晒晾,并逐渐延长晒晾时间,直至附子表面出现大量结晶盐粒(盐霜),体质变硬即可。

2. 黑顺片 将净制、分档后的泥附子,浸入食用胆巴的水溶液中数日,再连同浸液煮至透心,捞出,水漂,纵切成厚约0.5 cm的片,再用水浸漂,用调色液使附片染成浓茶色,取出,蒸至表面出现油面光泽后,烘至半干,再晒干或继续烘干。

3. 白附片 将净制、分档后的泥附子,浸入食用胆巴的水溶液中数日,再连同浸液煮至透心,捞出,剥去外皮,纵切成厚约0.3 cm的片,用水浸漂,取出,蒸透,晒干。

【炮制工艺】

1. 附片(黑顺片、白附片) 直接入药。

2. 炮附片 将河砂置炒制容器内,用武火加热至滑利状态,投入净制分档后的附片,拌炒至鼓起并微变色,取出,筛去砂,放凉。

3. 淡附片 取净制、分档后的盐附子,用清水浸漂,每日换水2~3次,至盐分漂尽,与甘草、黑豆加水共煮至透心,切开后口尝无麻舌感时,取出,除去甘草、黑豆,切薄片,晒干。

每100 kg盐附子,用甘草5 kg,黑豆10 kg。

【炮制作用】 附子味辛、甘,性大热,有毒,归心、肾、脾经,具有回阳救逆、补火助阳、逐风寒湿邪的功能。用于亡阳虚脱、肢冷脉微、阳痿、宫冷、心腹冷痛、虚寒吐泻、阴寒水肿、阳虚外感、寒湿痹痛。

生附子有毒,极少内服,多外用。如治风湿肢体、筋骨痹痛的祛风湿膏(《部颁标准》)。加工炮制后毒性降低,便于内服。产地加工成盐附子的目的是防止腐烂,利于贮存。加工成黑顺片、白附片后毒性降低,可直接入药,但宜先煎久煎。如用于止血祛瘀、滋阴复脉的止血复脉合剂(《药典》)。

炮附片温肾暖脾,补命门之火力胜,用于心腹冷痛、虚寒吐泻。用于温补肾阳、填精止遗的右归丸(《药典》)。

淡附片以回阳救逆、散寒止痛为主。用于亡阳虚脱、肢冷脉微、寒湿痹痛、心腹冷痛、阳虚水肿、阳虚感冒等证。如治阳虚水肿的济生肾气丸(《药典》)。

【质量要求】

1. 盐附子 本品呈圆锥形,表面灰黑色,被盐霜,顶端有凹陷的芽痕,周围有瘤状突起的支根或子根痕。体重,横切面灰褐色,可见充满盐霜的小空隙及多角形形成层环纹,环纹内侧导管束排列不整齐。气微,味咸而麻,刺舌。

2. 黑顺片　本品为纵切厚片,上宽下窄,外皮黑褐色,切面暗黄色,油润具光泽,半透明状,并有纵向导管束。质硬而脆,断面角质样,气微,味淡。

3. 白附片　本品形如黑顺片,表面黄白色(无外皮),半透明。

附片(黑顺片和白附片)水分不得过 15.0%;双酯型生物碱以新乌头碱、次乌头碱和乌头碱的总量计,不得过 0.020%;含生物碱以乌头碱计,不得少于 1.0%;含苯甲酰乌头原碱、苯甲酰次乌头原碱及苯甲酰新乌头原碱的总量,不得少于 0.010%。

4. 炮附片　本品形如黑顺片或白附片,表面鼓起黄棕色,质松脆。气微,味淡。含生物碱以乌头碱计不得少于 1.0%。

5. 淡附片　本品为纵切片,外皮褐色,切片褐色,半透明,有纵向导管束。质硬,断面角质样。气微,味淡,口尝无麻舌感。淡附片中双酯型生物碱以新乌头碱、次乌头碱和乌头碱的总量计,不得过 0.010%。

【研究述要】　附子中所含的乌头碱等二萜双酯类生物碱既是毒性成分,也是有效成分。经过洗、漂、煮等炮制过程后,毒性降低,减毒机制亦与川乌类同。炮制品中总生物碱含量降低,其中四川产生附片中生物碱含量为 1.1%,白附片为 0.17%,黑片为 0.27%,盐附子为 0.34%。乌头类生物碱新乌头碱、乌头碱和次乌头碱含量很低或检测不到。对附子及其制品乙醚提取物比较,结果发现制品中双酯型生物碱含量降低,而单酯型生物碱含量增加。各种炮制方法和工艺均能使附子中生物碱含量下降,但附子中总生物碱含量的多少不能准确反映其毒性大小,而双酯型生物碱的含量是决定其毒性大小的主要因素。

生附子具有一定抗炎作用趋势,白附片无抗炎作用,而微波炮附子抗炎作用最强。经小鼠热板法实验,生附子在同等剂量下镇痛作用不明显,白附片作用较强且持久,微波炮附子作用强而迅速,也能维持一定时间。不同炮制品毒性大小为生附片＞白附片＞微波炮附片。

炮附子新方法,将附子去皮后,加入药材量 50% 的老水浸泡 10～15 小时,再换清水浸泡 20～24 小时,反复 2～4 次后,蒸 10～20 分钟,晾干或烘干后,选用 2 450 MHz 或 915 MHz 的微波机进行辐射干燥,此法炮制的附子药效较好,毒性低。另外附子中所含的乌头碱等有毒成分在 120℃ 高压蒸制 70 分钟,即可达到口尝无麻舌感的 5 项解毒规定。

(孟　江)

第十四章

发 芽、发 酵

　　要求掌握发芽、发酵的工艺、炮制作用及注意事项；熟悉质量要求；了解发酵、发芽的含义。

　　发芽与发酵的共同点在于均系借助于酶的作用。不同点在于发芽是在一定的温度和湿度下，激活种子内的酶来发挥作用；发酵则是借助外来的微生物和酶而实现的。发芽与发酵是重要的生物技术，是发现、制备新药的有效方法。饮片通过发芽与发酵过程，改变其原有性能，增强或产生新的功效，扩大用药品种，以适应临床用药和制药工业的需要。

第一节 发 芽

　　将净制过的新鲜成熟种子，在适宜的温度、湿度条件下，促使萌发幼芽的操作过程称为发芽。种子在浸种催芽过程中，有两种呼吸作用，即有氧呼吸和无氧呼吸。有氧呼吸释放的能量高于无氧呼吸释放的能量。种子正常发芽需要充分的氧气，但在缺氧的情况下，种子具有一定的耐受缺氧能力，可以进行无氧呼吸。如果无氧呼吸时间过长，则会消耗较多的有机物，释放较少的能量，还积累过多乙醇，使种子受毒。因此，种子发芽过程中保持一定的温度、湿度和通气十分重要。

　　《本经》记载了大豆黄卷，即用发芽法制造。《新修本草》收载了麦蘖，即今之麦芽。

(一) 发芽工艺

　　1. 发芽率的测定　在规定的条件和时间内，生出的正常幼苗数占供检种子数的百分率，称为种子的发芽率。其方法是从经充分混合的净种子中，用数种设备或手工随机数取 400 粒种子，通常以 100 粒为一次重复，大粒种子或带有病原菌的种子，要以再分为 50 粒甚至 25 粒为一副重复。发芽床常用纸床和沙床。若采用纸床：将滤纸放 3 层在发芽盒内，用水润湿后，将种子整齐排列在滤纸上。若进行沙床发芽试验：用事先经过洗涤消毒，pH 为 6.0～7.5，直径为 0.05～0.8 mm 的沙子，加入适量的水，混匀，在培养皿或发芽盒底部垫上一薄层，然后把种子播在湿沙层上,上面再加盖 10 mm 厚的松散的沙。湿润发芽床的水质应纯净、无毒无害,pH 为 6.0～7.5。根据种子的不同,调整人工气候箱"昼""夜"的温度至所需要温度,如大麦的温度为 20℃,稻芽的温度为 30℃。根据发芽床和种子特性决定发芽床的加水量。如沙床加水量为其饱和含水量的 60％～80％(禾谷类等中小粒种子为 60％,豆类等大粒种子为 80％);如纸床,吸足水分后,沥去多余水即可。发芽期间发芽床必须保持湿润,种子周围有足够的空气。大多数种子可在光照下发芽,光照强度为 750～1 250Lx;如在变温条件下发芽,光照应在 8 小时高温时进行。当温度、湿度达到平衡时,将样品置于恒温箱内;发芽第 5 日,拣出正常幼苗和确证的死种子,并计数;第 14 日对剩余种子进行检验。检查出芽粒数与总粒数,计算出芽率(％)。

2. **发芽工艺** 选择新鲜、粒大、饱满、无病虫害、色泽鲜艳的种子或果实,用清水浸泡适度,捞出,置于能透气漏水的容器中,或已垫好竹席的地面上,用湿物盖严,每日喷淋清水 2～3 次,保持湿润,经 2～3 日即可萌发幼芽,待幼芽长出 0.2～1 cm 时,取出干燥。

(二) 发芽的作用

通过发芽,种子内淀粉被分解为糊精、葡萄糖及果糖,蛋白质分解成氨基酸,脂肪被分解成甘油和脂肪酸,并产生各种消化酶、维生素,使其具有新的功效,扩大用药品种。

(三) 注意事项

(1) 选用新鲜成熟的种子或果实,在发芽前应先测定发芽率,要求发芽率在 85％ 以上。

(2) 发芽温度一般在 18～25℃,个别品种发芽温度可在 20～30℃,如大豆可达 30℃。

(3) 种子的浸泡时间应依气候、环境而定,一般春、秋季宜浸泡 4～6 小时,夏季 4 小时,冬季 8 小时。浸渍后含水量控制在 42％～45％ 为宜。发芽时每日喷淋清水 2～3 次,保持湿润。

(4) 适当避光并选择有充足氧气、通风良好的场地或容器进行发芽。

(5) 种子发芽时先长须根后生芽,注意须根与芽的区别。以芽长至 0.2～1 cm 为标准,芽过长则影响药效。

(6) 在发芽过程中,要勤加检查、淋水,以保持所需湿度,并防止发热霉烂。

麦 芽

【来源】 本品为禾本科植物大麦 *Hordeum vulgare* L. 的成熟果实经发芽干燥的炮制加工品。

【处方用名】 麦芽,炒麦芽,焦麦芽。

【炮制沿革】 晋有熬(炒)令黄香(《肘后》)。唐代有微炒(《千金》)、炒黄(《外台》)。宋代有微炒黄(《圣惠方》)。元代有捣细(《宝鉴》)。明代有煨(《景岳》)、"用巴豆炒黄色,去巴豆"(《普济方》)等。清代有炒黑(《得配》)等。《药典》有麦芽、炒麦芽、焦麦芽。

炮制作用论述:"炒香开胃,以除烦闷;生用力猛,主消面食积滞。"(《辨义》)"用芽者,取其发泄。如麦本不疏利,而发芽,则其气透达,疏泄水谷,以利肝气。"(《问答》)

【炮制工艺】

1. **麦芽** 取新鲜成熟饱满的净大麦,用清水浸泡六七成透,捞出,置能排水容器内,盖好,每日淋水 2～3 次,保持湿润。待幼芽长至约 5 mm 时,晒干或低温干燥。

2. **炒麦芽** 取净大麦芽置预热的炒制容器内,用文火加热,不断翻动,炒至表面深黄色,鼓起并有香气,有爆裂声时,取出放凉,筛去灰屑。

3. 焦麦芽　取净麦芽置炒制容器内,用中火加热,炒至爆裂声减弱,表面呈焦褐色,鼓起,并有焦香气时,取出放凉,筛去灰屑。

【炮制作用】　麦芽味甘,性平,归脾、胃经,有行气消食、健脾开胃、回乳消胀功能。用于食积不消、脘腹胀痛、脾虚食少、乳汁郁积、乳房胀痛、妇女断乳、肝郁胁痛、肝胃气痛。

生麦芽健脾和胃,疏肝行气。用于脾虚食少、乳汁郁积。如治饮食不节所致食积的山楂化滞丸(《药典》)。如治肝郁毒蕴所致胁肋胀痛、口苦纳呆、乏力的奥泰乐颗粒(《药典》)。

炒麦芽性偏温而气香,行气消食回乳。用于食积不消、妇女断乳。如治中虚食少、脾胃虚弱、食少难消、脘腹胀闷的健脾丸(《药典》);如治食滞肠胃所致积滞的小儿消食片(《药典》)。

焦麦芽性偏温而味甘微涩,增强消食化滞。用于食积不消、脘腹胀痛。如治食滞化热所致的积滞小儿化食丸(《药典》)。

【质量要求】

1. 麦芽　呈梭形。表面淡黄色。基部胚根处生出幼芽和须根,幼芽长披针状条形。质硬。气微,味微甘。水分不得过 13.0%;总灰分不得过 5.0%;出芽率不得少于 85%。

2. 炒麦芽　形如麦芽。表面棕黄色,偶有焦斑,味微苦。水分不得过 12.0%;总灰分不得过 4.0%。

3. 焦麦芽　形如麦芽。表面焦褐色,有焦斑。味微苦。水分不得过 10.0%;总灰分不得过 4.0%。

【研究述要】　大麦发芽后,从生麦芽的 95% 和 70% 乙醇提取物中分离得到豆甾-5-烯-3-β-醇-7-酮、5-羟甲基糠醛、麦黄酮、β-谷甾醇和胡萝卜苷。用聚丙烯酰胺凝胶电泳测定 17 个麦芽样品,发现麦芽经炮制后,蛋白电泳谱带的数目有明显的改变,生麦芽有 5 条一级谱带,炒麦芽仅有 2 条一级谱带,焦麦芽无谱带,为制定麦芽炮制品的质量标准提供科学依据。大麦发芽后,酶活性因发芽程度不同而有显著差异,当芽长 0.5～1 cm,烘干温度在 30℃,糖化率最高。用烘法替代炒法,烘麦芽无论在酶活性的保留还是水浸出物方面均优于传统的炒麦芽,特别是在酶活性的保留方面优势明显。大麦经发芽制成生麦芽后麦黄酮含量上升至原来的 1.8 倍左右,但是生麦芽经炮制后,麦黄酮显著上升,炒麦芽中麦黄酮含量为生麦芽的 1.2倍,焦麦芽中麦黄酮含量为生麦芽的 1.6 倍左右。

稻　芽

【来源】　本品为禾本科植物稻 *Oryza sativa* L. 的成熟果实经发芽干燥的炮制加工品。

【处方用名】　稻芽,炒稻芽,焦稻芽。

【炮制沿革】　宋代有微炒(《总录》)、炒令焦黑(《圣惠方》)。元代用焙法(《幼幼》)。清代沿用炒法。《药典》有稻芽、炒稻芽、焦稻芽。

炮制作用论述:"候生芽曝干去须,取其中米,炒研面用,其功皆主消导。"(《纲目》)"蘗米即稻蘗也。具生化之性,故为消食健脾、开胃和中之要药,脾胃和则中自温,气自下,热自除也。"(《经疏》)"谷芽,启脾进食,宽中消谷,而能补中,不似麦芽之克削也。"(《逢原》)

【炮制工艺】

1. 稻芽　取成熟而饱满的稻,充分淘洗干燥,装入保温的盆内,加入 40℃ 温水,使稻粒面上保持 2 cm 的水,盆用薄膜封严保温,1～2 小时翻拌 1 次,使稻粒受热和吸水均匀,用清水浸泡至六七成透,捞出,置能排水的容器内,覆盖,每日淋水 1～2 次,保持湿润,待须根长至约 1 cm 时,取出晒干,除去杂质。

2. **炒稻芽** 取净稻芽,置炒制容器内,用文火加热,炒至表面深黄色,大部分爆裂,并有香气逸出时,取出晾凉,筛去灰屑。

3. **焦稻芽** 取净稻芽,置炒制容器内,用中火加热,炒至表面焦黄色,大部分爆裂,并有焦香气逸出时,取出晾凉,筛去灰屑。

【炮制作用】 稻芽味甘,性温,归脾、胃经。具有消食和中、健脾开胃的功能。

生稻芽长于养胃消食,用于食积不消、腹胀口臭、脾胃虚弱、不饥食少。如治小儿积滞化热、消化不良、不思饮食、烦躁易惊、夜寐不安、大便不畅、小便短赤的小儿七星茶颗粒(《药典》)。如治暑湿感冒,亦可用于晕车晕船的保济丸(《药典》)。用于脾肾虚弱所致面黄肌瘦、体倦乏力、眩晕、食少、便溏的生血丸(《药典》)。

炒稻芽性转温,偏于消食。多用于不饥食少。如治夏伤暑湿、宿食停滞的六和定中丸(《药典》)。

焦稻芽性温微涩,善化积滞。用于积滞不消。

【质量要求】

1. **稻芽** 呈扁长椭圆形。两端约尖,外稃黄色,有白色细茸毛。一端有 2 枚对称的白色条形浆片,有弯曲细须根。质硬,断面白色,粉性。气微,味淡。出芽率不得少于 85%。

2. **炒稻芽** 形如稻芽。表面深黄色、有焦斑,具香气。

3. **焦稻芽** 形如稻芽。表面焦黄色,有焦香气。

大 豆 黄 卷

【来源】 本品为豆科植物大豆 *Glycine max* (L.) Merr. 成熟种子经发芽干燥的炮制加工品。

【处方用名】 大豆黄卷,制大豆黄卷,炒大豆黄卷。

【炮制沿革】 大豆黄卷载于汉代《本经》。唐代有“以大豆为芽,蘗生便干之,名为黄卷”(《新修》)、微炒(《千金》)。宋代有“水浸黑豆生芽是也”(《药证》)、焙制(《宝产》)、熬制(《证类》)等。明代要求:生五寸长,便干之(《纲目》)。清代有醋制(《本草述》)。《规范》载有大豆黄卷、制大豆黄卷。

炮制作用论述:“其浸水生芽,则有生发之气,故亦能解表。黑豆本入肾,肾者至水,再以水浸生芽,宜乎治上下表里水湿之邪。”(《便读》)

【炮制工艺】

1. **大豆黄卷** 取净大豆,用清水浸泡至膨胀,放去水,用湿布覆盖,每日淋水 2 次,保持湿润,待芽长至 0.5～1 cm 时,取出,干燥。

2. **制大豆黄卷** 取灯心草、淡竹叶置锅内,加入适量清水煎煮 2 次(每次 30～60 分钟),过滤去渣。药汁与净大豆黄卷共置锅内用文火加热,煮至药汁被吸尽,取出干燥。

每 100 kg 大豆黄卷,用淡竹叶 2 kg,灯心草 1 kg。

3. **炒大豆黄卷** 取净大豆黄卷,置炒制容器内,用文火加热,微炒至较原色稍深,取出,放凉。

【炮制作用】 大豆黄卷味甘,性平,归脾、胃、肺经。具有解表祛暑、清热利湿的功能。

生大豆黄卷用于暑湿感冒,湿温初起,发热汗少,胸闷脘痞,肢体酸重,小便不利。如治肝胆湿热所致黄疸、胁痛、腹胀、发热、恶心呕吐、食欲减退、身体倦懒、皮肤黄染的小儿肝炎颗粒(《药典》)。如治气血两虚、脾肺不足所致虚劳、胃脘痛、痹症、闭经、月经不调的薯蓣丸(《部颁标准》)。

制大豆黄卷宣发作用减弱,清热利湿作用增强。

炒大豆黄卷清解表邪作用极弱,长于利湿舒筋,兼益脾胃,适用于湿痹、水肿胀满。如用于湿邪所致骨节疼痛、肢体重着、痛处不移者;治小便不利、通身浮肿的黄卷丸(《医级》)。

【质量要求】

1. **大豆黄卷** 略呈肾形。表面黄色或黄棕色,微皱缩,一侧有明显的脐点;一端有一弯曲胚根。外皮质脆,多破裂或脱落。气微,味淡,嚼之有豆腥味。以粒大饱满、有皱纹及短芽者为佳。水分不得过 11.0%;总灰分不得过 7.0%;含大豆苷($C_{21}H_{20}O_9$)和染料木苷的总量不得少于 0.080%。

2. **制大豆黄卷** 形如大豆黄卷,粒坚韧,豆腥气较轻而微清香。

3. **炒大豆黄卷** 形如大豆黄卷,质坚韧,颜色加深,偶见焦斑,略有香气。

第二节　发　　酵

经净制或粉碎过的中药,制成一定形状,在适宜的温度和湿度条件下,利用微生物和酶的催化分解作用,使其发泡、生衣的操作过程,称为发酵。中药制成的块状或颗粒状制剂,经发酵处理后,称为曲剂。

利用微生物发酵技术进行中药炮制在我国有着悠久的历史,古代的中药如神曲是由辣蓼、青蒿、苦杏仁等多种中药加入面粉或麸皮经发酵制成的曲剂,能促进消化。其他中药如淡豆豉、半夏曲、红曲等均是通过微生物固体发酵转化后而成的中药。现代中药发酵制药技术是在继承中药炮制学发酵法的基础上,吸取了近代微生物学研究成果,结合现代生物工程的发酵技术而形成的高科技中药制药新技术,以优选的有益菌群中的一种或几种、一株或几株益生菌作为菌种加入中药中,再按照现代发酵工艺制成产品,它是一种含有中药活性成分、菌体及其代谢产物的全组分发酵的新型中药发酵制剂。中药发酵产生大量的新化合物,可为筛选高效新药提供重要的途径。

(一) 发酵工艺

发酵过程主要是有机物质通过微生物和酶的作用转化为其他物质的过程。根据微生物的特性不同,分为有氧发酵和厌氧发酵;根据培养基含水量的不同,分为固态发酵和液态发酵。传统的中药发酵为固态发酵。目前常用的方法有药料与面粉混合发酵,如六神曲、建神曲、半夏曲等;直接用药料进行发酵,如淡豆豉。

发酵过程主要是微生物新陈代谢的过程,因此,该过程要保证其生长繁殖的条件。主要条件如下:

1. **菌种** 菌种是发酵的重要因素。固态发酵理想的微生物应具备以下特征:① 能够利用多糖的混合物;② 有完整的酶系,可以迅速从对某一种多糖的代谢转化为对另一种多糖的代谢;③ 能够深入到料层中,也能穿过基质细胞内;④ 在发酵过程中以菌丝形式生长,而不易孢子化;⑤ 生长迅速,染菌概率小;⑥ 可以在含水量低的基质中生长;⑦ 能够耐受高浓度的营养盐;⑧ 可以耐受基质预处理过程中产生的苯类等有毒物质。

传统中药发酵利用空气中的微生物自然发酵,常常因菌种不纯影响质量。

2. 基质　基质基本结构为大分子,为微生物生长代谢提供碳源和能量。主要为含氮物质、含碳物质等。如六神曲中面粉为菌种提供了碳源,赤小豆为菌种提供了氮源。基质在使用时要进行粉碎过重筛,颗粒的结构、颗粒大小、颗粒形状、颗粒的多孔性、颗粒均匀性及硬度、基质的异质性都会影响发酵的质量。

3. 温度　一般发酵的温度为 30～37℃,最适宜的温度要根据具体菌种而定。温度的控制一是控制微生物的生长,利于有益微生物的生长,抑制杂菌的生长;二是既要考虑微生物的生长,同时考虑酶催化反应速度;三是通过温度来控制酶催化反应的速度。随着发酵的进行,发酵过程产生代谢热。由于底物热传导性差,产生热量很难及时扩散,造成温度梯度,难于控制发酵的温度,影响发酵的质量。因此控制物料层厚度,控制块曲的大小厚薄,及时调整物料的位置,控制通风道的风速及流量,都是保证发酵温度均匀的行之有效措施。

4. 湿度　一般发酵的相对湿度为 70%～80%。基质的含水量以及发酵的环境的相对湿度是影响产出的重要因素。水在固态发酵中不仅为微生物生长提供营养充足的水环境,而且还影响到微生物对氧的利用。微生物能否在底物上生长取决于该基质的水活度 a_w,它与底物的含水量 W 有关。含水量和水活度是两个直接相关的量,定义为:

$$w = \frac{物料湿重 - 物料干重}{物料湿重}$$

$$a_w = \frac{p}{p_a}$$

式中,a_w 为基质的水活度;P 为湿料饱和蒸气压;Pa 为同样温度下纯水饱和蒸气压。

底物的性质、最终产物的类型及微生物的需求共同决定底物含水量的水平,微生物不同,水活度也不同。一般而言,大多数酵母菌的 a_w 在 0.80～0.90,真菌及少数酵母菌的 a_w 在 0.60～0.70。因此,固态发酵常用真菌就因其对水活度要求低,可以排除其他杂菌的污染。水活度是影响水和溶质穿过细胞膜的一个重要参数,通过 a_w 的调整,可以用于调节微生物代谢物的产生。在发酵过程中,由于蒸发及温度上升,导致 a_w 下降,可以通过往底物加无菌水,加湿空气,安装喷湿器等办法来提高 a_w。固态底物中水活度可以用空气的相对湿度(RH)来调节,相对湿度应控制在 70%～85%。湿度太大,则药料发黏,且易生虫霉烂,造成曲剂发暗;过分干燥,则曲剂易散不能成形。经验以"握之成团,指间可见水迹,放下轻击则碎"为宜。

5. pH　发酵过程中 pH 一般控制在 4.0～7.6,为避免发酵过程中湿物料 pH 的变化,通常采用具有缓冲能力的物质作底物以消除 pH 变化所带来的不利影响。在敞开式发酵中,经常用一定浓度碱(酸)水溶液喷洒在曲上来调节 pH。另外也可采用含氮无机盐(如脲)作为氮源,以抵消发酵过程中生成的酸带来的负面影响。

6. 通气　在好氧微生物的固态发酵过程中,氧的传递往往是限制微生物生长和产物形成的重要因素之一,底物含水量如果太高,空隙中充满了游离水,空气被排出,造成厌氧环境,微生物的生长会受到抑制。采用搅拌和通气可为微生物提供充分的氧气。一般情况下采用颗粒状多孔或纤维状物质做底物,减少底物的厚度,增大底物间空隙,使用多孔浅盘发酵,使用转鼓反应器等措施能改善通气状况,有利于发酵进行。

卫生部部颁曲剂标准:中药经过发酵后制成的曲剂大多呈块状,个别呈颗粒状。块状曲剂形状应完整,不易松散,表面粗糙,质脆有霉斑。除另有规定外,水分不得超过 8.0%,每块(包)与标示重量相比较,重量差异限度不得超过±10.0%。超过重量差异限度的不得多于 2块,并不得有 1 块超过重量差异限度的 1 倍。

发酵制品以曲块表面霉衣黄白色、内部有斑点,并有酵香气味逸出为佳。

(二) 发酵的作用

(1) 改变原有性能,产生新的治疗作用,扩大用药品种,实质亦是制备新药:如六神曲、建神曲、淡豆豉等。

(2) 增强疗效:如半夏曲。

(三) 注意事项

(1) 为防止曲块出现黑色霉味及酸败味,原料在发酵前应进行杀菌处理,以免杂菌感染,影响发酵质量。

(2) 发酵过程须连续进行,一次完成。

(3) 温度和湿度对发酵的速度影响很大,温度、湿度过低或过高都不利于发酵。

六 神 曲

【来源】 本品为苦杏仁、赤小豆、鲜青蒿、鲜苍耳草、鲜辣蓼等药加入面粉(或麦麸)混合后经发酵而成的曲剂。

【处方用名】 六神曲,神曲,炒神曲,焦神曲。

【炮制沿革】 汉代始见有曲(《金匮》)。晋代有熬令黄(《肘后》)。唐代有炒令黄(《食疗》)。宋代有微炒黄色(《圣惠方》)、半夏制(《朱氏》)。元代有纸煨(《活幼》)、隔年陈麦面作曲(《丹溪》)。明代有造大小麦曲法和酒制(《纲目》)。清代有枣肉制(《普济方》)、煮制(《金鉴》)、制炭(《医案》)等。《规范》有六神曲、炒神曲、麸炒神曲和焦神曲。

炮制作用论述:"凡用须火炒黄,以助土气,陈久者良。"(《大法》)"生用能发其生气,熟用能敛其暴气。"(《备要》)"味甘气香醒脾,生用消谷力剧。"(《尊生》)"消导炒用,发表生用。"(《便读》)

【炮制工艺】

1. 六神曲 取苦杏仁、赤小豆碾成粉末,与面粉混匀,加入鲜青蒿、鲜辣蓼、鲜苍耳草药汁,揉搓成握之成团、掷之即散的粗颗粒状软材,置模具中压制成扁平方块(33 cm×20 cm×6.6 cm),用鲜苘麻叶包严,放入箱内,按品字形堆放,上面覆盖鲜青蒿。置 30～37℃,经 4～6日即能发酵,待药面生出黄白色霉衣时取出,除去苘麻叶,切成 2.5 cm 见方的小块,干燥。

每 100 kg 面粉,用苦杏仁、赤小豆各 4 kg,鲜青蒿、鲜辣蓼、鲜苍耳草各 7 kg。药汁为鲜草汁或其干品煎出液。

2. 麸炒六神曲 取麦麸皮均匀撒入炒制容器内,即刻烟起,投入神曲块,快速翻炒至神曲表面呈焦黄色,取出,筛去麸皮,放凉。

每 100 kg 神曲,用麦麸 10 kg。

3. 焦六神曲 将神曲块投入炒制容器内,用文火加热,不断翻炒,至表面呈焦褐色,内部黄色,有焦香气时,取出,摊开放凉。

【炮制作用】 六神曲味甘、辛,性温,归脾、胃经。用于脾胃虚弱、饮食停滞、胸痞腹胀、呕吐泻痢、小儿食积。

生六神曲健脾开胃,并有发散作用。如治饮食不节所致食积,症见脘腹胀满、纳少饱胀、大便秘结的山楂化滞丸(《药典》)。

麸炒神曲甘香气,以醒脾和胃为主。如治食积内停所致食欲不振、消化不良、脘腹胀闷、肠鸣泄泻的大山楂丸(《药典》)。如治胃肠积滞、外感时邪所致身热体倦、饮食少进、呕吐乳食、腹胀便泻、小便不利的香苏调胃片(《药典》)。

焦神曲消食化积力强,以治食积泄泻为主。如治食滞化热所致积滞,症见厌食、烦躁、恶心呕吐、口渴、脘腹胀满、大便干燥的小儿化食丸(《药典》)。

【质量要求】

1. **神曲** 为立方形小块,表面灰黄色,粗糙,质脆易断,微有香气。

2. **麸炒神曲** 表面焦黄色,偶有焦斑,质坚脆,有焦香气。

3. **焦神曲** 表面焦褐色,带焦斑,断面微黄色,有焦香气。

【研究述要】 六神曲含有酵母菌、乳酸杆菌、麦角固醇、挥发油、苷类等。现代研究表明,六神曲中的消化淀粉效价经炒黄后一般保存了生品的 60%,而炒焦后基本消失。六神曲外观质量不同,其酶活力及 pH 亦不同。其中以内土黄色,外灰黄色,质地较硬,有辛、酸、苦味,陈腐气者活力较高,酸度较低,质量好。以分光光度法测定不同产地六神曲蛋白酶活力,以容量滴定法测定其淀粉酶活力,表明不同产地六神曲消化酶活力没有显著性差异,六神曲生品蛋白酶、淀粉酶活力均显著高于炮制品。可以将消化酶作为神曲的质量标准之一,用以控制六神曲的质量。

六神曲麸炒品和焦炒品均能较好地促进胃的分泌功能,增强胃肠的推动功能。采用常规细菌培养与鉴定检测传统发酵神曲中微生物及其有益菌,研究不同发酵神曲对脾虚小鼠肠道菌群调整及肠保护作用,发现传统发酵神曲含有大量杂菌,酵母菌为其主要有益菌。不同发酵神曲均可使肠道菌群失调恢复正常,并使脾虚小鼠肠壁肌层厚度增加、杯状细胞数量增多、使肠黏膜微绒毛排列紊乱和线粒体肿胀的恢复,神曲具有对脾虚小鼠肠道菌群调整作用并可促进损伤肠组织的恢复。神曲对于肠道菌群失调引起的肝脏、肾脏和肠道病变具有调整和保护作用,对肠道菌群失调动物具有治疗作用。神曲还具有调节肠易激综合征患者肠道菌群的作用,能增加肠道有益菌的数量,改善临床症状。

神曲中除消化酶外还含有乳酸、维生素、微量元素等有效成分,对人体有一定的调节作用。所以神曲炒焦后,能增强消食导滞作用。在对小鼠进行的药理实验中发现炒品、炒焦品能较好地促进胃的分泌功能和增强胃肠的推进功能。表明消化酶并非是神曲消导作用的唯一有效成分,神曲的作用是多种成分作用的结果。

对神曲的原料、发酵时间等进行研究,原料中青蒿、苍耳、辣蓼用鲜品或干品未见显著差异;不同面粉、麦麸配比的样品淀粉酶活力有差异,蛋白酶活力、薄层色谱未见显著差异;发酵时间对各酶活力有显著影响。表明原料中青蒿、苍耳、辣蓼可用干品,并可粉碎后直接拌曲,可用一定比例的麦麸代替面粉,发酵时间以 7 日为佳。

半 夏 曲

【来源】 本品为清半夏、白矾、神曲、生姜汁与面粉经加工发酵炮制而成的曲剂。

【处方用名】 半夏曲,炒半夏曲。

【炮制沿革】 半夏曲载于宋代"半夏汤洗七次为末,生姜汁捣和作曲"(《局方》)和"半夏汤浸七次,切,焙干,用生姜三钱,同捣成曲,焙干"(《药证》)。明代发展有"半夏研末,以姜汁、白矾汤和作饼,楮叶包置篮中,待生黄衣,日干用,谓之半夏曲"(《纲目》);陈嘉谟谓:"若研末掺少枯矾,拌姜汁捏作小饼,楮叶包裹,风际阴干,此又名半夏曲也,片则力峻,曲则力柔。"明、清基本沿用《纲目》之法。《部颁标准》载有半夏曲。

【炮制工艺】

1. **半夏曲** 将清半夏、白矾、神曲3味粉碎成细粉,生姜汁加水适量,与面粉及上述细粉搅匀,制成粗粒或软硬适宜的小块,发酵,干燥,即得。

组成:清半夏160 g,白矾10 g,六神曲5 g,生姜汁20 g,面粉32 g。

2. **麸炒半夏曲** 先将麦麸皮撒入用中火加热的炒制容器内,即刻烟起,随即投入半夏曲,迅速拌炒至表面呈深黄色时,取出,筛去麸皮,晾凉。

每100 kg半夏曲,用麸皮10 kg。

【炮制作用】 半夏曲味甘、微辛,性温,归脾、胃经。半夏经发酵制成曲剂后,可增强降逆止呕、止咳化痰的功能。如治胃肠衰弱、消化不良、胸膈满闷、腹痛呕吐、肠鸣泄泻的养胃片(《部颁标准》)。如治心气虚寒、心悸易惊、失眠多梦、健忘的柏子养心丸(《药典》)。

麸炒半夏曲具焦香气,可增强健胃消食的作用。如治停食停乳引起的肚胀腹硬、呕吐乳食、大便秘结、痰热惊风的儿童七珍丸(《部颁标准》)。如治脾胃虚弱、消化不良引起的食欲不振、脘腹胀痛、吞酸嘈杂、大便不调的香砂和胃丸(《部颁标准》)。

【质量要求】

1. **半夏曲** 表面为淡黄色或灰白色,微有裂隙,粗糙,质松易碎,气微,味微辛。味酸、辣。草酸钙针晶成束散在或成束存在于椭圆形黏液细胞中。《北京市中药饮片炮制规范》:水分不得过11%。

2. **麸炒半夏曲** 形同半夏曲,表面呈米黄色,具焦香气。

【研究述要】 历史上针对痰的性质不同有矾曲、生姜曲、皂角曲、竹沥曲、麻油曲、牛胆曲、开郁曲、硝黄曲、海粉曲、霞飞曲等半夏炮制品。半夏曲方法改进是以半夏曲的淀粉酶活力、蛋白酶活力和小肠推动率为评价指标,用单因素方差和秩和检验进行分析,认为清半夏80 g、法半夏80 g、六神曲原料5 g、白矾10 g、生姜汁20 g、面粉32 g为半夏曲最佳的发酵处方。该方工艺简单、经济、可操作性强。

目前除半夏曲外,《部颁标准》收载临床上常用的有法制半夏曲、保宁半夏曲两种。法制半夏曲由法半夏、川贝母、化橘红、沉香、肉桂、山奈、甘草、藕粉组成,有温肺止咳、降逆止呕的功效。用于痰多气喘,因寒清、热稠引起的恶心呕吐。保宁半夏曲由半夏(制)、豆蔻(去壳)、砂仁(去壳)、肉桂、木香、丁香、枳实(炒)、枳壳、五味子、陈皮、青皮(去心)、生姜、薄荷、甘草、广藿香组成,有止咳化痰、平喘降逆、和胃止呕、消痞散结之功效。用于风寒咳嗽、喘息气急、湿痰冷饮、胸脘满闷、久咳不愈、顽痰不化及老年咳嗽等症。

半夏曲处方不尽相同,早版教材是法半夏:面粉(3:1),其他教材有法半夏加六神曲发酵制得,即将法半夏、赤小豆、苦杏仁粉碎成细粉,与面粉混合均匀,加入鲜青蒿、鲜辣蓼、鲜苍耳草的煎出液,搅拌均匀,发酵,制成小块,干燥。每100 kg法半夏,用苦杏仁30 kg,赤小豆30 kg,鲜青蒿30 kg,鲜辣蓼30 kg,鲜苍耳草7 kg,面粉400 kg。本教材遵用《部颁标准》Z10-

49,标准编号：WS3－B－1919－95。

淡 豆 豉

【来源】 本品为豆科植物大豆 *Glycine max* （L.）Merr. 成熟种子的发酵加工品。

【处方用名】 淡豆豉。

【炮制沿革】 晋代有熬令黄香（《肘后》）。唐代有九蒸九曝（《心鉴》），微炒令香（《食疗》），"三蒸令干，每蒸以未熟为度"（《千金》），"蒸炒以酒渍服之至佳"（《新修》）。宋代有"炒令烟出，微焦"（《圣惠方》）。明代详细记载了造淡豆豉法（《粹言》）。《药典》载有淡豆豉。

炮制作用论述："黑豆性平，作豉则温，即经蒸（罨），故能升能散。"（《大法》）"炒熟又能止汗。"（《必读》）

【炮制工艺】 淡豆豉 取桑叶、青蒿加水煎煮，滤过，将煎汁拌入净大豆中，待汤液被吸尽后，置蒸制容器内蒸透，取出，稍凉，再置容器内，用煎过的桑叶、青蒿渣覆盖，保温发酵至黄衣布满时，取出，除去药渣，洗净，置容器内，再闷 15～20 日，至充分发酵，有香气逸出时，取出，略蒸，干燥，即得。

每 100 kg 黑大豆，用桑叶、青蒿各 7～10 kg。

【炮制作用】 淡豆豉味苦、辛，凉，归肺、胃经，具有解表、除烦的功能。用于伤风感冒、发热恶寒、头痛，或胸中烦闷、虚烦不眠。如治流行性感冒，症见发热恶风、头痛头晕、咳嗽、胸闷、咽喉肿痛的羚羊感冒片（《药典》）。如治风热感冒，症见发热头痛、咳嗽口干、咽喉疼痛的银翘解毒丸（浓缩丸）（《药典》）。

【质量要求】 淡豆豉呈椭圆形，略扁，表面黑色，皱缩不平。质柔软，断面棕黑色。气香，味微甘。

【研究述要】 淡豆豉是常用的解表药，历版《药典》均有记载。淡豆豉的制法为自然发酵法，杂菌污染极为严重，采用黑曲霉纯种培养新工艺，在温度 (28 ± 2) ℃，相对湿度 95%，发酵培养 15～20 日，改进后的工艺避免了杂菌感染，产品质量符合标准。淡豆豉含有大豆中的 12 种异黄酮，分为游离型的苷元和结合型的糖苷两类，经发酵后苷转变为苷元，两种含量较高的苷元成分为染料木素和大豆素。用 HPLC 法测定淡豆豉中游离染料木素含量为 (230.64 ± 9.14) $\mu g/g$、大豆黄素含量为 (264.26 ± 4.22) $\mu g/g$，用盐酸水解处理后样品中染料木素总含量为 (276.00 ± 7.81) $\mu g/g$，大豆黄素总含量为 $(287.65\pm5.70)\mu g/g$。建立的方法准确、简便，可用于控制和评价淡豆豉的品质。

淡豆豉最佳炮制工艺为：取桑叶 90 g，青蒿 100 g，加入约生药量 18 倍水煎煮 3 次，每次 1 小时，滤过，药液浓缩到相对密度为 1.10～1.12 g/cm^3，拌入净大豆 1 000 g 中，待吸尽后，隔水蒸 1.5 小时，取出，稍晾，用煎过的桑叶、青蒿渣覆盖，放入温度为 (30 ± 2) ℃的培养箱内，闷使发酵 6～8 日至黄衣上遍时，取出，去药渣，洗净，干燥，即得。

红 曲

【来源】 本品为曲霉科真菌紫色红曲霉 *Monascus parpureus* Went 的菌丝及孢子，经人工培养，使菌丝在粳米内部生长，使整个米粒变为红色的制品。

【处方用名】 红曲，红曲炭。

【炮制沿革】 红曲也被称作丹曲。五代人陶谷在《清异录》中有赐绯羊其法以红曲煮肉的最早的记载。宋有瓦上焙(《朱氏》)。元代有炒(《活幼》)。明代《纲目》有白粳米造红曲法。现在主要的炮制方法有制曲及炒炭等。《中药大辞典》载有红曲。

炮制作用论述:"以粳米蒸窨而成……导滞化食,行血和营,即其蒸窨变化之性。"(《便读》)"红曲,活血消食,健脾燥胃,治赤白痢,下水谷,陈久者良。"(《本草衍义补遗》)"红曲消食健胃与神曲相同,而活血和伤,唯红曲为能,故治血痢为要药。"(《本经疏》)"红曲甘温色赤,入营而破血活血,燥胃消食,治赤白下痢,跌打损伤,产后恶露不尽。"(《从新》)

【炮制工艺】 红曲 将稻米(粳稻、糯米)用水充分洗净,加水浸泡,沥干水,蒸煮至熟,饭粒捏成团后自行松散,打散,喷雾着水,将饭粒水分调到 40% 左右,冷却到 45℃,将紫红曲霉菌种扩大培养与饭粒充分拌匀,将温度控制在 45℃,发酵 10 日,至米粒呈红色,取出晒干或低温干燥(温度控制在 60℃ 左右),干燥至红曲米粒水分≤12.0%,即可。

传统制法:选择红色土壤,挖一深坑,在坑底及四周铺以比篾席,将粳米倒入其中,盖以篾席,压以石块,使其发酵而变为红色,经 3~4 日后,米粒外皮紫红色,内心亦变为红色即可。

【炮制作用】 红曲味甘,性温,归肝、大肠经,具有活血化瘀、健脾消食的功能。用于产后恶露不净、瘀滞腹痛、食积饱胀、赤白下痢,外用治跌打损伤。如治脾虚痰瘀阻滞症的气短、乏力、头晕、头痛、胸闷、腹胀、食少纳呆等和高脂血症的血脂康胶囊(《国家药品标准》)。如用于高脂血症及动脉粥样硬化引起的其他心脑血管疾病辅助治疗的脂必妥片(《国家药品标准》)。如治风湿阻络、血脉瘀阻兼有阴虚所致痹病的舒筋活络酒(《药典》)。

【质量要求】 红曲 呈米粒状,多碎断,表面紫红色或棕红色,断面粉红色。质脆,手捻之易碎,染指。微有酵酸气,味淡。

国家标准:红色到紫红色的米粒,断面为粉红色,质轻脆,无霉变。理化指标(一级):色价>800,水分<12%,砷<1×10⁻⁶,六六六<0.3×10⁻⁶,DDT<0.2×10⁻⁶,黄曲霉毒素 B_1<5×10⁻⁶。

【研究述要】 大米发酵成红曲后,经分析含有莫纳可林 K(洛伐他汀)、麦角固醇(维生素 D 前体)、γ-氨基丁酸、天然植物激素。

洛伐他汀能有效地抑制肝脏羟甲基戊二酰辅酶 A 还原酶的作用,降低人体胆固醇合成,减少细胞内胆固醇贮存;促进 LDL 受体合成,增加 LDL 受体的活性和数量,加强 LDL 胆固醇的摄取与代谢,降低血中低密度脂蛋白胆固醇的浓度,从而有效地预防动脉粥样硬化;抑制肝脏内脂肪酸及三酰甘油的合成,促进脂质的排泄,降低血中三酰甘油的水平。

近年来对红曲的生产工艺进行改进,采用优质籼米为原料,采取变温培养,麦芽汁斜面直接接种,大米作氮源,蛋白胨作附加氮源,0.2% 甘油,5% 蛋白胨,起始含水量 50%,并保持在46%~52% 为宜。发酵时间 15 日,即 32~35℃ 培养 7 日后降至 23~25℃ 培养到 15 日即可。

红曲作为保健食品,推荐量每日暂定不超过 2 g。产品中洛伐他汀应当来源于红曲,总洛伐他汀推荐量每日暂定不超过 10 mg。

建 神 曲

【来源】 本品为面粉、麸皮与藿香、青蒿等中药混合后,经发酵而制成的曲剂。

【处方用名】 建神曲,炒建神曲,焦建神曲。

【炮制沿革】 建神曲见于清代《纲目拾遗》:又名泉州神曲,是六神曲的加味方。《药性考》曰:"白酒药曲,松江得名,良姜四两,草乌半斤,吴萸白芷,黄柏桂心,干姜香附,辣蓼苦参,秦椒九味,一两等分,菊花薄荷,二两齐秤,丁皮益智,五钱杏仁,共为细末。滑石五斤,米粉斗八,河水搅匀。造丸干用,酿酒芬馨,炒焦拌食,滞积消灵。"《规范》有炒建神曲、焦建神曲。

【炮制工艺】

1. 建神曲　取藿香 6 kg,青蒿 6.5 kg,辣蓼草 6.5 kg,苍耳草 6.5 kg,苦杏仁 4 kg,赤小豆 4 kg,炒麦芽 9 kg,炒谷芽 9 kg,炒山楂 9 kg,陈皮 6 kg,紫苏 6 kg,香附 6 kg,苍术 6 kg,炒枳壳 3 kg,槟榔 3 kg,薄荷 3 kg,厚朴 3 kg,木香 3 kg,白芷 3 kg,官桂 1.5 kg,甘草 1.5 kg;面粉 10.5 kg,生麸皮 21 kg。各药共研细粉与生麸皮混匀,再将面粉制成稀糊,趁热与上述混合各药糅合制成软材,压成块状,发酵,取出,干燥。

2. 炒建神曲　取净建曲碎块,置炒制容器内,用文火炒至表面呈深黄色,有香气逸出时,取出,放凉。

3. 焦建神曲　取净建曲碎块,置炒制容器内,用武火炒至表面呈焦褐色,有焦香气逸出时,取出,放凉。

【炮制作用】　建神曲味辛、甘,性温,归脾、胃经,具有消食化积、发散风寒、健脾和胃的功能。

生建曲用于感冒头痛、宿食积滞、胸腹胀满、脾虚泄泻。如治脘腹胀满、伤食呕恶、小儿厌食、消化不良、脾胃虚弱的消食健脾片(《部颁标准》)。如治消化不良、小儿厌食、老年脾胃虚弱的益脾壮身散(《部颁标准》)。

炒黄、炒焦可增强其消食化积、健脾和胃的功能。常与健脾消食药同用。建曲同有消食作用,但其原料、工艺不同于神曲,效用各有所长,神曲主要用于宿食不化、脘腹胀满、食少便溏;建曲主要用于风寒感冒兼有食滞、呕吐等症。

【质量要求】

1. 建神曲　不规则的碎块,土黄色。具清香气,味淡,微苦。
2. 炒建神曲　形如建神曲,表面呈深黄色,具香气。
3. 焦建神曲　形如建神曲,表面呈焦褐色,具焦香气。

(赵荣华)

第十五章

制　　霜

导学

制霜法包括去油制霜、渗析制霜和升华制霜。要求掌握去油制霜和渗析制霜的炮制工艺、炮制作用及注意事项；熟悉重点中药的饮片规格、炮制作用、成品质量及现代研究概况，一般中药的炮制作用和炮制规格；了解去油制霜、渗析制霜的含义、特点。

将中药制成松散粉末或制取结晶的操作过程，称为制霜。根据操作方法的不同，制霜可分为去油制霜、渗析制霜和升华制霜。升华制霜涉及中药较少，目前不常用。

第一节　去油制霜

将中药适当加热，除去油脂，制成松散粉末的操作过程，称为去油制霜。本法适用于含油脂较多且多具滑肠或峻泻作用的果实、种子类中药。

(一) 去油制霜工艺

取原药材，去壳取仁，碾成细末或捣烂如泥，加热，压榨去油，如此反复操作，至成为松散粉末，不再黏结即得。

(二) 去油制霜的作用

(1) 降低毒性，缓和药性：如巴豆、木鳖子等。

(2) 降低副作用：如柏子仁。

(三) 注意事项

(1) 采用去油制霜制备饮片，宜将中药放于热处或适当加热，以利于油脂渗出。

(2) 有毒中药炮制过程中用过的布或纸等材料，应及时处理，以免误用。

(3) 在炮制有毒中药时，产生的油蒸气会危害操作者健康，应注意安全防护。

巴　　豆(彩图 30)

【来源】 本品为大戟科植物巴豆 *Croton tiglium* L. 的干燥成熟果实。

【处方用名】　生巴豆,巴豆霜。

【炮制沿革】　汉代有去皮心,熬制(《玉函》)。唐代有火炮(《千金》)、火炼(《新修》)、烧制(《外台》)。宋代有纸煨、油制、面制、醋制、萝卜制(《圣惠方》),炒制(《三因》),面煨(《洪氏》),并提出制霜:"以巴豆剥去壳,取净肉,去肉上嫩皮,纸包水湿,入慢火中煨极熟,取起,另以绵纸包之,缓缓捶去其油,纸湿则另换,以成白粉为度。"(《苏沈》)明代有煅制(《准绳》)、黄连制(《准绳》)、甘草制(《粹言》)等。清代增加沉香制(《握灵》)、雄黄制(《问答》)、吴茱萸制(《丛话》)等。《药典》载有生巴豆和巴豆霜。

炮制作用论述:"得火者良,若急治为水谷道路之剂,去心皮,膜油,生用。若缓治为消坚磨积之剂,炒烟去令紫黑研用,可以通肠,可以止泄。"(《汤液》)"本草云生温有毒,熟寒无毒,今之去油生用为避寒也,殊不知寒不足避,当避其大毒,况本经全无去油之制法,陶氏煮令黄黑,然亦太过,不如去其心膜者五度换水,各煮一沸为佳。"(《粹言》)

【产地加工】　秋季果实成熟时采收,堆置2～3日,摊开,干燥。

【炮制工艺】

1. 生巴豆　取原药材,拣尽杂质,曝晒或烘干后,搓去种皮,取仁。

2. 巴豆霜　取净巴豆仁,碾如泥状,蒸热,压榨去油,如此反复几次,至不再黏结成饼,完全成为松散粉末即得。

注意事项:① 生巴豆有剧毒,巴豆种仁、油蒸气易引起皮炎,局部红斑或红肿等,在制霜过程中,建议戴手套及口罩进行防护。② 工作结束时,可用冷水洗涤裸露部分。如有皮炎症状时,可用绿豆、防风、甘草煎汤内服。③ 压榨去油,应适当加热,以利于油脂渗出;如用粗纸包压时要勤换纸,以使油脂充分渗在纸上。④ 用过的纸等材料应立即烧毁,以免误用。

【炮制作用】　巴豆味辛,性热,有大毒,归胃、大肠经,具有峻下积滞、逐水消肿、豁痰利咽、蚀疮的功能。

生巴豆毒性强,泻下作用峻猛,常外用蚀疮。多用于恶疮、疥癣、疣痣、面神经麻痹等症。如单独用巴豆敷贴患处或特定穴位,治关节炎、面神经麻痹。

巴豆霜毒性降低,并缓和泻下作用,避免伤及正气。具有峻下积滞、逐水消肿、豁痰利咽的功效。多用于寒积便秘、乳食停滞、下腹水肿、二便不通、喉风、喉痹等症。如治湿浊中阻、食滞不化所致腹泻、腹胀、腹痛的胃肠安丸(《药典》);用于小儿冷积、大便秘结、腹部胀满、痰多的保赤散(《药典》)。

【质量要求】

1. 生巴豆　为略扁的椭圆形,表面棕色或灰棕色;外种皮薄而脆,内种皮呈白色薄膜;种仁黄白色,油质。气微,味辛辣。

2. 巴豆霜　为粒度均匀、疏松的淡黄色粉末,显油性。味辛辣。水分不得过12.0%;总灰分不得过7.0%;脂肪油含量为18.0%～20.0%;巴豆苷含量不得少于0.80%。

【研究述要】　传统制霜法易使脂肪油含量产生较大差异。测定六家不同单位制成的巴豆霜,含油量19.29%～55.66%;各地生产巴豆霜脂肪油含量,低者仅2.8%,高者达46.38%。巴豆霜外观颜色随含油量的增加由类白色向黄色加深,松散程度随含油量的增加而降低;含油量越高,流动性差,过筛率越低;含油率在20%以下流动性较好。

巴豆种子含油34%～57%,对皮肤、黏膜有强烈刺激性。巴豆的毒性成分是一种毒性球蛋白,称为巴豆毒素,能溶解红细胞,使局部细胞坏死、变性,抑制蛋白质的合成,并能使消化道腐蚀出血,损坏肾脏,出现尿血。口服巴豆油半滴至一滴,即产生口腔、咽及胃部灼热感,并有催吐作用,产生剧烈腹泻,伴有剧烈腹痛和里急后重。巴豆不同炮制品,未加热者均有溶血作用,加热处理炮制品未有溶血作用。炮制后的巴豆油均有明显致炎作用,炒巴豆油作用最强。小鼠急性毒性实验:巴豆渣的毒性较小,巴豆油和巴豆霜的毒性大;含油量不超过20%,毒性显著低于巴豆油。

巴豆制霜工艺改进:巴豆适当加热,测定脂肪油含量,用淀粉调整含量使之符合《药典》规定。该法既能破坏巴豆毒性成分,又使脂肪油含量稳定,克服了传统法和稀释法制霜的不足。

千 金 子

【来源】 本品为大戟科植物续随子 *Euphorbia lathyris* L. 的干燥成熟种子。

【处方用名】 生千金子,千金子霜。

【炮制沿革】 宋代有去皮(《圣惠方》),"去壳研,以纸裹,用物压去油,重研末"(《证类》),去皮炒、煮研(《总录》)等。明代沿用制霜法,出现酒浸(《医学》)、炒(《普济方》)。清代基本沿用前法。《药典》载有千金子和千金子霜。

炮制作用论述:"治水气用联步(千金子)一两,去壳,研,以纸裹,用物压出油重研末分作七服,每治一人只可一服。"(《证类》)

【产地加工】 夏、秋二季果实成熟时采收,除去杂质,干燥。

【炮制工艺】

1. 千金子 取原药材,除去杂质,筛去泥沙,洗净,捞出,晒干。

2. 千金子霜 取千金子,去皮取净仁,碾成泥状,蒸热,压榨去油,如此反复操作,至不再黏结成饼,完全成为松散粉末,研细,即得。

【炮制作用】 千金子味辛,性温,有毒,归肝、肾、大肠经,具有逐水消肿、破血消癥、散结的功能。

生千金子逐水消肿、破血消癥,但泻下作用峻烈,毒性较大。多外用治顽癣、疣赘及毒蛇咬伤。如单味捣烂外敷,用于虫蛇咬伤。

千金子霜毒性降低,缓和泻下作用,可供临床内服,也可配入丸散剂服用。具有逐水消肿、破血消癥、散结作用。用于水肿腹满、积聚癥块、诸疮肿毒等症。如内治湿温时邪,头昏胸闷、腹痛吐泻及小儿痰壅惊闭等症;外敷用于痈疽疔疮的玉枢散(《部颁标准》);用于热毒蕴结所致溃疡的紫金锭(《药典》)。

【质量要求】

1. 千金子 为椭圆形或倒卵形。表面灰棕色或灰褐色,具不规则网状皱纹,种皮薄脆,种仁白色或黄白色,富油质。气微,味辛。千金子甾醇含量不得少于0.35%。

2. 千金子霜 为均匀、疏松的淡黄色粉末,微显油性。味辛辣。脂肪油含量应为18.0%～20.0%。

【研究述要】 千金子不同炮制品水浸出物、醇浸出物、醚浸出物、秦皮乙素含量、脂肪油含量较生品均有不同程度降低,以蒸霜和热霜降低最为显著;各炮制品脂肪油相对密度差异不大,而折光率显著低于生品。千金子种仁脂肪油、秦皮甲素和秦皮乙素均高于种皮,认为净制去皮是科学的。

千金子脂肪油对胃肠有刺激性,能引起峻泻,作用强度为蓖麻油的3倍,其作用成分为千金子甾醇。制霜可除去大部分油脂,故可降低毒性、缓和泻下作用。千金子不同含油量炮制品均能明显加快小肠的蠕动作用,作用弱于生品,随含油量的降低蠕动强度减弱。

千金子制霜新工艺:机器制霜,100～120℃微炒 3 分钟,粉碎成 40～60 目,55℃左右加热 30 分钟。

柏 子 仁

【来源】　本品为柏科植物侧柏 *Platycladus orientalis* (L.) Franco 的干燥成熟种仁。

【处方用名】　柏子仁,炒柏子仁,柏子仁霜。

【炮制沿革】　南北朝有酒浸后黄精自然汁煎(《雷公》)。唐代熬制(《外台》)。宋代有"制霜,研,用纸裹压去油"(《博济》)、酒制(《总录》)、炒制(《证类》)。明代有蒸制(《品汇》),酒制(《大法》),菊花、羊蹄花共制(《必读》),去油炒(《保元》),焙制(《景岳》)。清代多沿用前法。《药典》载有柏子仁和柏子仁霜。

炮制作用论述:"最多油,去油者,恐过滑以动便。"(《新编》)"蒸晒春簸取仁,炒研烧沥取油,光泽须发涂抹癣疥,搽黄水疮最效。"(《玉揪》)

【产地加工】　秋、冬二季采收成熟种子,晒干,除去种皮,收集种仁。

【炮制工艺】

1. 柏子仁　取原药材,除去杂质及残留的种皮。

2. 炒柏子仁　取净柏子仁置炒制容器内,用文火炒至深黄色,有香气逸出时,取出,放凉。

3. 柏子仁霜　取净柏子仁,碾成泥状,蒸热,压榨去油,如此反复操作,至不再黏结成饼,完全成为松散粉末,碾细。

【炮制作用】　柏子仁味甘,性平,归心、肾、大肠经,具有养心安神、止汗、润肠通便的功能。

生柏子仁养心安神,长于润肠通便,但气味不佳,可致人呕吐。多用于阴虚烦热、失眠兼有便秘者。如治心气虚寒,心悸易惊、失眠多梦的柏子养心丸(《药典》)。

炒柏子仁药性缓和,有焦香气,减弱致泻、致人呕吐副作用,增强养心安神、敛汗作用,用于虚烦不眠。如用于迷惑健忘、记忆减退、头晕耳鸣、心烦失眠、心悸不宁等症的补脑丸(《部颁标准》)。

柏子仁霜药性更加缓和,可避免呕吐、滑肠致泻的副作用,以养心安神、益阴敛汗为主。多用于心神不安、虚烦不眠、健忘、惊悸、阴虚盗汗兼有大便不实等症。如用于心血不足,怔忡健忘、心悸失眠、虚烦不安的琥珀安神丸(《部颁标准》)。

【质量要求】

1. 柏子仁　为长卵形或长椭圆形。表面黄白色或淡黄棕色,外包膜质内种皮,质软,富油性。气微香,味淡。酸值不得过 40.0,羰基值不得过 30.0,过氧化值不得过 0.26。

2. 炒柏子仁　形如柏子仁。表面油黄色,偶见焦斑,具有焦香气。气香,味淡。

3. 柏子仁霜　为均匀、松散状淡黄色粉末。气微香。酸值、羰基值、过氧化值同柏子仁。

【研究述要】　柏子仁制霜后,脂肪酸的组成和比例与生品基本相似,总含油量有较大区别。采用不同方法制霜,冷霜和热霜酸败值增加明显,溶剂提取霜酸败值变化小;热霜羰基值和过氧化值增大 10 倍以上。柏子仁外观为淡黄色,酸值、羰基值和过氧化值均较小;外观渐渐由黄色变成黄棕色,最后变成棕褐色时,酸值、羰基值与过氧化值也渐渐增大。提示可采用酸败度检查柏子仁质量。

生柏子仁和柏子仁霜对小鼠阈下催眠剂量异戊巴比妥钠有协同作用,柏子仁霜的镇静安神较生品作用更显著。

采用干燥箱制柏子仁霜,可恒温加热,利于油脂渗出,并能缩短生产周期,比传统方法生产量大。

大 风 子

【来源】 本品为大风子科植物大风子 *Hydnocarpus anthelmintica* Pierre. 的干燥成熟种子。

【处方用名】 大风子,大风子霜。

【炮制沿革】 明代有去壳及黄油者(《保婴》),去壳取仁(《原始》),去油取净霜(《景岳》),制油、烧存性(《纲目》)等。清代要求入丸药,压去油(《备要》)及日久油黄勿用(《得配》)。《药典》(1963 年版)载有大风子和大风子霜。

炮制作用论述:"去油,取净霜,擦治杨梅疮毒溃烂。"(《景岳》)"大风疮裂,大风子烧存性,和麻油,轻粉研涂,仍以壳煮汤洗之。"(《纲目》)

【产地加工】 夏季果实成熟时采摘,除去果皮,取出种子,洗净,干燥。

【炮制工艺】

1. 大风子 取原药材,除去杂质。临用时去硬壳,打碎。

2. 大风子霜 取大风子仁捣碎,用吸油纸包裹,蒸热,压榨去油,至完全成为松散粉末,碾细,过筛。

【炮制作用】 大风子味辛,性热,有毒,归肝、脾、肾经,具有祛风燥湿、攻毒杀虫的功能。

生大风子毒性较强,作用峻烈,易致恶心呕吐等副作用,多外用。用于麻风、疥癣、杨梅疮等症。如用于风湿虫毒所致鹅掌风、脚湿气的癣湿药水(《药典》)。

大风子霜毒性降低,缓和药性,可供内服。多入丸散剂。以攻毒、祛风、杀虫为主。

【质量要求】

1. 大风子 为不规则的卵圆形或多面形。稍有钝棱,表面灰棕色或灰褐色,有细纹,种皮坚硬而厚,内表面光滑,浅黄色或黄棕色,种皮与种仁分离,种仁灰白色,有油性。气微,味淡。

2. 大风子霜 为均匀、松散的乳白色粉末。气微,味淡。

木 鳖 子

【来源】 本品为葫芦科植物木鳖 *Momordica cochinchinensis* (Lour.) Spreng. 的干燥成熟种子。

【处方用名】 木鳖子,木鳖子霜。

【炮制沿革】 唐代有去壳,切细,麸炒(《理伤》)。宋代有去壳纸捶出油(《朱氏》)、炒焦(《局方》)、烧制(《博济》)。金元时期有干炒(《儒门》)、醋浸(《瑞竹》)。明代有炒熟、烧存性(《普济方》),焙制(《保元》),油制(《正宗》)。清代有土炒(《奥旨》)、制炭(《金鉴》)、酒浸(《拾遗》)等。《药典》载有木鳖子和木鳖子霜。

炮制作用论述:"醋浸三宿,其油已去。"(《瑞竹》)"入外科治疗,用时除油。"(《求真》)

【产地加工】 冬季采收成熟果实,剖开,晒至半干,除去果肉,取出种子,干燥。

【炮制工艺】

1. 木鳖子　取原药材,除去杂质,去壳取仁,捣碎。

2. 木鳖子霜　取净木鳖子仁,炒热,研末,用纸包裹,压榨去油,反复多次,至不再出现油迹,呈松散粉末,研细。

【炮制作用】　木鳖子味苦、微甘,性凉,有毒,归肝、脾、胃经,具有散结消肿、攻毒疗疮、止痛的功能。

生木鳖子具有散结消肿、攻毒疗疮作用,但有毒,仅供外用。用于疮疡肿毒、乳痈、瘰疬、痔漏、干癣、秃疮等症。如单用本品醋磨调敷,治痈疮肿痛;治各种疮症、外伤肿痛、腰腿疼痛的绿樱膏(《部颁标准》)。

木鳖子霜毒性降低,可入丸散剂内服。功用同生木鳖子。多用于筋骨疼痛、脚气水肿、瘰疬等症。如用于痰气凝滞所致瘿瘤、乳岩、乳癖的小金丸(《药典》)。

【质量要求】

1. 木鳖子　内种皮灰绿色,绒毛样,富油性。有特殊的油腻气,味苦。

2. 木鳖子霜　为白色或灰白色的松散状粉末。味苦。

【研究述要】　传统方法制备木鳖子霜,齐墩果酸、总皂苷含量明显增加;制霜后脂肪油含量明显降低,由 40.74％降至约 18.13％。木鳖子泛油后,脂肪油颜色有明显变化,由淡黄绿色变为红褐色,且有败油味,含油量显著降低;齐墩果酸含量也降低。

木鳖子去皮方法:取去净外壳的木鳖子放入沸水中浸泡 3～5 分钟,捞出,置预热的炒药机内,使药物在机器内相互碰撞而搓掉种仁的绿表皮。该法比传统手工提高生产效率 10 倍。

第二节　渗析制霜

中药与相应物质共同处理,使之析出结晶的操作过程,称为渗析制霜。

(一) 渗析制霜工艺

取净制过的中药,共置适宜容器内,置阴凉通风处,待析出结晶,随时刮取,至无结晶析出为止。

(二) 渗析制霜的作用

制造新药,扩大用药范围,增强疗效。如西瓜霜。

(三) 注意事项

(1) 制备过程中保持适宜温度,并注意通风。

(2) 保持良好的环境卫生,防止污染。

西　瓜　霜

【来源】　本品为葫芦科植物西瓜 *Citrullus lanatus* (Thunb.) Matsumu. et Nakai 的成熟新鲜果实与皮硝经加工制成的白色结晶粉末。

【处方用名】　西瓜霜。

【炮制沿革】　清代有制西瓜霜(《疡医》)的炮制方法。《药典》载有西瓜霜。

【炮制工艺】　西瓜霜　取新鲜西瓜,沿蒂头切一厚片作顶盖,挖去部分瓜瓤及种子,将芒硝填入瓜内,盖上顶盖,用竹签扦牢,放入瓦盆内,盖好,悬挂于阴凉通风处,待西瓜表面析出结晶时,随时刮下,直至无结晶析出为度。或将新鲜西瓜切薄片与芒硝层叠,放入不带釉的瓦罐内,悬挂于阴凉通风处,随时收集析出的结晶,至无结晶析出为止。

每 100 kg 西瓜,用芒硝 15 kg。

【炮制作用】　西瓜霜味咸,性寒,归肺、胃、大肠经,具有清热泻火、消肿止痛作用。

西瓜清热解暑,芒硝清热泻火,二药合制,能起到协同作用,增强清热泻火之功,还能使中药更加纯净。用于咽喉肿痛、喉痹、口疮等症。如用于咽喉肿痛、声音嘶哑、口舌生疮、牙龈肿痛的西瓜霜润喉片(《药典》);治热毒内蕴所致咽喉口舌肿痛、糜烂的珠黄吹喉散(《药典》)。

【质量要求】　西瓜霜为类白色至黄色的结晶性粉末。气微,味咸。重金属含量不得过百万分之十,砷盐含量不得过百万分之十,硫酸钠含量不得少于 90.0%。

【研究述要】　西瓜霜工艺改革:天然硝酸钾、天然硫酸钠加热溶解滤过,加西瓜煮沸,滤过,再加活性炭煮沸,垂熔滤器滤过,冷结晶,风化,制得西瓜霜。该法制得西瓜霜的临床疗效与传统制剂相同,质量稳定,生产周期短,产量提高数十倍,适合工业化大生产。

【备注】　除了去油制霜、析出结晶制霜外,还有升华制霜,如砒霜,已不是普遍应用,故本版教材未收录。另有副产品成霜,如熬鹿角胶的残渣,形成鹿角霜,其主要目的是制备鹿角胶,所以本教材也未收录。

第十六章

提 净、水 飞

本章主要包括提净和水飞两种炮制方法。要求掌握提净、水飞的炮制工艺、炮制作用及注意事项，掌握重点中药的炮制作用和炮制规格；熟悉重点中药的现代研究概况，一般中药的炮制作用和炮制规格；了解提净、水飞的含义、特点。

第一节 | 提 净

利用药材与杂质在水中的溶解性差异，经过溶解，滤过，重结晶，去除杂质，纯净中药的操作过程，称为提净。本法适用于某些可溶性无机盐类矿物药。

(一) 提净工艺

根据中药的性质与结晶温度不同，提净的方法可分为冷结晶和热结晶两种。

1. **冷结晶** 将药材与辅料加水共同加热至药材全部溶化，滤过，除去杂质，适当浓缩，置阴凉处或低温处放置，使之冷却重新析出结晶，取出结晶，母液再浓缩，可继续析出结晶，如法操作，至不再析出结晶为止。如芒硝。

2. **热结晶** 将药材先适当粉碎，加适量水加热溶化，滤去杂质，滤液置适宜容器中，加入定量米醋，再将容器隔水加热，使液面析出结晶，随析随捞取，至无结晶析出为止；或取净药材与醋共煮，滤去杂质，取滤液加热蒸发至干。如硇砂。

(二) 提净的作用

(1) 去除杂质，纯净中药，提高疗效：如芒硝。

(2) 缓和药性：如芒硝。

(3) 降低毒性：如硇砂。

(三) 注意事项

加水量不宜过多，以使结晶易于析出。

芒 硝

【**来源**】 本品为硫酸盐类矿物芒硝族芒硝，经加工精制而成的结晶体。主含含水硫酸钠

$(Na_2SO_4 \cdot 10H_2O)$。

【处方用名】 芒硝。

【炮制沿革】 汉代有炼(《本经》)。晋代有熬制(《肘后》)。南北朝要求水飞,研粉用(《雷公》)。唐代有烧、煮(《新修》),蒸(《千金翼》)。宋代有煅制(《总录》)。明代有火炮(《奇效》)、炒制(《回春》),豆腐制、甘草制(《普济方》),加萝卜、冬瓜和豆腐共煮(《蒙筌》),萝卜制(《一草亭》)等。清代多采用豆腐、萝卜等辅料合制。《药典》载有芒硝。

炮制作用论述:"萝卜汤煮过,冷定取面上结浮者佳。"(《一草亭》)"凡使朴硝,多恐不洁,再同萝卜煎炼一二次用。"(《乘雅》)"皮硝生于卤地刮取,初次煎成为朴,再煎为芒,其性差缓。"(《汇纂》)

【炮制工艺】 **芒硝** 取适量鲜萝卜,洗净,切片,置适宜容器内,加适量水煮透,投入适量朴硝共煮,至朴硝全部溶化,取出,趁热滤过,滤液冷至结晶析出,取出结晶,干燥,即得。母液经浓缩后可继续析出结晶,直至不再析出结晶为止。

每 100 kg 朴硝,用萝卜 20 kg。

【炮制作用】 芒硝味咸、苦,性寒,归胃、大肠经,具有泻热通便、润燥软坚、清火消肿的功能。

芒硝的粗制品称朴硝,为天然产品加热水溶解滤过后,结晶制得。朴硝虽然除去了泥沙和不溶性杂质,但仍含较多杂质,多外用。具有软坚散结作用。如外敷腹部用于食积;或外敷用于乳痈等症。

朴硝用萝卜煮制后所得芒硝,进一步除去杂质,提高了纯净度。由于萝卜性温,具有消积滞、化痰热、下气、宽中作用,可缓和芒硝的寒泻之性,增强润燥软坚、消导、下气通便的作用。如用于胁肋及胃腹部疼痛、大便秘结的利胆片(《药典》);湿热内停,胃肠积热,脘腹胀痛、大便不通的木香槟榔丸(《药典》)。

【质量要求】 芒硝为棱柱状、长方形或不规则块状及粒状。无色透明或类白色半透明,质脆易碎,断面呈玻璃样光泽。气微,味咸。干燥失重51.0%~57.0%;重金属含量不得过百万分之十;砷盐含量不得过百万分之十;硫酸钠含量不得少于99.0%。

【研究述要】 与萝卜共煮制备芒硝,硫酸钠含量比直接用水溶解重结晶法略有降低,但微量元素如锌、锰、铁等含量增加;重金属如铜、铅、镉等被萝卜吸附含量降低,同时钙、镁等离子含量也有所下降。

朴硝泻下、抑菌作用强于芒硝;抗炎作用弱于芒硝;芒硝对家兔眼结膜无刺激性,而朴硝具有一定的刺激性。提示炮制可以缓和芒硝泻下作用,减少对人体的影响。

芒硝提净最佳炮制工艺为:芒硝100 g,加水208 ml,34℃水浴恒温,滤过,0℃结晶。另有人认为:芒硝的最佳结晶温度为2~4℃,在该温度下芒硝的结晶得率最高。或用冰箱在该条件下快速结晶,也可得到较高收得率。

附:风 化 硝

【来源】 本品为芒硝经风化干燥制得。主含硫酸钠(Na_2SO_4)。

【处方用名】 风化硝,玄明粉。

【炮制沿革】 宋代有炼制、煅制(《证类》),萝卜制后风化(《疮疡》)。元代有皂荚、萝卜共制,"放于见天处露一宿,次日结块去水,取出滤干,入好皮纸袋盛悬当风处,自然成粉"(《活幼》)。明代采用萝卜、冬瓜、豆腐制后火炼(《蒙筌》)。清代主要沿用前法。《药典》载有玄明粉。

炮制作用论述:"煅过多通,其性稍缓,不似芒硝其力迅锐,服之恐有伤血之虞耳。"(《求真》)

【炮制工艺】 **风化硝** 取提净的芒硝,打碎,包裹悬挂于阴凉通风处,令其自然风化成白色质轻粉末。或取芒硝置平底盆内,露放于通风处,令其风化,成为白色粉末,即得。

【炮制作用】 风化硝味咸、苦,性寒,归胃、大肠经,具有泻热通便、润燥软坚、清火消肿的功效。风化硝,为芒硝经风化失去结晶水后的无水硫酸钠,其性能较芒硝缓和。用于实热便秘、大便燥结、积滞腹痛;外治咽喉肿痛、口舌生疮、牙龈肿痛、目赤、痈肿、丹毒。如用于火热之邪上炎所致口舌生疮、咽喉肿痛的冰硼散(《药典》)。

【质量要求】 风化硝为白色粉末,有引湿性。气微,味咸。重金属含量不得过百万分之二十;砷盐含量不得过百万分之二十;硫酸钠含量不得少于99.0%。

【研究述要】 芒硝风化温度一般不宜超过30℃,否则易液化。若需快速风化,可将芒硝置搪瓷盘中,水浴加热,使结晶溶化,水分逐渐蒸发,可得到白色粉状风化硝。

【备注】 在古代,风化硝是朴硝以萝卜汁制过,重结晶所得芒硝经风化而成;玄明粉是朴硝以萝卜加甘草等制过,所得结晶经风化而成,因制备工艺复杂,现基本不用。如今视风化硝与玄明粉为同一物,《药典》称为玄明粉。

硇 砂 (彩图31)

【来源】 本品为氯化物类矿物硇砂 *Sal Ammoniac* 或紫色石盐 *Halite Violaceous* 的晶体。前者称白硇砂,主含氯化铵;后者称紫硇砂,主含氯化钠。

【处方用名】 硇砂,醋硇砂。

【炮制沿革】 唐代有浆水浸晒取霜。宋代有醋净制(《圣惠方》)、醋熬(《总录》)、醋浸(《普济方》),另有制霜(《博济》),煮制(《衍义》),黄丹、石灰共制(《证类》),皂角汁加酒与童便制(《总录》)等。明代有煨制(《普济方》),醋、面制(《普济方》),炒制(《医学》),枫树皮制(《一草亭》)等。清代增加豆腐煎(《良朋》)。《规范》载有硇砂和醋硇砂。

炮制作用论述:"以好醋一盏,浸一宿,去砂石,治癥瘕积聚,血结刺痛。"(《博济》)"水飞过,入瓷器中,于重汤中煮其器,使自干杀其毒。"(《衍义》)

【产地加工】 采挖后,除去杂质,干燥。

【炮制工艺】

1. **硇砂** 取原药材,除去杂质,砸成小块。

2. **醋硇砂** 取净硇砂块,置沸水中溶化,滤过后倒入搪瓷盆中,加入适量醋,置水浴中隔水蒸发,随时捞取液面上的结晶,直至无结晶析出为止,干燥;或将加醋的滤液直接蒸发至干即可。

每100 kg硇砂,用米醋50 kg。

【炮制作用】 硇砂味咸、苦、辛,性温,有毒,归肝、脾、胃经,具有消积软坚、破瘀散结的功能。

生硇砂具有腐蚀性,仅供外用。多用于息肉、瘰疬、痈疽、恶疮。如用于鼻中息肉的硇砂散(《外科正宗》)。

醋硇砂药物更加纯净,毒性降低,并借醋散瘀之性,增强软坚化瘀、消癥瘕积块的作用。用于癥瘕痃癖、噎膈反胃、外治目翳。如用于白障、赤肿烂眼、畏日羞明、迎风流泪的珍珠八宝眼药(《部颁标准》);气血瘀滞所致闭经、痛经、癥瘕的妇科通经丸(《药典》)。

【质量要求】

1. **生硇砂** 紫硇砂呈不规则的结晶状或块状。多呈紫色,但颜色不均匀,质坚硬,断面平滑光亮,具玻璃样光泽,易潮解。味咸、苦,刺舌。白硇砂为不规则碎块状结晶体。表面灰白色或暗白色,稍有光泽,质重而脆,断面显束针状纹理。具土腥气,味咸、苦,刺舌。

2. **醋硇砂** 为灰白色或微带黄色粉末。味咸、苦。

【研究述要】 紫硇砂生品有毒,可能是由于内服生品时,多硫化物和硫化物对胃肠的强烈的腐蚀作用或在体内产生硫化氢引起全身中毒反应。炮制后使硇砂中的硫化物和多硫化物含量降低而减毒。

第二节 水 飞

利用粗细粉末在水中悬浮性不同,某些不溶于水的中药,经反复研磨,分离制备极细粉末的操作过程,称为水飞。本法适用于不溶于水的矿物、贝壳类中药。

(一)水飞工艺

将药材适当破碎,置乳钵或其他适宜容器内,加适量清水,研磨成糊状,再加多量水,搅拌,待粗粉下沉,立即倾出混悬液,残渣按上述方法再反复操作数次,至研细为止,最后将不能混悬的杂质弃去;合并前后倾出的混悬液,静置,分取沉淀物,适当干燥,研细。

(二)水飞的作用

(1)除去杂质,洁净中药:如朱砂、滑石等。

(2)除去可溶于水的砷、汞等有毒物质,降低毒性:如朱砂等。

(3)制备极细腻粉末,利于内服或外用:如朱砂、珍珠等。

(4)防止粉末制备过程中的粉尘飞扬,减少环境污染。

(三)注意事项

(1)朱砂、雄黄在粉碎过程中忌铁器、铝器等。

(2)研磨过程中,加水量宜少,以研成糊状为佳。

(3)加水搅拌时,加水量宜多,以除去在水中溶解度较小的杂质或有毒物质。

(4)工艺过程中应注意控制温度,若温度过高,易使雄黄、朱砂等的毒性增大。

朱 砂(彩图 32)

【来源】 本品为硫化物类矿物辰砂族辰砂,主含硫化汞(HgS)。

【处方用名】 朱砂,辰砂,丹砂。

【炮制沿革】 南北朝记载有研(《鬼遗》)。唐代要求除杂石,炼(《新修》)。宋代提出水飞(《圣惠方》)、荞麦制(《总录》)、煮制(《证类》)、醋制(《普本》)、黄松节酒制(《三因》)、蜜煮(《朱氏》)、碾(《苏沈》)等。元代也用水飞,但要求用磁铁除去铁屑。明代有黄芪当归煮、蒸、煅(《准绳》),荔枝壳水煮(《启玄》),麻黄水煮(《保元》),酒蒸(《普济方》),炒制(《保元》)。清代增加了煅法(《增广》)、酒蒸研(《治裁》)等。《药典》载有朱砂粉。

炮制作用论述:"生用无毒,火炼则有毒,服饵常杀人。"(《辑要》)"入药只宜生用,慎勿升炼,一经火炼饵之杀人,研须万遍,要若轻尘,以磁石吸去铁气。"(《保元》)"亦用火煅者,不知朱砂中金银水,煅则水走,失朱砂之性矣。"(《问答》)

【产地加工】 采挖后,选取纯净者,用磁铁吸净含铁杂质,再用水淘去杂石和泥沙。

【炮制工艺】 朱砂粉 取朱砂,用磁铁吸去铁屑,置乳钵或适宜的容器内,加适量清水研磨成糊状,然后加多量清水搅拌,倾取混悬液,残渣再如上法,反复操作多次,直至手捻细腻,无亮星为止,弃去杂质,合并混悬液,静置,取沉淀晾干,再研细即可;或取朱砂用磁铁吸除铁屑,球磨水飞成细粉,晾干或40℃以下干燥。

【炮制作用】 朱砂味甘,性微寒,有毒,归心经,具有清心安神、镇惊、明目、解毒的功效。朱砂有毒,且颗粒粗不易吸收,一般不直接入药。

朱砂粉除去了铁屑等杂质,提高净度,并降低毒性;粉末极细腻,便于服用和制剂。临床应用多入丸散剂或冲服,不入煎剂。用于心悸易惊、失眠多梦、癫痫发狂、小儿惊风、视物昏花、疮疡肿毒等。如治心阴不足,心悸健忘、失眠多梦、大便干燥的天王补心丸(《药典》);治胸中烦热、心悸不宁、失眠多梦的朱砂安神丸(《部颁标准》)。

【质量要求】 朱砂粉 为朱红色极细粉末,体轻,以手指撮之无粒状物,以磁铁吸之,无铁末。气微,无味。硫化汞含量不得少于98.0%。

【研究述要】 朱砂中的主要杂质是可溶性汞盐、游离汞和铁屑,其中可溶性汞盐毒性最大,铁屑具有还原性,可使硫化汞中的汞游离,毒性增加。朱砂在研磨过程中用磁铁吸附铁屑,磁铁使用次数越多,含铁量越低。不同方法制备朱砂粉末,游离汞的含量以水飞法最低,粉碎机粉碎最高。有人认为,朱砂中汞的溶出与溶液pH有关,pH越低,汞的溶出越多,可考虑用酸处理朱砂,以减少汞的含量;水飞时洗涤次数越多,可溶性汞盐的含量越少,而对主要成分硫化汞含量基本无影响。晒干品中游离汞的含量较60℃烘干者高出约1倍。

汞在体内排泄速度较慢,有蓄积中毒的可能。小鼠急性和亚急性毒性实验未显示毒性;大鼠连续灌服朱砂3周左右,主要脏器如肝、肾等有一定程度的病理学改变,剂量大者更明显。另有认为朱砂长期服用,蓄积中毒,对肝肾均有损害,但肾更易受损害。这与古人认为朱砂"不宜久服"的理论非常吻合。妊娠前和妊娠早期服用朱砂可能导致胎儿骨骼发育异常。建议孕妇忌服。

以硫化汞和可溶性汞盐为评价指标,朱砂水飞工艺:小量人工操作,加10倍量水,研磨6次,每次30分钟。采用超高压水射流技术粉碎朱砂3～6次,朱砂粉的粒度和含量可以达到《药典》要求。

雄　黄

【来源】 本品为硫化物类矿物雄黄族雄黄,主含二硫化二砷(As_2S_2)。

【处方用名】 雄黄,雄黄粉。

【炮制沿革】 春秋战国有水磨(《内经》)。汉代有炼(《本经》)、研(《金匮》)。唐代有油煮(《千金》),烧、煅(《新修》),熬(《外台》)等。宋代提出水飞法(《局方》),醋煮、醋浸(《圣惠方》),

醋研(《总录》),油煎(《普本》)等。明代有炒(《普济方》)。清代有蜜煎(《说约》),脂裹蒸、松脂蒸(《指南》),竹筒蒸(《辑要》)等,并提出"忌火煅"(《便读》)。《药典》载有雄黄粉。

炮制作用论述:"凡服食用武都雄黄,须油煎九日九夜,乃可入药,不尔有毒,慎勿生用。"(《纲目》)"以米醋入萝卜汁煮干乃可入药,不尔有毒。"(《握灵》)"诸石火煅红,雄黄忌火烧。"(《入门》)

【产地加工】　采挖后,除去杂质。

【炮制工艺】　雄黄粉　取净雄黄,置乳钵或适宜的容器内,加适量清水共研细,加多量清水搅拌,倾取混悬液。残渣再如上法反复操作多次,除去杂质,合并混悬液,静置,分取沉淀,晾干,研细。

【炮制作用】　雄黄味辛,性温,有毒,归肝、大肠经,具有解毒杀虫、燥湿祛痰、截疟的功效。

雄黄粉,除去杂质,更加纯净,毒性降低;粉末细腻,便于制剂。用于痈肿疔疮、虫蛇咬伤、虫积腹痛、惊痫、疟疾等。如用于火毒内盛所致喉痹、乳蛾的六应丸(《药典》);内治湿温时邪,头昏胸闷、腹痛吐泻及小儿痰壅惊闭等症;外敷用于痈疽疔疮的玉枢散(《部颁标准》)。

【质量要求】　雄黄粉　为橙红色或橙黄色的极细腻粉末,质重。气特异而刺鼻,味淡。

【研究述要】　雄黄主含硫化砷(As_2S_2),毒性很小,但所含的杂质氧化砷(As_2O_3)有大毒。干研法粉碎不能减少 As_2O_3 的含量,多通过水飞除去可溶于水的 As_2O_3,以降低毒性。水飞时增加用水量、增加洗涤次数、提高水飞温度或减少雄黄粉粒度,均有利于降低 As_2O_3 含量。用10%醋飞制、醋牛奶水飞及3%NaOH 碱洗法,也可有效除去 As_2O_3。可溶性砷溶出量,碱水飞者高,酸水飞者最低。小鼠急性毒性实验表明:干研法毒性最大,醋洗和醋煮品的毒性最低,但酸洗使雄黄中的微量元素减少。雄黄在有氧条件下加热到180～220℃时,As_2O_3 大量生成;干燥温度在 60℃以上,As_2O_3 含量增加。提示雄黄加热应控制温度,且水飞后宜低温干燥或晾干。

雄黄水飞的最佳炮制工艺:取 10 g 雄黄样品研磨成糊状,加水量为 3 ml、总的用水量为300 倍、干燥温度 40℃、干燥时间 2 小时。

珍　珠

【来源】　本品为珍珠贝科动物马氏珍珠贝 *Pteria martensii* (Dunker)、蚌科动物三角帆蚌 *Hyriopsis cumingii* (Lea)或褶纹冠蚌 *Cristaria plicata* (Leach)等双壳类动物受刺激形成的珍珠。

【处方用名】　珍珠,珍珠粉。

【炮制沿革】　南北朝有牡蛎、地榆、五方草等合制(《雷公》)。唐代有研粉(《千金翼》)。宋代有牡蛎制(《圣惠方》)、豆腐制(《疮疡》)、制炭(《妇人》)。明代有人乳、豆腐合制(《一草亭》),炒制(《景岳》)等。清代有乳制(《握灵》)、焙制(《大成》)。《药典》载有珍珠和珍珠粉。

炮制作用论述:"为药须久研如粉面,方堪服饵,研之不细,伤人脏腑。"(《证类》)"古人有用火煅者,虽易碎,去其真性,又近于燥,不可用。水磨者,荡去细尘,亏者太过,又不可,不如用布数层包定,铁锤打碎,放开,炼细者入抒钵内,轻轻慢研细筛,真性不失,亏者不多也。"(《一草亭》)

【产地加工】　自动物体内取出,洗净,干燥。

【炮制工艺】

1. 珍珠　取原药材,除去杂质,洗净,晾干。

2. **珍珠粉**　取净珍珠,捣碎,置乳钵或适宜的容器内,加适量清水共研细,加多量清水,搅拌,倾取混悬液。残渣再如上法反复操作多次,除去杂质,合并混悬液,静置,分取沉淀,干燥,研细。

【炮制作用】　珍珠味甘、咸,性寒,归心、肝经,具有安神定惊、明目退翳、解毒生肌、润肤祛斑的功效。

珍珠质地坚硬,不溶于水,一般不直接应用。

珍珠粉粉末极细腻,便于制剂和服用,有利于人体吸收,提高生物利用度。用于惊悸失眠、惊风癫痫、目生云翳、疮疡不敛、皮肤色斑等。如用于小儿惊风、高热抽搐、牙关紧闭、烦躁不安的牛黄镇惊丸(《药典》);治咽痛、咽部红肿、腐烂、口腔溃疡久不收敛的珠黄散(《药典》)。

【质量要求】

1. **珍珠**　为类球形、长圆形、卵圆形或棒形。表面类白色、浅粉红色、浅黄绿色或浅蓝色,半透明,光滑或微有凹凸,具特有的彩色光泽。质坚硬,破碎面显层纹。气微,无味。

2. **珍珠粉**　为白色粉末,无光点,质重。气微腥,味微咸,尝之无渣。

【研究述要】　珍珠不同炮制品总氨基酸含量不同,以豆浆煮水飞珍珠最高,炒爆研细珍珠最低。炒爆研细珍珠在炒制过程中由于温度较高,部分氨基酸被破坏,氨基酸的种类比其他炮制品少。

【备注】　珍珠的炮制过去以豆腐煮,且先以碱水洗去油垢,多是指首饰珠。现今都是养殖珍珠,所以不必再按旧法操作。其实目前的珍珠多是水解珍珠,更利于吸收。

(余凌英)

第十七章

干　馏

　　本章主要包括动植物药材干馏的制备。要求掌握干馏的炮制工艺、炮制作用及注意事项，掌握重点中药的炮制工艺要点和炮制作用；熟悉炮制品的质量要求及炮制研究概况；了解干馏的含义。

　　将中药置适宜容器内，加热灼烧，使之产生汁液或馏油的操作过程，称为干馏。

　　干馏法历史悠久，如竹沥早在汉代的《神农本草经》就有记载。唐代更是记述了竹沥的制备方法，并用其治疗中风口噤。

　　原药材经过高温干馏，产生了复杂的质的变化，形成了新的化合物，如鲜竹、米糠干馏所得的化合物是以不含氮的酸性、酚性物质为主要成分。含蛋白质类动、植物药（鸡蛋黄、黑豆等）干馏所得的化合物则以含氮的碱性物质为主要的活性成分。它们都有抗过敏、抗真菌的作用，有杀菌消炎、止痒止痛、促进伤口愈合等功效。此外，从含蛋白质的动、植物干馏油中还分离出解痉的成分。

　　干馏的制备方法一般多以砂浴加热，此外还有武火炒制和容器周围加热等，加热的温度也根据药料而各不相同。

（一）干馏工艺

　　1. 砂浴加热　将原药材用砂浴加热，在干馏器上部收集冷凝的液状物。如黑豆馏油等。

　　2. 武火炒制　将原药材放入炒制容器内，以文火除去水分后用武火熬炒，至油出尽，滤过后收集馏油。如蛋黄油等。

　　3. 容器周围加热　将原药材放入适宜容器后倒置，在容器周围用武火加热，下口收集液状物。如竹沥等。

（二）干馏的作用

　　制备有别于原药材的干馏物，扩大用药范围。亦是制备新药的工艺之一。

（三）注意事项

　　干馏的温度较高，一般在 120～450℃，由于药料不同，各干馏物的裂解温度也不相同，如蛋黄油在 280℃ 左右，竹沥油在 350～400℃，而豆类一般则在 400～450℃ 制油。

蛋 黄 馏 油

【来源】　本品为雉科动物家鸡 *Gallus gallus domesticus* Brisson 的卵，煮熟后剥取蛋黄，

经高温熬炼制得。

【处方用名】　蛋黄油,蛋黄馏油。

【炮制沿革】　唐代有"鸡卵一枚,米下蒸半日,取出黄,熬令黑"(《千金》)、"炒取油,和粉敷头疮"(《证类》引《日华子本草》)的记载。宋代有"煮熟鸡子黄,炒令油出"(《急救》)。

【炮制工艺】　蛋黄馏油　鸡蛋煮熟后,去壳和蛋清,单取蛋黄,置锅内,尽量捣碎,以免加热时爆裂崩溢烫伤,以文火加热,除尽水分后用武火 280℃ 炒熬,至蛋黄油出尽为度,滤过,装瓶备用。还可用蒸馏法制取,同黑豆馏油的制备。

【炮制作用】　蛋黄馏油味甘,性平,归心、肾经,具有清热解毒的功效。用于烧伤、湿疹、耳脓、疮疡已溃等症,如用于清热解毒、消肿止痛、敛疮生肌的熊胆痔灵栓(《药典》)。

【质量要求】　蛋黄馏油为油状液体。具青黄色荧光,有异臭。

【研究述要】　采用薄层扫描法对三种方法(氯仿提取法、干馏法、烘法)制备的蛋黄油磷脂成分进行分析,发现氯仿提取法制备的蛋黄油所含总磷脂量是传统法的 23.3 倍,是烘法的16.6 倍,但是其中的磷脂酰乙醇胺、磷脂酸、磷脂酰肌醇含量,干馏法和烘法制备的蛋黄油较高。通过荧光扫描法测定蛋黄油中苯并[α]芘的含量,结果显示干馏法>烘法>氯仿提取法。为了临床用药安全,须尽快设定蛋黄馏油中苯并[α]芘最低限量标准。

注:蛋黄馏油,古称蛋黄油,即指焦油。但现今蛋黄油多包括直接压榨或用氯仿等提取的油。为了明确概念,本教材首次用蛋黄馏油表示用干馏法制备的焦油,区别于压榨或提取的蛋黄油。

黑 豆 馏 油

【来源】　本品由豆科植物大豆 *Glycine max*(L.)Merr. 的黑色种子经干馏制得。

【处方用名】　黑豆馏油,大豆馏油。

【炮制沿革】　清代有"细黑豆装入罐内,罐口以铜丝罩格定,使豆不能倒出,罐口向下,火燃烧罐底,罐内豆自焦,有油滴出"(《拾遗》)。

【炮制工艺】　黑豆馏油　取净黑大豆,轧成颗粒,装入圆底烧瓶中,不超过烧瓶的 1/3,连接蒸馏头、冷凝管、接收瓶等。以电热套加热,上部注意保温,可得到黑色黏稠的油状液体,即为粗制黑豆馏油。

若进一步精制,则将粗制品放在分液漏斗内,静置 20～30 分钟便分层,上层是馏油,下层为水和水溶性混合物,弃掉下层。取上层馏油置蒸馏瓶内于水浴上蒸馏,温度保持在 80～100℃,约经 30 分钟,蒸馏出来的是淡黄色透明液,为干馏油中的挥发性物质,而留在蒸馏瓶中的残液(黑色而有光泽的浓稠液体),方是黑豆馏油。

【炮制作用】　黑豆馏油具有清热、利湿、收敛的功能。可用于牛皮癣、湿疹、神经性皮炎等。如治神经性皮炎,亚急性、慢性皮炎的黑豆馏油软膏(《部颁标准》)。

【质量要求】　黑豆馏油为黑色、有光泽的浓稠液体。气焦臭。

【研究述要】　采用气-质联用技术,测定黑豆馏油主要由一些挥发性物质组成,如腈类、烷烃类、酚类、吡咯类、醇类、吲哚类、酰胺类、取代苯类化合物,当干馏温度达到 300℃ 时,会出现碳酸氢铵和碳酸铵白色晶体。

将脱脂大豆在 400～450℃ 干馏,得到暗褐色黏稠的液体,用水提取过的醚层有强抗过敏作用,尤对婴儿湿疹疗效较好。黑豆馏油有抗组织胺、杀菌、消炎、止痒止痛作用,可治疗真菌所致癣类皮肤病、促进伤口愈合等。

竹　沥

【来源】　本品为禾本科植物淡竹 *Phyllostachys nigra* （Lodd.） Munro var. *henonis* （Mitf.） Stapf ex Rendle 的嫩茎用火烤灼而流出的汁液。

【处方用名】　竹沥,竹沥油。

【炮制沿革】　汉代称竹汁(《本经》)。梁代始有竹沥的记载(《集注》)。唐代用"取淡竹,断两头节,火烧中央,器承两头得汁"的方法制备(《千金》)。宋代则用新(堇)竹烧取之(《普本》)。明代还增加了竹段装瓶倒悬炭火围逼制竹沥的方法。清代有以"青竹断二尺许,劈开火炙,如欲多取,以坛埋土中,湿纸糊好,量坛口大小,用篾箍二道,竖入坛口,多著炭火,于竹顶上炙"法(《逢原》)。《汇典》载有竹沥。

炮制作用论述:"竹沥行痰……为痰家之圣剂也。"(《衍义》)"痰在四肢,非竹沥不开,痰在皮里膜外,非竹沥姜汁不可除,痰在膈间,使人颠狂,宜用竹沥,风痰亦宜用。"(《发挥》)

【炮制工艺】　**竹沥**　取鲜竹,洗净,从两节之间锯断,节留中间,直劈成两瓣,架在文火上加热,两端流出的液体接于容器中,即得。

或者取鲜嫩淡竹茎,截成 0.3～0.5 m 的段,劈开洗净,装入坛内,装满后坛口向下,架起,坛的底面及周围用锯末和劈柴围严,用火燃烧,坛口下面置一罐,竹片受热后即有汁液流出,滴注罐内,至竹中汁液流尽,收取竹液,即为竹沥。

【炮制作用】　竹沥味甘、苦,性寒,入心、胃经,具有清热豁痰、镇惊利窍的功效。

竹沥对热咳痰稠,最具卓效。多用于肺热痰壅、咳逆胸闷,亦可用于痰热蒙蔽清窍诸证及中风痰迷、惊痫癫狂等。如治痰热蕴肺证的复方鲜竹沥液(《药典》)和清热化痰止咳的祛痰灵口服液(《药典》)。

【质量要求】　竹沥为青黄色或黄棕色浓稠汁液。具烟熏气,味苦微甜。

【研究述要】　竹沥主要含有氨基酸、有机酸、酚类、无机元素四大类化学成分,其中的氨基酸及愈创木酚被认为是清热化痰作用的有效成分。以总酚、总氨基酸及竹沥收率为评价指标,考察了干馏法、烧制法、渗漉法和乙醇回流提取法制备淡竹沥,发现总酚和氨基酸的含量高低为乙醇回流提取法＞渗漉法＞烧制法＞干馏法,传统干馏炮制方法收率低、原材料消耗大且污染环境,炮制过程中各因素难以控制。

鲜竹沥可抑制柠檬酸、氨水引起的咳嗽,明显延长咳嗽潜伏期,减少咳嗽次数。鲜竹沥能明显增加小鼠气管分泌酚红的含量,也可加速气管黏膜的黏液纤毛运动,加速痰的咳出。

(李　飞)

第十八章
中药炮制研究

中药炮制研究包括中药炮制研究的内容、方法和中药炮制研究中的注意事项。要求掌握中药炮制研究的方法；熟悉中药炮制研究的内容；了解中药炮制研究中的注意事项。

中药炮制是我国历代医药学家在长期医疗实践中逐步积累和发展起来的制药技术。中药材炮制后入药，是中医用药的特点之一，对中医临床用药起了重要作用。它既有一定的理论，又有一系列优良的炮制工艺。根据中医临床要求，将中药材经过炮制处理成饮片，必然会带来物质基础和临床疗效的变化。为了继承和发扬这项传统的制药技术，必须以中医药理论为指导，采用现代化学、药理学的知识和手段，进行传统炮制文献的整理、阐明炮制原理和炮制理论、研究炮制工艺及炮制设备，揭示中药炮制的科学内涵，进而改革炮制方法，使炮制工艺规范化，饮片质量标准化，保证饮片的安全、有效。

第一节 中药炮制研究的内容

（一）文献整理及经验总结

在中药炮制的发展过程中，虽然有《雷公炮炙论》《炮炙大法》《修事指南》等炮制学专著，但更多的炮制资料却散在于历代中医药著作中，广大药工的炮制经验多数是通过"师徒相传，口传心授"继承下来的，这些的宝贵经验也缺乏系统的整理。

从 20 世纪 70 年代开始，业界对单味中药和中药炮制大类进行了炮制文献考证，大致搞清了古人对这些中药进行加工炮制的目的、作用、要求等，以及炮制方法发展演变的规律；基本搞清了这些炮制大类原始意图，炮制技术，质量要求，炮制作用、理论和应用概况，以及发展演变的基本规律。如通过半夏的文献考证，总结出半夏的传统炮制方法约 70 多种。历代采用的辅料有生姜、白矾、皂角、甘草等，以姜、矾两种辅料制最为广泛，炮制目的是减低毒性，即消除使人呕吐、失音、咽喉肿痛的副作用。再如酒制类的炮制方法有酒蒸、酒炒、酒浸等 10 多种。古人认为酒大热,助药性,行药势,通经络等。经酒制后,欲借酒力,引药上行,达至巅顶,皮肤手梢等病所,且可改变药性,去腥、防腐,以便贮存,利于粉碎等作用。

在中药炮制文献整理和经验总结方面作了大量工作,整理出版了各省、市《中药饮片炮制规范》和全国性的《中药炮制经验集成》。中国中医研究院(现称中国中医科学院)中药研究所等单位协作,编写了《历代中药炮制资料辑要》,王孝涛等编辑出版了《历代中药炮制法汇典》。近年来又相继出版了《中药饮片炮制述要》《中药临床生用与制用》《新编中药炮制法》《中药炮制与临床应用》《中药炮制学》等,为中药炮制的生产、教学、科研提供了重要参考资料。

因此,采用现代信息技术和文献学研究手段,认真进行文献整理和经验总结是开展炮制研究的基础工作。

(二) 炮制原理和炮制工艺的研究

中药炮制原理是指炮制工艺的理论依据。探讨炮制原理的本身就是为了研究炮制工艺。通过研究中药炮制减毒、增效、缓性或产生新药效的机制,了解中药炮制前后理化性质和药理作用的变化,以及这些变化的临床意义,才能对炮制方法做出较科学的评价,指导炮制工艺的改进,提高饮片的质量,确保临床用药的安全有效,最终达到改革炮制工艺,丰富炮制理论的目的。如肉豆蔻,实验证明,炮制后止泻成分甲基丁香酚、异甲基丁香酚含量增加,毒性成分肉豆蔻醚、黄樟醚含量降低,还产生了 α-三环烯、罗勒烯等新成分。煨肉豆蔻对家兔离体肠管蠕动的抑制作用比生肉豆蔻强,说明炮制能够达到减毒增效的目的。

已有的研究主要集中于有毒中药的炮制、传统认为炮制前后作用差异较大的品种、炭药,以及药材已知成分和药理作用与中医所说的药效接近的品种。不少研究成果对阐明中药炮制的科学内涵和临床用药理论具有重要的意义。

(三) 中药饮片质量标准的研究

饮片质量标准是评价饮片质量,保证临床用药安全有效的重要指标,而科学的炮制理论和工艺是确保饮片质量的前提条件。要控制饮片质量,就必须研究制订饮片的质量标准。现行的饮片质量标准多是沿用各省、市、自治区《中药饮片炮制规范》,而规范中的标准多数是依据广大药工人员长期实践经验制定的,它包括饮片的形态、色泽、质地、气味等内容。因此,为了保证饮片的安全有效,必须进行饮片质量标准的研究。国家有关部门非常重视饮片质量标准的研究工作,《药典》2010 年版对有些中药饮片规定总灰分、酸不溶性灰分等指标的最高限量值。中药饮片质量标准包括以下各项:

1. **饮片名称**　包括中文名、汉语拼音名和拉丁名。一般中药饮片的命名,生片名即用法定的药材名,熟片名则在法定的药材名前冠以炮制方法。如甘草、炙甘草。毒性中药饮片的命名,生片名应在法定的药材名前冠以"生"字,熟片名应在法定的药材名前冠以"制"字,以示区别应用。如生马钱子、制马钱子。

2. **来源**　包括中药饮片的原植(动)物科名、种名和学名,药用部位(矿物药注明类、族、矿石名或岩石名)及采收季节、产地加工、品质等内容。

3. **炮制方法**　包括净制、软化切制及炮炙方法的具体技术工艺条件,及辅料品种、品质要求、用法、用量等内容。

4. **饮片性状**　包括饮片形状、大小、色泽、表面特征、质地、断面特征以及气味、口感等。注意生、熟饮片差异的表述。

5. **鉴别**　系指检查中药饮片的真实性,包括经验鉴别、显微鉴别及理化鉴别。经验鉴别系指用简便易行的传统方法观察中药饮片的颜色变化、光泽等;显微鉴别系指用显微镜观察饮片切片、粉末或表面等的组织、细胞或内含物等特征;理化鉴别系指用化学或物理的方法,对饮片中所含某些成分进行的鉴别试验。

6. **检 查** 包括水分、灰分、杂质、毒性成分、重金属及有害元素、农药残留量、微生物限度等。

7. **浸出物测定** 对药效成分、有效部位或指标成分尚无可靠测定方法或所测成分含量较低的中药饮片,可选择浸出物(如水溶性、醇溶性和挥发性醚浸出物)测定作为饮片质量控制指标。

8. **含量测定** 包括主要活性成分、有效部位或指标成分的含量测定方法及含量限度范围。有毒中药饮片应有毒性成分的限量指标。条件成熟的中药饮片亦可制定指纹图谱评价饮片质量。

9. **性味归经** 采用中医理论概括表述饮片的药性。毒性中药饮片应采用法定的三级分级方法表述毒性大小。

10. **功能主治** 采用中医辨证论治理论表述饮片的功能和适应证。

11. **用法用量** 用量一般均指水煎内服成人一日常用量。外用药应说明外用方法和剂量。根据中药的特点,饮片用量应有上限和下限的常用量范围,但可变幅度不宜过大,尤其有毒中药饮片,以保证用药安全。

12. **注意事项** 含禁忌证、配伍禁忌、妊娠禁忌、服药禁忌、毒副作用、特殊药物煎煮过程中的先煎、后下、冲服、烊化等相关内容的说明。

13. **有效期** 中药饮片原则上应新鲜使用,不宜长期储存,久备不用。但是,中药饮片作为一种特殊商品,有一定的市场流通时间,需要一定包装条件,一般中药饮片应有 1 年的有效期。并应进行在此包装条件下一年的室温稳定性考察。

14. **包装和储存条件** 包括包装材料、包装规格和储存条件(如低温、干燥、密闭、避光)等说明。

(四) 中药炮制设备的研究

中药炮制加工长期以来主要依靠手工操作,生产规模小,个体差异大,饮片质量难以控制。因此,开展炮制设备的研究,实现炮制的自动化、规模化及规范化生产是炮制研究的关键问题之一。国家有关部门非常重视中药炮制设备的研究,"十一五"期间,设立了"中药炮制共性技术与相关设备研究"科技支撑计划项目。

中药加工炮制生产长期以来靠手工操作,20 世纪 60 年代以后逐步研制了机械设备。常用的净制设备有:变频立式风选机、变频卧式风选机、筛选机、振动筛分机、GQ-1A 型滚筒式去毛机等。洗药设备主要有:滚筒式、刮板式、链板式、循环水洗药机等几种类型洗药机。药材软化设备有:减压冷浸软化装置、真空加温润药机、多功能提取罐加压快速引润装置或真空喷气快速引润装置。切药设备有:剁刀式、旋转式和多功能中药切药机,回切机组。炮制设备有:滚筒式炒药机、红外线中药炒药机、电子顺控炒药机、中药电脑炒药机和鼓式炒药机等。电子顺控炒药采用 SK2-9 型顺序控制器,使投料、炒药、出料、过筛、风选、吹冷、包装均能自动操作。中药电脑炒药机采用电子计算机终端控制系统,具有烘烤加温、恒温、程序升温功能,能由计算机输入各项炒药工艺参数,实现自动开门进料,自动控制搅拌的转速和开停,自动定量喷淋液体辅料,自动排烟排气,自动开门出料。装有工艺记录仪表,可进行工艺数据的贮存和录制,工艺数据和工作状况还可在终端屏幕汉字显示,问答式输入操作,适用于药物的多种加工炮制。饮片干燥设备有:翻板式干燥机、热风干燥机、YHWS06A 型远红外辐射干燥箱、CFC-2 型回流内反射式太阳能干燥器等。

这些设备的应用,可保证饮片质量,节约能源,降低生产成本,推动实现炮制工艺的规范化,具有重要的作用。中药炮制设备正在朝着自动化、规模化及规范化以及生产线方向发展。

第二节 中药炮制研究的方法

一、 中药炮制研究的实验设计方法

实验设计是一种通用的科学合理地安排实验和分析实验数据的方法。一个周密而完善的实验设计,能合理地安排各种实验因素,严格地控制实验误差,从而用较少的人力、物力和时间,最大限度地获得丰富而可靠的资料。反之,如果实验设计存在着缺点,就可能造成不应有的浪费,且降低研究结果的价值。

(一)实验设计的基本要素

1. **实验因素** 所有影响实验结果的条件都称为影响因素。实验研究的目的不同,对实验的要求也不同。影响因素有客观与主观、主要与次要因素之分。确定处理因素时应注意抓住实验中的主要因素,确定和控制非处理因素。最好通过一些预实验,初步筛选实验因素并确定取哪些水平较合适,以免实验设计过于复杂,实验难以完成。

2. **实验对象** 实验所用的材料即为实验对象。中药炮制研究中药材选择要注意基原、产地、药用部位、采收时间、等级。动物选择要注意所选动物的种类、品系、年龄、性别、窝别、体重等。

3. **实验效应** 实验效应是反映实验因素作用强弱的标志,它必须通过具体的指标来体现。要结合专业知识,尽可能多地选用客观性强的指标,在仪器和试剂允许的条件下,尽可能多选用特异性强、灵敏度高的客观指标。

(二)实验设计的基本原则

1. **对照原则** 即实(试)验要设立对照,使得除实验因素外,对照组和实验组其余因素保持一致,常用对照有:空白对照、安慰剂对照、标准对照、实验对照、自身对照和历史对照等。

2. **重复原则** 重复是指在相同条件下进行多次观察,要求各处理组的实验单位都要有一定数量,要考虑样本的大小。在实验研究中,样本量要适中,既要保证实验结果可靠,又要避免不必要的浪费。

3. **随机化原则** 随机化是使每一个受试对象有同等机会被抽出并分配到各实验组中,以抵消被试因素对试验效应的影响,同时保证实验数据有利于统计分析。常用方法有查随机数字表和随机排列表等。随机化是保证均衡性的重要手段。

4. **均衡原则** 实验组和对照组要遵守均衡分组原则,在实验中,除被试因素不同外,其他条件尽可能与对照组相同或相近,以避免偏性,减少误差,有效提高实验的精确度。

(三) 常用的实验设计

1. **完全随机设计**　将实验对象随机分配至两个或多个处理组去进行实验观察,又称单因素设计、成组设计。方法操作简单、应用广泛。资料处理方法有 t 检验、u 检验、方差分析、秩和检验、卡方检验等。

2. **配对(伍)设计**　将受试对象配成对子或配伍组,以消除非实验因素的影响。配伍设计又称随机区组设计。配对有自身配对和不同个体配对,配伍实际上是配对的推广。所需样本数和效率均高于成组设计,而且很好地控制了混杂因素的作用。资料处理方法有配对 t 检验、u 检验、秩和检验、配伍组方差分析、配对四格表卡方检验等。

3. **其他实验设计方法**　常用的实验设计方法有交叉设计、正交设计、析因设计、均匀设计等,要根据目的要求、具体问题、经费、时间进行选择。

二、 中药炮制研究应该以中医药理论为指导

中药炮制是我国历代医药学家在长期医疗实践中不断总结、改进、发展形成的一项传统制药技术。中药材炮制成中药饮片后入药,是中医用药的特点之一,对中医临床用药起了重要作用。它既有一定的理论,又有一系列优良的炮制方法。采用现代化学、药理学等的知识和手段,进行传统炮制文献的整理,阐明炮制原理和炮制理论,研究炮制工艺及炮制设备,揭示中药炮制的科学内涵,进而改革炮制方法,确定规范化的炮制工艺,制订标准化的饮片质量标准,是目前中药炮制研究的主要任务。中药饮片是指在中医药理论指导下,根据辨证论治、调剂和制剂的需要,对中药材进行特殊加工炮制的制成品。中医临床用以防病、治病的中药是汤药和中成药,而汤药和中成药的原料均是中药饮片,并非中药材。中药炮制研究如果脱离了中医药理论和中医临床用药经验的指导,仅从单一成分或适合纯化学成分的某种药理实验来研究和评价中药炮制作用是不完善的。

三、 应用文献学方法进行研究

中药炮制历经几千年的发展,已经形成了完整的理论体系和多种炮制方法。历史上炮制工艺变化很大,所以研究中药炮制的历史变化轨迹、前人的炮制原始意图、炮制方法及其变化,才能有目的地研究各种炮制原理和工艺。这是中药炮制研究的基础。总结前人的炮制经验和临床体会,对中药饮片炮制研究会提供有益的借鉴。如马钱子炮制工艺,始见于《本草纲目》,因"能毒驹至死",故采用"豆腐制"。炮制目的一是减去毒性,二是便于去毛粉碎。后人采用油炸、土炒、砂烫均可达到"独有木鳖之功,而无一毫之害"、"以打碎黄色为度,如黑色则过于火候,失药之灵性矣",故改用砂烫法为佳。就是通过文献学研究,确定了最佳的炮制方法。

四、 应用化学的方法进行研究

应用化学的方法和手段研究中药炮制是目前广泛采用的研究方法。中药炮制可以减毒、增效、转变药性并产生新的药效。这些变化都是因为中药的物质基础发生了变化。中药疗效的物质基础是其所含的化学成分。中药炮制前后所含的化学成分的性质和含量会产生不同程度的改变,从而导致药理作用、临床疗效发生相应的变化,它的研究结果在一定程度上能阐明炮制原理,指导炮制工艺的改进,制订中药饮片的质量标准。

例如生乌头毒性较大,故临床多用其炮制品,具有确切的止痛效果。乌头中所含的乌头碱

类双酯型生物碱是主要毒性成分。研究表明酯类生物碱分子中的酯键是产生毒性的关键部分,性质不稳定,在稀碱或中性水溶液中加热即可水解破坏。乌头碱水解后成为乌头次碱,其毒性可降至乌头碱的 1/200。如进一步水解成为乌头原碱,其毒性仅为乌头碱的 1/2 000,而止痛药效却无明显变化。再如生何首乌解毒消痈,润肠通便。但经加热蒸煮成为"制何首乌"后,其泻下成分结合型蒽醌衍生物水解,含量降低,而游离的蒽醌衍生物、糖类和卵磷脂等含量显著增加,所以失去泻下作用,并产生补肝肾、益精血、乌须发等药效。

半夏因其味辛辣、麻舌而刺喉,自古被列为有毒中药,一般炮制后入药。现代研究表明:半夏毒性主要表现为强烈的刺激性,若炮制不当或服用生品会对其所接触的嘴唇、咽喉、口腔、胃肠道黏膜产生强烈的刺激性,导致口舌肿胀、咽喉刺痛甚至失音、呕吐、腹泻等。对其强烈的刺激性毒性进行了深入研究发现,半夏等天南星科有毒中药的毒针晶是其主要刺激性毒性成分,毒针晶中主要含有草酸钙、蛋白类(凝集素)成分。家兔眼刺激性试验表明,凝集素对家兔眼本身不具刺激作用,可通过针晶的刺入而加重家兔眼结膜强烈水肿,认为半夏的毒针晶的毒性刺激性作用是针晶的机械刺激与凝集素蛋白的协同作用。半夏炮制常用的辅料明矾、石灰等对半夏毒针晶具有锈蚀、溶解作用,使其锋利细长的针尖锈蚀、脱落、溶解,晶形结构破坏,含量下降,从而失去刺激性。

制炭为我国中药的传统炮制技术,可以改变药物固有性能,增强收敛止血、固涩止泻之功,缓和药性,降低毒性等。在两千多年前的《五十二病方》中就有炭药的记载,炭药广泛用于治疗各种出血病证及其他多种疾病,成为中医用药的主要特色之一。传统炭药止血理论认为"血见黑止,红见黑止"。现代炭药炮制原理:① 制炭过程中理化成炭能够生成一定数量的炭素(活性炭),具有吸附、收敛作用,能够促进止血过程。② 鞣质量增加。鞣质本身具有收敛止血作用,能收缩微血管,易与蛋白质结合形成大分子物质在血管破损处形成硬块,阻止血液外流的同时达到止血目的。③ 多数动植物体内都含有钙元素,经制炭后,产生的可溶性钙离子能促进血液凝固,缩短血凝时间,产生止血功效。④ 其他,如对槐米的止血成分研究,认为止血有效成分为槲皮素,槐米中还存在抑制槲皮素止血物质——异鼠李素。槲皮素在生、炭品中含量分别为 0.44% 和 0.58%,异鼠李素在生、炭品中的量分别为 0.068% 和 0.039%。说明炒炭后止血成分增加而抗止血成分降低。

对白术生品及其炮制品对比分析,发现炮制后不仅挥发油含量降低,其组分也有所变化。应用 HPLC 法对生白术、炒白术和三种麸炒白术(炒轻、炒黄、炒焦)中白术内酯Ⅲ的含量进行分析,结果麸炒轻、麸炒黄品中白术内酯Ⅲ含量升高,且以麸炒黄品含量最高。炮制过程中,苍术酮氧化后,生成白术内酯Ⅰ、Ⅲ和双白术内酯;将白术内酯Ⅲ在盐酸乙醇中加热,得到了白术内酯Ⅱ,证明在加热的情况下,白术内酯Ⅲ可脱水生成白术内酯Ⅱ。基于以上研究提出白术的炮制理论是:"减酮减燥,增酯增效"。

五、 应用中药药理学方法进行研究

应用中药药理学方法研究中药炮制是目前广泛采用的研究方法之一。应用中药药理学方法研究中药炮制前后的毒副作用和药效变化,最好选用适合中医病理模型的方法和指标来进行,也可选用已有的公认的药理方法和指标来进行。在化学成分不清楚的情况下,通过实验药理学的方法来研究炮制前后的生物活性变化,也可达到控制炮制质量和指导工艺改革的目的,并为炮制工艺的合理性和可行性,提供科学依据。例如半夏,生半夏对黏膜有强烈刺激作用,经白矾或石灰浸制后,能消除刺激作用,但生姜、甘草、皂角等辅料制不能消除半夏的刺激性;生半夏、制半夏对小鼠急性、亚急性和蓄积性毒性的实验结果,制半夏不表现任何毒性,证实白矾制半夏,能降低半夏毒性;8%明矾水或 pH>12 以上的碱水炮制可以使生半夏药材中具有强刺激性成分草酸钙针晶的针形晶体破坏,含量降低,刺激性毒性降低;生半夏的毒性主要表现在对多种黏膜的刺激性,这种刺激性是半夏炮制前后毒性比较的一个指标。而从生半夏中提取分离得到的纯草酸钙针晶具有强烈的刺激性作用,其不溶于水和各种有机溶剂,但能够溶于酸、碱性溶液,炮制辅料白矾和石灰水则分别呈一定的酸、碱性,因此提出从草酸钙针晶被破坏的角度解释半夏炮制解毒的机制。

六、 应用临床疗效观察方法进行研究

中药炮制是为中医临床辨证治疗服务的,临床使用中药饮片发挥药效作用。经化学、药理学、毒理学等方法研究中药炮制的结果,最终也必须接受临床验证。因此,研究中药炮制绝不能离开临床疗效验证。临床炮制研究有报道的数量不多。例如棕榈炭,将炒棕榈炭、砂烫棕榈炭和焖煅棕榈炭,分别制成棕榈炭口服液。采用双盲法,对鼻衄和崩漏患者进行临床疗效观察。通过 43 例鼻衄和 75 例崩漏患者的临床验证,观察结果表明,砂烫棕榈炭口服液用于鼻衄和崩漏的治愈率比炒棕榈炭口服液和焖煅棕榈炭口服液分别高 0.4 倍和 2.5 倍。从而证明砂烫棕榈炭的新炮制工艺可行,能确保棕榈炭饮片质量,并可提高临床疗效。

由于临床研究影响因素复杂,不可能用临床疗效指标作为炮制方法优选的手段,而往往都在各项研究指标比较成熟的条件下以临床疗效的观察作为最后验证的手段。

七、 应用多学科结合的方法进行研究

由于中药炮制是一门涉及中医药理论、文献学、化学、药理学、分子生物学、毒理学、临床等的综合性应用学科,研究涉及面较广,研究难度较大。因此,应尽可能借助其他有关学科的新技术、新成就,采取多学科的系统研究是开展中药炮制研究的有效途径。如熟地黄的炮制研究即是采用多学科研究的成果。

作为单味中药饮片的系统研究,应从炮制文献研究着手,通过化学、药理学、毒理学等手段进行工艺优选,经过中试实验,确定规范化的炮制工艺,制订标准化的饮片质量标准,如有可能最好通过临床验证,这样所得的结果比较全面、准确、可靠。

第三节 | 中药炮制研究中的注意事项

(一) 注意古今文献的广泛查阅

任何科学研究工作的第一步都是先查阅古今文献,发现问题,找出解决问题的切入点,提出完整的试验设计方案。中药炮制研究尤为重要,因为古代文献浩如烟海,现代可参考的专业文献及相关资料逐年增多。所以炮制研究必须充分利用工具书和网上资源,系统查阅、整理古

今文献。

（二）注意饮片厂和炮制专家的调查与访问

在古今文献查阅的基础上，需要实地考察与走访专家，到饮片厂调查实际生产情况，请教资深专家、炮制企业经验丰富的专业技术人员，掌握第一手资料，做到心中有数，抓住研究中的主要问题。

（三）注意药材产地准确，炮制方法有出处，规范化，取样有代表性与均衡性

在古今文献查阅和实际考察之后，提出研究方案，根据研究方案要注意到取样的代表性与均衡性，要按大区布局，选用道地药材，至少是必须符合《药典》规定的药材。按《药典》《规范》的炮制工艺，找有经验的炮制专家制备炮制品，考虑到炮制失重等影响因素。同时搜集主要饮片厂和市售样品进行对照研究，杜绝炮制研究中由随意性而造成的偶然误差。

（四）注意科研设计的严密性，选用手段的先进性，数据处理的科学性，试验结果的可靠性

炮制科研设计一定要严谨，坚持实验设计原则，在炮制工艺研究中，要在单因素初步研究的基础上进行均匀设计、正交设计等，优化工艺参数，得到规范、可行的工艺。

炮制研究要不断更新试验手段，充分利用现代科学发展的研究成果，采用 HPLC、HPLC/MS、HPLC/MS/MS、GC/MS、ICP/MS 等先进仪器设备进行研究。

作为一个中药炮制研究者，一定要认真做好实验记录，保证试验数据的真实性和可靠性，试验数据的处理一般都需要采用统计学方法进行数据处理。

中药炮制研究的历史还很短，虽然老专家们奠定了良好的基础，但还需要年轻一代学者的不懈努力，刻苦追求，方能有所成就，不断发展。

（李　钦）

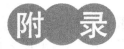

主要引用文献

《病方》:《五十二病方》,春秋战国·马王堆汗幕帛书整理小组编,文物出版社(1979 年)

《内经》:《黄帝内经》,春秋战国·明·顾从德刻本,人民卫生出版社影印(1959 年)

《本经》:《神农本草经》(公元前 200 年～公元 200 年),魏·吴普等述,清·孙星衍、孙星翼辑,商务印书馆(1955 年)

《玉函》:《金匮玉函经》,汉·张仲景(公元 219 年),人民卫生出版社影印(康熙间刻本,1955 年)

《金匮》:《金匮要略方论》,汉·张仲景(公元 219 年),人民卫生出版社影印(明赵开美刻本,1955 年)

《伤寒》:《注解伤寒论》,汉·张仲景(公元 219 年),人民卫生出版社影印(明赵开美刻本,1956 年)

《肘后》:《肘后备急方》,晋·葛洪(公元 281～341 年),人民卫生出版社影印(明刘自化刻本,1956 年)

《鬼遗》:《刘绢子鬼遗方》,南齐·龚庆宣(公元 495～499 年),人民卫生出版社影印(徐万昌摹宋刻本,1956 年)

《集注》:《本草经集注》,梁·陶弘景(公元 502～536 年),群联出版社影印(敦煌石室藏六朝写本,1955 年)

《雷公》:《雷公炮炙论》,刘宋·雷敩(公元? 年),辑自《证类本草》,人民卫生出版社影印(据张氏愿刻晦明轩本,1957 年)

《千金》:《备急千金药方》,唐·孙思邈(公元 659 年),人民卫生出版社影印(北京刻本,1955 年)

《新修》:《新修本草》,唐·苏敬等(公元 659 年),群联出版让(据汤溪范氏所藏傅氏纂喜庐丛书影刻,1955 年)

《千金翼》:《千金翼方》,唐·孙思邈(公元 682 年),人民卫生出版社影印(文政十二年依元大德重刊,1955 年)

《食疗》:《食疗本草》,唐·孟诜(公元 713～739 年),大东书局(敦煌石室古本草,食疗本草残卷,1934 年)

《外台》:《外台秘要》,唐·王焘(公元 659 年),人民卫生出版社影印(歙西槐塘经余居藏版,1955 年)

《产宝》:《经效产宝》,唐·昝殷(公元 847 年),人民卫生出版社影印(光绪十四年重校刊本,1955 年)

《心鉴》:《食医心鉴》,唐·昝殷(公元 847 年),东方学会排印本

《颅囟》:《颅囟经》,唐·佚名(公元 907 年),辑自《永乐大典》,人民卫生出版社影印(1956 年)

《理伤》:《仙受理伤续断秘方》,唐·蔺道人(公元 946 年?),人民卫生出版社(据明洪武刻本并核对道藏本勘后排版)

《圣惠方》:《太平圣惠方》,宋·王怀隐等(公元 992 年),人民卫生出版社(1958 年)

《博济》:《博济方》,宋·王衮(公元 1047 年),商务印书馆铅印本(据墨海金壶本,参四库全书本排印,1959 年)

《苏沈》:《苏沈良方》,宋·苏轼、沈括(公元 1075 年),人民卫生出版社影印(1956 年)

《施舍》:《施舍备要方》,宋·董汲(公元 1086 年),木刻单行本

《史载》:《史载之方》,宋·史堪(公元 1085 年?),商务印书馆重印本(1956 年)

《脚气》:《脚气治法总要》,宋·董汲(公元 1086 年),商务印书馆重印本(文渊阁藏本)

《总病论》:《伤寒总病论》,宋·庞安时(公元 1100 年),千顷堂石印书(道光癸未仲春)

《药证》:《小儿药证直诀》,宋·钱乙(公元 1114 年),人民卫生出版社影印(1955 年)

《活人书》:《类证活人书》,宋·朱肱(公元 1108 年),商务印书馆铅印(1955 年)

《证类》:《重修政和经史证类备用本草》,宋·唐慎微(公元 1116 年),人民卫生出版社影印(据扬州季范董氏藏金泰和存晦明轩本,1957 年)

《衍义》:《本草衍义》,宋·寇宗奭(公元 1116 年),大东书局铅印本(1936 年)

《总录》:《圣济总录》,宋·太医院编(公元 1117 年),人民卫生出版社(据现存善本与残存元刻珍本进行相互增补加句排印,1962 年)

《指迷》:《全生指迷方》,宋·王贶(公元 1125 年?),商务印书馆重印本(1956 年)

《产育》:《产育宝庆集》,宋·李师圣、郭稽中(公元 1131 年)湖北崇文书局刻本(清同治十年辛未)

《普本》:《普济本事方》,宋·许叔微(公元 1132 年?),上海科学技术出版社(1959 年)

《鸡峰》:《鸡峰普济方》,宋·张锐(公元 1133 年),清道光八年戊子(1828 年)汪士钟复南宋刻本,艺芸书舍藏版道光戊子仲夏重刊

《局方》:《太平惠民和剂局方》,宋·陈师文等(公元1151年),人民卫生出版社(据元建安宗文书堂天泽刊本排印)

《总微》:《小儿卫生总微方论》,宋·撰人未详(公元1156年),上海科学技术出版社(据黄波萧氏重校本排版)

《卫济》:《卫济宝书》,宋·东轩居士(公元1170年),人民卫生出版社影印(1956年)

《洪氏》:《洪氏集验方》,宋·洪遵辑(公元1170年),商务印书馆(1955~1956年)重印本

《三因》:《三因极一病证方论》,宋·陈言(无择)(公元1174年),人民卫生出版社(据宋刊配补元麻覆刻本排印,1957年)

《传信》:《传信适用方》,宋·吴彦夔(公元1180年),人民卫生出版社影印(1956年)

《宝产》:《卫生家宝产科备要》,宋·朱瑞章(公元1184年),十万卷楼丛书本连史纸印

《背疽方》:《校正集验背疽方》,宋·李迅(公元1196年),上海国医书局铅印国医小丛书单行本(1930年)

《妇人》:《校注妇人良方》,宋·陈自明(公元1237年),人民卫生出版社(1956年)

《济生》:《济生方》,宋·严用和(公元1253年),人民卫生出版社影印(1956~1957年)

《痘疹方》:《陈氏小儿痘疹方论》,宋·陈文中(公元1254年?),商务印书馆铅印(1958年)

《精要》:《外科精要》,宋·陈自明(公元1263年),日本津轻氏藏本

《朱氏》:《类编朱氏集验医方》,宋·朱佐(公元1265年),商务印书馆选印委别藏的单行本

《急救》:《急救仙方》,宋·不著撰人(公元1278年),清道光8年戊子(1828年)鲍氏校医书4种单行本

《产宝》:《产宝杂录》,宋·齐仲甫(公元1279年?),抄本

《百问》:《女科百问》,宋·齐仲甫(公元1279年?),疑是慎贻堂藏版

《扁鹊》:《扁鹊心书》,宋·窦材重集,光绪22年上海图书集成书局医林指月本

《履巉岩》:《履巉岩本草》(三卷),宋·琅琊默庵,明抄影绘本

《保命》:《素问病机气宜保命集》,金·刘完素(公元1186年),人民卫生出版社(1959年)

《儒门》:《儒门事亲》,金·张子和(公元1228年?),上海卫生出版社(1958年,原大东版)

《珍珠囊》:《珍珠囊》,金·张元素(公元1234年),1938年涵芬楼影元刻本元社思敬辑《济生拔粹》第五卷

《世医》:《世医得效方》,元·危亦林(公元1277~1347年),上海科学技术出版社(1964年)

《脾胃论》:《脾胃论》,元·李杲(公元1249年),由《李东垣医书十种》摘出,上海受古书店、中一书局印行

《活幼》:《活幼心书》,元·曾世荣(公元1294年),清宣统二年(1910年)武昌医观据艺风堂藏至元刻本重校刊

《汤液》:《汤液本草》,元·王好古(公元1298年),人民卫生出版社影印(1956年)

《瑞竹》:《瑞竹堂经验方》,元·沙图穆苏(公元1326年),上海科学技术出版社(据当归草堂本校印,1959年)

《精义》:《外科精义》,元·齐德之(公元1335年),人民卫生出版社影印(1956年)

《宝鉴》:《卫生宝鉴》,元·罗天益(公元1343年),商务印书馆排印(1959年)

《丹溪》:《丹溪心法》,元·朱震亨(公元1347年),上海科学技术出版社(据医统正脉本重校印,1959年)

《十药》:《十药神书》,元·葛可久(公元1348年),人民卫生出版社影印(1956年)

《原机》:《原机启微》,元·倪维德(公元1370年),上海卫生出版社(根据《薛氏医案》本校印,1958年)

《发挥》:《本草发挥》,明·徐彦纯(公元1368年),据1922年上海大成书局《薛氏医案》石印本辑录

《普济方》:《普济方》,明·朱橚等(公元1406年),人民卫生出版社(据四库抄本印,1959年)

《要诀》:《秘传证治要诀及类方》,明·戴元礼(公元1443年),商务印书馆(1955年)

《奇效》:《奇效良方》,明·方贤著(公元1449年?),商务印书馆(依明成化六年原刊本黑口版印,1959年)

《滇南》:《滇南本草》,明·兰茂著(公元1476年),云南卫生厅整理,云南人民出版社(1959年)

《品汇》:《本草品汇精要》,明·刘文泰等纂(公元1505年),人民卫生出版社(1964年)

《理例》:《外科理例》,明·汪机(公元1519年),人民卫生出版社(按商务印书馆1957年初版原型重版本,据明嘉靖辛卯年刊本)

《蒙筌》:《本草蒙筌》,明·陈嘉谟(公元1525年),文茂堂藏版

《婴童》:《婴童百问》,明·鲁伯嗣(公元1526年?),人民卫生出版社(1961年)

《撮要》:《女科撮要》,明·薛己(公元1548年),据1922年上海大成书局《薛氏医案》石印本辑录

《明医》:《明医杂录》,明·王节斋集,薛己注(公元1549年),据1922年上海大成书局《薛氏医案》石印本辑录

《万氏》:《万氏女科》,明·万全(公元1549年),康熙甲午西昌裘琅玉声氏重刊本刻本

《保婴》:《保婴撮要》,明·薛铠集,薛己增补(公元1555年),据1932年上海大成书局《薛氏医案》石印本辑录

《医学》:《医学纲目》,明·楼英(公元1565年),世界书局铅印本(1937年)

《疮疡》:《疮疡经验全书》,宋·窦汉卿辑,其裔孙明·窦梦麟续增(公元1569年?),清康熙五十六年(1717年)浩然楼依王桂堂本重镌

《入门》:《医学入门》,明·李梴(公元1575年),锦章书局石印本(1941年)

《纲目》:《本草纲目》,明·李时珍(公元1578年),人民卫生出版社影印本(据张刻本,1957年)

《仁术》:《仁术便览》(卷四:炮制药法),明·张浩(公元1585年),商务印书馆铅印本(1957年)

《回春》:《增补万病回春》(卷上:药性歌 240 味),明·龚廷贤(公元 1587 年),上海扫叶山房石印本

《原始》:《本草原始》,明·李中立(公元 1593 年),清乾隆安雅堂藏本

《禁方》:《鲁府禁方》,明·龚廷贤(公元 1594 年),世界书局印行

《准绳》:《证治准绳》,明·王肯堂(公元 1602 年),上海科学技术出版社影印(1959 年)

《启玄》:《外科启玄》,明·申斗垣(公元 1604 年),人民卫生出版社(按明版本缩印,1955 年)

《宋氏》:《宋氏女科秘书》,明·宋林皋(公元 1612 年),上海中医书局铅印本(1954 年)

《粹言》:《医宗粹言》(卷四:药性论),明·罗周彦(公元 1612 年),明万历四十年壬子(1612 年)常群何敬塘梓本

《保元》:《寿世保元》(卷一:药性歌 400 味),明·龚廷贤(公元 1615 年),上海科学技术出版社(1959 年)

《景岳》:《景岳全书》,明·张景岳(公元 1624 年),上海科学技术出版社(据岳峙楼本影印,1959 年)

《正宗》:《外科正宗》,明·陈实功(公元 1617 年),人民卫生出版社(据明崇祯四年本影印,1956 年)

《济阴》:《济阴纲目》,明·武之望(公元 1620 年),科学卫生出版社校印(康熙四年蜩寄刊本,1958 年)

《大法》:《炮炙大法》,明·缪希雍(公元 1622 年),人民卫生出版社影印(1956 年)

《醒斋》:《先醒斋广笔记》(附炮炙大法一卷),明·缪希雍(公元 1622 年),清道光辛卯年武林涵古堂木刻本

《本草正》:《本草正》,明·张景岳(公元 1624 年),清光绪 33 年(丁未 1907 年)刊景岳全书单行本

《必读》:《医宗必读》,明·李中梓(公元 1637 年),上海卫生出版社

《通玄》:《本草通玄》,明·李中梓(公元 1637 年?),清康熙十七年戊年(1678 年)吴三桂称帝时刊于云南

《征要》:《本草征要》,明·李中梓(公元 1637 年),1917 年铅印本

《瑶函》:《审视瑶函》,明·傅仁宇(公元 1644 年),上海科学技术出版社(1959 年)

《一草亭》:《一草亭百科全书》(与异授眼科),明·邓苑(公元 1644 年?),上海科学技术出版社(1959 年)

《乘雅》:《本草乘雅半偈》,明·卢之颐(公元 1647 年),清初卢氏月枢阁刊本

《握灵》:《握灵本草》,清·王翃(公元 1638 年),清康熙二十二年序,乾隆五年(1740 年)朱中勋补刻本

《本草汇》:《本草汇》,清·郭佩兰(公元 1655 年),清梅花屿刊本(1666 年)

《法律》:《医门法律》,清·喻嘉言(公元 1658 年),上海卫生出版社(1957 年)

《崇原》:《本草崇原》,清·张志聪(公元 1663 年),医林指月单行本

《说约》:《医宗说约》(卷首:药性炮制歌),清·蒋仲芳(公元 1663 年),清木刻本

《大成》:《外科大成》,清·祁坤(公元 1665 年),科技卫生出版社(1958 年)

《本草述》:《本草述》,清·刘若金(公元 1666 年),清肖兰陵堂刊本

《钩元》:《本草述钩元》,清·杨时泰(公元 1666 年?),上海科学技术出版社(1958 年)

《玉衡》:《痧胀玉衡》,清·郭志邃(公元 1675 年),上海卫生出版社(1957 年)

《暑疫》:《温热暑疫全书》,清·周扬俊(公元 1679 年),科技卫生出版社(1959 年)

《集解》:《医方集解》,清·汪昂(公元 1682 年),科技卫生出版社(1957 年)

《新编》:《本草新编》,清·陈士铎(公元 1687 年),日本宽政元年(1789 年)东园松田义厚翻刻本

《备要》:《本草备要》,清·汪昂(公元 1682 年),商务印书馆铅印(1954 年)

《辨义》:《药品辨义》,明·贾所学撰,清·尤乘增辑(公元 1691 年),康熙三十年林屋绣梓本

《食物》:《食物本草会纂》,清·沈季龙(公元 1691 年),清镌本(乾隆癸卯金阁书业堂版)

《奥旨》:《洞天奥旨》,清·陈士铎(公元 1694 年),上海扫叶山房石印本

《逢原》:《本经逢原》,清·张璐(公元 1695 年),上海科学技术出版社(1959 年)

《尊生》:《嵩崖尊生全书》,清·景冬阳(公元 1696 年),扫叶山房木板刊本

《指南》:《修事指南》,清·张仲岩(公元 1704 年),杭州抱经堂书局印行

《良朋》:《良朋汇集》,清·孙望林(公元 1711 年),善成堂木刻本

《必用》:《本草必用》(顾松园医镜六种),清·顾靖远(公元 1722 年?),河南人民出版社(1961 年)

《解要》:《本草经解要》,清·叶天士(公元 1724 年),卫生堂刊本(1781 年)

《全生集》:《外科证治全生集》,清·网维德(公元 1724 年),人民卫生出版社影印(乾隆五年刻本,1965 年)

《金鉴》:《医宗金鉴》,清·吴谦等(公元 1724 年),人民卫生出版社影印(1957 年)

《幼幼》:《幼幼集成》,清·陈复正(公元 1750 年),上海卫生出版社(1956 年)

《长沙》:《长沙药解》(黄氏医书八种),清·黄元御(公元 1753 年),宣统六年上海江左书林石印

《玉楸》:《玉楸药解》(黄氏医书八种),清·黄元御(公元 1753 年),宣统六年上海江左书林石印

《从新》:《本草从新》,清·吴仪洛(公元 1757 年),上海科学技术出版社(1958 年)

《串雅内》:《串雅内编》,清·赵学敏(公元 1759 年),人民卫生出版社影印(1956 年)

《串雅外》:《串雅外编》,清·赵学敏(公元 1759 年),人民卫生出版社(1960 年)

《串雅补》:《串雅补》,清·鲁照(公元 1759 年?),扫叶山房印行

《得配》:《得配本草》,清·严西亭等(公元 1761 年),上海卫生出版社(1957 年)

《切用》：《成方切用》，清·吴仪洛(公元1761年)，上海科学技术出版社(1963年)

《笺正》：《沈氏女科辑要笺正》，清·沈尧封辑，张山雷笺正(公元1764年)，上海卫生出版社(1959年)

《拾遗》：《本草纲目拾遗》，清·赵学敏(公元1765年)，人民卫生出版社影印(1959年)

《求真》：《本草求真》，清·黄宫绣(公元1769年)，广益书局石印本

《释迷》：《幼科释迷》，清·沈金鳌(公元1773年)，上海科学技术出版社(1959年)

《玉尺》：《妇科玉尺》，清·沈金鳌(公元1773年)，上海卫生出版社(1958年)

《大全》：《叶天士秘方大全》，清·叶天士(公元1775年?)，上海中央书店铅行(1954年)

《医案》：《吴鞠通医案》，清·吴鞠通(公元1789年)，人民卫生出版社(1960年)

《辑要》：《本草辑要》，清·林玉友(公元1790年)，道光辛卯刊本，寸耕堂藏版

《条辨》：《温病条辨》，清·吴鞠通(公元1789年)，人民卫生出版社(1955年)

《时方》：《时方妙用》《时方歌括》，清·陈修园(公元1803年)，人民卫生出版社影印(1956年)

《要旨》：《女科要旨》，清·陈修园(公元1820年)，人民卫生出版社(1959年)

《从众录》：《医学从众录》，清·陈修园(公元1820年)，上海科学技术出版社(1958年)

《傅青主》：《傅青主女科》，清·傅山(公元1826年)，上海卫生出版社(1958年)

《正义》：《本草正义》，清·张德裕(公元1828年)，清道光八年戊子(1828年)刊本

《治全》：《外科证治全书》，清·许克昌、毕法(公元1831年)，人民卫生出版社(1961年)

《霍乱》：《霍乱论》，清·王士雄(公元1838年)，上海科技卫生出版社(1958年)

《重楼》：《重楼玉钥》，清·郑梅涧(公元1838年)，人民卫生出版社影印(1956年)

《治裁》：《类证治裁》，清·林佩琴(公元1893年)，上海科学技术出版社(据光绪重刊本校印)

《分经》：《本草分经》，清·姚澜(公元1840年)，成都昌福公司铅印本

《增广》：《增广验方新编》，清·鲍相璈(公元1846年)，上海锦章书局石印(1940年)

《经纬》：《温热经纬》，清·王孟英(公元1852年)，人民卫生出版社影印(1956年)

《害利》：《本草害利》，清·凌晓五著(公元1862年)，手稿本

《医醇》：《校注医醇媵义》，清·费伯雄(公元1863年)，上海科学技术出版社(1963年)

《汇纂》：《本草汇纂》，清·屠道和(公元1863年)，王宗喆校刊国医砥柱社印版(1936年)

《笔花》：《笔花医镜》，清·江笔花(公元1871年)，上海科学技术出版社(据同治十年扬州文豪堂刊本重校排，1963年)

《时病》：《时病论》，清·雷丰(公元1882年)，人民卫生出版社(根据光绪甲申雷慎堂本校仇排印，1964年)

《四要》：《医家四要》，清·程曦、江诚、雷大震同纂(公元1884年)，上海卫生出版社(1957年)

《丛话》：《医方丛话》，清·徐士銮(公元1886年)，清光绪十五年乙丑(1889年)律门徐氏蝶园雕版

《便读》：《本草便读》，清·张秉成(公元1887年)，上海科技卫生出版社(1957年)

《问答》：《本草问答》，清·唐宗海(公元1893年)，清光绪间善成裕记刊本

《参西录》：《医学衷中参西录》，民国·张锡纯(公元1860～1933年)，河北人民出版社(1980年)

《处方集》：《全国中药成药处方集》，冉小峰等，人民卫生出版社(1962年)

《部颁标准》：《中华人民共和国卫生部药品标准·中药成方制剂》1～20分册，卫生部，人民卫生出版社(1998年)

本书附方介绍

A

艾附暖宫丸(《药典》)　**艾叶(炭)**　香附(醋制)　**吴茱萸(制)**　肉桂　当归　川芎　白芍(酒炒)　地黄　炙黄芪　续断

安中片(《药典》)　桂枝　醋延胡索　煅牡蛎　**小茴香**　砂仁　高良姜　甘草

澳泰乐颗粒(《药典》)　返魂草　郁金　黄精(蒸)　白芍　麦芽

B

八宝丹(《中医方剂大辞典》)　甘石　熊胆　珍珠　琥珀　**石燕**　石蟹　朱砂　硼砂　蕤仁　麝香

八宝眼药(《部颁标准》)　珍珠　麝香　熊胆　海螵蛸(去壳)　硼砂(炒)　朱砂　冰片　**炉甘石(三黄汤飞)**　地栗粉

八味沉香散(《药典》)　沉香　肉豆蔻　广枣　石灰华　乳香　木香　**诃子(煨)**　木棉花

八仙丹(《中医方剂大辞典》)　雄黄(水飞)　**鹅管石(煅)**　礞石和消石(二物合煅如金色)　款冬蕊　胆星　半夏(白矾水煮透)　天竺黄　白砒(煅)

八珍丸(《药典》)　**党参**　炒白术　茯苓　甘草　当归　白芍　川芎　熟地黄

八正合剂(《药典》)　瞿麦　**车前子(炒)**　萹蓄　大黄　滑石　川木通　**栀子**　甘草　**灯心草**

拔云退翳丸(《药典》)　密蒙花　蒺藜(盐炙)　菊花　木贼　**蛇蜕**　蝉蜕　荆芥穗　蔓荆子　薄荷　当归　川芎　黄连　地骨皮　花椒　楮实子　天花粉　甘草

白带丸(《药典》)　**黄柏(酒炒)**　**椿皮**　白芍　当归　醋香附

白蚀丸(《药典》)　紫草　灵芝　降香　**盐补骨脂**　丹参　红花　制何首乌　海螵蛸　牡丹皮　黄药子　苍术(泡)　甘草　蒺藜　龙胆

百合固金丸(《药典》)　**百合**　地黄　熟地黄　麦冬　玄参　川贝母　当归　白芍　桔梗　甘草

百咳静糖浆(《药典》)　陈皮　麦冬　前胡　炒苦杏仁　清半夏　黄芩　**蜜百部**　黄柏　桑白皮　甘草　蜜麻黄　**炒葶苈子**　炒紫苏子　炒天南星　桔梗　瓜蒌仁(炒)

斑猫通经丸(《济阴纲目》)　**斑蝥(糯米炒)**　桃仁(炒)　大黄

半夏天麻丸(《药典》)　**法半夏**　天麻　炙黄芪　人参

苍术(米泔炙)　炒白术　茯苓　陈皮　泽泻　六神曲(麸炒)　炒麦芽　黄柏

保赤散(《药典》)　六神曲(炒)　**巴豆霜**　**天南星(制)**　朱砂

保和丸(《药典》)　**焦山楂**　六神曲(炒)半夏(制)茯苓　陈皮　连翘　**炒莱菔子**　炒麦芽

保济丸(《药典》)　钩藤　菊花　蒺藜　厚朴　木香　苍术　天花粉　广藿香　葛根　化橘红　白芷　薏苡仁　**稻芽**　薄荷　茯苓　广东神曲茶

保胎无忧片(《部颁标准》)　**艾叶(炭)**　荆芥(炭)川芎　甘草　菟丝子(酒泡)　厚朴(姜制)　羌活　川贝母　当归(酒制)　黄芪　白芍(酒制)　枳壳(麸炒)

贝羚胶囊(《药典》)　川贝母　羚羊角　猪去氧胆酸　人工麝香　沉香　人工天竺黄(飞)　**煅青礞石(飞)**　硼砂(炒)

崩露丸(《全国中药成药处方集》)　香附(醋制)　野党参(去芦)　焦枳壳　陈皮　当归　棕板炭　生地　莲房炭　生白芍　**贯众炭**　茜草　丹皮炭　血余炭　甘草　焦栀子　杏仁皮炭　焦广木香

鼻炎康片(《药典》)　广藿香　**苍耳子**　鹅不食草　麻黄　野菊花　当归　黄芩　猪胆粉　薄荷油　马来酸氯苯那敏

萆薢分清丸(《药典》)　粉萆薢　石菖蒲　甘草　乌药　**盐益智仁**

荜铃胃痛颗粒(《药典》)　荜澄茄　川楝子　醋延胡索　酒大黄　黄连　吴茱萸　醋香附　香橼　佛手　海螵蛸　**煅瓦楞子**

槟榔四消丸(《药典》)　槟榔　**酒大黄**　炒牵牛子　猪牙皂(炒)　醋香附　五灵脂(醋炙)

冰硼散(《药典》)　冰片　**硼砂(煅)**　朱砂　**玄明粉**

柏子养心丸(《药典》)　**柏子仁**　党参　炙黄芪　川芎　当归　茯苓　制远志　**酸枣仁**　肉桂　醋五味子　**半夏曲**　炙甘草　朱砂

补脑丸(《部颁标准》)　当归　胆南星　酸枣仁(炒)　益智仁(盐炒)　枸杞子　**柏子仁(炒)**　龙骨(煅)　石菖蒲　肉苁蓉(蒸)　五味子(酒炖)　核桃仁　天竺黄　远志(制)　琥珀　天麻

补肺丸(《部颁标准》)　熟地黄　**党参**　黄芪(蜜炙)　桑白皮(蜜炙)　紫菀　五味子

补脾益肠丸(《药典》)　外层：黄芪　**党参(米炒)**　砂仁　白芍　**当归(土炒)**　白术(土炒)　肉桂　内层：醋延胡索　荔枝核　炮姜　炙甘草　防风　木香　盐补骨脂　煅赤石脂

补肾固齿丸(《药典》) 熟地黄 地黄 鸡血藤 紫河车 盐骨碎补 漏芦 **酒丹参** 酒五味子 山药 醋郁金 炙黄芪 牛膝 野菊花 茯苓 枸杞子 牡丹皮 盐泽泻 肉桂

补肾益脑片(《药典》) 鹿茸(去毛) **红参** 茯苓 山药 (炒) 熟地黄 当归 川芎 盐补骨脂 牛膝 枸杞子 玄参 麦冬 五味子 炒酸枣仁 远志(蜜炙) 朱砂

补中益气丸(《药典》) **炙黄芪** **炙甘草** 党参 炒白术 当归 升麻 柴胡 陈皮

C

草香胃康胶囊(《药典》) 鸡内金 决明子 海螵蛸 **牡蛎** 木香 阿魏

肠胃宁片(《药典》) 党参 白术 黄芪 赤石脂 **姜炭** 木香 砂仁 补骨脂 葛根 防风 白芍 延胡索 当归 儿茶 罂粟壳 炙甘草

齿痛冰硼散(《部颁标准》) **硼砂** 硝石 冰片

齿痛消炎灵颗粒(《药典》) 石膏 荆芥 防风 **青皮** 牡丹皮 地黄 青黛 细辛 白芷 甘草

车前子散(《中医方剂大辞典》) 车前子 **石燕** 麦门冬 (去心)

除湿白带丸(《药典》) 党参 炒白术 山药 白芍 芡实 车前子(炒) 当归 苍术 陈皮 白果仁 荆芥炭 柴胡 **黄柏炭** 茜草 海螵蛸 煅牡蛎

川贝枇杷糖浆(《药典》) 川贝母流浸膏 **枇杷叶** 桔梗 薄荷脑

川芎茶调散(《药典》) **川芎** 白芷 羌活 细辛 防风 荆芥 薄荷 甘草

穿龙骨刺片(《药典》) 穿山龙 淫羊藿 **狗脊** 川牛膝 熟地黄 枸杞子

催乳丸(《部颁标准》) 当归 通草 麦芽 川芎 **穿山甲(醋制)** 漏芦 地黄 黄芪 鹿角霜 白芍 木香 王不留行(炒)

D

达肺草(《部颁标准》) 苦杏仁 麻黄 诃子肉(炒) 栀子(炭) 青黛 白及 **商陆** 浮海石 蛤壳(煅) 仙鹤草 矮地茶 百部 瓜蒌仁

大败毒胶囊(《部颁标准》) 大黄 蒲公英 陈皮 木鳖子 白芷 天花粉 金银花 黄柏 乳香(制) 当归 赤芍 甘草 **蛇蜕(酒炙)** 干蟾(制) 蜈蚣 全蝎 芒硝

大补阴丸(《药典》) 熟地黄 **盐知母** **盐黄柏** **醋龟甲** 猪脊髓

大黄清胃丸(《药典》) **大黄** 关木通 槟榔 黄芩 胆南星 羌活 滑石粉 白芷 牵牛子(炒)

大黄䗪虫丸(《药典》) **熟大黄** 土鳖虫(炒) 水蛭(制) 虻虫(去翅足,炒) 蛴螬(炒) 干漆(煅) 桃仁 苦杏仁(炒) 黄芩 地黄 白芍 甘草

大蓟止血片(《部颁标准》) **大蓟草** 干姜

大山楂丸(《药典》) 山楂 六神曲(麸炒) 炒麦芽

黛蛤散(《药典》) 青黛 蛤壳

当归龙荟丸(《药典》) **酒当归** **龙胆(酒炙)** 芦荟 青黛 栀子 酒黄连 酒黄芩 盐黄柏 酒大黄 木香 人工麝香

当归养血丸(《药典》) 当归 白芍(炒) 地黄 **炙黄芪** 阿胶 牡丹皮 香附(制) 茯苓 杜仲(炒) 白术(炒)

地榆槐角丸(《药典》) **地榆炭** **蜜槐角** **炒槐花** 大黄 黄芩 地黄 **当归** 赤芍 红花 防风 荆芥穗 麸炒枳壳

跌打风湿药酒(《部颁标准》) **三棱(醋制)** 乳香 **没药** 川芎(酒蒸) 当归 莪术 皂角刺 骨碎补 牡丹皮 威灵仙 赤芍 五灵脂 薏苡仁 桂枝 羌活 独活 木瓜 防己 白鲜皮 秦艽 防风 补骨脂 杜仲 **巴戟天** 天麻(制) 续断 牛膝 半夏(制) 制川乌 香附(四制)

跌打活血散(《药典》) 红花 当归 血竭 三七 **烫骨碎补** 续断 乳香(炒) 没药(炒) 儿茶 大黄 冰片 土鳖虫

跌打损伤丸(《部颁标准》) **大黄(醋制)** 刘寄奴 红花 当归 香附(制) 莪术(醋制) 青皮 枳实(炒) 川芎 降香 赤芍 槟榔 自然铜(煅) 延胡索(制) 牛膝 桃仁 苏木 土鳖虫(酒润) 威灵仙 三棱

定喘膏(《药典》) **血余炭** 洋葱 附子 生川乌 制天南星 干姜

独角膏(《部颁标准》) 白附子 乳香 没药 附子 红花 阿魏 白及 五倍子 樟脑 木鳖子 血竭 紫草 **穿山甲(烫)** 当归

独圣活血片(《药典》) 三七 **香附(四炙)** 当归 醋延胡索 鸡血藤 大黄 甘草

E

儿宝颗粒(《药典》) 太子参 北沙参 茯苓 山药 炒山楂 炒麦芽 陈皮 炒白芍 炒白扁豆 麦冬 **葛根(煨)**

儿童七珍丸(《部颁标准》) 胆南星(酒炙) 天麻 **半夏曲(麸炒)** 滑石 寒食曲 全蝎 巴豆霜

儿童清热导滞丸(《药典》) 醋鸡内金 醋莪术 姜厚朴 枳实 焦山楂 醋青皮 法半夏 六神曲(焦) 焦麦芽 焦槟榔 榧子 使君子仁 胡黄连 苦楝皮 知母 青蒿 酒黄芩 薄荷 钩藤 盐车前子

二母宁嗽丸(《药典》) 川贝母 知母 石膏 **炒栀子** 黄芩 蜜桑白皮 茯苓 **炒瓜蒌子** 陈皮 麸炒枳实 炙甘草 五味子(蒸)

二十五味珊瑚丸(《药典》) 珊瑚 珍珠 青金石 珍珠母 诃子 木香 红花 丁香 沉香 朱砂 龙骨 炉甘石 脑石 磁石 禹粮土 芝麻 葫芦 紫菀花 獐牙菜 藏菖蒲 榜那 打箭菊 甘草 西红花 人工麝香

二益丸(《部颁标准》) 肉豆蔻(煨) 山柰 砂仁(盐水

炙）　海螵蛸　附子（黑顺片）　橘红　蛇床子（盐水炒）　木香　甘草（蜜制）　白芷　龙骨（煅）　肉桂　**吴茱萸（盐水炒）**　当归（酒浸）　**花椒（微炒）**　丁香　细辛　母丁香　檀香　豆蔻　枯矾　朱砂

二至丸（《药典》）　**女贞子（蒸）**　墨旱莲

耳聋左慈丸（《药典》）　**磁石（煅）**　熟地黄　山茱萸（制）　牡丹皮　山药　茯苓　泽泻　竹叶柴胡

F

飞龙夺命丸（《部颁标准》）　乳香（醋炙）　没药（醋炙）　血竭　蜈蚣　铜绿　胆矾　**寒水石（煅）**　蜗牛（煅）　轻粉　雄黄　麝香　蟾酥（乳炙）　冰片　朱砂

肥儿丸（《药典》）　**煨肉豆蔻**　木香　六神曲（炒）　炒麦芽　胡黄连　槟榔　使君子仁

风寒咳嗽颗粒（《药典》）　陈皮　生姜　法半夏　**青皮**　苦杏仁　麻黄　紫苏叶　五味子　桑白皮　炙甘草

风湿骨痛胶囊（《药典》）　**制川乌**　制草乌　红花　甘草　**木瓜**　乌梅　麻黄

风湿马钱片（《药典》）　马钱子粉　炒僵蚕　**乳香（炒）　没药（炒）**　全蝎　牛膝　苍术　麻黄　甘草

风湿止痛药酒（《部颁标准》）　豨莶草　制川乌　附子（制）　**蜂房**　甘草（蜜炙）　红花　青风藤　络石藤　石南藤　穿山龙　乌梢蛇　蜈蚣（去头尾足）　全蝎　土鳖虫　牛膝　桂枝　桑寄生

风痛安胶囊（《药典》）　防己　通草　桂枝　姜黄　石膏　薏苡仁　木瓜　海桐皮　忍冬藤　**黄柏**　滑石粉　连翘

风痛灵（《部颁标准》）　**乳香　没药**　血竭　麝香　草脑　冰片　樟脑　薄荷脑　氯仿　香精　丁香罗勒油　水杨酸甲酯

风痛丸（《部颁标准》）　豹骨（油炙）　白芍　熟地黄　白附片　杜仲（炭）　防己　川芎　秦艽　羌活　鹿筋　狗脊（沙烫）　木瓜　菝草　牛膝　海桐皮　苍耳子（炒）　远志（炒焦）　西红花　地黄　桂枝　细辛片　姜黄　当归　枸骨叶　**地龙（酒炙）**　独活　千年健　黄芪　苍术（炒）　沙苑子　钩藤　铁丝威灵仙　黄柏　蜈蚣　没药（醋炙）　血竭　甘草　红参　鹿角霜　伸筋草　鸡血藤　老鹳草　黄精（酒炙）　全蝎　紫菀　白术（麸炒）　卷柏　地枫皮　**蕲蛇肉（酒炙）**　鹿衔草　青木香　冬虫夏草　乌梢蛇（酒炙）

妇宝颗粒（《药典》）　地黄　忍冬藤　**盐续断**　杜仲叶（盐炙）　麦冬　**炒川楝子**　酒白芍　醋延胡索　甘草　侧柏叶（炒）　**莲房炭**　大血藤

妇康宝口服液（《部颁标准》）　熟地黄　川芎　白芍　**艾叶**　当归　甘草　阿胶

妇康宁片（《药典》）　白芍　香附　当归　三七　**醋艾炭**　麦冬　党参　益母草

妇科白凤片（《部颁标准》）　乌鸡（去毛、爪、肠）　艾叶　**牛膝（盐制）**　柴胡　干姜　**白芍（酒炒）**　牡丹皮　香附　延胡索（醋制）　知母　茯苓　**黄连（酒制）**　秦艽　当归　黄芪（炙）　青蒿　地黄　熟地黄　川贝母　地骨皮

妇科通经丸（《药典》）　巴豆（制）　**干漆（炭）**　醋香附　红花　**大黄（醋炙）**　沉香　木香　醋莪术　醋三棱　郁金　黄芩　艾叶（炭）　醋鳖甲　**硇砂（醋制）**　醋山甲

妇科万应膏（《部颁标准》）　苏木　川芎　青皮　白蔹　干姜　石楠藤　**胡芦巴（炒）**　泽兰　小茴香　茺蔚子　九香虫　艾叶　白芷　拳参　红花　当归　桉油

妇科止血灵（《部颁标准》）　熟地黄　五味子　杜仲（炭）　续断　白芍　山药　牡蛎（煅）　海螵蛸　地榆（炒）　**蒲黄（炭）**　槲寄生

妇良片（《药典》）　当归　熟地黄　续断　白芍　山药　白术　地榆炭　白芷　煅牡蛎　海螵蛸　**阿胶珠**　血余炭

妇炎康片（《药典》）　赤芍　土茯苓　**醋三棱**　炒川楝子　醋莪术　醋延胡索　炒芡实　当归　苦参　醋香附　黄柏　丹参　山药

复方斑蝥胶囊（《部颁标准》）　**斑蝥**　人参　黄芪　刺五加　三棱　半枝莲　莪术　山茱萸　女贞子　熊胆粉　甘草

复方贝母散（《部颁标准》）　平贝母　**硼砂**　化橘红　**苦杏仁（炒）**　百部（蜜炙）　石膏　麻黄　甘草

复方丹参滴丸（《药典》）　**丹参**　三七　冰片

复方桔梗止咳片（《部颁标准》）　桔梗　**远志（蜜炙）**　款冬花（蜜炙）　甘草

复方鲜竹沥液（《药典》）　鲜竹沥　鱼腥草　生半夏　生姜　枇杷叶　桔梗　薄荷素油

复方皂矾丸（《药典》）　**皂矾**　西洋参　海马　肉桂　大枣（去核）　核桃仁

复方珍珠散（《药典》）　**煅石决明**　龙骨（煅）　煅白石脂　煅石膏　珍珠　人工麝香　冰片

附子理中丸（《药典》）　**附子（制）**　党参　炒白术　干姜　甘草。

G

疳积散（《药典》）　**石燕（煅）**　煅石决明　使君子仁　**炒鸡内金**　谷精草　威灵仙　茯苓

感冒清热颗粒（《药典》）　**荆芥穗**　薄荷　防风　柴胡　紫苏叶　葛根　桔梗　苦杏仁　白芷　苦地丁　芦根

感冒疏风片（《部颁标准》）　麻黄绒　苦杏仁　桂枝　白芍（酒炙）　紫苏叶　防风　桔梗　独活　甘草　大枣（去核）　生姜（捣碎）　谷芽（炒）

感冒疏风丸（《部颁标准》）　**麻黄绒（炙）**　苦杏仁　桂枝　白芍（酒炙）　紫苏叶　防风　桔梗　独活　甘草　大枣（去核）　生姜（捣碎）　谷芽（炒）

感冒止咳糖浆（《药典》）　**柴胡**　山银花　葛根　青蒿　连翘　黄芩　桔梗　苦杏仁　薄荷脑

蛤蚧补肺胶囊（《药典》）　蛤蚧　淫羊藿　麻雀　当归　黄芪　牛膝　枸杞　锁阳　党参　肉苁蓉　熟地　续断　杜仲　山药　茯苓　菟丝子　**胡芦巴**　狗鞭　鹿茸

蛤蚧定喘丸（《药典》）　蛤蚧　**瓜蒌子**　紫菀　麻黄　醋

鳖甲 黄芩 甘草 麦冬 黄连 百合 炒紫苏子 石膏 炒苦杏仁 煅石膏

蛤蚧治痨丸(《部颁标准》) **蛤蚧** 百部(蜜制) 平贝母 白果 白及 乌梅 冬虫夏草

葛根芩连片(《药典》) **葛根** 黄芩 黄连 炙甘草

根痛平颗粒(《药典》) 白芍 葛根 桃仁(燀) 红花 乳香(醋炙) 没药(醋炙) 续断 **烫狗脊** 伸筋草 牛膝 地黄 甘草

功劳去火片(《药典》) 功劳木 **黄柏** 黄芩 栀子

骨刺消痛片(《药典》) 制川乌 **制草乌** 秦艽 白芷 甘草 粉萆薢 穿山龙 薏苡仁 制天南星 红花 当归 徐长卿

古汉养生精口服液(《药典》) 人参 炙黄芪 **黄精(制)** 枸杞子 女贞子(制) 菟丝子 淫羊藿 白芍 金樱子 炒麦芽 炙甘草

臌症丸(《部颁标准》) **皂矾(醋制)** 甘遂 大枣(去核炒) 木香小麦(炒)

固本益肠片(《药典》) 党参 炒白术 补骨脂 **麸炒山药** 黄芪 炮姜 酒当归 炒白芍 醋延胡索 **煨木香** 地榆炭 煅赤石脂 儿茶 炙甘草

固肠止泻丸(《部颁标准》) **乌梅或乌梅肉** 黄连 干姜 木香 罂粟壳 延胡索

固经丸(《药典》) 盐关黄柏 酒黄芩 **麸炒椿皮** 醋香附 炒白芍 醋龟甲

固肾定喘丸(《药典》) 熟地黄 附片(黑顺片) 牡丹皮 牛膝 盐补骨脂 砂仁 车前子 茯苓 **盐益智仁** 肉桂 山药 泽泻 金樱子肉

龟鹿补肾丸(《药典》) **盐菟丝子** 淫羊藿(蒸) 续断(盐蒸) 锁阳(蒸) **狗脊(盐蒸)** 酸枣仁(炒) 制何首乌 炙甘草 陈皮(蒸) **鹿角胶(炒)** 熟地黄 龟甲胶(炒) 金樱子(蒸) 炙黄芪 山药(炒) 覆盆子(蒸)

龟鹿二仙膏(《药典》) **龟甲** 鹿角 党参 枸杞子

归脾丸(《药典》) 党参 炒白术 **炙黄芪** 炙甘草 茯苓 制远志 **炒酸枣仁** 龙眼肉 当归 木香 大枣(去核)

归芍地黄丸(《药典》) 当归 白芍(酒炒) **熟地黄** 山茱萸(制) 牡丹皮 山药 茯苓 泽泻

桂枝茯苓丸(《药典》) 桂枝 茯苓 **牡丹皮** 赤芍 **桃仁**

H

寒喘丸(《部颁标准》) 清半夏 大枣(去核) 麻黄 射干 细辛 **款冬花** 紫菀 五味子(酒制) 干姜

河车大造丸(《药典》) 紫河车 熟地黄 天冬 麦冬 盐杜仲 **牛膝(盐炒)** 盐黄柏 醋龟甲

荷叶丸(《药典》) **荷叶** 藕节 大蓟炭 小蓟炭 知母 **黄芩炭** **地黄炭** 棕榈炭 栀子(焦) 茅根炭 玄参 白芍 当归 香墨

荷丹片(《药典》) 荷叶 **丹参** 山楂 番泻叶 盐补骨脂

和血胶囊(《部颁标准》) **皂矾(制)** 苍术(麸炒)

黑豆馏油软膏(《部颁标准》) **黑豆馏油** 桉油 氧化锌

冰片

黑虎丹(《内外验方秘传》) 全蝎 蜈蚣 **蜂房炭** 干蜘蛛 僵蚕 乳香 没药 磁石 斑蝥 炙甲片

猴头健胃灵胶囊(《药典》) 猴头菌培养物 海螵蛸 醋延胡索 **酒白芍** 醋香附 甘草

琥珀安神丸(《部颁标准》) 地黄 当归 **柏子仁(霜)** 酸枣仁(炒) 天冬 麦冬 五味子 大枣 人参 茯苓 丹参 远志 玄参 甘草(蜜炙) 南蛇藤果 桔梗 琥珀 龙骨

槐角丸(《药典》) **槐角(炒)** 地榆炭 黄芩 枳壳(炒) 当归 防风

化积口服液(《药典》) 茯苓 海螵蛸 炒鸡内金 醋三棱 **醋莪术** 红花 槟榔 雷丸 鹤虱 **使君子仁**

花蕊石止血散(《部颁标准》) **花蕊石(煅)**

黄卷丸(《医级》) **大豆黄卷(炒,勿令焦)**

黄连上清丸(《药典》) 黄连 **栀子(姜制)** 连翘 炒蔓荆子 防风 荆芥穗 白芷 黄芩 菊花 薄荷 **酒大黄** **黄柏(酒炒)** 桔梗 川芎 石膏 旋覆花 甘草

黄连羊肝丸(《药典》) 黄连 胡黄连 **黄芩** 黄柏 龙胆 柴胡 **醋青皮** 木贼 密蒙花 **茺蔚子** 炒决明子 石决明(煅) 夜明砂 鲜羊肝

黄升丹(《部颁标准》) 水银 牙硝(结晶) **明矾**

茴香橘核丸(《药典》) **盐小茴香** 八角茴香 **盐橘核** 荔枝核 盐补骨脂 肉桂 川楝子 醋延胡索 醋莪术 木香 醋香附 醋青皮 昆布 槟榔 乳香(制) 桃仁 穿山甲(制)

喉痛丸(《部颁标准》) 大黄 绿豆 橘红 琥珀 人参 **钟乳石(制)** 柳枝 绿茶 青果清膏 玄明粉 寒水石 水牛角浓缩粉 羚羊角 蜂蜜 五倍子 牛黄 沉香 朱砂 硼砂

藿香正气水(《药典》) 广藿香油 紫苏叶油 白芷 **苍术 厚朴(姜制) 生半夏** 茯苓 陈皮 大腹皮 甘草浸膏

J

鸡鸣丸(《部颁标准》) 知母 阿胶 款冬花(蜜炙) 五味子 马兜铃(蜜炙) 麻黄 **旋覆花(蜜炙)** 陈皮 甘草(蜜炙) 桔梗 葶苈子(炒) 苦杏仁(炒) 清半夏

济生橘核丸(《部颁标准》) **橘核** 肉桂 川楝子(炒) 桃仁 厚朴(制) 海藻 昆布 关木通 延胡索 枳实(炒) 木香

济生肾气丸(《药典》) 熟地黄 山茱萸(制) 牡丹皮 山药 茯苓 泽泻 肉桂 **附子(制)** 牛膝 车前子

加减地黄丸(《部颁标准》) 女贞子 郁金(醋制) 茯苓 熟地黄 地骨皮 五味子(醋制) 地黄 山药(麸炒) **泽泻(麸炒)**

加减黑逍遥散(《医略六书》) 生地 柴胡(盐水炒) **白芍(醋炒)** 丹皮(炒黑) 山药(炒) 茯苓(入乳拌蒸) 阿胶(蒲灰炒) 荆芥灰 地榆(炒炭)

加味烂积丸（《部颁标准》）　大黄　牵牛子（炒）　陈皮　木香　川木香　香附（醋炙）　莱菔子（炒）　山楂（炒）　槟榔　芫黄　阿魏　三棱　莪术　白术　当归　吴茱萸（炒）　厚朴（姜汁炙）　法半夏　砂仁　**草果（姜汁炙）**　甘草

加味左金丸（《药典》）　**姜黄连**　制吴茱萸　黄芩　柴胡　木香　醋香附　郁金　白芍　醋青皮　麸炒枳壳　陈皮　醋延胡索　当归　甘草

加味震灵丸（《中医方剂大辞典》）　煅禹余粮　煅赤石脂　煅紫石英　煅代赭石　明乳香　没药　五灵脂　**熟地炭**　甘杞子　龟板胶　坎㞞

洁白丸（《药典》）　**诃子（煨）**　南寒水石　翼首草　五灵脂膏　土木香　石榴子　木瓜　沉香　丁香　石灰华　红花　肉豆蔻　草豆蔻　草果仁

健脑安神片（《药典》）　**酒黄精**　淫羊藿　枸杞子　鹿茸　鹿角胶　鹿角霜　红参　大枣（去核）　茯苓　麦冬　龟甲　炒酸枣仁　五味子　制远志　熟地黄　苍耳子

健脾丸（《药典》）　党参　炒白术　陈皮　枳实（炒）　**炒山楂**　**炒麦芽**

健神片（《部颁标准》）　墨旱莲　鸡血藤　金樱子　艾叶　桑椹　菟丝子　仙鹤草　牡蛎（煅）　**狗脊（制）**　女贞子（制）　甘草　合欢皮　首乌藤　五味子（制）

解郁安神颗粒（《药典》）　柴胡　大枣　石菖蒲　姜半夏　炒白术　浮小麦　**制远志**　炙甘草　炒栀子　**百合**　胆南星　郁金　龙齿　炒酸枣仁　茯苓　当归

截疟七宝丸（《部颁标准》）　**常山**　草果仁　槟榔　厚朴（姜炙）　青皮（醋炙）　陈皮　甘草

金果含片（《药典》）　**地黄**　玄参　西青果　蝉蜕　胖大海　麦冬　南沙参　太子参　陈皮

金嗓开音丸（《药典》）　金银花　连翘　玄参　板蓝根　赤芍　黄芩　桑叶　菊花　前胡　**焯苦杏仁**　牛蒡子　泽泻　胖大海　僵蚕（麸炒）　蝉蜕　木蝴蝶

金嗓利咽丸（《药典》）　茯苓　法半夏　枳实（炒）　青皮（炒）　**胆南星**　橘红　砂仁　豆蔻　槟榔　合欢皮　六神曲（炒）　紫苏梗　生姜　蝉蜕　木蝴蝶　厚朴（制）

金嗓散结丸（《药典》）　马勃　醋莪术　金银花　**焯桃仁**　玄参　醋三棱　红花　丹参　板蓝根　麦冬　浙贝母　泽泻　炒鸡内金　蝉蜕　木蝴蝶　蒲公英

金樱子冲剂（《部颁标准》）　**金樱子**

金振口服液（《药典》）　羚羊角　平贝母　大黄　黄芩　**青礞石**　石膏　人工牛黄　甘草

颈复康颗粒（《药典》）　羌活　川芎　葛根　秦艽　威灵仙　苍术　丹参　白芍　**地龙（酒炙）**　红花　乳香（制）　黄芪　党参　地黄　**石决明**　花蕊石（煅）　黄柏　王不留行（炒）　桃仁（去皮）　没药（制）　土鳖虫（酒炙）

九分散（《药典》）　**马钱子粉**　麻黄　乳香（制）　**没药（制）**

九龙化风丸（《部颁标准》）　大黄　桔梗　细辛　**常山（酒炙）**　天麻　地龙（砂炙）　白附子（姜炙）　羌活　薄荷　防风　枳壳（炒）　冰片　巴豆霜　猪牙皂　僵蚕（炒）　全蝎（漂）　胆南星　麻黄　朱砂　麝香

九一散（《药典》）　石膏（煅）　红粉

橘红梨膏（《部颁标准》）　化橘红　梨　川贝母　天冬　麦冬　苦杏仁　**枇杷叶**　五味子

橘红化痰丸（《药典》）　化橘红　锦灯笼　川贝母　**炒苦杏仁**　罂粟壳　五味子　白矾　甘草

橘红痰咳液（《药典》）　化橘红　蜜百部　茯苓　半夏（制）　**白前**　甘草　苦杏仁　五味子

K

开胃健脾丸（《药典》）　**白术**　党参　茯苓　木香　黄连　六神曲（炒）　陈皮　砂仁　炒麦芽　山楂　山药　煨肉豆蔻　炙甘草

开胸顺气丸（《药典》）　槟榔　炒牵牛子　陈皮　木香　**姜厚朴**　醋三棱　醋莪术　猪牙皂

抗感口服液（《药典》）　金银花　赤芍　**绵马贯众**

咳喘膏（《部颁标准》）　芥子　**甘遂**　延胡索　细辛　洋金花　干姜　樟脑　盐酸异丙嗪

咳喘顺丸（《药典》）　**紫苏子**　瓜蒌仁　茯苓　鱼腥草　苦杏仁　半夏（制）　款冬花　桑白皮　前胡　紫菀　陈皮　甘草

咳喘丸（《部颁标准》）　**麻黄（蜜炙）**　苦杏仁　甘草　荆芥　桑白皮（蜜炙）　紫苏子（炒）

控涎丸（《药典》）　**醋甘遂**　**红大戟**　白芥子

溃疡胶囊（《部颁标准》）　瓦楞子　鸡蛋壳　陈皮　枯矾　水红花子　珍珠粉　仙鹤草

L

黎洞丸（《部颁标准》）　三七　血竭　阿魏　乳香（制）　没药（制）　**藤黄（制）**　天竺黄　大黄　儿茶　冰片　雄黄　牛黄　麝香　山羊血

利胆片（《药典》）　大黄　金银花　金钱草　木香　知母　大青叶　柴胡　白芍　黄芩　**芒硝**　茵陈

利胆排石颗粒（《药典》）　金钱草　茵陈　黄芩　木香　郁金　大黄　槟榔　**麸炒枳实**　芒硝　姜厚朴

利肺片（《部颁标准》）　百部　**百合**　五味子　枇杷叶　白及　牡蛎粉　甘草　冬虫夏草　蛤蚧粉

羚翘解毒颗粒（《部颁标准》）　羚羊角　金银花　连翘　薄荷　**荆芥穗**　淡豆豉　牛蒡子（炒）　桔梗　淡竹叶　甘草

羚羊感冒片（《药典》）　羚羊角　牛蒡子　**淡豆豉**　金银花　荆芥　连翘　淡竹叶　桔梗　薄荷素油　甘草

羚羊清肺丸（《药典》）　羚羊角（粉）　浙贝母　**桑白皮（蜜炙）**　前胡　麦冬　天冬　苦杏仁（炒）　金果榄　大青叶　黄芩　板蓝根　牡丹皮　薄荷　熟大黄　天花粉　地黄　玄参　桔梗　**枇杷叶（蜜炙）**　金银花　**栀子**　甘草　陈皮

六和定中丸（《药典》）　广藿香　紫苏叶　香薷　木香　檀香　姜厚朴　枳壳（炒）　陈皮　桔梗　甘草　茯苓　木瓜　炒白扁豆　炒山楂　六神曲（炒）　炒麦芽　**炒稻芽**

六味地黄丸（《药典》）　熟地黄　酒萸肉　牡丹皮　**山药**　茯苓　**泽泻**

六应丸(《药典》) 丁香 蟾酥 **雄黄** 牛黄 珍珠 冰片

六郁丸(《部颁标准》) 香附(醋炙) 木香 **青皮(醋炙)** 陈皮 砂仁 郁金 三棱(麸炒) 莪术 (醋炙) 猪牙皂 槟榔 六神曲(麸炒) 麦芽 广藿香 黄连 大黄 牵牛子(炒) 甘草

龙胆泻肝丸(《药典》) **龙胆** 柴胡 黄芩 **栀子(炒)** 泽泻 木通 盐车前子 酒当归 地黄 炙甘草

龙牡壮骨颗粒(《药典》) 党参 黄芪 山麦冬 醋龟甲 炒白术 山药 醋南五味子 龙骨 **煅牡蛎** 茯苓 大枣 甘草 乳酸钙 炒鸡内金 维生素D2 葡萄糖酸钙

驴胶补血颗粒(《药典》) **阿胶** 黄芪 党参 熟地黄 白术 当归

绿樱膏(《部颁标准》) **木鳖子** 生川乌 生草乌 乌梢蛇 黄柏 大黄 金银花 红花 肉桂 赤芍 穿山甲 附子 白芷 生马钱子 乳香(附) 没药(制) 血蝎 冰片 胆膏(醋制)

M

麻仁滋脾丸(《药典》) 大黄(制) **火麻仁** 当归 姜厚朴 炒苦杏仁 麸炒枳实 **郁李仁** 白芍

马钱子散(《药典》) **制马钱子** 地龙(焙黄)

马应龙麝香痔疮膏(《药典》) 人工麝香 人工牛黄 珍珠 **煅炉甘石粉** 硼砂 冰片 琥珀

礞石滚痰丸(《药典》) 金礞石(煅) 沉香 黄芩 **熟大黄**

磨积散(《部颁标准》) 鸡内金(醋炙) 白扁豆(去皮) 木香 砂仁 使君子仁 三棱(麸炒) 莪术(醋炙) **水红花**

木瓜丸(《药典》) **木瓜** 当归 川芎 白芷 威灵仙 狗脊(制) 牛膝 鸡血藤 海风藤 人参 制川乌 制草乌

木香槟榔丸(《药典》) 木香 槟榔 枳壳(炒) 陈皮 青皮(醋炒) 香附(醋制) 醋三棱 莪术(醋炙) 黄连 黄柏(酒炒) 大黄 炒牵牛子 **芒硝**

木香顺气丸(《药典》) **木香** 砂仁 香附(醋制) 槟榔 甘草 陈皮 厚朴(制) 枳壳(炒) **苍术(炒)** 青皮(炒)

N

硇砂散(《外科正宗》) **硇砂** 轻粉 冰片 雄黄

脑立清丸(《药典》) **磁石** 赭石 珍珠母 清半夏 酒曲 酒曲(炒) 牛膝 薄荷脑 冰片 猪胆汁(或猪胆粉)

宁神定志丸(《部颁标准》) 党参 茯苓 **远志** 石菖蒲

牛黄抱龙丸(《药典》) 人工牛黄 **胆南星** 天竺黄 茯苓 琥珀 麝香 全蝎 僵蚕(炒) 雄黄 朱砂

牛黄千金散(《药典》) 全蝎 僵蚕(制) 人工牛黄 朱砂 冰片 黄连 胆南星 **天麻** 甘草

牛黄镇惊丸(《药典》) 牛黄 全蝎 炒僵蚕 **珍珠** 人工麝香 朱砂 雄黄 天麻 钩藤 防风 琥珀 胆南星 制白附子 半夏(制)天竺黄 冰片 薄荷叶 甘草。

暖脐膏(《药典》) 当归 白芷 乌药 小茴香 八角茴香 木香 香附 **乳香** 母丁香 没药 肉桂 沉香 人工麝香

P

平消胶囊(《药典》) 郁金 仙鹤草 五灵脂 **白矾** 硝石 干漆(制) 麸炒枳壳 马钱子粉

Q

七宝美髯颗粒(《药典》) **制何首乌** 当归 补骨脂(黑芝麻炒) 枸杞子(酒蒸) **菟丝子(炒)** 茯苓 牛膝(酒蒸)

七味都气丸(《药典》) **醋五味子** **山茱萸(制)** 茯苓 牡丹皮 熟地黄 山药 泽泻

启脾丸(《药典》) 人参 炒白术 茯苓 甘草 陈皮 山药 **莲子(炒)** 炒山楂 六神曲(炒) 炒麦芽 泽泻

千金散(《部颁标准》) 全蝎 **僵蚕** 牛黄 朱砂 冰片 黄连 胆南星 天麻 甘草

千金茶(《部颁标准》) 香薷 甘草 **香附** 苍术 石菖蒲 厚朴(制) 羌活 陈皮(制) 贯众 柴胡 紫苏 半夏(制) 川芎(酒制) 薄荷 枳壳 玉叶金花 桔梗 荆芥 广藿香 茶叶

千金止带丸(《药典》) 党参 炒白术 当归 白芍 川芎 醋香附 木香 砂仁 小茴香(盐炒) 醋延胡索 盐杜仲 续断 盐补骨脂 **鸡冠花** 青黛 椿皮(炒) 煅牡蛎

前列舒丸(《药典》) 熟地 薏苡仁 **冬瓜子** 山茱萸 山药 丹皮 苍术 桃仁 泽泻 茯苓 桂枝 附子(制) 韭菜子 淫羊藿 甘草

前列通片(《药典》)广东王不留行 黄芪 **车前子** 关黄柏 两头尖 蒲公英 泽兰 琥珀 八角茴香油 肉桂油

前列欣胶囊(《药典》) **炒桃仁** 没药(炒) 丹参 赤芍 红花 泽兰 炒王不留行 皂角刺 败酱草 蒲公英 川楝子 白芷 石韦 枸杞子

强力枇杷露(《部颁标准》) 枇杷叶 罂粟壳 百部 **白前** 桑白皮 桔梗 薄荷脑

强阳保肾丸(《药典》) 炙淫羊藿 阳起石(煅,酒淬) 酒肉苁蓉 **盐胡芦巴** 盐补骨脂 醋五味子 **沙苑子** 蛇床子 覆盆子 韭菜子 麸炒芡实 肉桂 盐小茴香 茯苓 制远志

青娥丸(《药典》) **盐杜仲** 盐补骨脂 核桃仁(炒) 大蒜

青黛散(《部颁标准》) **蛤壳(煅)** 石膏(煅) 黄柏 青黛 轻粉

清肺抑火丸(《药典》) 黄芩 栀子 **知母** 浙贝母 黄柏 苦参 桔梗 前胡 天花粉 大黄

清肺止咳散(《部颁标准》)　**清半夏**　黄芩　苦杏仁　川贝母　大青叶　茶叶　葶苈子　青黛　白果仁　冰片　松花粉

清肝止淋汤(《傅青主女科》)　**白芍(醋炒)**　当归(酒洗)　生地(酒炒)　阿胶(白面炒)　粉丹皮　黄柏　牛膝　香附(酒炒)　红枣　小黑豆

清淋颗粒(《药典》)　瞿麦　萹蓄　木通　**盐车前子**　滑石　栀子　大黄　炙甘草

清脑降压片(《药典》)　黄芩　夏枯草　槐米　**煅磁石**　牛膝　当归　地黄　丹参　**水蛭**　钩藤　决明子　**地龙**　珍珠母

清气化痰丸(《药典》)　**酒黄芩**　**瓜蒌仁霜**　半夏(制)　胆南星　陈皮　苦杏仁　**枳实**　茯苓

清热银花糖浆(《药典》)　山银花　菊花　**白茅根**　通草　大枣　甘草　绿茶叶

清胃黄连丸(《药典》)　黄连　石膏　桔梗　甘草　**知母**　玄参　地黄　牡丹皮　天花粉　连翘　栀子　黄柏　黄芩　赤芍

清眩治瘫丸(《药典》)　天麻　**酒蕲蛇**　僵蚕　全蝎　地龙　铁丝威灵仙　制白附子　决明子　牛膝　没药(醋炙)　血竭　丹参　川芎　赤芍　玄参　桑寄生　葛根　醋香附　骨碎补　槐米　郁金　沉香　枳壳(炒)　安息香　人参(去芦)　炒白术　麦冬　茯苓　黄连　黄芩　地黄　泽泻　法半夏　水牛角浓缩粉　人工牛黄　珍珠　冰片

清咽解毒散(《部颁标准》)　天花粉　**炉甘石(制)**　玄明粉　青黛　人中白(煅)　石膏　冰片　硼砂(煅)　象牙屑　青果炭

清咽丸(《药典》)　桔梗　北寒水石　薄荷　诃子肉　**甘草**　乌梅肉　青黛　硼砂(煅)　冰片

清音丸(《药典》)　**诃子肉**　川贝母　百药煎　乌梅肉　葛根　茯苓　甘草　天花粉

庆余辟瘟丹(《药典》)　羚羊角　醋香附　大黄　藿香　玄精石　玄明粉　朱砂　木香　制川乌　五倍子　苍术(米泔水润炒)　苏合香　姜半夏　玳瑁　雄黄　滑石　猪牙皂　姜厚朴　肉桂　郁金　茯苓　茜草　金银花　黄芩　柴胡　黄柏　紫苏叶　升麻　白芷　天麻　川芎　拳参　干姜　丹参　桔梗　蒲黄　琥珀　麻黄　陈皮　人工麝香　安息香　冰片　细辛　千金子霜　丁香　巴豆霜　**生甘遂**　红大戟　莪术　槟榔　胡椒　葶苈子　炒白芍　**煅禹余粮**　桑白皮　山豆根　山慈菇　鬼箭羽　降香　赤豆　紫菀　人工牛黄　铜石龙子(去头、足)　斑蝥(去头、足、翅)　大枣　水牛角浓缩粉　雌黄

芎菊上清丸(《药典》)　川芎　菊花　黄芩　栀子　**炒蔓荆子**　黄连　薄荷　连翘　荆芥穗　藁本　羌活　桔梗　防风　甘草　白芷

祛风湿膏(《部颁标准》)　**生附子**　生草乌　桂枝　白芷　水菖蒲　生半夏　姜黄　紫荆皮　续断　苍术　骨碎补　生天南星　丁香　松香　冰片

祛风止痛片(《药典》)　老鹳草　槲寄生　**续断**　威灵仙　独活　制草乌　红花

祛痰灵口服液(《药典》)　**鲜竹沥**　鱼腥草

祛痰止咳冲剂(《部颁标准》)　党参　水半夏　**芫花(醋制)**　**甘遂(醋制)**　紫花杜鹃　明矾

R

人参健脾丸(《药典》)　人参　**白术(麸炒)**　茯苓　山药　陈皮　木香　砂仁　炙黄芪　当归　酸枣仁(炒)　远志(制)

人参养荣丸(《药典》)　**人参**　**土白术**　茯苓　炙甘草　当归　熟地黄　白芍(麸炒)　炙黄芪　陈皮　制远志　肉桂　五味子(酒蒸)

茸血补心丸(《部颁标准》)　鹿茸血　川芎　茯苓　首乌藤　酸枣仁(炒)　龙齿　当归　谷芽(炒)　麦冬　**九香虫(炒)**　人参　石菖蒲　柏子仁　远志(姜制)　龙眼肉

如意定喘丸(《部颁标准》)　**蛤蚧**　蟾酥(制)　黄芪　地龙　麻黄　党参　苦杏仁　白果　枳实　天冬　五味子(酒蒸)　麦冬　紫菀　百部　枸杞子　熟地黄　远志　葶苈子　洋金花　石膏　甘草(蜜炙)

乳核内消液(《部颁标准》)　浙贝母　当归　赤芍　漏芦　**茜草**　香附　柴胡　橘核　夏枯草　**丝瓜络**　郁金　甘草

乳疾灵颗粒(《药典》)　柴胡　醋香附　青皮　赤芍　丹参　**炒王不留行**　鸡血藤　牡蛎　海藻　昆布　淫羊藿　菟丝子

乳康片(《部颁标准》)　**牡蛎**　乳香　瓜蒌　海藻　黄芪　没药　天冬　夏枯草　三棱　玄参　白术　浙贝母　莪术　丹参　鸡内金(炒)

乳块消片(《药典》)　橘叶　丹参　皂角刺　**王不留行**　川楝子　地龙

乳癖散结胶囊(《药典》)　夏枯草　**川芎(酒炙)**　僵蚕(炒)　鳖甲(醋制)　柴胡(醋制)　赤芍(酒炒)　玫瑰花　莪术(醋制)　当归(酒炙)　延胡索(醋制)　牡蛎

润肺止嗽丸(《药典》)　生地黄　天冬　知母　天花粉　黄芩　桑白皮(蜜炙)　浙贝母　前胡　苦杏仁(去皮炒)　紫菀　**紫苏子(炒)**　款冬花　醋青皮　陈皮　炙黄芪　五味子(醋炙)　酸枣仁(炒)　**瓜蒌子(蜜炙)**　淡竹叶　桔梗　甘草(蜜炙)

S

三宝胶囊(《药典》)　人参　鹿茸　当归　山药　**醋龟甲**　砂仁(炒)　山茱萸　灵芝　熟地黄　丹参　五味子　菟丝子(炒)　肉苁蓉　何首乌　菊花　牡丹皮　赤芍　**杜仲**　麦冬　泽泻　玄参

三甲复脉汤(《温病条辨》)　青蒿　**生鳖甲**　细生地　知母　丹皮　生龟板

三甲散(《部颁标准》)　龟甲(砂烫、醋淬)　**鳖甲(砂烫、醋淬)**　穿山甲(砂烫)　鸡内金(砂烫)

三黄膏(《部颁标准》)　黄柏　**黄连**　黄芩　栀子

三肾丸(《部颁标准》)　鹿肾(滑石粉烫)　**狗肾(滑石粉烫)**　驴肾(滑石粉烫)　仙茅　附子(制)　肉桂　淫羊

藿(羊油炙)　木瓜　牡丹皮　山药(麸炒)　山茱萸　白术(土炒)　茯苓　小茴香(盐炙)　甘草(蜜炙)　陈皮　褚实子(盐炙)　覆盆子　续断　当归　川芎　地黄　熟地黄　胡芦巴(盐炙)　肉苁蓉　锁阳　巴戟天　补骨脂(盐炙)　黄芪(蜜炙)　枸杞子　天冬　麦冬　牛膝　杜仲(盐炙)　菟丝子　人参　鹿茸(酥油炙)　海马(酥油炙)　**蛤蚧(酥油炙)**

三味蒺藜散《药典》　**蒺藜**　冬葵果　方海

桑菊感冒片《药典》　桑叶　菊花　连翘　薄荷素油　苦杏仁　桔梗　**甘草**　芦根

桑麻丸《部颁标准》　桑叶　**黑芝麻(炒)**

沙苑子颗粒《部颁标准》　**盐炙沙苑子**

山菊降压片《药典》　**山楂**　菊花　**盐泽泻**　夏枯草　**小蓟**　**炒决明子**

山楂化滞丸《药典》　山楂　**麦芽**　六神曲　槟榔　莱菔子　牵牛子

伤风停胶囊《部颁标准》　**麻黄**　荆芥　白芷　苍术(炒)　陈皮　甘草

伤疖膏《药典》　黄芩　连翘　**生天南星**　白芷　冰片　薄荷脑　水杨酸甲酯

伤痛宁片《药典》　**制乳香**　制没药　甘松　醋延胡索　细辛　醋香附　山柰　白芷

少林风湿跌打膏《药典》　**生川乌**　**生草乌**　乌药　白及　五灵脂(醋炒)　赤芍　小茴香(盐炒)　延胡索(醋制)　没药(炒)　川芎　肉桂　炮姜

少腹逐瘀丸《药典》　当归　蒲黄　五灵脂(醋炒)　赤芍　小茴香(盐炒)　延胡索(醋制)　没药(炒)　川芎　肉桂　**炮姜**

麝香风湿胶囊《药典》　制川乌　全蝎　地龙(酒洗)　黑豆(炒)　蜂房(酒洗)　人工麝香　**乌梢蛇(去头酒浸)**

麝香抗栓丸《部颁标准》　麝香　羚羊角　三七　天麻　全蝎　乌梢蛇　红花　地黄　大黄　葛根　川芎　僵蚕　**水蛭(烫)**　黄芪　胆南星　地龙　赤芍　当归　豨莶草　忍冬藤　络石藤

伸筋活血丸《药典》　**制马钱子**　制川乌　制草乌　木瓜　当归　川牛膝　杜仲(炒炭)续断　木香　全蝎　珍珠透骨草

参麦地黄丸《部颁标准》　北沙参　牡丹皮　茯苓　熟地黄　**山药**　泽泻　麦冬　山茱萸(蒸)

参附注射剂《部颁标准》　**红参**　附片

参苓白术散《药典》　**人参**　茯苓　白术(炒)山药　**白扁豆(炒)**　**莲子**　薏苡仁(炒)　砂仁　桔梗　甘草

参芪二仙片《部颁标准》　人参　黄芪　当归　**仙茅(酒制)**　淫羊藿　巴戟天(盐制)　黄柏(盐制)　知母(盐制)

参茸白凤丸《药典》　人参　鹿茸(酒制)　**党参(炙)**　酒当归　熟地黄　黄芪(酒制)　酒白芍　川芎(酒制)　延胡索(制)　胡芦巴(盐炙)　**酒续断**　白术(制)　香附(制)　砂仁　益母草(酒制)　酒黄芩　桑寄生(蒸)　炙甘草

沈阳红药胶囊《药典》　三七　川芎　白芷　当归　土鳖虫　红花　**延胡索**

肾石通冲剂《部颁标准》　金钱草　王不留行(炒)　萹

蓄　延胡索(醋制)　**鸡内金(烫)**　丹参　木香　瞿麦　牛膝　海金沙

肾炎解热片《药典》　白茅根　连翘　荆芥　炒苦杏仁　陈皮　大腹皮　盐泽泻　茯苓　桂枝　**车前子(炒)**　赤小豆　石膏　蒲公英　蝉蜕

肾炎舒片《药典》　**苍术**　茯苓　白茅根　防己　人参(去芦)　黄精　菟丝子　枸杞子　金银花　蒲公英

生发捈剂《药典》　闹羊花　**补骨脂**　生姜

生力胶囊《部颁标准》　**人参**　肉苁蓉　熟地黄　淫羊藿　枸杞子　**荔枝核**　沙苑子　丁香　沉香　远志

生脉饮《药典》　**红参**　麦冬　**五味子**

生血丸《药典》　鹿茸　黄柏　山药　炒白术　桑枝　炒白扁豆　稻芽　紫河车

湿热痹颗粒《部颁标准》　苍术　忍冬藤　地龙　连翘　黄柏　**薏苡仁**　防风　川牛膝　粉草薢　桑枝　防己　威灵仙

十二太保丸《部颁标准》　白芍(酒炒)　当归　菟丝子(盐制)　浙贝母　黄芪(酒制)　荆芥　**艾叶(醋炒)**　厚朴　枳壳(面炒)　甘草　川芎(酒制)　羌活

十灰丸《药典》　大蓟(炒炭)　小蓟(炒炭)　茜草(炒炭)　栀子(炒炭)　牡丹皮(炒炭)　棕榈(煅炭)　侧柏叶(炒炭)　**白茅根(炒炭)**　大黄(炒炭)　**荷叶(煅炭)**

十灰散《药典》　**大蓟(炒炭)**　**小蓟(炒炭)**　荷叶(炒炭)　侧柏叶　白茅根(炒炭)　**茜草(炒炭)**　**栀子(炒炭)**　**大黄(炒炭)**　**牡丹皮(炒炭)**　棕榈(煅炭)

十枣丸《部颁标准》　甘遂(制)　**京大戟**　**芫花(制)**　大枣(墨枣)

石斛夜光丸《药典》　石斛　人参　山药　茯苓　甘草　肉苁蓉　枸杞子　**菟丝子**　地黄　熟地黄　五味子　天冬　麦冬　苦杏仁　防风　川芎　麸炒枳壳　黄连　牛膝　菊花　**盐蒺藜**　青箱子　决明子　水牛角浓缩粉　羚羊角

使君子丸《部颁标准》　**使君子(炒)**　天南星(制)　槟榔

首乌丸《药典》　制何首乌　熟地黄　酒牛膝　桑葚　酒女贞子　墨旱莲　桑叶(制)　**黑芝麻**　菟丝子(酒蒸)　金樱子　盐补骨脂　豨莶草(制)　金银花(制)

疏风定痛丸《药典》　**马钱子粉**　麻黄　乳香(醋制)　没药(醋制)　千年健　**自然铜(煅)**　地枫皮　桂枝　牛膝　木瓜　甘草　杜仲(盐炙)　防风　羌活　独活

舒肝和胃丸《药典》　醋香附　白芍　佛手　木香　郁金　炒白术　陈皮　柴胡　广藿香　炙甘草　**莱菔子**　焦槟榔　乌药

舒肝平胃丸《药典》　姜厚朴　陈皮　麸炒枳壳　法半夏　苍术　炙甘草　焦槟榔

舒肝丸《药典》　**川楝子**　醋延胡索　白芍(酒炒)　片姜黄　木香　沉香　豆蔻仁　砂仁　姜厚朴　陈皮　枳壳(炒)　茯苓　朱砂

舒筋活络酒《药典》　木瓜　桑寄生　玉竹　续断　川牛膝　当归　川芎　红花　独活　羌活　防风　白术　蚕沙　**红曲**　甘草

舒筋活血定痛散《药典》　**乳香(醋炙)**　没药(醋炙)

当归　红花　醋延胡索　血竭　醋香附　**煅自然铜**
骨碎补

舒心糖浆（《药典》）　党参　黄芪　红花　当归　川芎
三棱　蒲黄

舒胸片（《药典》）　三七　红花　**川芎**

薯蓣丸（《部颁标准》）　山药　人参　白术（麸炒）　茯苓
甘草　地黄　当归　白芍　川芎　阿胶　六神曲（麸
炒）　**大豆黄卷**　大枣（去核）　苦杏仁（去皮、炒）　桂
枝　柴胡　防风　干姜　桔梗　白蔹　麦冬

双黄连口服液（《药典》）　连翘　金银花　**黄芩**

首乌丸（《药典》）　**制首乌**　熟地黄　**酒牛膝**　桑葚　酒
女贞子　墨旱莲　桑叶（制）　**黑芝麻**　菟丝子（酒蒸）
金樱子　盐补骨脂　豨莶草（制）　金银花（制）

水陆二味丸（《部颁标准》）　**芡实**　金樱子

四红丹（《部颁标准》）　当归　大黄　地榆（炭）　**槐花
（炭）　当归（炭）**　大黄（炭）

四君子丸（《药典》）　党参　炒白术　茯苓　**炙甘草**

四神丸（《药典》）　**肉豆蔻（煨）　补骨脂（盐炒）　五味子
（醋制）　吴茱萸（制）**　大枣（去核）

四逆汤（《药典》）　淡附片　**干姜**　炙甘草

四物合剂（《药典》）　当归　**川芎　白芍**　熟地黄

四消丸（《部颁标准》）　大黄（酒炒）　猪牙皂（炒）　**牵牛
子**　牵牛子（炒）　香附（醋炙）　槟榔　五灵脂（醋炙）

苏子降气丸（《药典》）　**炒紫苏子**　厚朴　前胡　甘草
姜半夏　陈皮　沉香　当归

速感宁胶囊（《部颁标准》）　**贯众**　柴胡　大青叶　金银
花　人工牛黄　对乙酰氨基酚　马来酸氯苯那敏

缩泉丸（《药典》）　山药　**益智仁（盐炒）**　乌药

锁阳补肾胶囊（《部颁标准》）　锁阳　仙茅　巴戟天　当
归　蛇床子　肉苁蓉（蒸）　韭菜子　五味子（蒸）　红
参　牛鞭（制）　狗肾（制）　鹿茸　黑顺片　肉桂　小
茴香　**阳起石（煅）**　花椒　菟丝子　杜仲（盐炒）　**沙苑
子（盐炒）**　党参（蜜炙）　山茱萸（蒸）　淫羊藿　黄芪（蜜
炙）　山药　熟地黄　补骨脂（盐炒）　枸杞子　覆盆子
远志　莲须　金樱子　泽泻　甘草（蜜炙）　茯苓

锁阳固精丸（《药典》）　锁阳　肉苁蓉（蒸）　**制巴戟天**
补骨脂（盐炒）　菟丝子　杜仲（炭）　八角茴香　韭菜
子　**芡实（炒）**　莲子　莲须　**煅牡蛎**　龙骨（煅）　鹿
角霜　熟地黄　山茱萸（制）　牡丹皮　山药　茯苓
泽泻　知母　黄柏　牛膝　大青盐

T

疲净片（《部颁标准》）　**商陆提取物**

烫伤油（《药典》）　马尾连　紫草　黄芩　冰片　**地榆**
大黄

桃红四物汤（《医宗金鉴》）　**桃仁**　红花　熟地　当归
白芍　川芎

提毒散（《部颁标准》）　**石膏（煅）**　炉甘石（煅、黄连水飞）
轻粉　红粉　冰片　红丹

天蚕片（《部颁标准》）　**僵蚕**

天菊脑安胶囊（《药典》）　川芎　天麻　菊花　**蔓荆子**

藁本　白芍　丹参　墨旱莲　女贞子　牛膝

天麻首乌片（《药典》）　天麻　白芷　何首乌　熟地黄
丹参　川芎　当归　**炒蒺藜**　桑叶　墨旱莲　**女贞子**
白芍　黄精　甘草

天麻丸（《药典》）　**天麻**　羌活　独活　盐杜仲　牛膝
粉萆薢　附子（制）　当归　地黄　玄参

天王补心丸（《药典》）　丹参　当归　石菖蒲　党参　茯
苓　五味子　麦冬　天冬　地黄　玄参　**制远志　炒
酸枣仁**　柏子仁　桔梗　甘草　**朱砂**

天紫红女金胶囊（《药典》）　炙黄芪　党参　山药（酒炒）
炙甘草　熟地黄　当归　阿胶（蛤粉制）　白术　茯苓
盐杜仲　川芎　陈皮　香附（醋盐炙）　肉桂　三七
（熟）　**砂仁（去壳盐炙）**　桑寄生　益母草　盐小茴香
牛膝　木香　酒白芍　丁香　艾叶（醋炙）　盐益智仁
醋延胡索　肉苁蓉　酒续断　地榆（醋炙）　荆芥（醋
炙）　酸枣仁（盐炙）　海螵蛸　麦冬　椿皮　酒黄芩
白薇

添精补肾膏（《药典》）　党参　**制远志**　淫羊藿　炙黄芪
茯苓　狗脊　酒肉苁蓉　熟地黄　当归　巴戟天（酒
制）　**盐杜仲**　枸杞子　锁阳（酒蒸）　川牛膝　龟甲胶
鹿角胶

调经促孕丸（《药典》）　鹿茸（去毛）　**炙淫羊藿**　仙茅
续断　桑寄生　菟丝子　枸杞子　覆盆子　山药　莲
子（去芯）　茯苓　黄芪　白芍　炒酸枣仁　钩藤　丹
参　赤芍　鸡血藤

葶贝胶囊（《药典》）　葶苈子　**蜜麻黄**　川贝母　苦杏仁
瓜蒌皮　石膏　黄芩　鱼腥草　旋覆花　赭石　白果
蛤蚧　桔梗　甘草

通便灵胶囊（《部颁标准》）　番泻叶　当归　**肉苁蓉**

痛经宝颗粒（《药典》）　红花　当归　肉桂　**三棱　莪术**
丹参　五灵脂　木香　延胡索（醋制）

通窍鼻炎片（《药典》）　**炒苍耳子**　防风　黄芪　白芷
辛夷　炒白术　薄荷

通幽润燥丸（《药典》）　**麸炒枳壳**　木香　姜厚朴　桃仁
（去皮）　红花　当归　炒苦杏仁　火麻仁　郁李仁
熟地黄　地黄　黄芩　槟榔　熟大黄　大黄　甘草

W

胃肠复元膏（《药典》）　**麸炒枳壳**　太子参　大黄　蒲公
英　炒莱菔子　木香　赤芍　紫苏根　黄芪　桃仁

胃肠安丸（《药典》）　木香　沉香　枳壳（麸炒）　檀香
大黄　厚朴（姜炙）　人工麝香　**巴豆霜**　大枣（去核）
川芎

胃太平胶囊（《部颁标准》）　**鱼鳔（制）**　浙贝母　海螵蛸
（去壳）　延胡索

胃脘舒颗粒（《药典》）　党参　白芍　**山楂（炭）**　陈皮　甘
草　醋延胡索

胃药胶囊（《药典》）　醋延胡索　海螵蛸　土木香　枯矾
鸡蛋壳（炒）　**煅珍珠母**

温胃舒胶囊（《药典》）　党参　附片（黑顺片）　炙黄芪
肉桂　山药　**肉苁蓉（酒蒸）**　白术（清炒）　南山楂

（炒）　乌梅　砂仁　陈皮　补骨脂

乌鸡白凤丸（《药典》）　乌鸡　鹿角胶　醋鳖甲　煅牡蛎　**桑螵蛸**　人参　黄芪　当归　白芍　醋香附　天冬　甘草　地黄　熟地　川芎　银柴胡　丹参　山药　**芡实（炒）**　鹿角霜

乌梅丸（《药典》）　**乌梅肉**　花椒　细辛　黄连　黄柏　干姜　附子（制）　桂枝　人参　当归

乌蛇止痒丸（《药典》）　**乌梢蛇（白酒炙）**　防风　蛇床子　关黄柏　苍术（泡）　红参须　牡丹皮　蛇胆汁　苦参　人工牛黄　当归

无烟灸条（《药典》）　羌活　细辛　白芷　甘松　木香　**醋艾炭**

五苓散（《药典》）　茯苓　**泽泻**　猪苓　肉桂　炒白术

五皮丸（《中成药制剂手册》）　橘皮　大腹皮　**桑白皮**　茯苓皮　干姜皮

五味子丸（《部颁标准》）　**五味子（酒制）**　肉苁蓉（酒制）　茯苓　菟丝子（酒炒）　车前子（盐制）　巴戟天（制）

五汁一枝煎（《重订通俗伤寒论》）　**鲜生地汁**　鲜茅根汁　鲜生藕汁　鲜淡竹沥　鲜生姜汁　紫苏旁枝

五子衍宗丸（《药典》）　枸杞子　**菟丝子（炒）**　覆盆子　五味子（蒸）　盐车前子

戊己丸（《药典》）　**吴茱萸（制）**　黄连　**白芍（炒）**

X

西瓜霜润喉片（《药典》）　**西瓜霜**　冰片　薄荷素油　薄荷脑

西汉古酒（《部颁标准》）　鹿茸　**蛤蚧（酒炙）**　狗鞭（酒炙）　柏子仁（去油）　枸杞子　松子仁　黄精

仙灵脾酒（《部颁标准》）　**淫羊藿**　加工制成的酒剂

香附丸（《药典》）　**醋香附**　当归　川芎　炒白芍　熟地黄　炒白术　砂仁　陈皮　黄芩

香连片（《药典》）　**萸黄连**　木香

香砂和胃丸（《部颁标准》）　木香　砂仁　陈皮　厚朴（姜炙）　香附（醋炙）　枳壳（麸炒）　藿香　山楂　六神曲（麸炒）　麦芽（炒）　莱服子（炒）　苍术　白术（麸炒）　茯苓　**半夏曲（麸炒）**　甘草　党参

香砂养胃颗粒（《药典》）　木香　**砂仁**　白术　陈皮　茯苓　**姜半夏**　醋香附　枳实（炒）　豆蔻（去壳）　姜厚朴　广藿香　甘草

香砂枳术丸（《药典》）　木香　**麸炒枳实**　砂仁　白术（麸炒）

香苏调胃片（《药典》）　广藿香　香薷　木香　紫苏叶　姜厚朴　砂仁　麸炒枳壳　陈皮茯苓　炒山楂　炒麦芽　白扁豆（去皮）　葛根　甘草　**六神曲（麸炒）**　生姜

消核膏（《部颁标准》）　玄参　**生马钱子**　蓖麻子　五倍子　蛇蜕　苦杏仁　木鳖子　穿山甲　蜂房　人发（洗净）　巴豆　樟脑

消络痛片（《药典》）　**芫花条**　绿豆

消糜栓（《药典》）　人参茎叶皂苷　紫草　黄柏　苦参　**枯矾**　冰片　儿茶

消食健儿糖浆（《部颁标准》）　南沙参　白术　山药　谷

芽　麦芽　**九香虫**

消食健脾片（《部颁标准》）　槟榔　茯苓　陈皮　鸡内金（炒）　木香　山楂　山药　**建曲**　莱菔子　麦芽（炒）　法半夏　谷芽（炒）　黄芩　苍术

消食顺气丸（《部颁标准》）　蜘蛛香　草果（去壳）　鸡内金　糯米

消栓通络片（《药典》）　川芎　**丹参**　黄芪　泽泻　三七　槐花　桂枝　郁金　木香　冰片　山楂

消瘿丸（《药典》）　昆布　海藻　**蛤壳**　浙贝母　桔梗　夏枯草　陈皮　槟榔

消痔丸（《部颁标准》）　地榆（炒炭）　牡丹皮　三颗针皮（炒炭）　大黄（酒炒）　黄芪　白及　槐角（蜜炙）　防己　白术（炒）　当归（酒炒）　**火麻仁（炒黄）**　动物大肠

小柴胡颗粒（《药典》）　**柴胡**　黄芩　姜半夏　党参　生姜　甘草　大枣

小儿白贝止咳糖浆（《部颁标准》）　白屈菜　**瓜蒌**　半夏（矾制）　平贝母

小儿百部止咳糖浆（《药典》）　蜜百部　苦杏仁　桔梗　桑白皮　麦冬　知母　黄芩　陈皮　甘草　制天南星　枳壳（炒）

小儿腹泻外敷散（《药典》）　**吴茱萸**　丁香　白胡椒　肉桂

小儿肝炎颗粒（《药典》）　茵陈　栀子（姜炙）　黄芩　黄柏　焦山楂　**大豆黄卷**　郁金　通草

小儿化食丸（《药典》）　**六神曲（炒焦）**　焦山楂　**焦麦芽**　**焦槟榔**　醋莪术　三棱（制）　牵牛子（炒焦）　大黄

小儿惊风散（《药典》）　全蝎　炒僵蚕　雄黄　朱砂　甘草

小儿咳喘颗粒（《药典》）　麻黄　川贝母　苦杏仁（炒）　黄芩　天竺黄　紫苏子（炒）　僵蚕（炒）　山楂（炒）　**莱菔子（炒）**　石膏　鱼腥草　细辛　茶叶　甘草　桔梗

小儿七星茶颗粒（《药典》）　**薏苡仁**　稻芽　山楂　淡竹叶　钩藤　蝉蜕　甘草

小儿清肺化痰口服液（《药典》）　麻黄　前胡　黄芩　炒紫苏子　石膏　苦杏仁（炒）　葶苈子　**竹茹**

小儿消食片（《药典》）　**炒鸡内金**　山楂　六神曲（炒）　**炒麦芽**　槟榔　陈皮

小儿香橘丸（《药典》）　木香　陈皮　苍术（米泔炒）　炒白术　茯苓　甘草　白扁豆（去皮）　**麸炒山药**　莲子　**麸炒薏苡仁**　炒山楂　炒麦芽　六神曲（麸炒）　姜厚朴　麸炒枳实　醋香附　砂仁　法半夏　泽泻

小儿至宝丸（《药典》）　紫苏叶　广藿香　薄荷　羌活　陈皮　制白附子　胆南星　**炒芥子**　川贝母　槟榔　炒山楂　茯苓　六神曲（炒）　炒麦芽　琥珀　冰片　天麻　钩藤　炒僵蚕　蝉蜕　全蝎　人工牛黄　雄黄　滑石　朱砂

小活络丸（《药典》）　制南星　制川乌　制草乌　**地龙**　乳香（制）　**没药（制）**

小金丸（《药典》）　人工麝香　**木鳖子（去壳去油）**　制草乌　枫香脂　乳香（制）　没药（制）　五灵脂（醋炒）　**酒当归**　**地龙**　香墨

小青龙颗粒(《药典》)　**麻黄**　桂枝　白芍　干姜　细辛　炙甘草　法半夏　五味子

泻肝安神丸(《药典》)　龙胆　黄芩　栀子(姜炙)　**珍珠母**　牡蛎　龙骨　柏子仁　酸枣仁　制远志　当归　地黄　麦冬　蒺藜(去刺盐炙)　茯苓　盐车前子　盐泽泻　甘草

心宁片(《药典》)　丹参　**槐花**　川芎　三七　红花　降香　赤芍

新雪颗粒(《药典》)　磁石　石膏　滑石　**南寒水石**　硝石　芒硝　栀子　竹心　广升麻　穿心莲　珍珠层粉　沉香　人工牛黄　冰片

醒脾开胃冲剂(《部颁标准》)　谷芽　稻芽　荷叶　香橼　佛手　白芍　甘草　使君子　**冬瓜子(炒)**

杏苏止咳糖浆(《药典》)　**苦杏仁**　陈皮　紫苏叶　前胡　桔梗　甘草

熊胆痔灵栓(《药典》)　熊胆粉　冰片　**煅炉甘石**　珍珠母　胆糖膏　**蛋黄油**

旋覆代赭汤(《伤寒论》)　**旋覆花(包)**　代赭石　生姜　制半夏　炙甘草　大枣　党参

癣湿药水(《药典》)　土荆皮　蛇床子　**大风子仁**　**百部**　防风　当归　凤仙　透骨草　侧柏叶　吴茱萸　**花椒**　蝉蜕　斑蝥

癣宁搽剂(《药典》)　土荆皮　关黄柏　白鲜皮　徐长卿　苦参　**石榴皮**　洋金花　南天仙子　地肤子　樟脑

血府逐瘀胶囊(《药典》)　柴胡　当归　地黄　赤芍　红花　炒桃仁　麸炒枳壳　甘草　川芎　**牛膝**　桔梗

血脂康胶囊(《国家药品标准》)　**红曲**

Y

养胃宁胶囊(《部颁标准》)　当归　**水红花子(炒)**　香附(醋)　香橼　青木香　豆蔻　草豆蔻　人参　五灵脂　甘草(蜜炙)　莱菔子(炒)　大黄

养胃片(《部颁标准》)　木香　麦芽　茯苓　甘草　陈皮　砂仁　豆蔻　白术　苍术　香附　厚朴　党参　六神曲　**半夏曲**　藿香油

养阴降糖片(《药典》)　**黄芪**　党参　葛根　枸杞子　玄参　玉竹　地黄　知母　牡丹皮　川芎　虎杖　五味子

养血荣筋丸(《药典》)　当归　鸡血藤　何首乌(黑豆酒蒸)　赤芍　续断　桑寄生　**铁丝威灵仙(酒炙)**　伸筋草　透骨草　油松节　盐补骨脂　党参　炒白术　陈皮　木香　赤小豆

养正消积胶囊(《药典》)　黄芪　女贞子　人参　莪术　灵芝　绞股蓝　炒白术　半枝莲　白花蛇舌草　茯苓　土鳖虫　**鸡内金**　蛇莓　白英　茵陈(绵茵陈)　徐长卿

腰疼丸(《部颁标准》)　补骨脂(盐炒)　南藤　续断　吉祥草　**牛膝(酒炒)**　山药

腰痛宁胶囊(《药典》)　马钱子粉　土鳖虫　川牛膝　甘草　麻黄　乳香(醋制)　没药(醋制)　全蝎　**僵蚕(麸炒)**　麸炒苍术

腰痛片(《药典》)　杜仲叶(盐炒)　盐补骨脂　**续断**　当归　炒白术　牛膝　肉桂　乳香(制)　狗脊(制)　赤

芍　泽泻　土鳖虫(酒炒)

药艾条(《药典》)　**艾叶**　桂枝　高良姜　广藿香　降香　香附　白芷　陈皮　丹参　生川乌

一捻金(《药典》)　大黄　**炒牵牛子**　槟榔　人参　朱砂

一清颗粒(《药典》)　**黄连**　大黄　黄芩

医痫丸(《药典》)　生白附子　天南星(制)　半夏(制)　猪牙皂　僵蚕(炒)　**乌梢蛇(制)**　蜈蚣　全蝎　白矾　雄黄　朱砂

乙肝扶正胶囊(《部颁标准》)　**何首乌**　虎杖　贯众　肉桂　明矾　石榴皮　当归　丹参　沙苑子　人参　麻黄

乙肝益气解郁颗粒(《药典》)　**柴胡(醋炙)**　**枳壳**　白芍　橘叶　丹参　黄芪　党参　桂枝　茯苓　刺五加　瓜蒌　法半夏　黄连　决明子　山楂　五味子

益坤宁丸(《部颁标准》)　当归　**香附**　桂皮　熟地黄　白芍　川芎　益母草　延胡索　三棱　橙皮

益脾壮身散(《部颁标准》)　茯苓　薏苡仁　百合　麦芽(炒)　山药　**建曲**　芡实　石决明　北沙参　鸡内金(炒)　谷芽(炒)

益肾兴阳胶囊(《部颁标准》)　鹿茸　驴肾(酒炙)　狗肾(酒炙)　**肉苁蓉(酒炙)**　菟丝子　人参　黄芪　淫羊藿(羊油炙)　蚕蛾(去足翅)

银翘伤风胶囊(《药典》)　山银花　连翘　**牛蒡子**　桔梗　芦根　薄荷　淡豆豉　甘草　淡竹叶　荆芥　人工牛黄

银翘解毒丸(《药典》)　金银花　连翘　薄荷　荆芥　**淡豆豉**　**牛蒡子(炒)**　桔梗　淡竹叶　甘草

右归丸(《药典》)　熟地黄　炮附片　肉桂　山药　酒黄肉　菟丝子　**鹿角胶**　枸杞子　当归　盐杜仲

幼泻宁冲剂(《部颁标准》)　**白术(焦)**　炮姜　车前草

瘀血痹颗粒(《药典》)　乳香(制)　没药(制)　红花　**威灵仙**　川牛膝　香附(制)　姜黄　当归　丹参　川芎　炙黄芪

玉屏风口服液(《药典》)　**黄芪**　防风　白术(炒)

玉真散(《药典》)　生白附子　防风　白芷　**生天南星**　天麻　羌活

玉枢散(《部颁标准》)　麝香　冰片　朱砂　**雄黄**　**千金子霜**　红大戟　五倍子　山慈菇

郁金银屑片(《药典》)　秦艽　当归　石菖蒲　关黄柏　**香附(酒炙)**　郁金(醋炙)　醋莪术　雄黄　马钱子粉　皂角刺　桃仁　红花　乳香(醋炙)　硇砂　玄明粉　大黄　土鳖虫　青黛　木鳖子

愈风宁心胶囊(《药典》)　**葛根**

元胡止痛片(《药典》)　**醋延胡索**　白芷

远志酊(《药典》)　**远志流浸膏**

越鞠丸(《药典》)　**醋香附**　川芎　炒栀子　苍术(炒)　六神曲(炒)

越鞠保和丸(《药典》)　栀子(姜制)　六神曲(麸炒)　醋香附　川芎　苍术　木香　槟榔

孕康颗粒(《药典》)　山药　续断　黄芪　当归　狗脊(去毛)　菟丝子　桑寄生　盐杜仲　补骨脂　党参　茯苓　炒白术　阿胶　地黄　山茱萸　枸杞子　乌梅　白芍　砂仁　**益智**　苎麻根　黄芩　艾叶

Z

再造丸(《药典》)　**蕲蛇肉**　全蝎　地龙　炒僵蚕　醋山甲　豹骨(油炙)　人工麝香　水牛角浓缩粉　人工牛黄　醋龟甲　朱砂　天麻　防风　羌活　白芷　川芎　葛根　麻黄　肉桂　细辛　附子(附片)　油松节　桑寄生　骨碎补(炒)　威灵仙(酒炒)　粉草薢　当归　赤芍　片姜黄　血竭　三七　乳香(制)　没药(制)　人参　黄芪　炒白术　茯苓　甘草　天竺黄　制何首乌　熟地黄　玄参　黄连　大黄　化橘红　醋青皮　沉香　檀香　广藿香　母丁香　冰片　乌药　豆蔻　草豆蔻　醋香附　两头尖(醋制)　建曲　红曲

珍珠八宝眼药(《部颁标准》)　珍珠　冰片　炉甘石(煅)　**硇砂(制)**　牛黄　硼砂(煅)　石蟹(煅)　黄连干姜膏

珍珠牛黄散(《部颁标准》)　珍珠　牛黄　硼砂(煅)　薄荷　儿茶　黄柏　青黛　川贝母　朱砂　**灯心(炭)**　冰片

震灵丸(《部颁标准》)　赤石脂(醋煅)　**禹余粮(醋煅)**　朱砂　**紫石英(醋煅)**　**赭石(醋煅)**　乳香(制)　没药(制)　五灵脂(醋炒)

镇咳宁糖浆(《药典》)　甘草流浸膏　桔梗　盐酸麻黄碱　**桑白皮**

镇心痛口服液(《药典》)　党参　三七　**醋延胡索**　地龙　薤白　炒葶苈子　肉桂　冰片　薄荷脑

知柏地黄丸(《药典》)　知母　黄柏　熟地黄　**山茱萸(制)**　牡丹皮　山药　茯苓　泽泻

止红肠辟丸(《药典》)　**地黄(炭)**　当归　黄芩　地榆炭　栀子　白芍　槐米　阿胶　荆芥穗　**侧柏炭**　黄连　乌梅　升麻

止咳宝片(《药典》)　**紫菀**　橘红　桔梗　枳壳　百部　五味子　陈皮　干姜　荆芥　罂粟壳浸膏　甘草　氯化铵　前胡　薄荷素油

止咳橘红口服液(《药典》)　化橘红　陈皮　法半夏　茯苓　款冬花　甘草　**瓜蒌皮**　紫菀　麦冬　知母　桔梗　地黄　石膏　苦杏仁(去皮炒)　炒紫苏子

止咳枇杷糖浆(《部颁标准》)　枇杷叶　**白前**　桑白皮　桔梗　百部　薄荷油

止嗽化痰丸(《药典》)　罂粟壳　桔梗　知母　前胡　陈皮　大黄(制)　炙甘草　川贝母　石膏　苦杏仁　紫苏叶　**葶苈子**　**款冬花(制)**　百部(制)　玄参　麦冬　密蒙花　天冬　五味子(制)　枳壳(炒)　瓜蒌子　半夏(姜制)　木香　马兜铃(制)　桑叶

止嗽片(《部颁标准》)　**紫菀(制)**　**白前**　荆芥　甘草　百部(制)　桔梗　陈皮

止嗽青果片(《部颁标准》)　甘草　半夏(制)　马兜铃(蜜炙)　青果　紫苏子(炒)　**百合(蜜炙)**　桑白皮(蜜炙)　川贝母　瓜蒌子(炒)　白果　款冬花(蜜炙)　麻黄　陈皮

止痛化癥胶囊(《药典》)　党参　炙黄芪　炒白术　丹参　当归　鸡血藤　三棱　莪术　**芡实**　山药　延胡索　川楝子　鱼腥草　北败酱　蜈蚣　全蝎　土鳖虫　炮姜　肉桂

止痛散(《部颁标准》)　寒水石　**紫石英**　赤石脂　白石脂　石膏　龙骨　牡蛎　赭石　钩藤　桂枝　大黄　干姜　滑石　甘草

止血复脉合剂(《药典》)　阿胶　**附片(黑顺片)**　川芎　大黄

脂必妥片(《国家药品标准》)　山楂　白术　**红曲**

枳实导滞丸(《药典》)　枳实(炒)　大黄　**黄连(姜汁炙)**　黄芩　六神曲(炒)　白术(炒)　茯苓　泽泻

痔疮止血丸(《部颁标准》)　槐花　荆芥(炒)　陈皮　**侧柏叶**　地榆　仙鹤草

痔宁片(《药典》)　地榆炭　侧柏叶炭　地黄　槐米　酒白芍　**荆芥炭**　当归　黄芩　枳壳　**刺猬皮(制)**　乌梅　甘草

治痔灵栓(《部颁标准》)　**枯矾**

中风回春丸(《药典》)　酒当归　**酒川芎**　红花　桃仁　丹参　鸡血藤　忍冬藤　络石藤　地龙(炒)　土鳖虫(炒)　伸筋草　川牛膝　蜈蚣　**炒茺蔚子**　全蝎　**威灵仙(酒制)**　炒僵蚕　木瓜　金钱白花蛇

中华肝灵胶囊(《部颁标准》)　**柴胡(醋制)**　糖参　厚朴(姜制)　三七　当归　木香　香附(醋制)　川芎　鳖甲(醋制)　郁金　青皮(醋制)　枳实(麸炒)

仲景胃灵丸(《药典》)　肉桂　**延胡索**　牡蛎　**小茴香**　砂仁　高良姜　白芍　炙甘草

舟车丸(《部颁标准》)　牵牛子(炒)　大黄　甘遂(醋制)　**红大戟(醋制)**　芫花(醋制)　青皮(醋制)　陈皮　木香　轻粉

珠黄散(《药典》)　人工牛黄　珍珠

珠黄吹喉散(《药典》)　珍珠　人工牛黄　**硼砂(煅)**　西瓜霜　雄黄　儿茶　黄连　黄柏　冰片

朱砂安神丸(《部颁标准》)　黄连　甘草　熟地黄　地黄　当归　黄芪　酸枣仁(炒)　龙齿　茯苓　柏子仁　远志(甘草炙)　**朱砂**

竹沥汤(《经验各种秘方辑要》)　姜半夏　陈皮　苏梗　广藿香　炒子芩　麸炒枳壳　酒炒白芍　茯苓　**竹茹(姜汁炒)**

壮骨关节丸(《药典》)　狗脊　淫羊藿　独活　**骨碎补**　续断　补骨脂　桑寄生　鸡血藤　熟地黄　木香　乳香(醋炙)　没药(醋炙)

壮骨伸筋胶囊(《药典》)　**淫羊藿**　熟地黄　鹿衔草　骨碎补(炙)　肉苁蓉　鸡血藤　红参　狗骨　茯苓　威灵仙　豨莶草　葛根　醋延胡索　山楂　洋金花

子宫锭(《部颁标准》)　乳香(制)　儿茶　**钟乳石**　硼砂　硇砂　蛇床子　没药(制)　雄黄　血竭　红丹　冰片　麝香　白矾

紫金锭(《药典》)　山慈菇　红大戟　**千金子霜**　五倍子　麝香　朱砂　雄黄

紫雪(《药典》)　**石膏**　北寒水石　滑石　磁石　玄参　木香　沉香　升麻　甘草　丁香　玄明粉　硝石(精制)　水牛角浓缩粉　羚羊角　人工麝香　朱砂

左归丸(《部颁标准》)　熟地黄　菟丝子　牛膝　龟板胶　鹿角胶　山药　**山茱萸**　枸杞子

左金丸(《药典》)　**黄连**　吴茱萸

注：文中加粗字体的药名为本书中介绍的炮制品种。

药名拼音索引

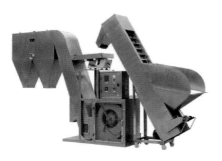

彩图1　FLBL-380B变频立式风选机

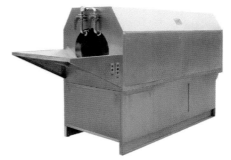

彩图2　XYS-750C循环水洗药机

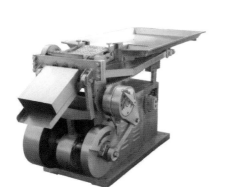

彩图3　QYJ1-200 C剁刀式切药机

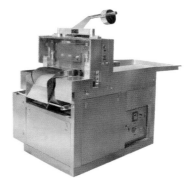

彩图4　QWZL-300D直线往复式切药机

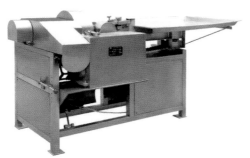

彩图5　QYJ2-100C转盘式切药机

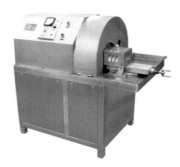

彩图6　QXP-480斜切式切片机

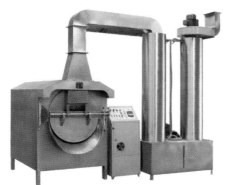

彩图7　炒药机、电控箱、废气处理装置组合

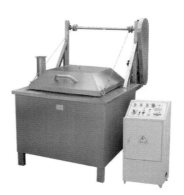

彩图8　高温煅药机DYH-600

（设备图片由浙江台州春江制药机械有限公司提供）

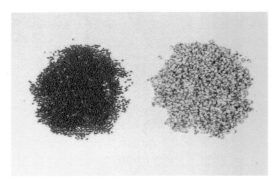

彩图9　王不留行：生品（左）与制品（炒黄）

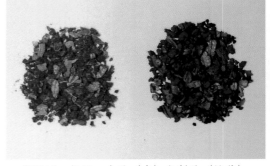

彩图10　栀子：生品（左）与制品（炒焦）

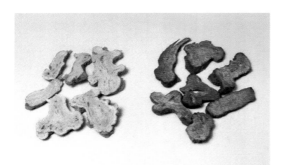

彩图11　白术：生品（左）与制品（麸炒）

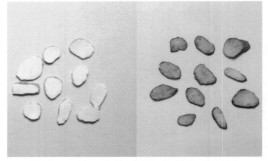

图12　山药：生品（左）与制品（麸炒）

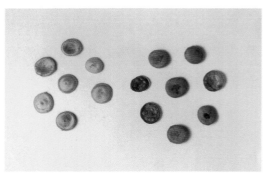

彩图13　马钱子：生品（左）与制品（砂炒）

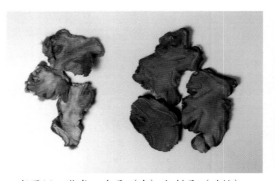

彩图14　狗脊：生品（左）与制品（砂炒）

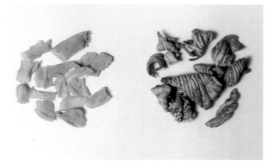

彩图15　鸡内金：生品（左）与制品（砂炒）

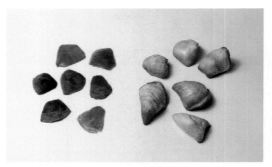

彩图16　穿山甲：生品（左）与制品（砂炒）

彩图17　阿胶丁（左）与阿胶珠（蛤粉炒）

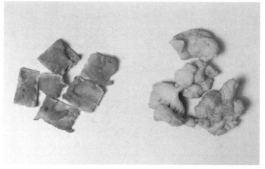

彩图18　鱼鳔：生品（左）与制品（滑石粉炒）

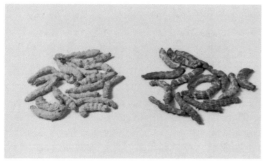

彩图19　僵蚕：生品（左）与制品（麸炒）

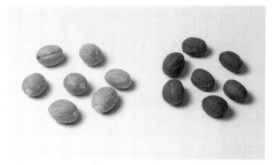

彩图20　肉豆蔻：生品（左）与制品（麸煨）

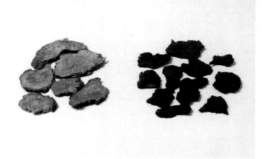

彩图21　地榆：生品（左）与制品（炒炭）

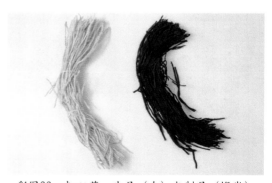

彩图22　灯心草：生品（左）与制品（煅炭）

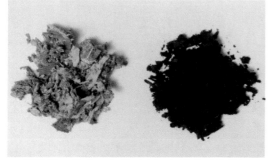

彩图23　艾叶：生品（左）与制品（炒炭）

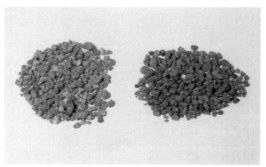

彩图24　延胡索：生品（左）与制品（醋炙）

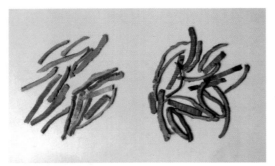

彩图25　黄柏：生品（左）与制品（盐炙）

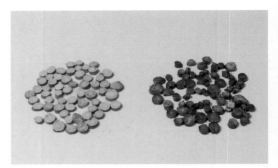

彩图26　甘草：生品（左）与制品（蜜炙）

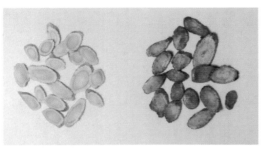

彩图27　黄芪：生品（左）与制品（蜜炙）

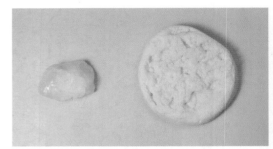

彩图28　白矾：生品（左）与制品（煅）

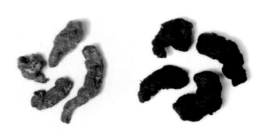

彩图29　地黄：生品（左）与制品（蒸制）

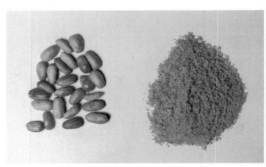

彩图30　巴豆：生品（左）与制品（制霜）

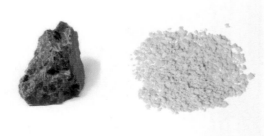

彩图31　硇砂：生品（左）与制品（提净）

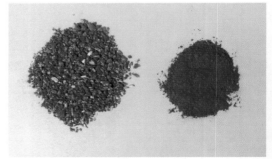

彩图32　朱砂：生品（左）与制品（水飞）

（饮片图片由安徽沪谯中药饮片厂提供）